専修医 石嶋くんの

眼瞼手術
チャレンジノート

【講師】**野田実香**
【生徒】**石嶋 漢**

金原出版株式会社

本書の使い方・動画配信サービスのご案内

- 本書は眼瞼手術 初心者の石嶋くんがエキスパートの野田先生にレクチャーを受け，手術マスターになるまでの軌跡です。その過程で石嶋くんがどこでつまずき，何に失敗したかもあえて見える形で残しました。
- 読者のみなさんも野田先生の生徒になったつもりで，読み進めてみてください。
- 本書で解説する各手技・手術の動画は金原出版のホームページで視聴できます。本書の内容とあわせて視聴することで，眼瞼手術への理解がグッと深まります。

視聴方法

金原出版ホームページ内の読者サポートページにアクセスの上，
ログインをしてください。

→ | https://ssl.kanehara-shuppan.co.jp/support-top/ganken/

ログインには下記のユーザー名・パスワードが必要です。

| ユーザー名： | ishijima.noda |
| パスワード： | knhrgnkn55 |

ご注意

- 動画の所有権は著者に帰属します。無断複製・頒布，個人が本来の目的で再生する以外の使用は固く禁じます
- 本サービスに関するサポートは行いません。再生・ダウンロードによって生じたいかなる損害についても，当社は責任を負いません。また，本サービスは当社および著者の都合によりいつでも変更・停止ができるものとします

はじめに

はじめまして。石嶋です。

僕が市中病院にいて霰粒腫にもまだドキドキしていた頃，野田実香先生に出会ったのが眼瞼手術にチャレンジするきっかけでした。実香先生は常に超実践的で，いきなり術者指名を言い渡されたり，外来で気がつくとメスを持たされたりしていました。

その時とっていたメモがこの本の原型です。当然，本にするとは一切考えなしで多少間違っていようが，一人医長で苦しむのは自分なので，自分が使いやすいように，選択肢を増やすように，次一人でも出来るように，メモしていました。そのメモを僕と実香先生とで加筆・修正したのがこの本です。僕の間違いや失敗はあえて見えるようにして，初心者がどこでつまずきやすいかがわかるように工夫しました。

今は北海道大学で実香先生の後任として眼形成外来を任されています。何も知らない所から曲がりなりにも責任者としてまで叩き上げられたわけです。実香先生もよく諦めず鍛えてくれたなあと思いますが，案外この本の為だったかもしれません。そういえば僕がミスると嬉しそうだった気がします。順調に手術が終わると「つまんない」と言われた事も思い出しました。

僕のミスも失敗も全部ここに詰まっています。脳外科，形成外科，皮膚科，耳鼻科の先生方と眼科で手術をする時も野田実香＋石嶋で入り初めて見る術野にワクワクしたものでしたが，その時も実香先生は「この道具眼科でも使えそう 」と新たな工夫に余念がありませんでした。

今は全国股にかけて弟子を増産中の実香先生ですが，この間はミャンマーに医療ボランティアで行っていました。我が師匠はミャンマーでも弟子を作りかねません。

　この本は色んな人が参加し助けてもらい形になりました。

　疲れた時に「飲みに行く？」と誘ってくれた時計台の古館先生，出来上がったばかりのボックスティッシュの瞼板模型を持たされた杉戸さん，モデルの鈴木さん，「先生！ここだけ半角になってます！」と思わぬ校正の才能を発揮した水門先生，同期の野崎先生，休みをけずって眼瞼のナイスな表紙を描いてくれた水内先生，遅い原稿を待ってくれた編集者の中立さんの写真をデスクトップにして頑張ったのはいい思い出です。休日の仕事にも快く支えてくれた家族に感謝を！　最後に師匠である実香先生に最大のありがとうございます！　を送ります。

　こう書くと最後みたいですが間違いなく近い学会で眼瞼の話や近況報告もします。学会で会って立ち話で1時間とかやりましたね。なんで我々はいつも立って話すことが多いんでしょうか？　クセでしょうか？　先生立ったまま下垂の手術してましたよね？　先生の座りにくい健康になる椅子はまだ医局にあります。たまに子どもが座って遊んでます。

2017年3月

石嶋　漢

●この本を手に取ってくださった先生方へ

　眼形成は手を出す症例を選べば非常に喜ばれる技術です。難症例や複雑な再建に手を出さなくても，一人医長こそ役に立てる技術と思います。多くの先生方に患者さんからの「ありがとう」を実感して頂けたら嬉しいです！

目 次

今日のコラム

石嶋くんと野田先生

霰粒腫

高齢者：悪性腫瘍との鑑別
若年者：きれいに治るかどうかが治療の選択を決定
小　児：軟膏を投与し，希望があればいつでも切開

発赤・自潰なし：ステロイド療法
↓
術後自潰：抗菌薬

術式

限局型 → 経過観察
※希望があれば手術

びまん型

皮膚菲薄化なし → ステロイド軟膏
or
経結膜的霰粒腫摘出術

皮膚菲薄化・自潰
→ 経皮的霰粒腫摘出術
→ 経皮的霰粒腫切開術
→ タリビット®眼軟膏
※年齢，麻酔の選択によって

瞼結膜ポリープ型 → ステロイド点眼
or
切除

脂肪脱

脂肪が脱出する場所によって手術方法が変わる
皮様脂肪腫との鑑別：皮様脂肪腫は外眼角を挟んで上下にまたがっている

手術の適応・術式

結膜下脂肪脱
→ 脂肪ヘルニア門閉鎖術
→ 小切開無縫合
お薦めの術式

皮下脂肪脱
- 機能的障害（脂肪組織で下が見にくい）
- つまめる大きさ
- 甲状腺眼症
→ 経皮的脂肪摘出術

眼瞼下垂

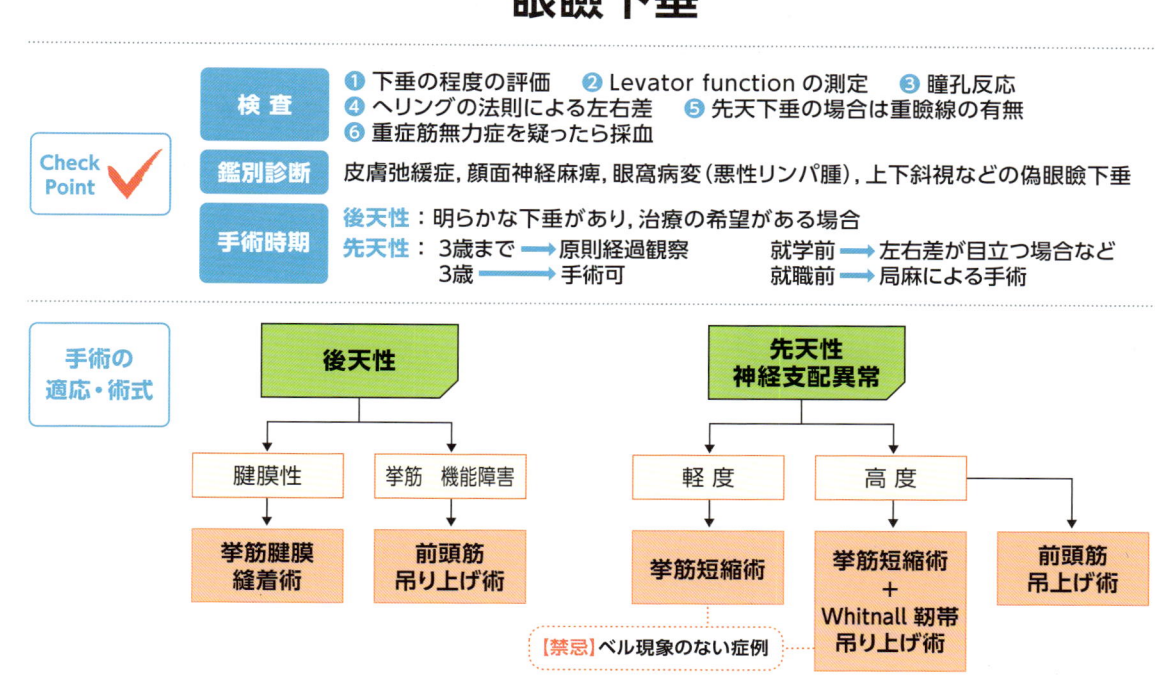

Check Point

検 査	❶ 下垂の程度の評価　❷ Levator function の測定　❸ 瞳孔反応 ❹ ヘリングの法則による左右差　❺ 先天下垂の場合は重瞼線の有無 ❻ 重症筋無力症を疑ったら採血
鑑別診断	皮膚弛緩症, 顔面神経麻痺, 眼窩病変(悪性リンパ腫), 上下斜視などの偽眼瞼下垂
手術時期	**後天性**：明らかな下垂があり, 治療の希望がある場合 **先天性**：3歳まで ⟶ 原則経過観察　　就学前 ⟶ 左右差が目立つ場合など 　　　　　　3歳 ⟶ 手術可　　　　　就職前 ⟶ 局麻による手術

手術の適応・術式

後天性
- 腱膜性 → 挙筋腱膜縫着術
- 挙筋　機能障害 → 前頭筋吊り上げ術

先天性 神経支配異常
- 軽度 → 挙筋短縮術　[禁忌]ベル現象のない症例
- 高度 → 挙筋短縮術 + Whitnall 靭帯吊り上げ術
- → 前頭筋吊上げ術

※眉毛挙上可能な症例には前頭筋吊り上げ術の適応がある

皮膚弛緩症

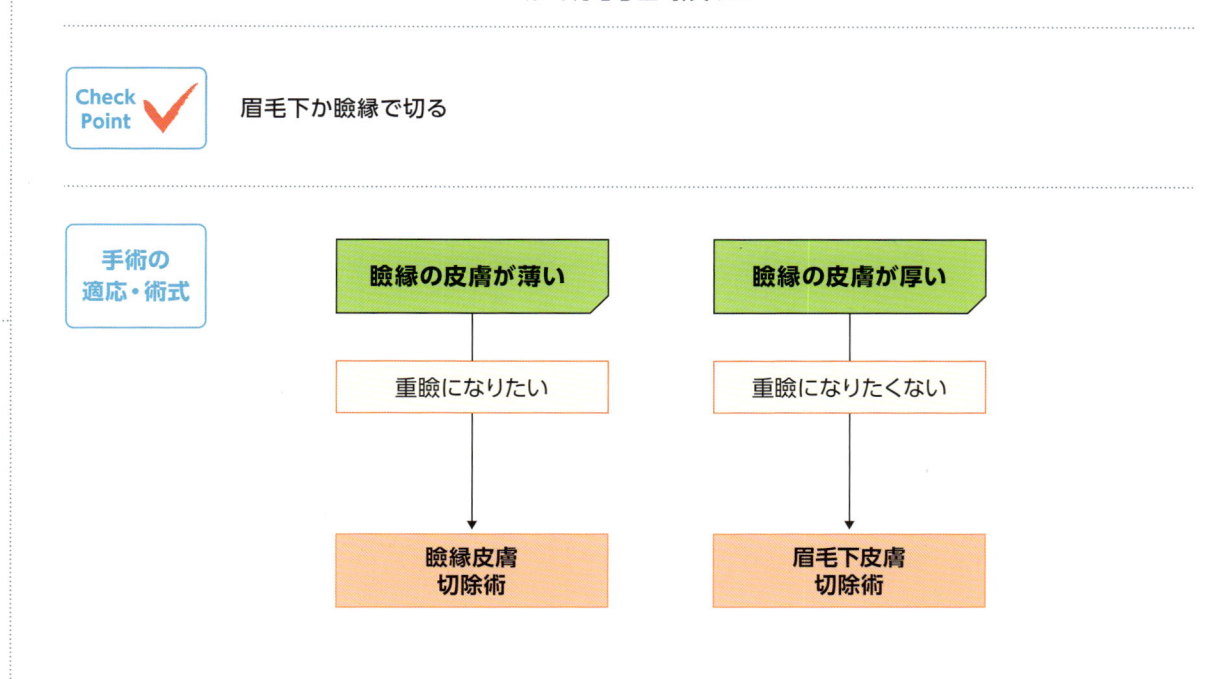

Check Point

眉毛下か瞼縁で切る

手術の適応・術式

- **瞼縁の皮膚が薄い** → 重瞼になりたい → 瞼縁皮膚切除術
- **瞼縁の皮膚が厚い** → 重瞼になりたくない → 眉毛下皮膚切除術

眼瞼内反症（下眼瞼内反症）

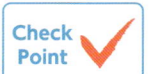

Check Point ✓

検 査
❶ あかんべーテスト　　❷ 瞬目テスト　　❸ Snap back テスト
❹ Pinch テスト　　❺ 眼瞼耳側牽引テスト　　❻ 臥位誘発テスト

手術の適応・術式

Jones 法のみ 若年・軽症例

パターン ❶ Jones 法, 水平短縮術, 眼輪筋短縮術, Hotz 変法, 皮膚切除を一回の手術で組み合わせて行う

パターン ❷ Jones 法＋眼輪筋短縮術　しわが残りにくい

パターン ❸ Jones 法＋水平短縮術＋眼輪筋短縮術＋Hotz 変法＋皮膚切除（フルコース）
高齢者

● Jones 法と水平短縮術が推奨。基本的には 2 つ以上の術式を組み合わせたほうがよい
● 術式を増やすほど再発のリスクは減少するが, その分しわが残りやすい
　重症度や患者の希望など考慮して適応を決める

睫毛内反

下眼瞼睫毛内反

Check Point ✓

眼周囲の過剰組織による内反, 下眼瞼牽引筋腱膜枝の未発達が原因といわれ, 小児に多い。

手術の適応・術式

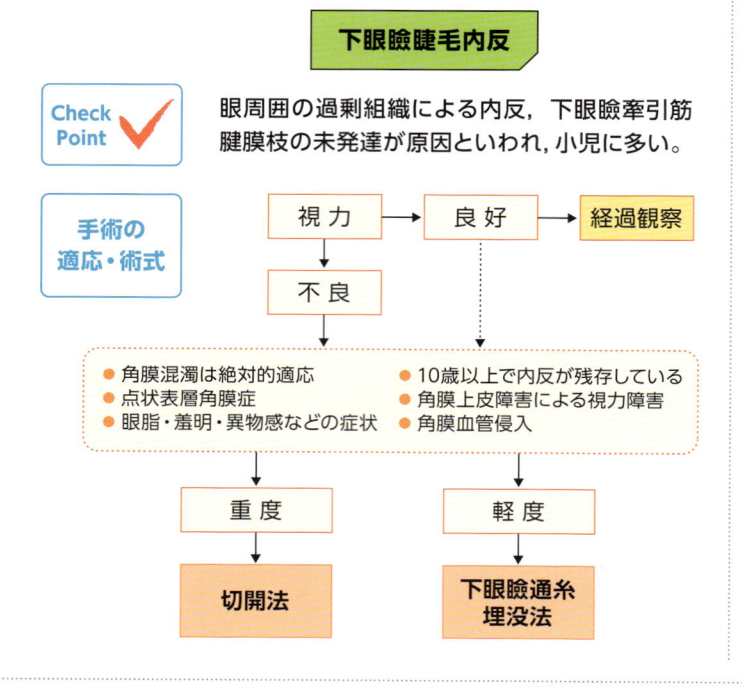

上眼瞼睫毛内反

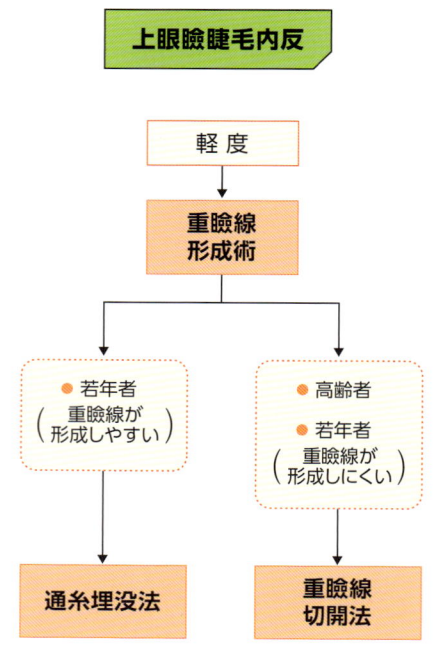

睫毛乱生，睫毛重生

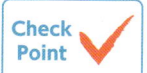 睫毛が全くなくなる術式と問題のある睫毛のみ取り除く術式がある

術式の比較

術式	適応	睫毛温存	備考
睫毛根全切除術	睫毛乱生・重生	×	確実に治療できる
睫毛根部分切除術	睫毛乱生	△	術野が狭いが確実
Lid split	睫毛重生	○	テクニックが必要
レーザー毛根破壊術	睫毛乱生	△	外来のレーザー装置で可
高周波メス毛根破壊術	睫毛乱生	△	局麻の必要あり

結膜弛緩症

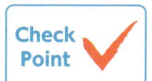
- 三大症状 〔 違和感 / 反復する結膜下出血 / 流涙 〕
- 涙道閉塞無し
- 点眼で 1 カ月経過観察し，改善無し
- 緑内障患者でない

術式の比較

術式	適応	メリット	デメリット
お薦めの術式 切開縫合法（中川法）	軽度〜中程度	簡単 重症例も可	
切開縫合法（横井法）	重症例や結膜のどの部位にも対応	治療効果が高い	少し難しい
縫着法（大高法）	軽度	簡便な術式	強膜穿孔のリスク
バイポーラによる結膜凝固法（鹿嶋法）	軽度〜中程度	簡便な術式 切開縫合不要	長期成績が未知 術中の疼痛

生　検

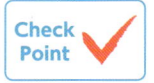

生 検・検 査	チェック項目
外来処置室でできる生検	☐ 腫瘍が露出 ☐ 皮下浅くに触知できる
手術室で行う生検	☐ 涙腺部 ☐ 涙嚢部 ☐ 眼窩縁付近
生検と共に必要な検査	☐ 血液検査 ☐ 画像検査

眼瞼腫瘍

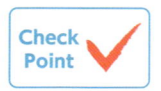

症 例	チェック項目
瞼縁腫瘍	☐ 高齢者では必ず病理検査を ☐ 必要以上の組織切除は内反の原因となる
皮膚腫瘍	☐ 単純切除で済む症例から始める ☐ 術後は軟膏を塗布
皮下腫瘍	☐ 全摘を目指す ☐ 術後は抗菌薬を塗布

基本編

I

外眼部手術に
必要な知識

解　剖

　　眼瞼と眼窩の解剖は複雑難解。まずは診察室で必要な知識と，手術や機能判定に必要な知識とに分け，必要頻度の高い順にまとめよう。

❶ 診察室で必要な解剖

　　まずは静的，動的な観察の仕方についてまとめる。診察の段階でよくわからない場合，とりあえず写真やビデオを撮っておくと，後で落ちついて見るとわかる所見も多い。

▶ 静的観察 ── 写真でわかる解剖

　　静的観察をする場合に便利な物が写真である。

　　写真なので眼瞼外眼部の表面から認められる構造だけが記録される。外眼部とは眼瞼，眼窩，涙器など多様な構造を含む。それらは左右対称に配列している。高齢化すると様々なシワやたるみが生じる。

何はともあれ写真を撮る。

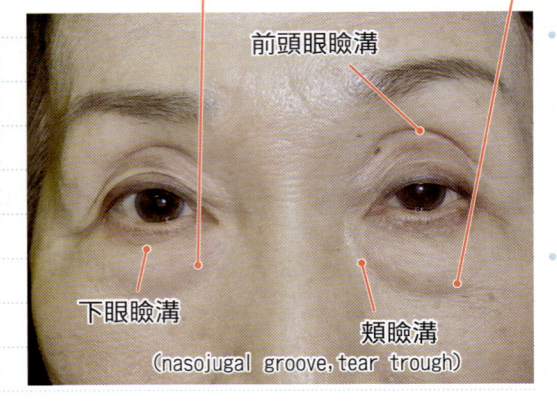

　眉毛　　重瞼線（上眼瞼溝）　蒙古ひだ　　　　目袋（baggy eyelid）　palpebromalar groove（lid / cheek junction）

前額　　瞼縁　　　　前頭眼瞼溝

眉間

鼻根

鼻背

涙堂（涙袋）　　下眼瞼溝　　頬瞼溝（nasojugal groove, tear trough）

(a) 若年女性の正面視時における眼瞼全体像
　　組織に張りがあり，健康である。

(b) 高齢女性の正面視時における眼瞼全体像
　　若年では見られない様々なシワが生じている。

図1　眼瞼全体像

● 内眼角・外眼角

外眼角は内眼角と同じ高さである。これは下眼瞼瞼板が帯状であること，外眼角部の骨が内眼角部の骨より後方に位置していることによる。帯状の下眼瞼瞼板で球状の眼球を包み込む際に，tear meniscus を形成するよう水平に走行すれば，耳側で後方に向かう際に上方に走行することになるからである。

> 外眼角は内眼角より
> 高い位置にある。

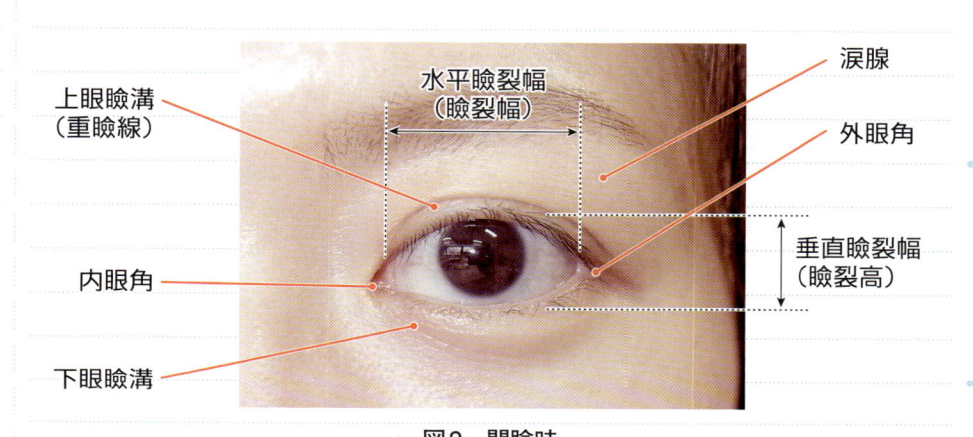

上眼瞼溝
（重瞼線）

水平瞼裂幅
（瞼裂幅）

涙腺

外眼角

内眼角

下眼瞼溝

垂直瞼裂幅
（瞼裂高）

図2　開瞼時
若年女性の正面視時における左眼拡大像。外眼角は内眼角より上方にある。

● 瞼裂高（瞼裂横幅）

正面視において，瞼裂の上縁は12時の角膜輪部で最高位置になり，角膜輪部を1～3mm覆う。上眼瞼が最も開大している時，中心にあるのは瞳孔領であり，瞼裂横幅の中心ではない。下垂手術の際にはこれに注意して，開瞼時の瞳孔にあたる位置を中心に挙上を行う。挙上の中心が耳側にずれると，いわゆる三角目となってしまいがちである。

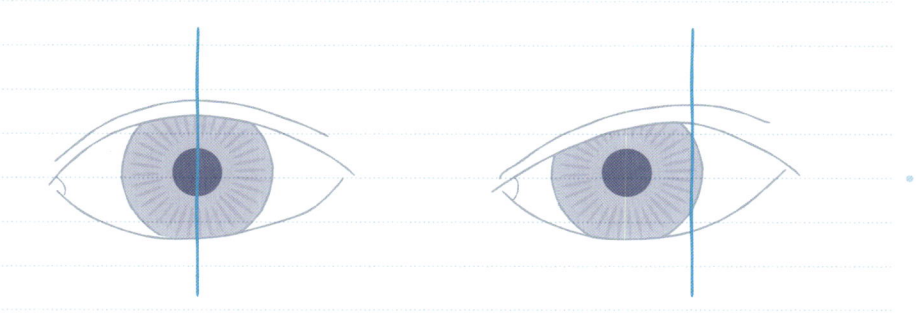

図3　正常な瞼裂と三角目
瞼裂高が最大の位置と瞳孔が一致しているのが正常。瞳孔より明らかに耳側にずれると三角目と言われる。ただし，健常者でもいくらか耳側に偏位している顔貌もある。

● 重瞼線

日本人における睫毛根から重瞼線までの距離平均は開瞼時 2 mm，閉瞼時 6 mm である。重瞼線は，眼瞼挙筋腱膜の枝が皮膚に付着する位置で形成される。眼窩脂肪が多い場合や皮膚が厚い場合は，重瞼線が形成されずに一重瞼となる。年齢と共に重瞼線は高くなる傾向にある。

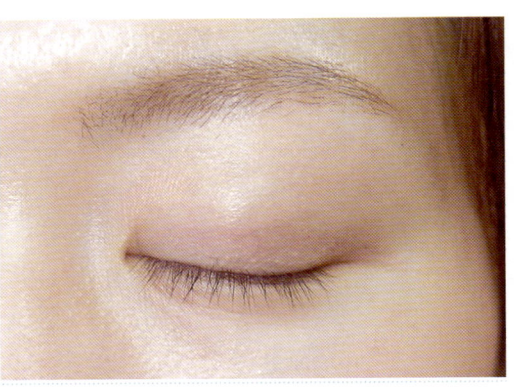

図4　閉瞼時
閉瞼時には重瞼線は消失する。

● MRD

角膜中央から上眼瞼縁までの距離はMRD-1（margin reflex distance-1），角膜中央から下眼瞼までの距離はMRD-2と定義されている。通常，MRDと言えばMRD-1のことを指す。瞼裂の測定にはペンライトとスケールを用いる。垂れ下がった皮膚ではなく，真の瞼縁から計測するように心がける。臨床的には①MRDと②瞳孔上縁と上眼瞼縁の距離とが重要である。

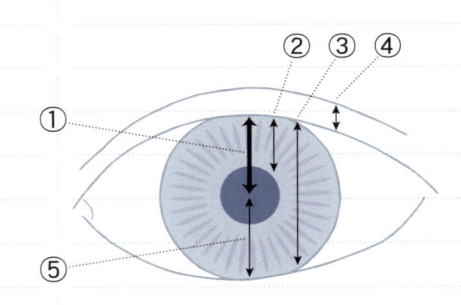

① MRD-1：角膜反射と上眼瞼縁の距離
② 瞳孔上縁と上眼瞼縁の距離
③ 上眼瞼の一番高い所と下眼瞼縁の距離
④ 重瞼線と上眼瞼縁の距離を
　　開瞼時と閉瞼時の両方で測定
⑤ MRD-2：角膜反射と下眼瞼縁の距離

図5　瞳孔と眼瞼関連の測定箇所

今日のコラム

英語で二重瞼はdouble crease?

二重というとdouble creaseと訳しがちであり，実際，東洋人ドクターの間ではこれで通用する。しかし，本来は二重なのは「まぶた」であり，double eyelidである。double creaseというとシワが2本あることになり，日本人にとっての三重を意味する。

● 眉毛

　眉毛の毛包は上外側を向いている。眉毛の位置や形状には，一般的に男女差がある。女性の眉は細くやや外側に眉山がありアーチ型であるが，男性の眉は太く一文字で上眼窩縁に沿っており，外側で緩やかに下降する傾向にある。年齢と共にその差は少なくなる。しかし手入れや化粧によって上記の特徴に近づけることで，女性らしさを再現することができる。

　眉毛下皮膚切除の際には性別に合わせた適切な眉毛の形を考え，それに沿って切除のデザインをする必要がある。

*眉毛下皮膚切除では
このラインを意識する。*

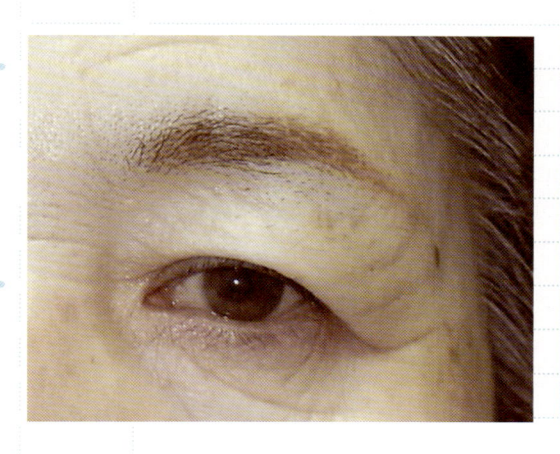
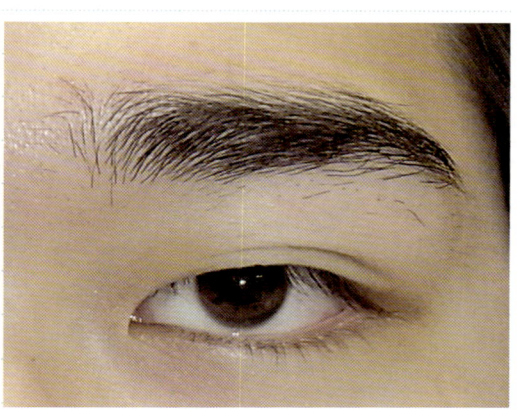

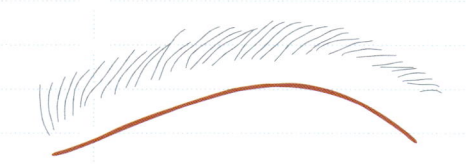
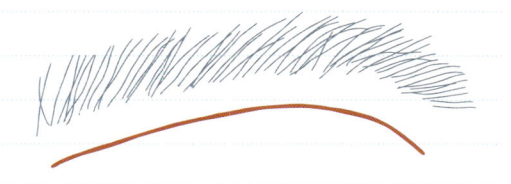

(a) 女性の眉毛　　　　　　　　　　　　　　(b) 男性の眉毛

耳側下方の眉毛を処理して上方に眉墨で描き直している。この手入れにより女性らしい顔つきとなる。　　比較的太く一文字で，目尻で少し下がる。年齢と共に非常に長い毛が生じることがある。

図6　性別による眉毛の特徴

● 瞼板

　瞼板は横幅約25mmで，縦幅は上眼瞼で約10mm，下眼瞼では上眼瞼に比べるとかなり小さく約5mmである。

　瞼結膜側からは，マイボーム腺の配列が透見できる。

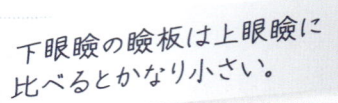
下眼瞼の瞼板は上眼瞼に比べるとかなり小さい。

| 瞼板　マイボーム腺開口部　瞼結膜 | 球結膜　　マイボーム腺開口部 |

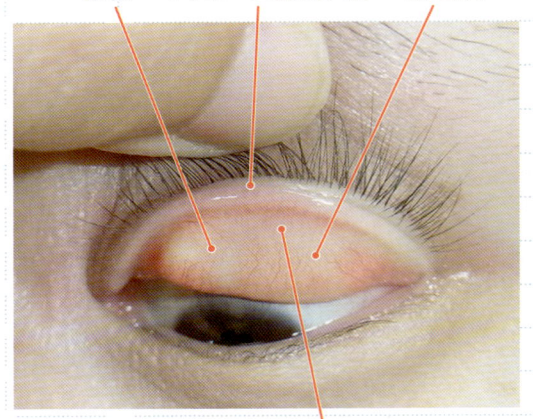 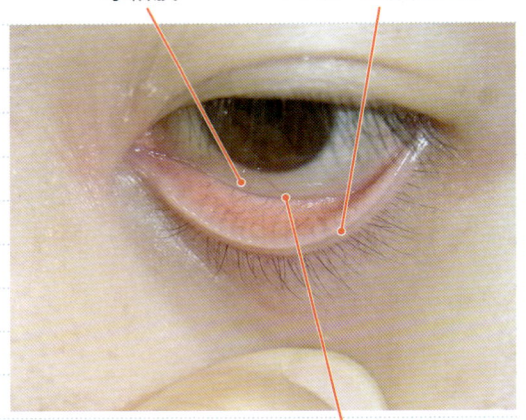

瞼板下溝(異物溝)　　　　　　　　　円蓋部

図7　上眼瞼翻転・下眼瞼翻転

眼瞼を翻転すると瞼結膜が露出する。上眼瞼より下眼瞼翻転の方が翻転は容易である。
瞼結膜側からマイボーム腺が透見できる。

▶ 動的観察 ── ビデオでわかる解剖

　眼周囲には様々な筋肉がある。シワは，筋肉の作用方向と垂直方向に寄る。それらの筋肉やシワの動きを観察するには，ビデオが便利である。様々な動きを患者に指示して，その瞬間しか観察できない解剖を観察する。

● 上方視・下方視

　上方視をすると，眼瞼挙筋，ミュラー筋，前頭筋の作用によって眉毛が挙がり，上眼瞼も挙上される。この時，上眼瞼の窪みは深くなる。下方視をすると，下眼瞼の位置は下眼瞼牽引筋腱膜によって引き下げられる。上方視時に生じていた下眼瞼の膨らみは消失し，横方向のシワが生じる。

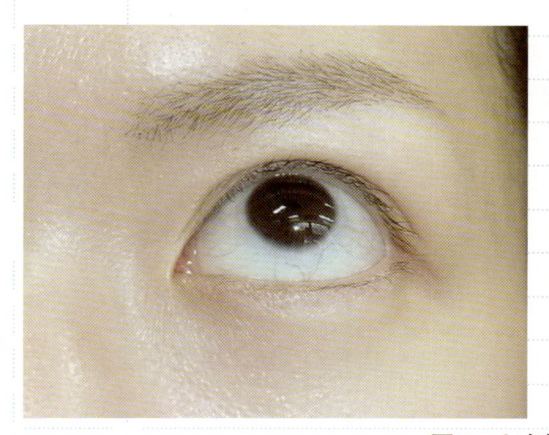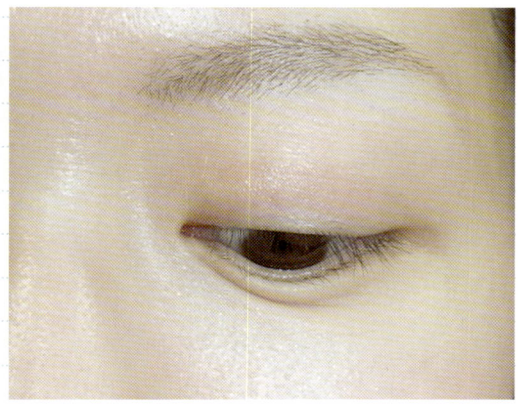

図8　上方視・下方視
上下方向の眼球運動と共に眼瞼も動く。特に上眼瞼は動きが大きい。

● 挙筋機能

上下方視における瞼縁の位置の差を挙筋機能とする。

挙筋機能（levator function）検査：上を見た時と下を見た時の上眼瞼縁の距離を測る。~~上方視時と閉瞼時の~~，瞳孔の位置における上眼瞼縁の位置の差を計測する。定規のメモリは下方視時に60 mmを，上方視時に46 mmを指していたため，挙筋機能は14 mmと評価される。

（手書き注記）閉瞼時ではなく　下方視時と上方視時の

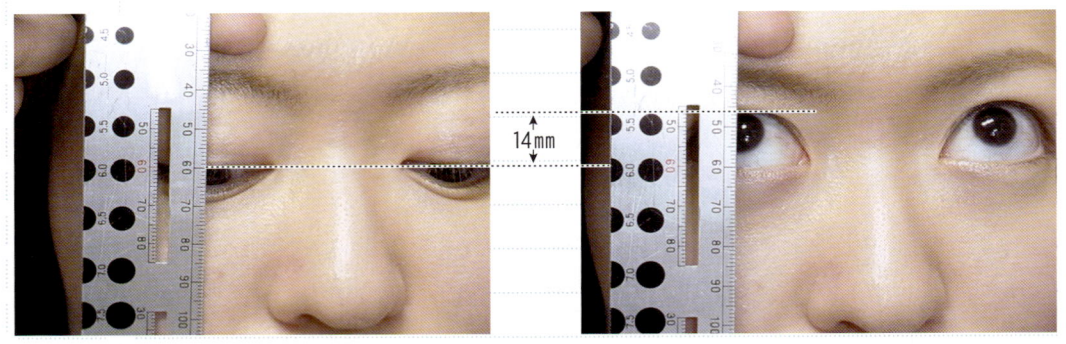

図9　挙筋機能測定

上方視と下方視における，瞼縁の位置の差により挙筋機能を評価する。眉毛が挙上しないように定規を持つ左手で眉毛を固定している。

● 閉瞼（ベル現象）

閉瞼時には眼球は上転する。このことをベル現象と呼ぶ。軽い閉瞼を指示し，上眼瞼を徒手的に挙上して確認する。検査の意味を理解せずに，自発開瞼させる患者がいるので注意する。なお，ベル現象のない患者に挙筋短縮術は禁忌である。

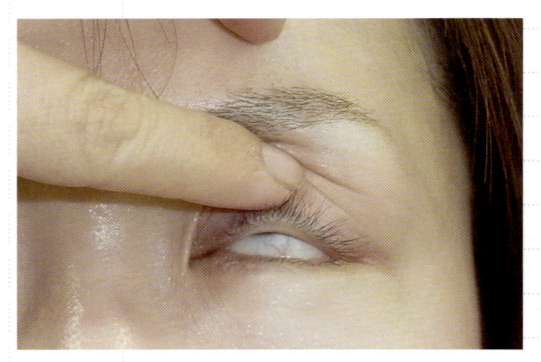
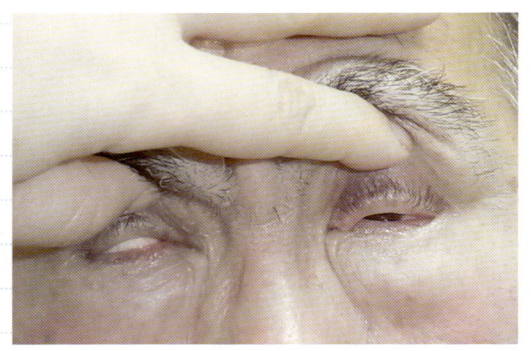

(a) 正　常 　　　(b) 動眼神経麻痺による左ベル現象の消失例

図10　ベル現象

閉瞼時に眼球が上転する現象である。

● 瞬目

軽瞬目では眼輪筋瞼板部が，強閉瞼では眼輪筋隔膜部と眼窩部が使われる。

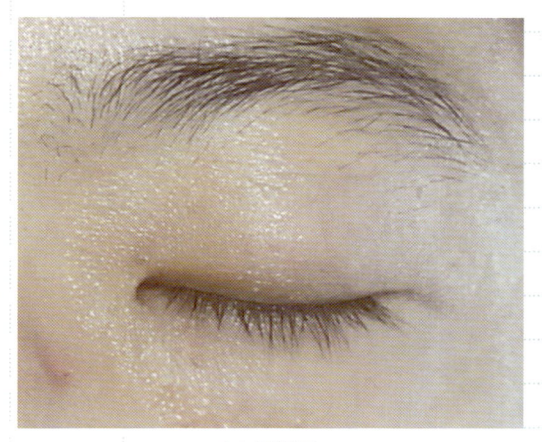
(a) 軽瞬目

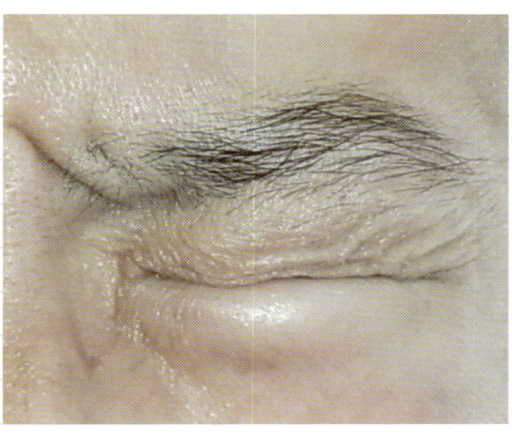
(b) 強閉瞼

図11　軽瞬目・強閉瞼

閉瞼に最も関わるのは眼輪筋である。強閉瞼の時には，眼周囲の組織が瞼裂付近に集約する。

● 眉毛を動かす

前頭筋は眉毛を挙上する筋肉である。皺眉筋は眉間にシワを寄せる。いずれも顔面神経支配である。

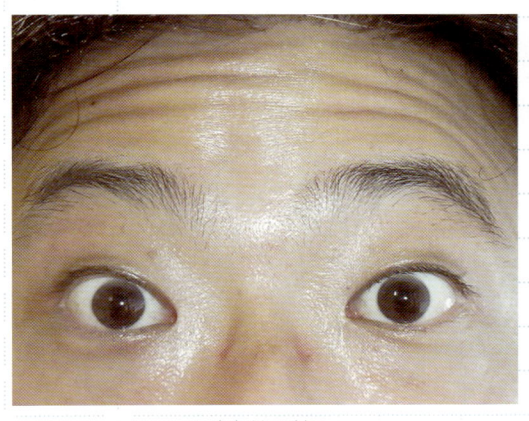
(a) 前頭筋

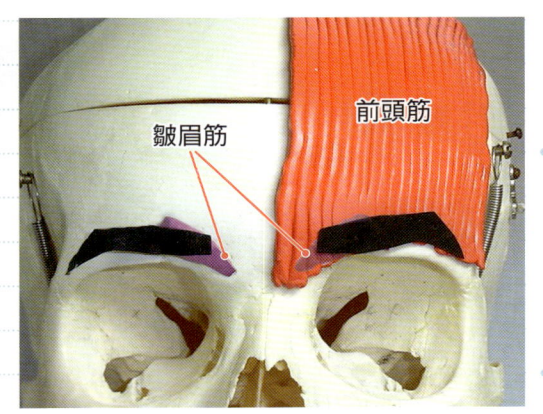
(b) 皺眉筋

図12　前頭筋と皺眉筋の作用

前頭筋は眉毛を挙上する。皺眉筋は眉間にシワを寄せる。皮膚のシワは，筋肉の作用と垂直方向に生じていることがよくわかる。

▶ 触診でわかる解剖

　触診の時に大切なのは，「指で細胞の一つ一つを感じるように」心がけて行うことである。これは特に霰粒腫，涙腺腫瘍，眼瞼腫瘍の触診の際に重要である。自分の指が超音波のプローブであるかのように考え，押し過ぎずに触れている対象へ思いを馳せる。患者の皮膚の表面に，自分の指紋を丁寧にプリントするような動きとなるはずである。骨を感じる時のみ，多少ゴリゴリ押すような動きとなる。

　眼窩縁は，全周を触診することができる。他に触診できる構造として，上眼窩切痕，滑車，内眼角靱帯，眼窩下孔がある。

> 上眼窩切痕は，
> ブロック麻酔の時の指標になる。

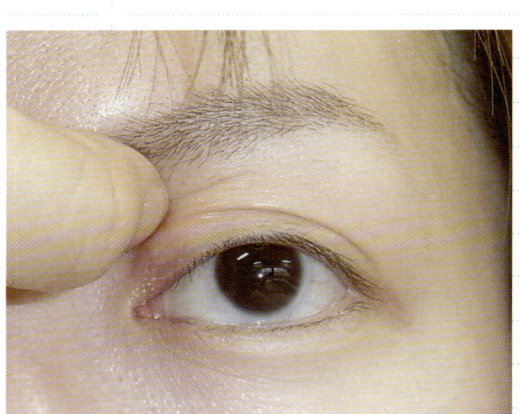
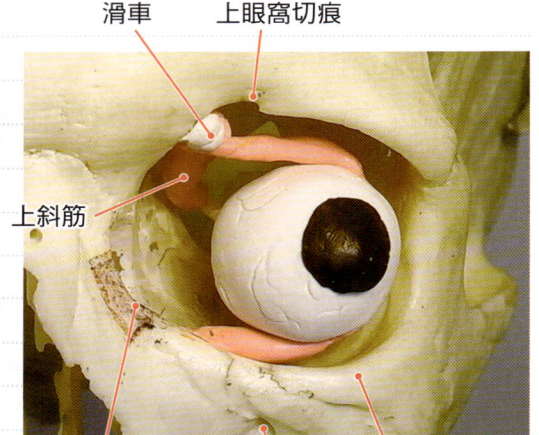

滑車　　上眼窩切痕

上斜筋

前涙囊稜　　　眼窩下孔　　眼窩縁

図13　上眼窩切痕，滑車の触診
上眼窩切痕は骨縁の凹みとして触知し，その内側深部に滑車を触知する。

● 上眼窩切痕

　眼窩上縁の鼻側1/3付近に，浅い陥凹として触れる。切痕になっているもの，孔になっている場合もある。おおよそ半々と言われている。そのすぐ内側深部に触れる結節が滑車である。

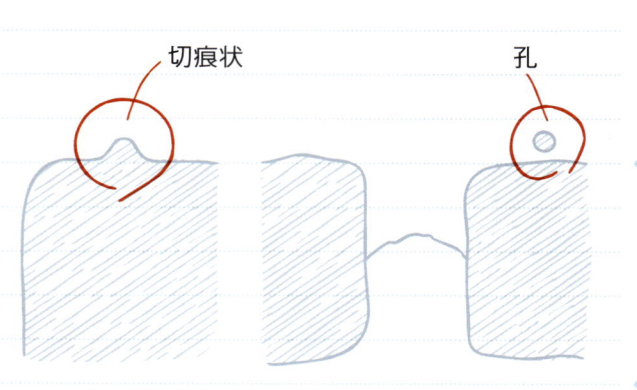

切痕状　　　　　　　　孔

図14　切痕状になっている例と，孔になっている例

● 内眼角靭帯

　内眼角靭帯は眼輪筋の腱である。腱であるが習慣的に「内眼角靭帯」,「内眥靭帯」と呼ばれている。

　内眼角部にあり横方向に走行するしっかりした構造をもつ。目が痒い時にこすると,ここにグリグリがあることに気付く。この5mm上方まで涙嚢があり,滑車下神経麻酔の際に重要な指標となる。

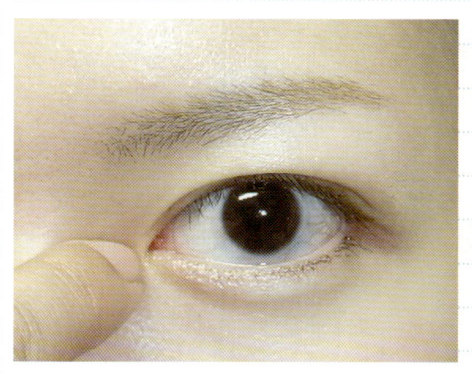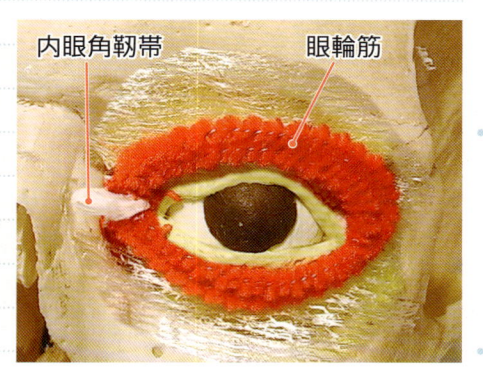

図15　内眼角靭帯の触診
内眼角部にあり横方向に走行する。なお,外眼角靭帯は眼窩縁より内側で眼窩外側壁に付着しているため触知できない。

● 眼窩下孔

　ここには三叉神経第Ⅱ枝（上顎神経）が通る。必要な症例の頻度は低いが,下眼瞼の広範な麻酔の際に,ここを触診で探してブロック麻酔を行う。強い炎症を起こしている急性涙嚢炎などでは,炎症を起こしている場所に麻酔薬を注入しても効果は低いため,ブロック麻酔の方が有用である。

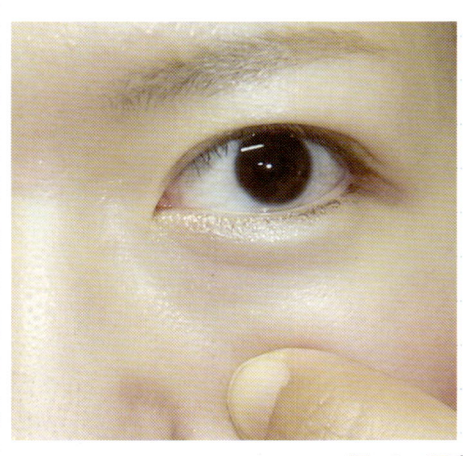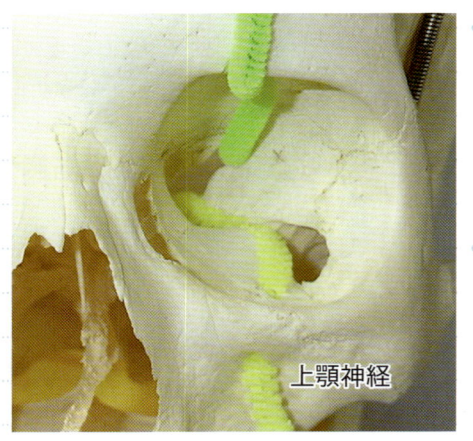

図16　眼窩下孔の触診
凹みは頬骨の下にあるが,触診では孔としてはわかりにくい。

● 涙腺部

眼窩縁外側から眼球方向に
なぞるように触診するとわかりやすい。

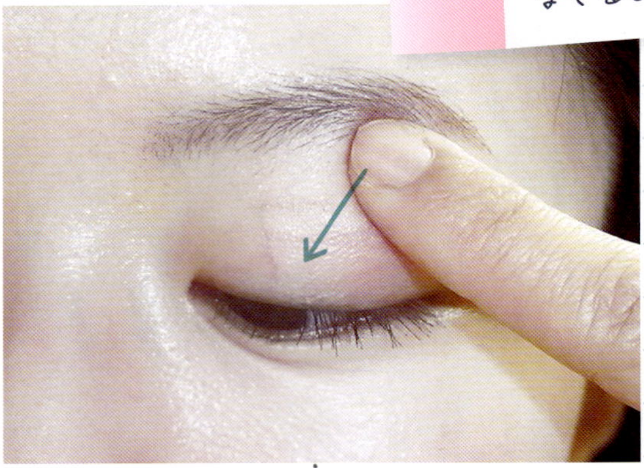

図17　内下方視
涙腺部の診察。涙腺部腫瘍の際にここで触知できるかどうかで骨切りをしない生検の可否が決まる，重要な診察である。

　涙腺部腫瘍の際，表面から触れる箇所はごくわずかの場合がある。触診の仕方によっては触れるものも触れなくなる。しっかりと触知できない場合は患者に内下方視させ，眼窩縁外側から眼球方向になぞるように触診するとわかりやすい。骨切りをしない生検の可否を決める大切な診察となる。

❷ 手術や機能判定に必要な解剖

▶ 眼瞼の解剖

　上眼瞼と下眼瞼はほぼ上下対称の構造をしている。表皮以下には眼輪筋が瞼板の広がり，瞼板はその下に存在する。

　眼瞼に関わる組織で重要なものは以下の通り。上眼瞼では，ミュラー筋が瞼板の上縁につき，挙筋腱膜が瞼板表面につく。下眼瞼は，下眼瞼牽引筋腱膜がミュラー筋に変わり下縁につき，挙筋に相当するものや随意的に収縮する筋は存在しないとされる。

● 上眼瞼・上眼瞼挙筋群

　上眼瞼挙筋は上直筋と平行して走る大きな筋肉である。遠位端で筋は腱膜となり，扇状に広がって瞼板に付着する。内側と外側に広がる部分はmedial horn，lateral hornと呼ばれる。

下垂の手術でhornに切開を
入れないと上がらない症例がある。

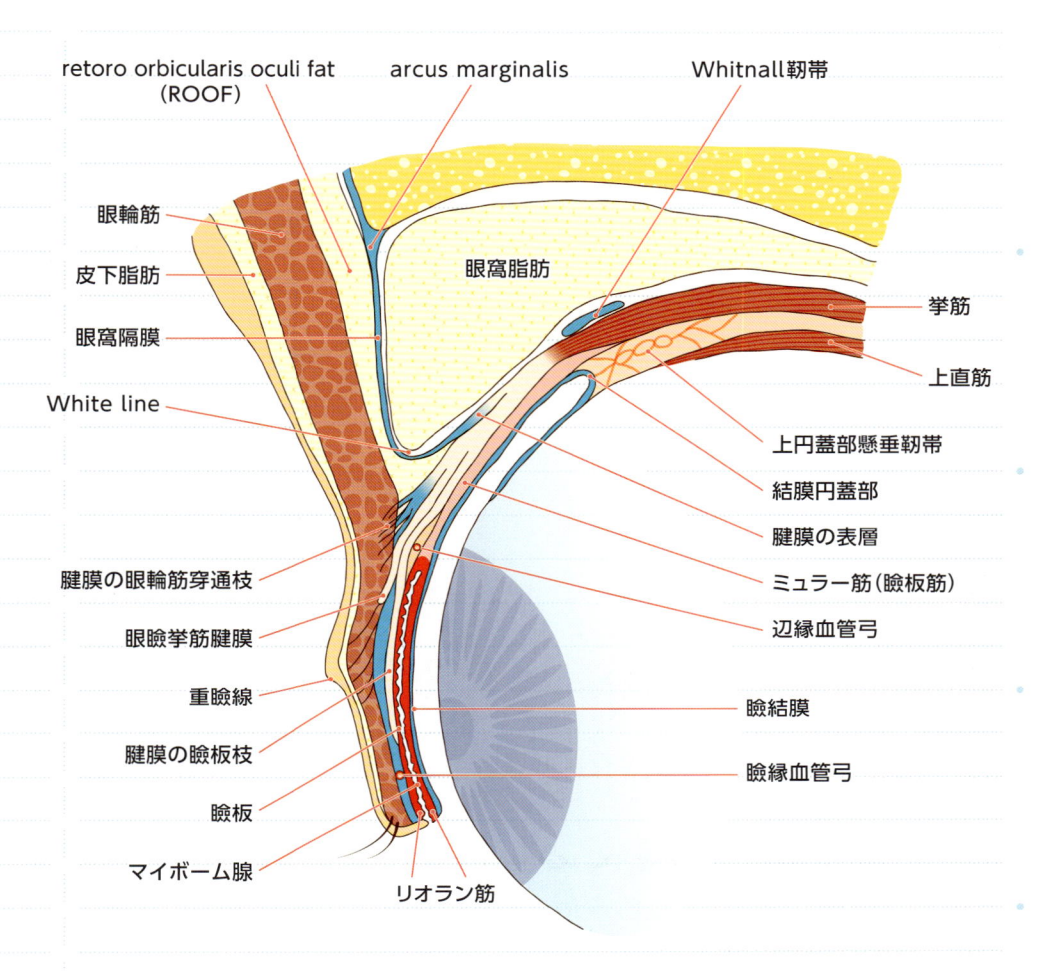

図18　上眼瞼の解剖
上眼瞼の矢状断シェーマ。薄い眼瞼に数多くの器官が含まれ，複雑な構造をなしている。

　　上眼瞼挙筋腱膜は機能的に3つの層に分類できる。

表層：眼窩隔膜に連続する。前方の層は厚く，瞼板上よりも上方で折り返して眼窩隔膜に連続する。それ以外の層は薄く，はっきりとした層を呈していないことも多い。

眼輪筋穿通枝：中間の層は眼輪筋と皮下に枝を伸ばして重瞼線を形成する。

瞼板枝：瞼板に付着し開瞼させる。開瞼に最も深く関わる。

　　眼瞼挙筋が筋から腱膜に移行する付近には，Whitnall靱帯（上横走靱帯）がある。Whitnall靱帯は，挙筋の筋膜が凝集したものと考えられている。上眼瞼挙筋の前を横走し，挙筋の作用方向を下方に変換する役割を持つ。上斜筋の滑車腱鞘と涙腺の被膜や眼窩外壁によって，両端が固定されている。

ミュラー筋（瞼板筋）は，結膜円蓋部付近で上眼瞼挙筋の結膜側から起始し，瞼板上面に停止する。交感神経支配の薄い平滑筋である。結膜に強く接着している。

White line：眼窩隔膜と挙筋腱膜前層の移行部の折り返し周辺である。手術中に挙筋腱膜を同定する際，重要なランドマークとなる。

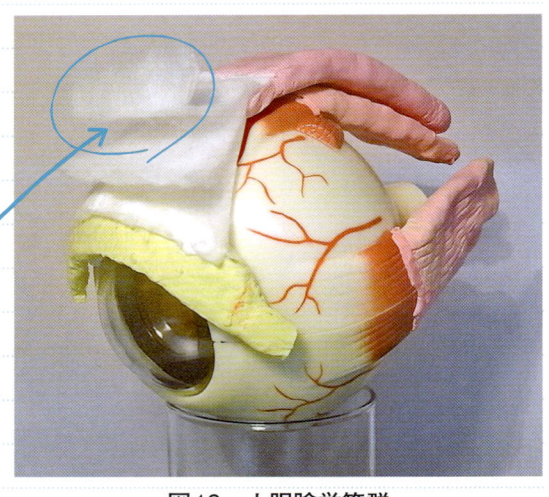

図19　上眼瞼挙筋群
眼瞼挙筋とミュラー筋の総称。挙筋腱膜は機能的に3層に分かれている。

> 上直筋と上眼瞼挙筋は平行に走っている。皮膚表面に平行ではない。

今日のコラム

腱膜(aponeurosis)とは

　骨格筋の末端は腱(tendon)か腱膜(aponeurosis)をなす。腱とはアキレス腱に代表されるように断面が丸くなっているものを言い，主に骨に付着する。腱膜は広背筋のような平べったい筋の腱で膜状になったものを言い，広範に他組織に付着したり他筋線維に融合したりする。

　「aponeurosis」は腱膜のことであり神経とは関係ないが，なぜneuro-という言葉が入っているのか？　手首の解剖を思い出していただきたい。神経も腱も白いしっかりとした構造で，初見では見分けがつかなったであろう。初期の解剖学ではこれらを総称してneuronと呼んだのである。neuro-は神経と腱の両方の意味を持っており，ここでは腱を表す。apo-はfromの意を表し，aponeurosisは腱からでる組織という意味で腱膜を表す。眼瞼挙筋の末端は腱膜(aponeurosis)であり，眼窩脂肪に面した部分は光沢を持ち，層の一部は瞼板に付着し，一部は眼輪筋線維を貫き皮膚に付着している。

　なお，筋膜(fascia)というのは筋肉や臓器を覆って他組織との境界を作る強靭な結合織のことである。また靭帯（ligament）は筋の末端ではなく骨と骨を連結するものである。いずれも組織学的には似通っているが，役割によって名称が異なるのである。

● **下眼瞼・下眼瞼牽引筋群**

　下眼瞼を牽引する組織は，上眼瞼の組織と上下対象ではない。最大の違いは挙筋のような大きな随意筋がないことである。ただし挙筋やミュラー筋のように瞼板を眼球に沿って引く組織はあり，それは下眼瞼牽引筋腱膜である。これは下直筋から伸びた線維性の組織で，lower lid retractor（LLR）とも呼ばれる。この組織は下斜筋の上下を包み，その前方で少し厚みを持つLockwood靭帯となる。

　線維性組織は何層かに分かれる。前方の層は眼輪筋や皮膚まで伸びる。一部は上眼瞼のミュラー筋のように，瞼板の下縁と結膜に付着する。厳密にはこの部分をcapsulopalpebral fascia（CPF）と呼ぶ。後方の層は，結膜円蓋部に付着して円蓋部を深く形成する。細かく言うとこの部分をcapsulopalpebral head（CPH）と呼ぶ。これらを総称して機能的に名付けたものが，下眼瞼牽引筋群（lower lid retractors）である。

　下眼瞼には随意的に収縮する筋はないため，正面を見たまま上眼瞼を挙上することはできるが，下眼瞼を下げることはできない。

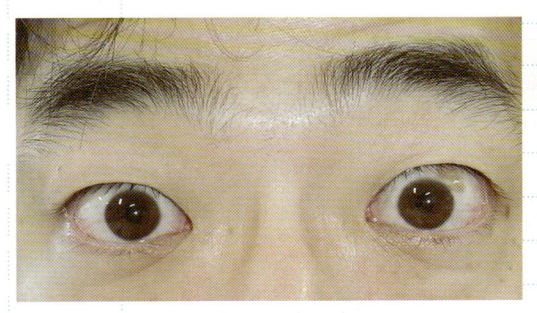
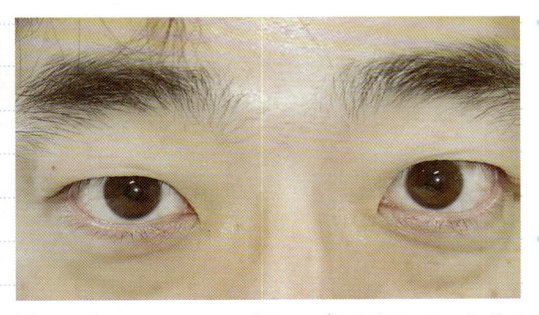

(a) 正面を見たまま上眼瞼を上げている。　(b) 正面を見たまま下眼瞼を下げようとしているができていない。

図20　随意的収縮能力のない下眼瞼牽引筋腱膜

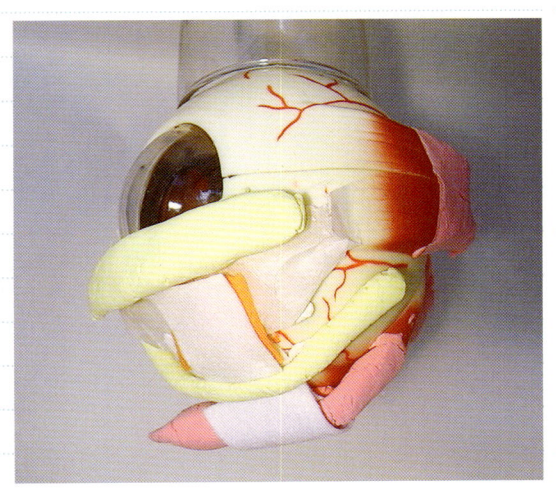

図21　下眼瞼牽引筋群
下眼瞼牽引筋腱膜，瞼板筋の総称。瞼板に付着する下眼瞼牽引筋群は，下方視時に下眼瞼を下方に引き，瞳孔を露出させる。

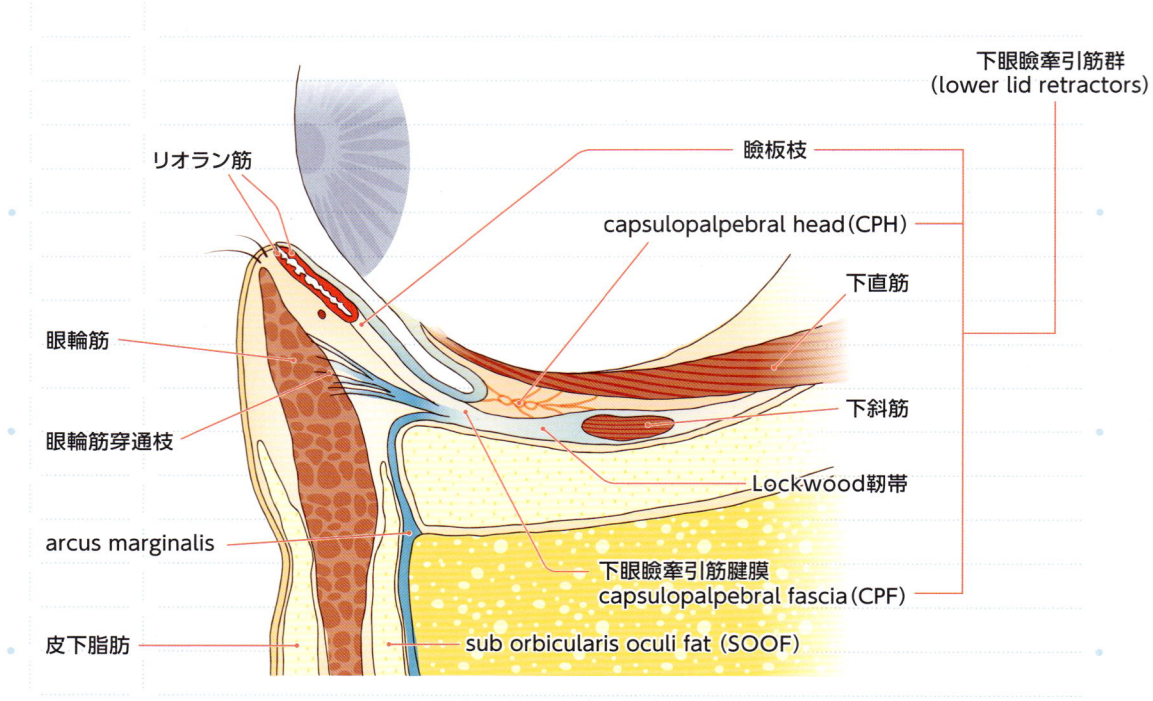

下眼瞼牽引筋群
(lower lid retractors)

リオラン筋

瞼板枝

capsulopalpebral head（CPH）

下直筋

眼輪筋

下斜筋

眼輪筋穿通枝

Lockwood靭帯

arcus marginalis

下眼瞼牽引筋腱膜
capsulopalpebral fascia（CPF）

皮下脂肪

sub orbicularis oculi fat (SOOF)

図22　下眼瞼の解剖
下眼瞼の矢状断シェーマ。下眼瞼には随意的に収縮する筋はない。

● 眼輪筋

　眼輪筋は瞼裂を取り囲む平らな筋肉で，同心円状に分布し，眼瞼部と眼窩部に分けられる。眼瞼部はさらに瞼板前部と隔膜前部に分けられる。通常の瞬目では瞼板前部が主に用いられ，強閉瞼では隔膜前部と眼窩部が用いられる。

ボクシングで
パンダになるのは
眼輪筋にそって皮下出血が
回るためである。

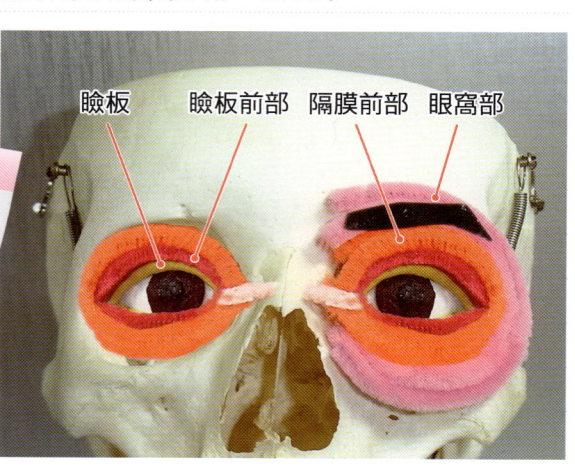

瞼板　瞼板前部　隔膜前部　眼窩部

図23　眼輪筋
瞬目に関わり，機能的に3層に分かれる。

● 瞼板，マイボーム腺，睫毛

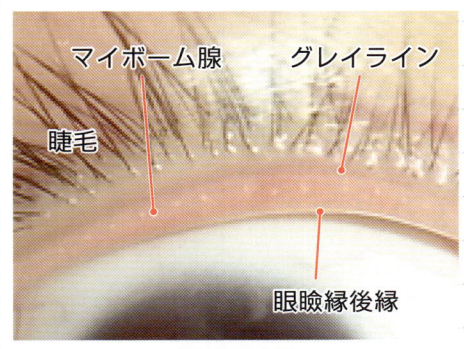

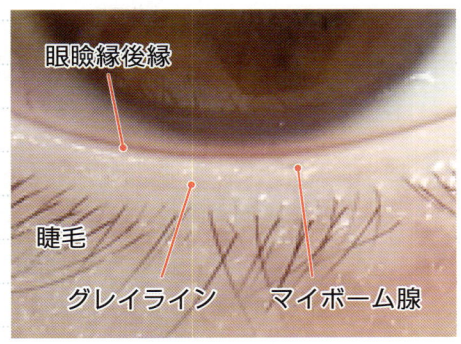

(a) 上眼瞼縁　　　　　　　　　　　　(b) 下眼瞼縁

図24　上眼瞼縁・下眼瞼縁
睫毛の眼球側に，グレイラインとマイボーム腺が観察される。

　瞼縁皮膚より睫毛が生えている。睫毛内側でマイボーム腺外側に横紋筋であるリオラン睫毛筋が透見され，日本人では薄い茶色を帯びている。これをグレイラインと呼ぶ。このグレイラインは粘膜皮膚移行部とほぼ一致する。ただし粘膜皮膚移行部の位置は，加齢などにより眼球側に移動することがある。

　睫毛は皮膚から生える。毛根周囲は瞼板同様に密度の高い結合織によって囲まれており，毛根周囲と瞼板との境界ははっきり線引きできない。先天眼瞼内反症が埋没法で治療しにくい理由は，このように毛根が組織学的には強固な瞼板組織と連続しているからである。毛包の全長は平均1.8mmである。

　マイボーム腺は脂腺で，涙液表面を覆う脂肪を分泌し，その分泌孔は瞼縁に沿って並んでいる。孔の数は上眼瞼では30〜40個，下眼瞼では25〜30個である。

　睫毛の根部付近にZeis腺，Moll腺がある。Moll腺はアポクリン腺，Zeis腺は脂腺として睫毛の毛嚢に開口している。

> 睫毛内反でlid splitが有効なのは，
> 毛根周囲を瞼板から一時的にでも
> 分離できるからである。

🖊 **参考文献**

Iwanami M, Tsurukiri K : Histological comparison between young and aged specimens of the Oriental lower eyelid using sagittal serial sections. Plast Reconstr Surg 2007 ; 119 : 2061-2071.

▶ 眼窩の解剖

眼窩とは，眼窩隔膜より深部を指す。

● 眼窩隔膜

眼窩隔膜は眼窩縁から発生して瞼板まで走り，眼窩組織と眼瞼組織の境界を形成している。周辺の一部では厚みや光沢を持つ箇所もあるが，中央部では疎な薄いフェルトのようであり，手術中は膜と認識しにくいことが多い。

しかし機能的には，眼瞼の炎症などを眼窩に侵入させないようにブロックする重要な役割を果たす。

眼窩縁の骨と接する位置では厚みを増した構造となる。これはarcus marginalisと呼ばれ，鼻側では眼窩縁にあるが，下耳側の頬骨では眼窩縁より少し外下側に認められる。下眼瞼ではarcus marginalisから皮膚に向かって，支持靱帯が連続している。

はっきりとした膜を探そうとすると見つからない。

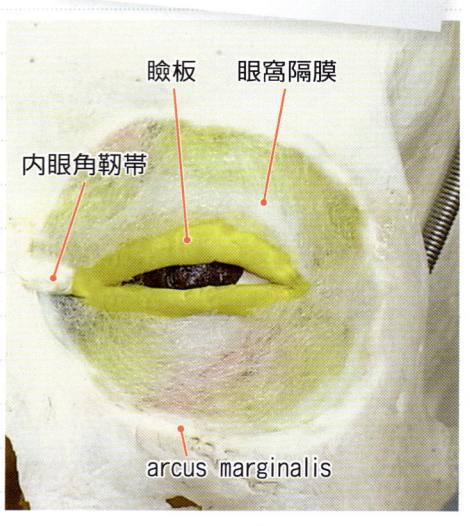

図25 眼窩隔膜
眼窩と眼瞼を分ける結合織のような膜である。

● 脂肪

眼窩隔膜より深部は眼窩脂肪であり，筋円錐内，筋円錐外に分けられる。筋円錐外脂肪は上眼瞼では2つの，下眼瞼では3つの小葉に分けられ，fat padと呼ばれる。

脂肪ヘルニアの手術で目標になるコンパートメントである。

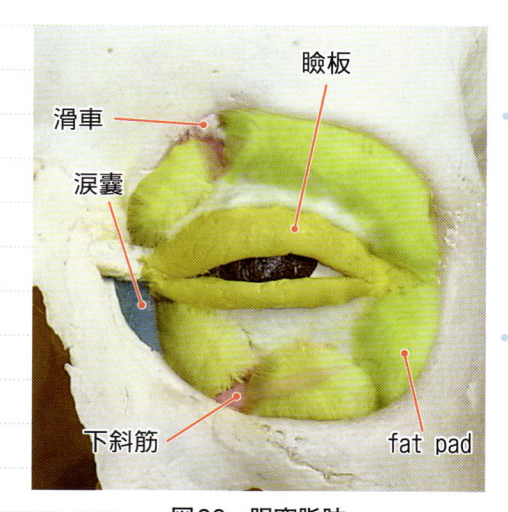

図26 眼窩脂肪
眼窩隔膜より深部にある脂肪織である。斜筋などにより分割されている。

● 内眼角，涙道

眼輪筋瞼板部と隔膜部の腱は，それぞれ浅枝と深枝に分かれる。浅枝同士は内眼角靭帯を形成する。浅枝と深枝の間に涙小管と涙嚢が納まる。

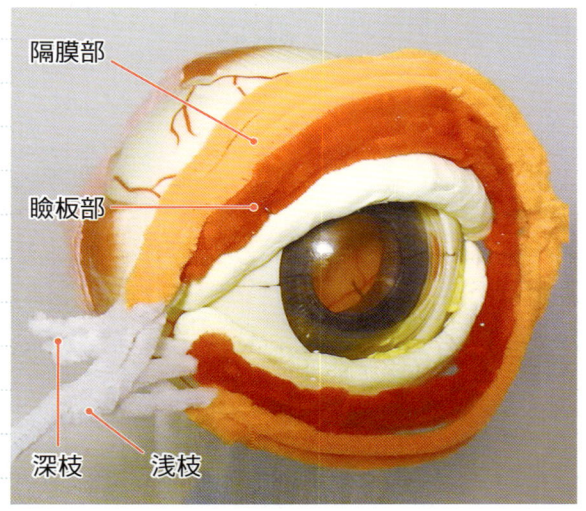

隔膜部

瞼板部

深枝　　浅枝

図27　内眼角
内眼角靭帯は，眼輪筋の腱が集まって形成されている。

● 涙腺

主涙腺は眼窩上外側縁のすぐ後方に位置する。挙筋腱膜外側にて眼瞼部と眼窩部に分けられる。副涙腺にはWolfring腺とKrause腺があり，合計40個程度の副涙腺が散在する。導管は結膜上皮面に開口する。

● 動脈

眼瞼は血流が豊富である。多くの血管が流入して吻合している。したがって創傷治癒が良好で感染が少ない。眼動脈が眼窩深部より分岐して眼球を取り巻くように走行し，眼窩隔膜を貫いて眼瞼に出る。

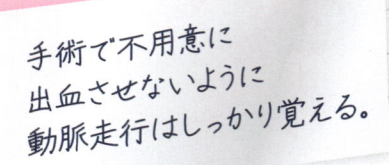

手術で不用意に
出血させないように
動脈走行はしっかり覚える。

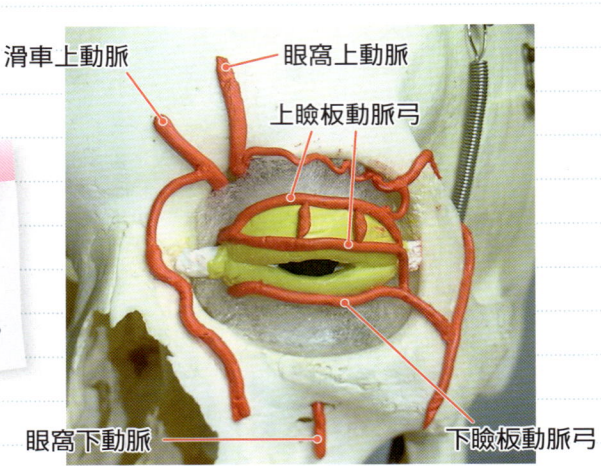

図28　眼瞼の動脈
複数の動脈が流入し吻合している。眼瞼は血流が豊富である。眼瞼に走る動脈は上に2本，下に1本ある。

滑車上動脈　　眼窩上動脈
上瞼板動脈弓
眼窩下動脈　　下瞼板動脈弓

眼窩縁には表面側を下方より走る外頚動脈系の動脈，眼窩奥より走行し鼻上側で外頚動脈系と吻合する内頚動脈系の2つが存在する。

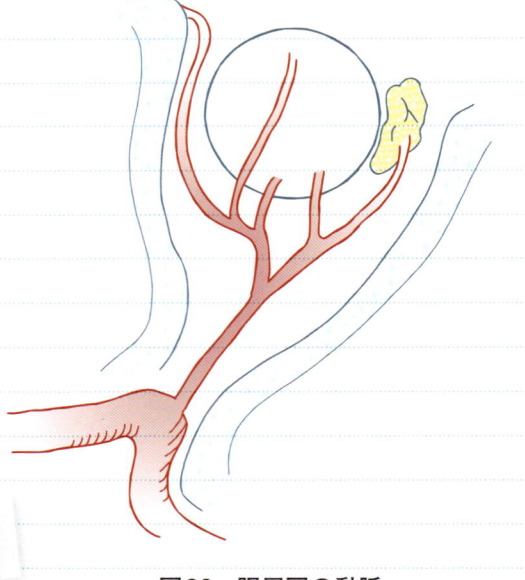

眼窩の血流は深部からくる。

図29　眼周囲の動脈
眼球周囲の動脈は内頚動脈由来で眼窩深部から走行する。一部は眼窩の外に出て顔表面の動脈と吻合している。

● リンパ

リンパ系は，上眼瞼耳側2/3と下眼瞼耳側1/3にあるものは耳下腺リンパ節へと流れる。上眼瞼鼻側1/3と下眼瞼鼻側2/3にある場合は，下顎リンパ節へと流れる。

腫瘍のリンパ管転移，ウイルス感染症のリンパ節腫脹部位はこれと相関する。眼瞼・眼窩腫瘍のフォローアップではこれらのリンパ節の触診を行う。

● 三叉神経

知覚神経である三叉神経は，眼窩先端部から眼瞼に向けて分岐しながら走行する。上眼瞼は主に三叉神経第Ⅰ枝に，下眼瞼は主に三叉神経第Ⅱ枝に支配される。多くが眼窩縁付近で眼瞼に入る。ブロック麻酔が必要な時には，標的とする神経が眼瞼に入る位置に麻酔薬を注入する。

ブロック麻酔の時の必要な知識！

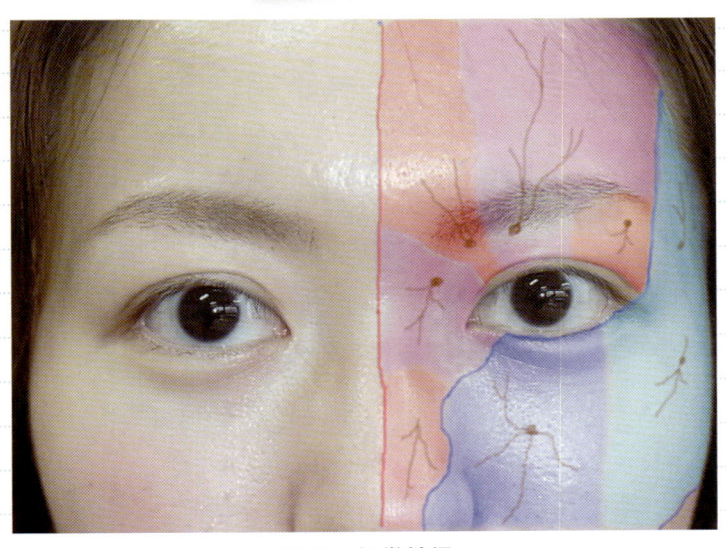

図30　知覚神経
暖色系が三叉神経第Ⅰ枝領域，寒色系が三叉神経第Ⅱ枝領域である。

▶ 外眼筋の解剖

● 4直筋（筋円錐），眼瞼挙筋

外眼筋のうち4直筋は上直筋，外直筋，下直筋，内直筋であり，筋円錐を形成している。筋円錐内には視神経や動眼神経など，重要な神経脈管が納められている。

眼瞼挙筋は皮膚と並行に走る筋肉である。その遠位端は眼瞼挙筋腱膜となって瞼板に付着しており，眼瞼挙筋が収縮することによって瞼板が挙上される。

ミュラー筋は眼瞼挙筋より結膜側に位置する。平滑筋を中心にした筋肉で，眼瞼挙筋に比べて非常に薄い。

Whitnall靱帯は眼瞼挙筋を前から圧迫して，瞼板を上下させる作用のベクトルを変換する役割を果たす。

> 上直筋と平行して走る

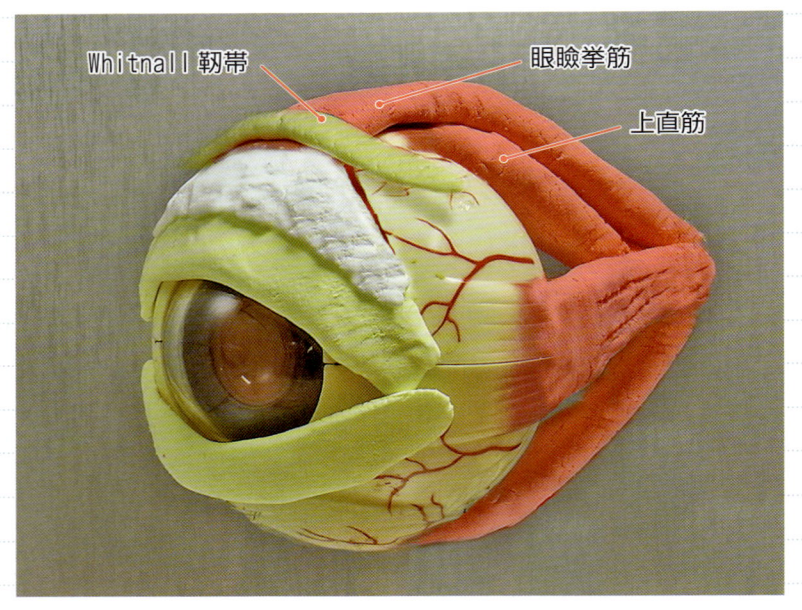

図31　外眼筋

眼瞼挙筋は上直筋と同じくらいの大きさの筋で，平行して走行する。Whitnall
靱帯は，眼瞼挙筋のベクトルの方向を変える。

● 上斜筋，下斜筋

上斜筋は眼球に斜めに付着して，前方の滑車を通って眼窩深部まで走行する。

下斜筋は上斜筋ほど長いものではなく，眼球に斜めに付着して眼窩縁の骨に付着する。

上斜筋は大きな筋肉で，
下斜筋は小さな筋肉である。
下に滑車はない。

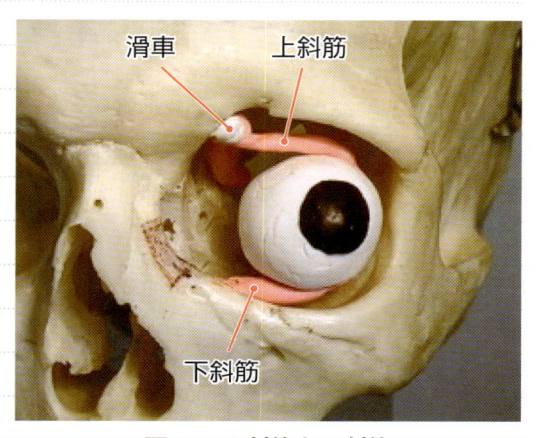

図32　上斜筋と下斜筋
上斜筋は滑車で折り返して眼窩深部まで続く。一方，下斜筋は，眼窩縁付近の骨に付着する短い筋である。

● 総腱輪

これら4直筋と眼瞼挙筋，上斜筋は最深部にて総腱輪で結合している。この総腱輪の中を通るものが，筋円錐内に入る神経や脈管となる。総腱輪で付着していない外眼筋は，下斜筋のみである。

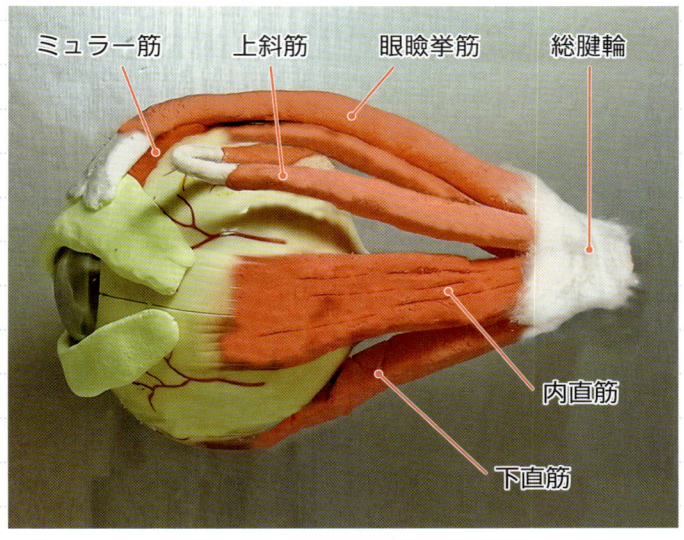

図33　総腱輪
右眼窩を示す。4直筋，眼瞼挙筋，上斜筋は，眼窩最深部の総腱輪でまとめられている。この図では下斜筋は省略されている。

▶ 骨の解剖

● 眼窩を構成する骨

　眼窩浅部は上壁が前頭骨，外壁が頬骨，内壁は篩骨，下壁は上顎骨という4つの壁で構成されている。

　眼窩を構成する骨の性質は，斜めに分けるとわかりやすい。車に例えると，上方と耳側はバンパーのように飛び出しており，頑丈な硬い骨で構成されて眼球を守っている。それに対して下方と鼻側の骨はいずれも脆く，骨が折れることによってエアバッグのように衝撃を逃がす役目を持っている。篩骨は非常に薄くできており，鼻にペンライトを入れると提灯のように透けて見える。

　深部にある蝶形骨は硬い骨で，重要な骨の孔を通している。その他に，口蓋骨と涙骨がある。

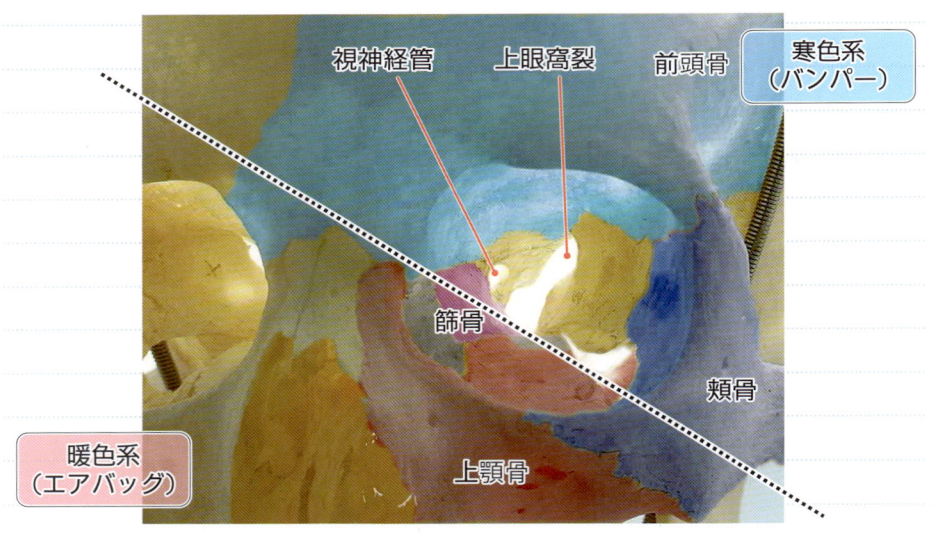

図34　眼窩の骨

内下壁（暖色系）は脆く，上外壁（寒色系）は頑丈である。眼窩深部には蝶形骨があり，視神経管と上眼窩裂を有している。

● 鼻側の骨

　内壁と下壁の骨は篩骨と上顎骨で，薄くできている。鼻孔からペンライトで照らすと提灯のように透けることからも，非常に薄い骨であることがわかる。眼窩壁骨折は，ほとんどが内壁と下壁に生じる。これらは，折れやすいということで眼球への衝撃を和らげている。

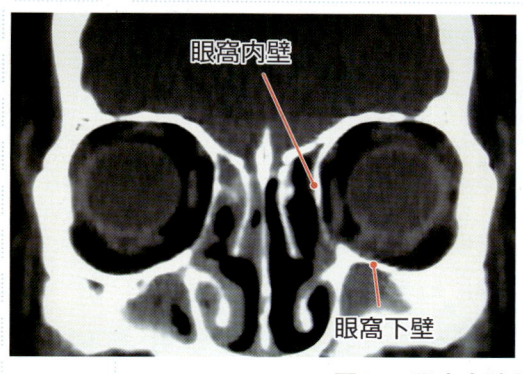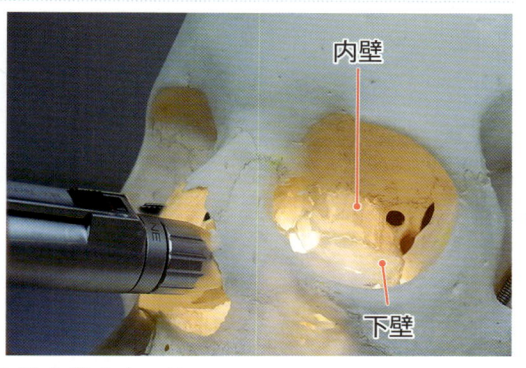

図35　眼窩内壁と下壁を構成する骨
CTでは薄い構造として認められる。骨標本で確認すると，光が透けて見えるほど薄い。

● 耳側の骨

耳側と上側の眼窩縁は，ひさしのような形状をしている。

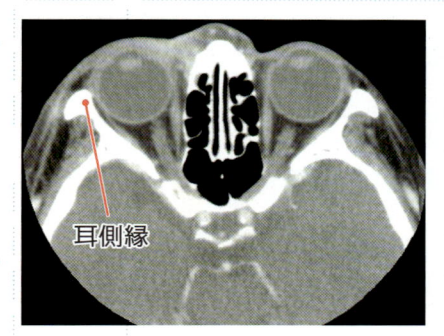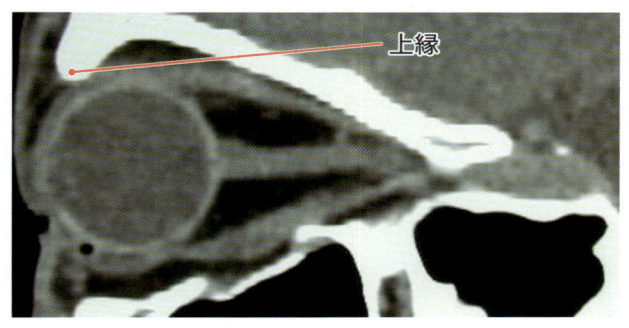

図36　出っ張った耳側縁と上縁
眼窩耳側縁と上縁との骨は眼窩に対して出っ張っている。

反省会 ①

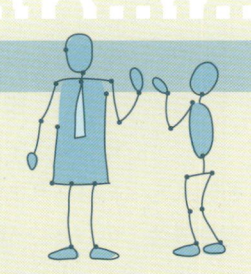

石嶋くん	上級医の先生って解剖ってどうやって覚えたんですかね。
野田先生	解剖の本を読むけどよくわからなくって実践して，危ないなと思ってまた本に戻る感じですね。でもまだわからないので繰り返して段々わかっていくんですよね。実際の手術で本当に必要になって必死で覚えていくんだと思う。
石嶋くん	よかった。一回ではわからないですね。
野田先生	この段階ではすべて理解する必要はないです。何度も戻ってきてください。
石嶋くん	行きつ戻りつですね。

診察チェックリスト

石嶋くん　外眼部の診察は独特だと思うのですが，先生の診察の流れはどうですか？

野田先生　主訴を聞いて，既往歴を聞いて，診察し原因を検索し，手術適応を判断しつつ術式を決定するかな。

石嶋くん　あれ？何も特別なことしてないですね。

野田先生　外眼でも内眼でも手術するんだから同じだよ。独特なのは高度な器械を使わず，スケールやペンライト，クリップを使って診察するので古く感じるのかもね。OCTでの網膜の内層外層厚の測定なんかに比べるとハイテクじゃないよね。

石嶋くん　眼瞼OCTみたいなもので挙筋腱膜の同定とかを自動で行う時代が来るかもですよ？

野田先生　でも，循環器で聴診器がすたれないように，補助診断機器が進化しても我々がやることは変わらないかもしれないよ。それに器械がないと診断できませんじゃ患者さんを全員大学に呼ばなきゃいけなくなっちゃうわよ。

石嶋くん　うちらが北海道のあちこちに出張したり，患者さんに札幌まで来てもらうのも一苦労です。

野田先生　でも眼瞼の診察なら定規とペンライトとクリップだからもってないところはないでしょ。工夫次第でどこでもできる。廊下でもできちゃう。

石嶋くん　他科の往診で手術適応を見つけることもできそうですね。

野田先生　余裕余裕。でも意外と患者数はいるのに結構我慢しちゃうんだよね。日本人は我慢強いんだと思う。

石嶋くん　診察で注意することはなんですか。

野田先生　いきなり細隙灯で見ない。「診察室に入ってくるところから診察」だって内科の先生も言ってたでしょ？　顎上げ，左右差，歩行障害。眉毛挙上，皮膚の発赤のチェック。座ったら表情，それから診察。眼瞼の疾患はいくつかのパターンに分類できるでしょ。先天性，後天性，外傷とか，そういうのをチェックする。全部じゃないけど困らない程度のチェックリストを作ったから読んでおいてやってみて。

石嶋くん　結構ありますね。

野田先生　多いと分からなくなるから，実際この中から症例に合わせていらないのを省いてチェックする事になるかな。下垂とかだと重瞼線の位置は大事だけど，下眼瞼疾患ではいらないことも多いし。

石嶋くん　重瞼線はなんで大事なんですか？

野田先生　そこを切開線にして重瞼線を残すか，残さないで一重にするとか，重瞼線はあるけど他に作るとか書き込んだら手術当日思い出せるでしょ。

石嶋くん　意外と実践的なんですね。

> **野田先生**　短期的には手術適応，術式決定に参考になるように。長期的には再発しやすいか，今後どうフォローするか考える手助けになる。今詳しくは話さないけど，子供なら両親のキャラや周囲の考えとかも重要なんだよ。

● 外眼部診察

眼瞼下垂チェックリスト

● 問 診 ●

発症時期	1カ月以上・数日以内
複視の自覚	あり　なし
眼瞼下垂感	軽度・中等度・重度
外傷の既往	あり（昔・最近）・なし
眼科手術の既往	あり・なし
CL装用経験	あり（HCL・SCL　年間）・なし
日内変動	あり・なし
DM	あり・なし
HT	あり・なし
血をさらさらにする薬の内服	あり・なし
（先天性の場合）下垂が改善する行動	あり・なし
（先天性の場合）逆内眼角贅皮	あり・なし

● 眼瞼の診察 ●

Levator functionの測定	mm/mm
瞳孔と上眼瞼縁との位置関係	図に記入
重瞼線の位置	図に記入
眉毛の位置	図に記入
眼瞼皮膚弛緩	あり・なし
眼瞼痙攣の有無	あり・なし
閉瞼不全の有無	あり・なし
眼瞼腫瘍，眼窩腫瘍の触知	あり・なし
眼瞼腫脹・発赤	あり・なし
眼球突出・偏位 Hertel	あり　／　mm・なし
（痙攣を疑った場合）眉毛固定試験	

● 検 査 ●

写真撮影（上方視・正面視・下方視・閉瞼）	済・未
抗アセチルコリン（Ach）レセプター抗体測定（levator functionが低い時，複視を伴う時）	済・未・不要
CT	済・未・不要
MRI	済・未・不要

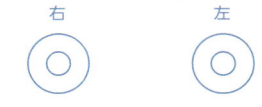

角膜反射を起点に広げて記載するイメージ

例：　**右 正常，　左 外**

① 角 膜（左右の位置を確認）

右　　　　　　左

② 角膜反射（本当に中央か）

角膜，次に角膜反射を記載

③ 眼 瞼

眼瞼→眉毛→前頭部，頬部を記載

MRD　3　　　1〜1.5

④ 眉 毛

眉毛挙上 ⊕

⑤ 前頭部，頬部

記録術

▶ しつこくデジカメで記録する

　観察においては，眼瞼そのものだけでなく眉毛の位置なども重要なポイントとなる。所見を見逃さないためには，写真やビデオで記録を撮ると公平で手っ取り早い。また術前後の比較や，思わぬ話の行き違いの際に患者に様々な理解を得るためにも記録はしっかりと撮っておきたい。

❶ 準 備

● デジカメの使用

　スリットフォトや眼底カメラよりデジタルカメラの使用を勧める。外来，手術，出張先でも同じ条件で記録できる。ORTが管理してくれるなどの条件が整わない限り，個人でデジタルカメラの準備をするしかない。わからない症例を上級医に相談するには，画像が大変有用である。ただし個人情報の管理に留意する必要がある。撮影をしたデジカメのデータは早急に安全なディスクに移し，デジカメ本体のデータは消去する。こうすることでデジカメ自体を紛失した際の，個人情報流出の危険性を回避できる。

● デジカメの選び方

　基本性能が優れたデジカメが流通しているので機能面で困ることはないと思うが，スナップ写真と記録写真ではその目的が異なる。術前～術後の記録であることを考慮して，気を付けておきたいポイントを列挙する。

● 機能

動作スピード
フラッシュの位置
光学ズーム
動画録画機能あり
→ 5cm以内の接写機能

ここは、大事な機能！

　容量，画素数，手ブレ機能においては，最近のもので十分であろう。画像のデータ

量で言うと，1MBあれば学会発表に問題ない画質となる。保存の際，1MB程度のサイズになるように調節するとよい。画像が大きいとあっという間にファイルが増えて，容量を圧迫するのも手間取る。一人の患者につき何枚もの撮影をすることになるので，連写がしやすい機種が望ましい。イボを撮影するのに，接写機能は必須である。ちなみに顔認識機能はなくても困らない。

● 接写

接写で撮るもの：イボ，左右比較の必要性がない腫瘍。逆に眼瞼腫瘍など質感を大事に撮りたいと思ったら，フラッシュを使用せず自然光で一枚撮っておくとよい。

● 連写

　小児は，こちらに都合のいいポーズをとってくれないものである。チャンスを逃さないように，立ち上がりの良い機種を選ぶ。数枚撮っておけば，その中の一枚ぐらいは記録に値するものが撮れるものである。コマ送り撮影では，画質が悪くなってしまうため，やはり立ち上がりの良し悪しが重要である。

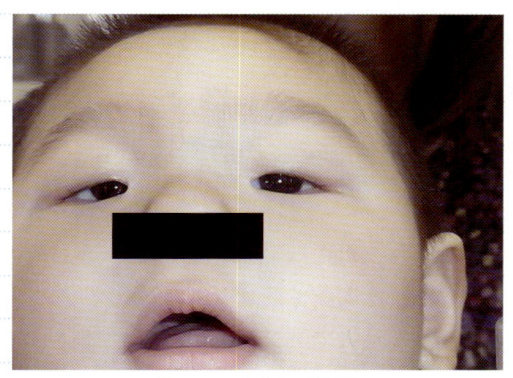

図37　小児の撮影
起動に時間がかかる機種だと，撮影チャンスを逃してしまうかもしれない。

● 購入時に確認したいこと

処置用手袋でボタンを押せるか？
片手で持てるか？
簡単に操作できるか？

　手術時や診察時には，片手で撮る必要がある。さらに手術中は手袋の上に滅菌ビニール袋などを被せてカメラを持つことになり，持ちにくくなる。そのため自分の手の大きさに合うサイズを選ぶ必要がある。また術中は，術場スタッフにシャッターをお願いすることがあるであろう。小さ過ぎる起動ボタンや読みにくい文字表示はストレスの元である。

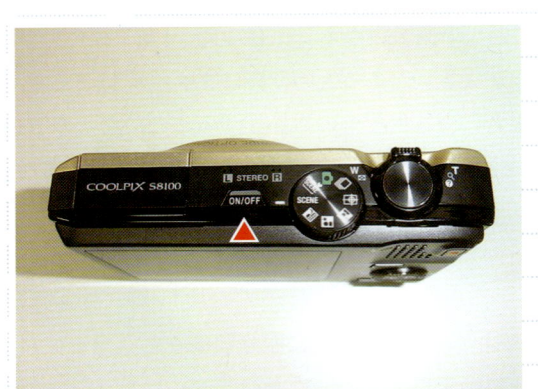 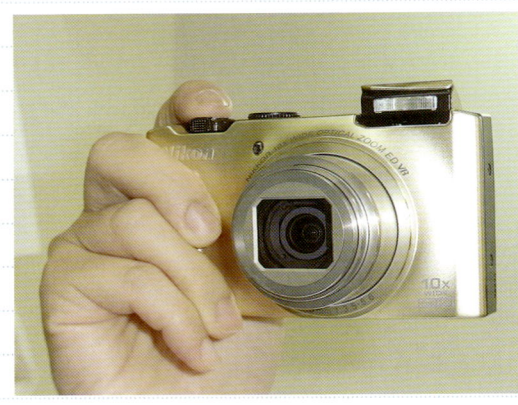

図38　フラッシュの位置

シャッターボタンと反対側にフラッシュがある機種。指でフラッシュを隠すことがない点が優れている。ただしこのメーカーは起動ボタン（▲）が小さく，術場で看護師に指示する時に手間がかかる。また接写機能が10cmであるため，イボはうまく撮れない。

● おすすめの機種

　RICOHが，接写，連写とも優れている。私達はCX5という機種を用いている。

　野田先生（使用手袋6号）の評価として，オペ中に片手で持ちにくいこととフラッシュが指で隠れやすい難点があるものの，その他の機能は最高とのことである。

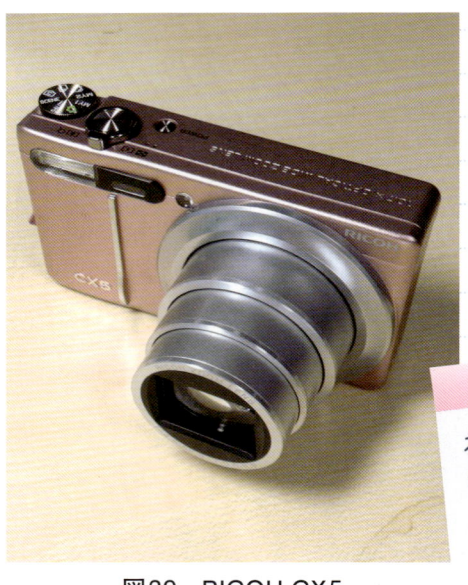

図39　RICOH CX5

RICOHが，接写，連写とも優れている。

接写，連写とも優れています。
特に接写は1cmという驚異的なレンズです。
光学ズームも10倍可能です。

これまで5社のデジカメを使ってきましたが，RICOHが一番お利口です。しかしこのシリーズは，上位機種のCX6を最後に生産が終了してしまいました。接写に関してはRICOHを上回るものはあまりなく，後続が待たれます。

● イボの写真

　イボの記録を撮るためには，接写の機能が優れた機種を使用する必要がある。皮膚科で使用されているものが活用できそうではあるが，機種によっては眼科的な記録に支障をきたすものもある。

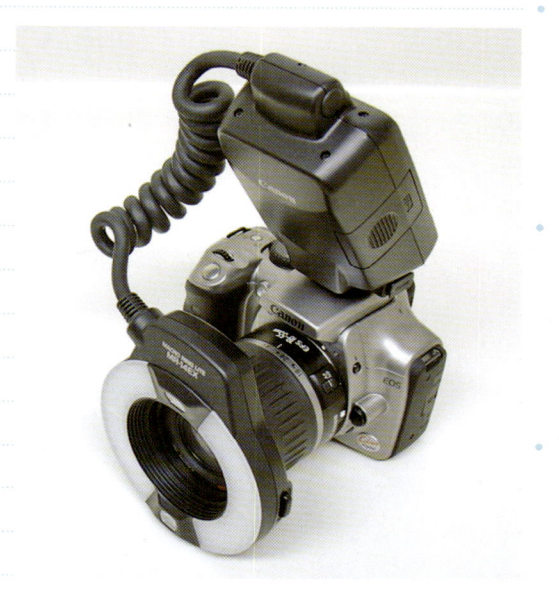

図40　不向きな機種
皮膚科などで使われている，かっこいいリングライト付き一眼レフ。残念ながら角膜反射が丸くなって，眼位がわかりにくくなるので不適。

● 記録の承諾

　治療の経過を記録する目的と，学会発表など医学の発展の目的で顔の写真を撮ることに対して，患者には文書で了解を得ておくとよい。手術をする症例では，手術承諾書にその旨を盛り込んでおくとスムーズである。

❷ 撮 影

▶ 1m距離をとって，光学ズームを使用して，両眼を撮影

● 距離

　写真を撮る際には患者から1m程度離れて撮影する。この距離で行えば眼位が正位で撮影できる。これを30cm程度の距離にしてしまうと内斜視に見えてしまい，正しい記録を残すことができない。

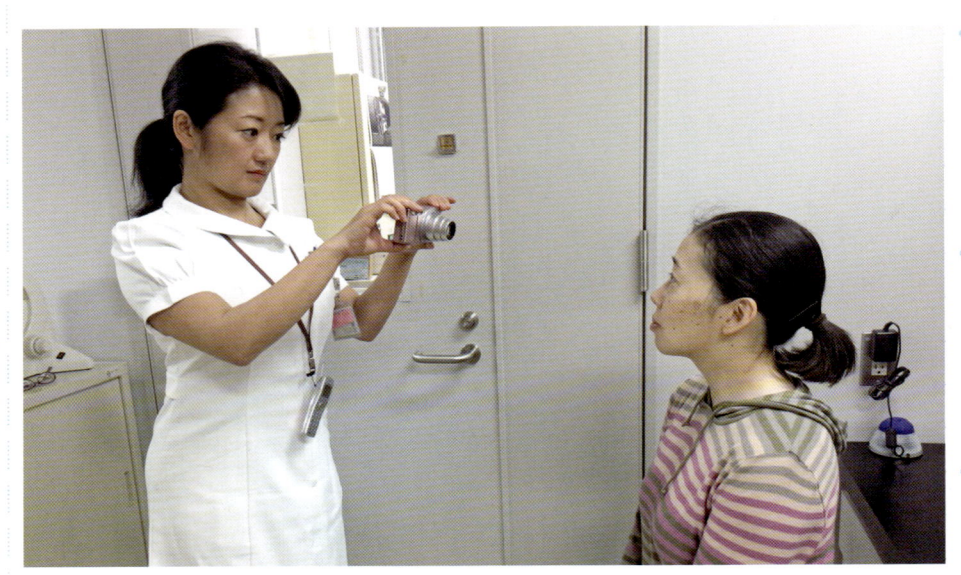

図41　撮影の距離
1m程度離れて，光学ズームにて調節する。

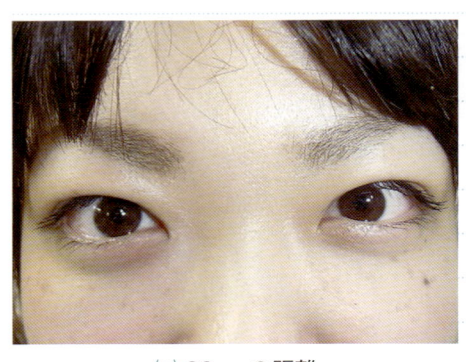 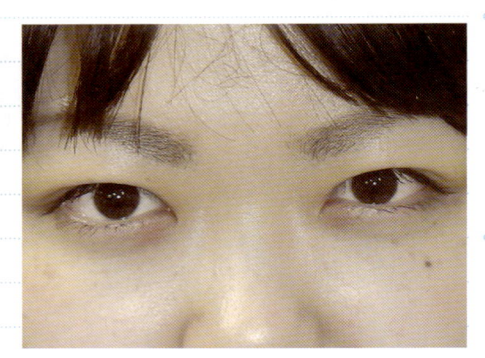

(a) 30cmの距離　　　　　　　　　　　　(b) 1mの距離

図42　距離の違いによる記録の違い
同一人物を同じカメラで，距離を変えて撮った写真。まるで別人のように見える。1mから撮った写真の方が本来の顔である。30cmでは角膜反射によって内斜視にみえてしまう。

● 撮影範囲

上は「おでこ」から：眼瞼下垂の時，前頭筋で代償的に眼瞼を上げようとする。そのためおでこにシワができる。術後必要性がなくなると消失する。おでこを含めて撮影していると，眉毛の位置，眼瞼の関係もわかりやすい。

下は「鼻」まで：顔面の中央が分かりやすい。左右の輪郭は出ない方が個人を特定しづらい。また，口まで入れて顔全体を撮影する必要はない。学会でも個人を特定される写真の使用はしないため，撮影する時に既に個人が特定されないような写真を撮っておけば管理が楽になるかもしれない。

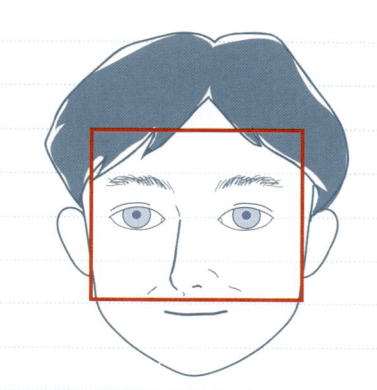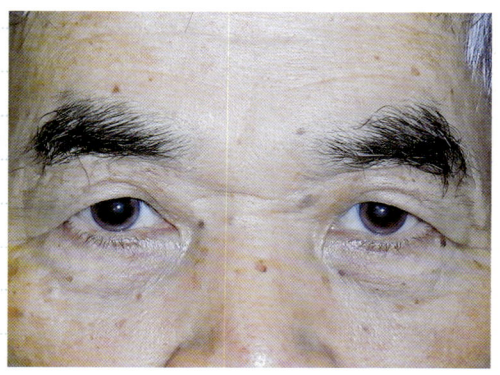

図43　撮影の範囲
個人が特定されないような撮影方法を知っておけば，管理が楽である。

● フラッシュ

　フラッシュ撮影には，被写体をくっきりと写せ，さらに角膜反射で中心が写るというメリットがある。フラッシュは通常上から光が当たるが，隆起の浅いものを「隆起しています」という写真を撮りたい時はデジカメを上下逆にしてみたり，接線方向から撮ってみたりする（前国際医療福祉大学形成外科の酒井成身先生ご教示）。

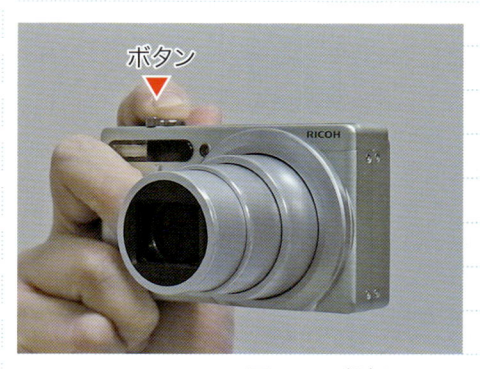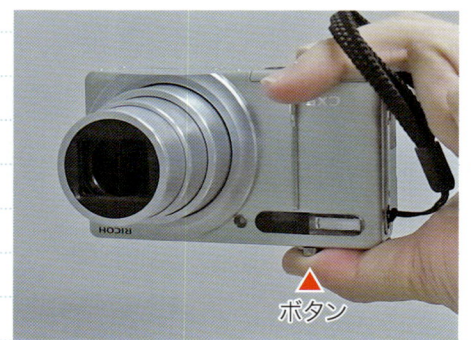

図44　デジカメのフラッシュテクニック①
隆起の浅いものを撮影する際，カメラを上下逆にしてフラッシュの光を下から当てる。

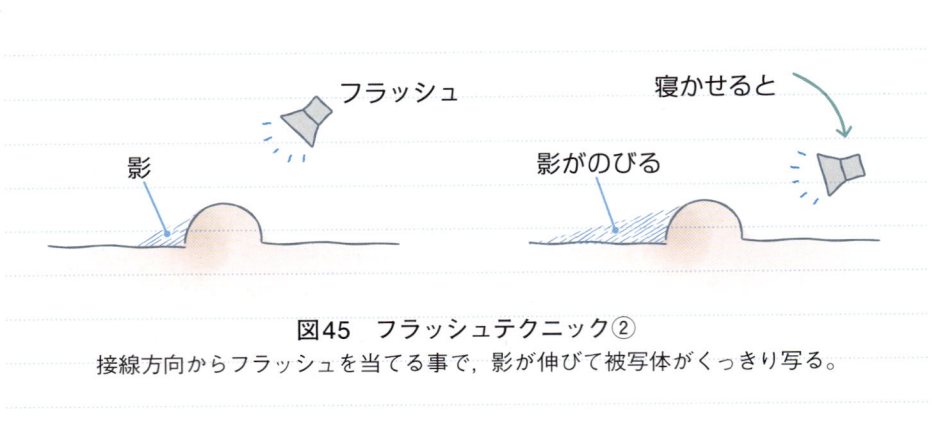

フラッシュ

寝かせると

影

影がのびる

図45　フラッシュテクニック②
接線方向からフラッシュを当てる事で，影が伸びて被写体がくっきり写る。

光

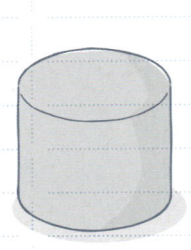

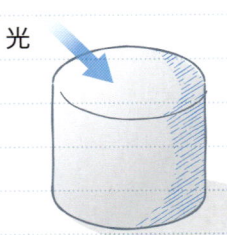

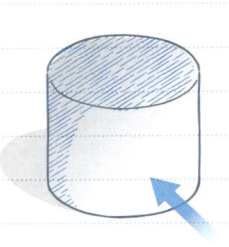

光

(a) フラッシュなし　　(b) 上からのフラッシュ　　(c) 下からのフラッシュ

図46　フラッシュの効果①

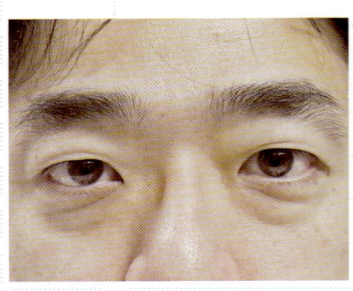

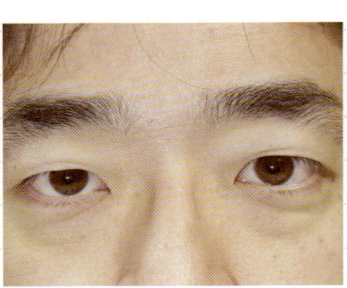

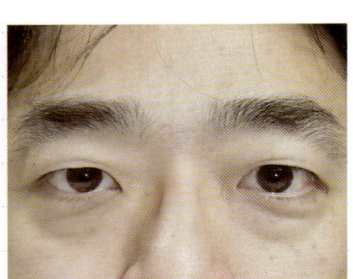

(a) フラッシュなし
（柔らかい質感）

(b) フラッシュ右上から
（普段見ている顔）

(c) フラッシュ左下から
（目の下のシワなどが強調されている）

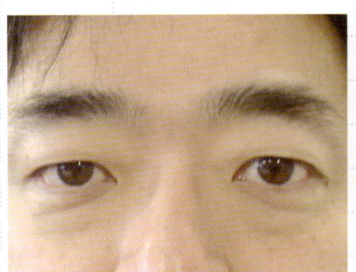

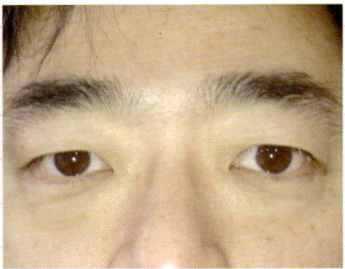

少し離してデジタルズームで撮影したため画質が劣るが，十分に記録として通用する。しかし，学会発表には耐えられない。

(d) iPhoneフラッシュなし
（十分わかる）

(e) iPhoneフラッシュ

図47　フラッシュの効果②
いざとなったらケータイのカメラでいいので，とにかく撮ることである。

使い分けは自分の都合のいいようにします。
術前は大きく撮って，術後は小さく撮るのです。
ですから常にいろいろな方向から撮っておくわけです。

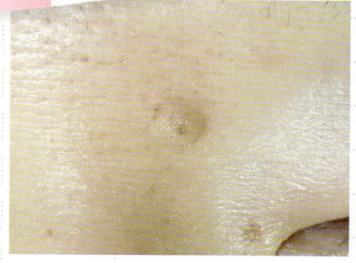
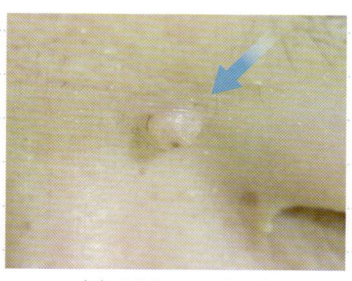
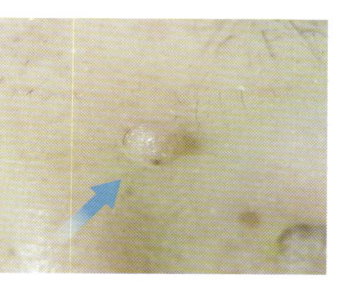

(a) フラッシュなしでの撮影 (b) 右側からの撮影 (c) 左側からの撮影

図48　フラッシュによるイボの撮影

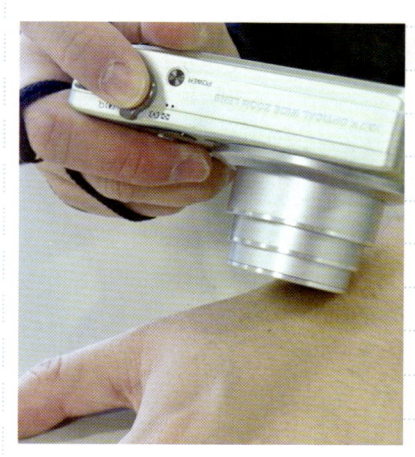
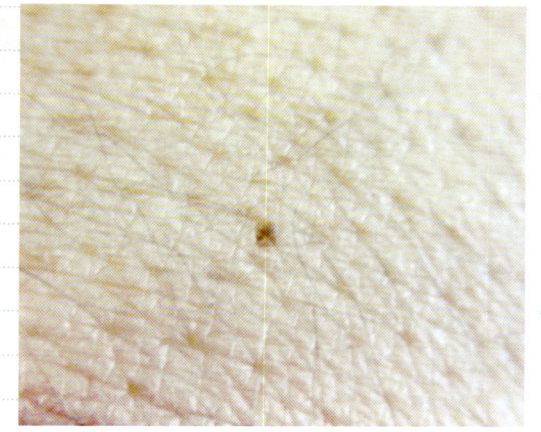

図49　接写による撮影

2cmの接写が可能な機種で撮影した，私の手のホクロ。毛穴までよく撮影されている。スリット写真にも劣らない拡大で撮影できる。ただし，あまりに近いためフラッシュが使えない。

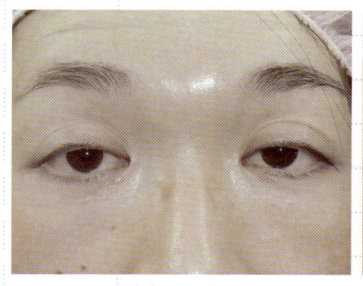
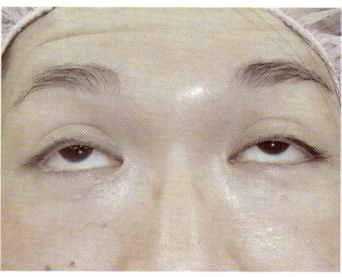
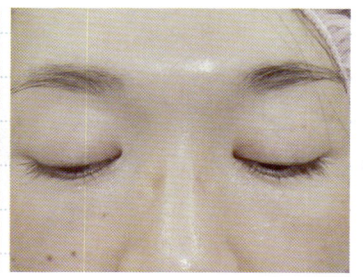

(a) 正面視 (b) 上方視 (c) 下方視

図50　正面視のみでなく，上方視と下方視を記録しておく

❸ 編　集

視覚に訴える画像を作る！

▶ 静止画

　学会の一般講演では許されないが，依頼原稿や教育目的のプレゼンテーションなら，きれいな画像を用意して視覚に訴えて理解を得たい。

　Adobe Photoshop Elementsは，2万円以下と安価で性能も十分である。

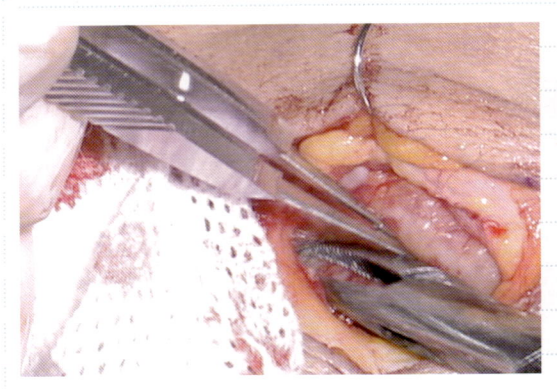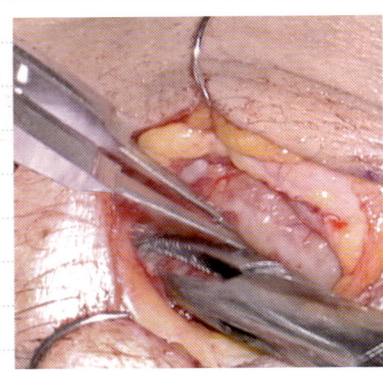

(a) 修正前　　　　　　　　　　　　　　(b) 修正後

図51　手術ビデオのキャプチャ画像と修正画像

ビデオからキャプチャした(a)の画像を，ガーゼを消し，釣り針鉤周囲の血を消し，鑷子のブレを修正して(b)の画像にする方法を示す。

● 都合の良い画像と合成する

　別のシーンで，同じ場所にガーゼがない場面をキャプチャする。投げ縄ツールでぼかしを3px程度入れ，ガーゼを消したい範囲を選択する。コピー＆ペーストする。ここでは上方で鑷子と重なるため，ペーストしたレイヤーを注意深く消しゴムツールで消して鑷子の画像を出す。

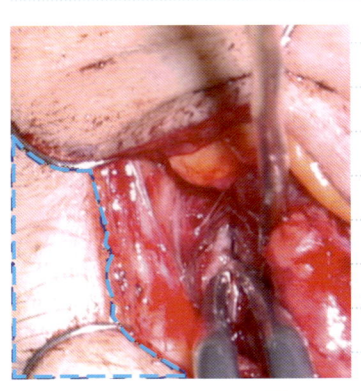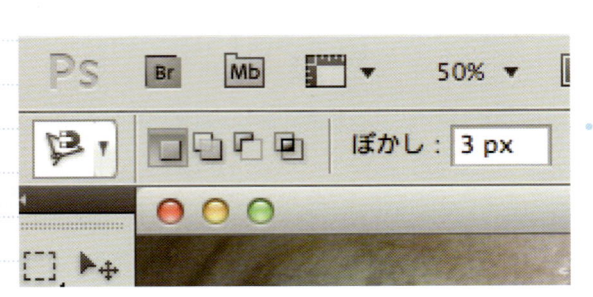

図52　合成用にキャプチャされた画像

同じような場所で，ガーゼがないシーンがキャプチャされている。ぼかし機能をつけた投げ縄ツールで選択し，コピー＆ペーストする。

● 邪魔なものを消す

　余計な出血を消そうとする場合の方法を示す。投げ縄ツールできれいな皮膚を選択。「ぼかし」を3〜5pxに設定しコピー。消したい箇所にペーストする。ぼかしがあると，違和感なくペーストできる。眼瞼の画像では横方向で似たような質感の皮膚を選んでコピー＆ペーストするとよい。

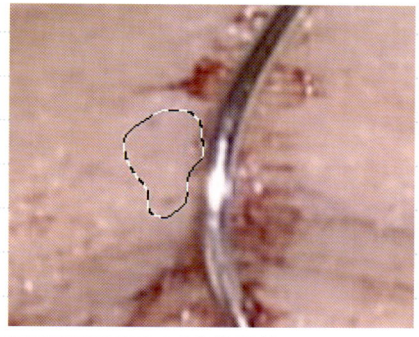

(a) 修正前　　　　　　　　　　　　(b) 修正後

図53　術野をきれいにする
ぼかし機能を入れた投げ縄ツールで，似た質感の皮膚を選択しコピー＆ペーストを繰り返す。(a)から(b)の画像になるまでに20回程度のコピー＆ペーストがなされている。

● 動画から静止画にキャプチャした場合，器械のエッジが汚いのを直す

　300〜500％に拡大して操作する。近い色の箇所をスポイトツールで選択し，ペンツールで塗っていく。次に「指ツール」でぼかしてきれいにしていく。完全ではないが，これだけで十分使用できる画像にすることができる。

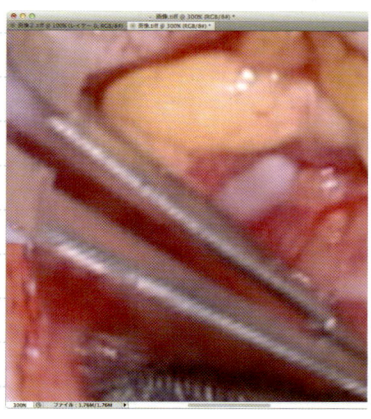
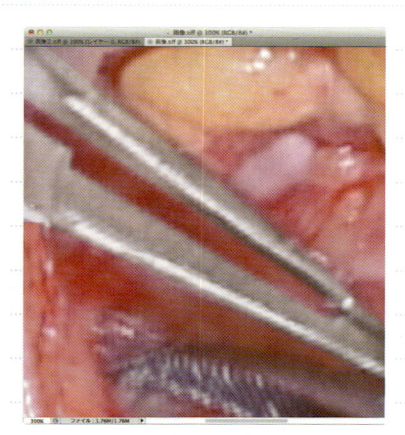

(a) 修正前　　　　　　　　　　　　(b) 修正後

図54　金属のエッジをシャープにする
拡大して派手に修正しても，元の大きさに戻すと意外としっくりくるものである。金属のシャープな感じは，画像に清潔感をもたらすため，細部まで凝りたい。

▶ 動画

● 編集する，文字を入れる

　動画は全部で2分程度にするとよい。ひとつのシーンで3秒以上同じシーンがないと，見ている人が理解できない。制作した人はオリエンテーションがついているが，初見で他の人がわかるかどうかが大事である。医局での事前発表時に，動画の反応を聞いておくとよい。あまり文字を入れ過ぎると，目が忙しくてわからなくなる。

Win/Mac：Adobe Premiere Elements（文字を画像に挿入できる。2万円以下）

Mac：iMovie（これでも結構使用できる，編集，文字挿入のパターンも十分）

● PowerPointに挿入する

　PowerPointでは，AVI形式，WMV形式，MPEG形式などの動画ファイルを挿入することができる。挿入するQuickTimeファイルとPowerPointファイルは同じフォルダーに入れておく。

　挿入させたいスライドを表示させ「挿入」→「ビデオとサウンド」→「ファイルからビデオ」と進める。

　自動再生するか，繰り返し再生するか，フルスクリーンにするかなどは「ビデオオブジェクトの編集」から「ビデオオプション」で編集できる。

　Macの画像であるQuickTimeの「.mov」は，PowerPointに直接挿入できない。PowerPointで「ハイパーリンク」を作成すると別に再生できる。

● 動画から静止画に切り取って挿入する

Mac：「Simple cap」というフリーソフトがある。起動すると上部に在駐する。「選択範囲」で自由に選べ，赤い丸の記録ボタンでデスクトップに保存できる。　このソフトのいいところは保存を「jpeg，gif，png」から選べるところであろう。

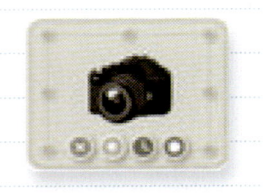

Mac：標準添付のソフト「グラブ」は，Launchpadからユーティリティーの中にある。できる画像はTIFFである。論文執筆にも適した形式であり，これで全く問題ない。

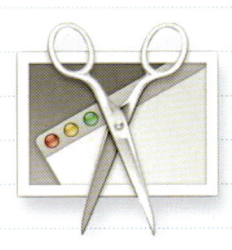

● 現在表示している画面をそのまま画像データとして残したい

Windows：標準添付ソフトSnipping Tool
では，範囲を選択することができ，便利で
ある。

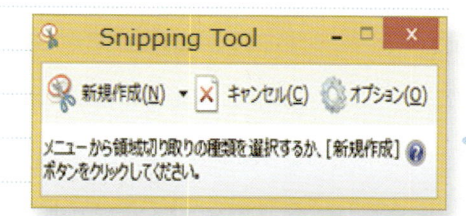

Mac：「command」+「shift」+「3」

　これが画面保存のコマンドになる。デフォルトの保存先はデスクトップでjpgである。

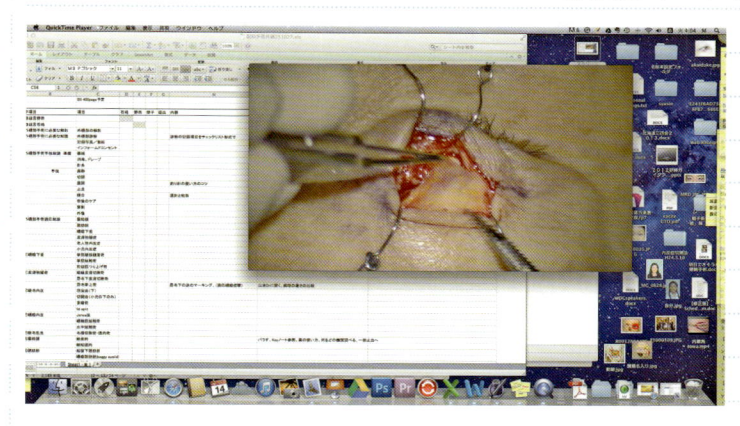

　画面の一部を部分的に画像データにする場合は，
「command」+「shift」+「4」

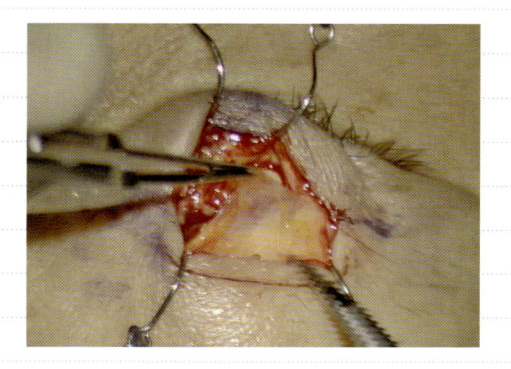

デスクトップに開いている特定のウインドウのみを選ぶ時は，
「command」+「shift」+「4」+「space」

4つ押しになるので面倒だが，押すとマウスのポインタがカメラの絵になるので，これを残したいウインドウに移動しクリックする。

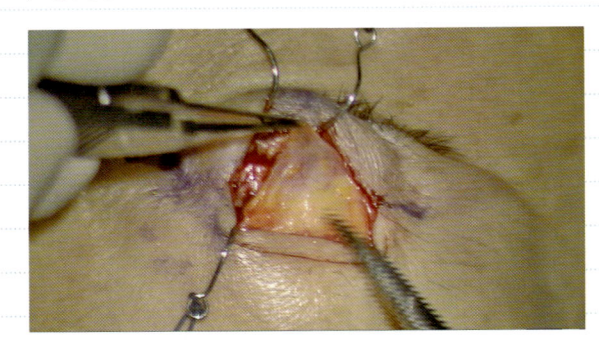

子供の写真

石嶋くん　今日，術前の下垂の子供の写真を撮ろうとしたんですけどうまく撮れなかったんですよ。すぐあっちこっち向くし，頭押さえると泣くし。

野田先生　これはみなさん苦労していることでしょうね。ORTさんに子供の相手の仕方を教えてもらうといいんじゃない？　まずは，電動椅子をフットペダルで上下させるのに念力で上げ下げするふりしたりして遊びますね。外来で人気なのがおしゃべりどうぶつボールです。ボールをにぎるとほぎゃほぎゃと，なんとも間抜けで可愛い鳴き声がして，同時に舌が出たり引っ込んだりします。ほとんどの子供の視線が釘付けになりますよ。気に入ってずっと使われるので，その後のムンテラの時に邪魔で困るんですけどね（笑）。よくやるのは，レンズの中に何か素晴らしい物があるということにして覗かせる。上方視などでは「あ，あれは何だ？！アン○ンマンだ！」とか適当なこと言って見させますね。点眼も，思いっきりミドリン®Pって書いてあるのに「ほら妖○ウォッチって書いてあるでしょう？これをさすとしばらく妖怪が見えるようになるんだよ」と言ってさすとかね。

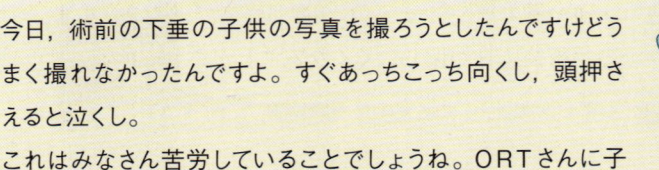

ほぎゃ♪ ほぎゃ

石嶋くん　……いつも思うんですけど口から出任せの技術は学びたいですね。

野田先生　もうちょっと別の感心の仕方はないんか。

インフォームド・コンセント

● まぶたの手術を受ける方へ

手術にあたって必要な書類・説明は以下の通り。

▶ 手術について知っておきたいこと

- 眼瞼手術は，上または下のまぶたの形を変えて機能を良くする手術です。
- 眼は見た目に大きな影響があり，特に上のまぶたの手術後は顔の見た目が変わります。
- 顔の左右差はつきものです。1mmの差は許容範囲であるとお考えください。
- 多くは部分的な局所麻酔で手術します（場合によっては全身麻酔で手術を行うこともあります）。
- まぶたの手術では，余分な組織（皮膚・筋肉・脂肪等）を除去することがあります。
- 手術後は出血や腫れが生じますが，1週間程度でよくなります。
- 上まぶたの手術後に目が閉じにくくなることがあります。たいてい一時的なものですが，眼に傷がつかないように点眼薬を使用していただくことがあります。
- 下まぶたの手術後に，まぶたが外反してあかんべーの状態になることがあります。この場合，追加の手術が必要になることがあります。
- 手術の効きかたが弱かったり，強かったりする場合があります。この場合，追加の手術が必要となる場合があります。
- 術後は数カ月単位で変化します。通常，手術後1〜3カ月で傷が硬くなり，ひきつれなどが強くなります。そのあと軟らかくなってきます。最終的な判断は6カ月ほど後になります。
- 術後再発例などは数回の手術が必要となる場合もあります。

▶ 手術の前にすること

- 家で，保冷剤を用意しておいてください。
- <mark>血をさらさらにする薬を飲んでいる方</mark>は，処方された先生と相談の上，可能でしたら手術の前に内服を止めてください。過去に内服薬を止めた経験がない場合は担当の先生にお手紙を書きますので，その旨申し出てください。

> 止められたら止める。無理なら手術中のバイポーラでコントロールできるので全身合併症のリスクが気になるなら内服のまま手術する。

▶ 手術日にすること

- 手術の前に眼の写真を撮ります。
- 手術台に寝ていただき，局所麻酔を注射します。
- 眼のまわりを消毒し清潔な布をかけて手術します。
- 手術中は話をすることができますので，痛みなどありましたらお伝えください。
- 手術によっては，術中に起き上がって重力をかけて確認することがあります。その時，鏡でご自分の眼を見ていただくことができます。ご覧になるかどうかお声をかけますので，ご希望に応じてご覧下さい。
- 手術が終わりましたら，切開したところにガーゼを当ててお帰りいただきます。両眼の手術の場合は，正面が見えるようにガーゼを当てますので，自分で歩いて公共交通機関で帰ることができます。

▶ 手術の後にすること

- 腫れ・出血を防ぐために，保冷剤などで，起きている間は1時間に20分ほどを目安としてまぶたを冷やしてください。手術後48時間程度続けてください。

  大体の時間です。痛いくらいやる必要はないです。

- 飲酒や入浴など体が温まることは術後48時間避けてください。
- 起きている間はなるべく横にならず，寝る時は枕を高めにしてください。
- 術翌日から水による洗顔やシャンプーは可能ですが，傷に石鹸を付けないようにしてください。1週間はまぶたを強く触らないようにしましょう。
- 手術の後は，腫れや出血が生じるため，見かけが気になる方は1週間程度仕事を休むことが望ましいです。デスクワークや日常生活は術2日後から戻っていただけます。

  日常生活は制限ないです。

- 運動は手術後1週間程度控えてください。
- 激しい運動は1カ月以上経過してからにしてください。
- 手術後少なくとも24時間は車の運転は控えてください。
- 手術後に痛みや腫れ，発熱，眼のかすみなどが増強するようなら，すぐに病院に連絡するようにしてください。
- 術後は眼を使うこと（本を読む，テレビを見る）をしても構いません。
- 食事で刺激物（辛いものなど）は食べても構いません。
- 軟膏を処方しますので創部に1日3～4回塗ってください，痛み止めは希望により処方しますが，市販の痛み止めでも構いません。

手術説明同意書

[○ ○ ○ ○ ○ ○]

合併症(関連して起こる別の病気や病状)の発生, 治癒や手術の成功の確率等を示す数字は, いずれも専門医の間において一般的なものとして理解されている数値です。また, 治療に要する時間や期間等は, 標準的なものであり, 個々の患者さんによって異なることがあります。

患者氏名＿＿＿＿＿＿＿＿＿＿＿＿＿＿＿ 様　ID ＿＿＿＿＿＿＿＿＿＿＿＿＿＿＿ 男・女 ＿＿＿ 歳

1. 病　　　名　（　　　　　　　　　　　　　　　　　　）
2. 現在の病状　（　　　　　　　　　　　　　　　　　　）
3. 手　術　名　（　　　　　　　　　　　　　　術　）　□ 両　□ 右　□ 左
4. 手術の目的と方法, その特徴, 麻酔方法　（ 麻酔方法： □ 全身麻酔　□ 局所麻酔）

5. 術後の予測と合併症(ひとつの病気に関連して起こる別の新しい病気や病状)
    ① まぶたの形が, 右眼と左眼とで左右非対称になることがあります。
    ② 眼がつむりにくくなることがあります。
    ③ 術後出血の危険性を低くするため, 術直後は冷却し, おしゃべり, うつぶせを避けていただきます。
    ④ 血腫が出来た場合は開創し, 洗浄血腫除去を行うことがあります。
       睫毛(まつ毛)の向きや重瞼(二重まぶた)が変化することもあります。
    ⑤ 感染の可能性があります。
    ⑥ 体質により皮膚切開面の傷が目立つことがあります。
    ⑦ その他, 予測しない術部及びその周辺の合併症が生じることがあります。
    ⑧ 予測しない全身合併症(上記以外の合併症)が生じることがあります。

6. 可能な別の治療方法とその予後
    □ なし　□ あり

7. 研究への利用について：治療前後で撮影した顔写真や治療によって得られた結果などを, 医学的研究に用いたり, 研究発表で公表する事があります。その際, 年齢・性別などが公になることがありますが, 個人を特定できるような名前などの個人情報は一切わからないように配慮し, 顔写真は個人が特定できないように部分的に呈示するにとどめますので, ご了承ください。

8. 特記事項

9. 説明に用いた補助資料　□ カルテ　□ X-P　□ 画像　□ その他（　　　　　　　　　　　）
    ① 上記内容に関して説明を受け, 理解された場合には, 承諾書に本人, または代諾者の署名をお願いします。
    ② 上記内容に関する説明が理解できない場合には, 主治医にその旨申し出てさらに説明を受けるなどして, 十分に理解されたうえで, 署名を行ってください。
    ③ また, 手術を承諾した後であっても, 手術前であれば, 何時でも, すでに行った承諾を撤回するとともに, その他の治療方法を選択することが可能です。
    ④ 治療法につき不明な点や心配なことがありましたら, いつでも主治医にご相談ください。

承諾書

北海道大学病院長　殿
北海道大学病院　眼科　科長殿

　私は，手術説明書に記されたいずれの事項についても，十分説明を受けるとともに質問する機会を得ました。
　この説明により，予定されている手術および関連する事項について，よく理解できましたので，手術の実施を承諾します。

手術名：＿＿＿＿＿＿＿＿＿＿＿＿＿＿＿術

　　　　その他　（＿＿＿＿＿＿＿＿＿＿＿＿）

手術予定日：＿＿＿眼　平成＿＿年＿＿月＿＿日　手術時間：約＿＿時間

　　　　　　＿＿＿眼　平成＿＿年＿＿月＿＿日　手術時間：約＿＿時間

説明者：　職名＿＿＿＿＿＿＿＿＿＿＿＿＿＿

　　　　　署名＿＿＿＿＿＿＿＿＿＿＿＿＿＿

説明日時：平成＿＿年＿＿月＿＿日

説明場所：眼科外来・眼科病棟

　　　　患者の署名：＿＿＿＿＿＿＿＿＿＿＿＿＿＿

　　　　代諾者の署名：＿＿＿＿＿＿＿＿＿＿＿＿＿＿

　　　　　　　　　　　　続柄：＿＿＿＿＿＿

基本編

II

手術の準備

器　具

❶ 眼瞼手術器械

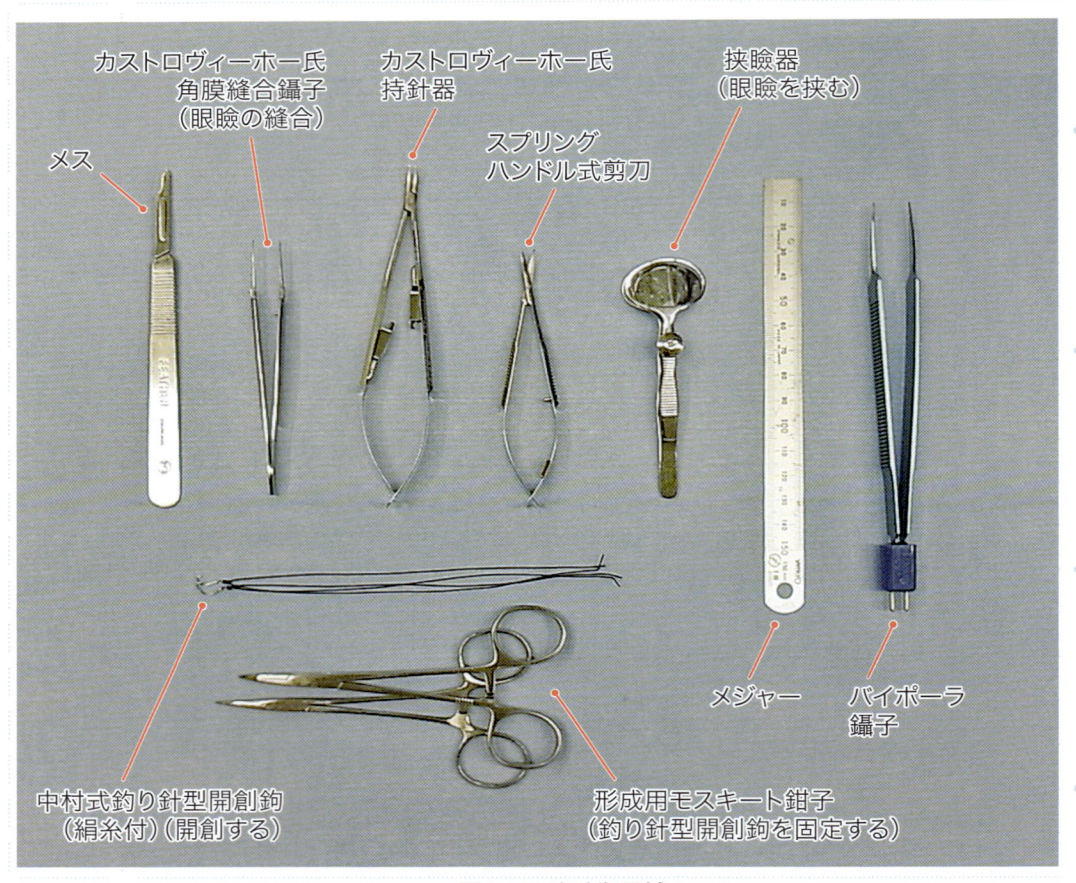

図1　眼瞼手術器械セット

▶　鑷子

　眼瞼の手術に適した大きさの鑷子は通常の病院ではなかなかないものであり，眼瞼手術を行う際には専用のものを用意したほうがよい。内眼手術の時に使用するような鑷子では大きさが小さすぎるし，先端の太さが0.1〜0.2mmと細すぎる。鑷子には有鈎と無鈎があるが，有鈎のほうが把持する力が強く使いやすい。カストロヴィーホー

氏角膜縫合鑷子は有鉤鑷子で，長さは105mmあり，眼瞼の様々な手術に用いることができる。先端の太さが0.6mmのものが使用しやすい。

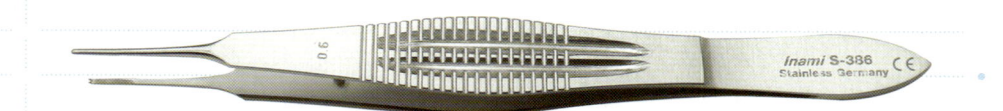

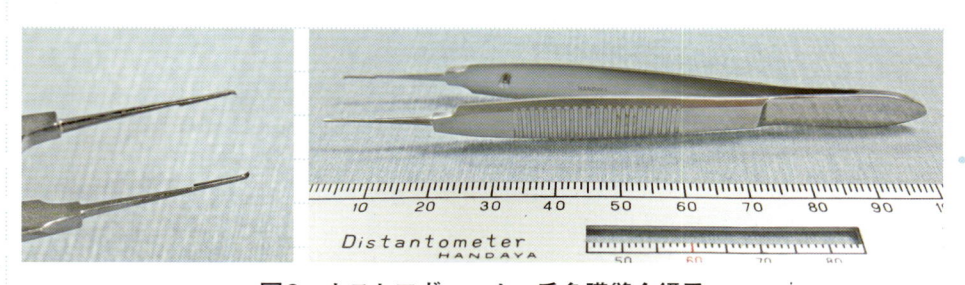

図2　カストロヴィーホー氏角膜縫合鑷子
イナミ社　Ｓ－386　定価32,000円（0.6mm）
はんだや　HS-2450　定価14,000円（0.4mm）

　把持する場所は皮膚をつかむのではなく，その下の筋肉や皮下組織を把持する。有鉤鑷子は点で組織を把持するため，無鉤よりもかえって組織の挫滅が少ないと考えられる。無鉤鑷子は一見優しそうに思えるが挫滅させる範囲が面である。

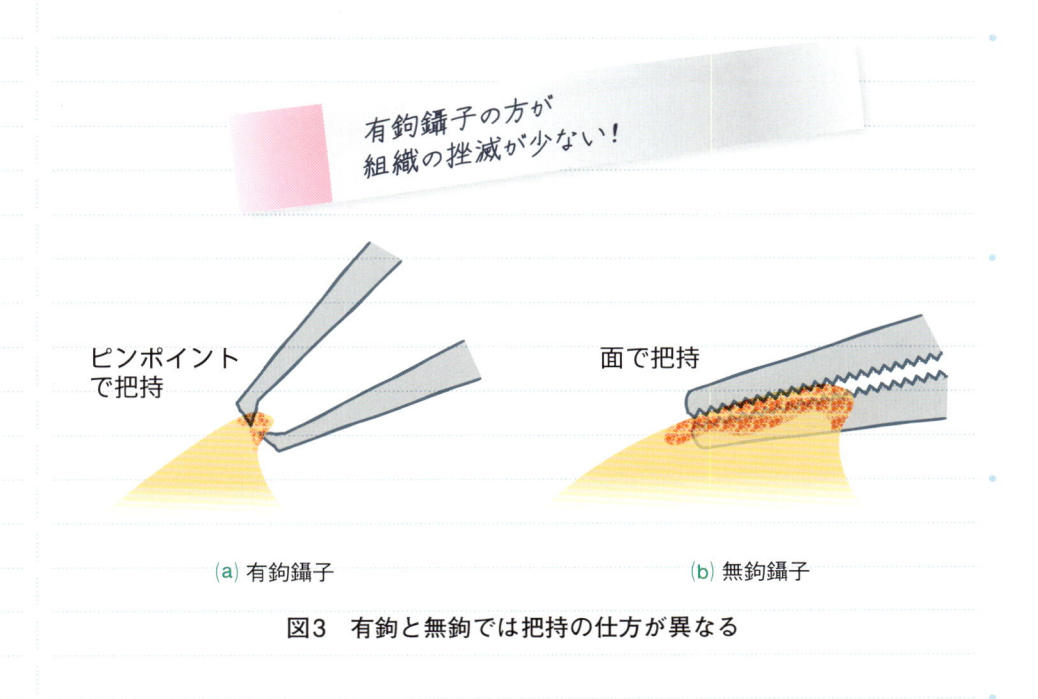

有鉤鑷子の方が
組織の挫滅が少ない！

ピンポイント
で把持

面で把持

(a) 有鉤鑷子　　　　　　　　　　(b) 無鉤鑷子

図3　有鉤と無鉤では把持の仕方が異なる

▶ 持針器

　針を保持する力の強いものがよい。ロック付のものとそうでないものがあるが，ロック機構が付いているほうが針を落とさないために私たちは好んで使用している。眼科用の小さいチタン製持針器で太い針をつかむと持針器の先端が壊れることがあるので，注意が必要である。

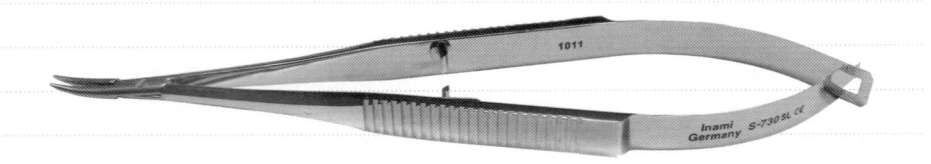

図4　カストロヴィーホー氏持針器
イナミ社　S−730SL（曲）スナップロック　定価42,000円
はんだや　HS-2304A（ロック付）　定価25,000円

▶ 剪刀

　スプリングハンドル式剪刀が使いやすい。皮膚以外の切開をほとんど行うことができる。組織の剥離，縫合糸の切除などにも使用する。通常の内眼手術で用いるものを流用できる。

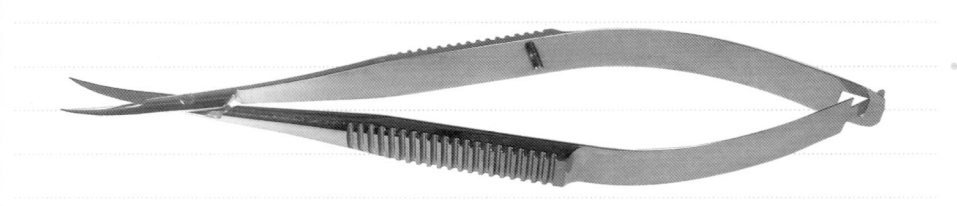

図5　スプリングハンドル式剪刀
イナミ社　S−511C　定価42,000円
はんだや　HS-2227A　定価26,500円

▶ 開創鉤

● 中村式釣り針型開創鉤

　切開・止血をするうえで開創器具による創の展開は何よりも重要である。手術がうまくいかない場合は展開が不十分であることが多く，中村式釣り針型開創鉤を愛用している。釣り針型開創鉤は根元のループに0号シルクを結び，モスキート鉗子にて固定する。この糸は安価に入手できるボタン止め用の糸のクオリティーで問題ない。術野の中心から放射状に釣り針型開創鉤をかけることで十分に創を展開できる。通常2〜4箇所使用する。牽引の方向や強さを自由に変えられるため使い勝手がよい。釣り

針型開創鉤がない場合は，助手に指鉤や二爪鉤，鑷子を用いて展開してもらうか，牽引糸をかける必要がある。しかし，助手が適切な開創をしてくれるとは限らないし，牽引糸はかけ直すのが大変である。眼瞼手術を始める上で，釣り針型開創鉤は最初に用意したい器械といっても過言ではない。大・中・小と3種類あるが，眼瞼の手術では中，ついで小が使いやすい。初心者は中と小を同じ数だけ用意し，取り混ぜて使ってみること。

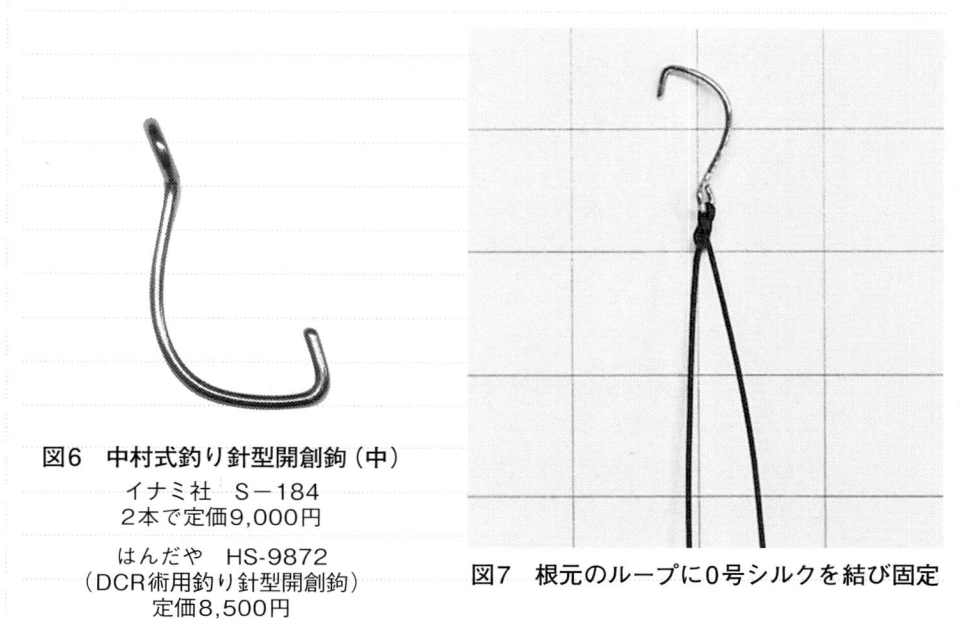

図6　中村式釣り針型開創鉤（中）

イナミ社　S−184
2本で定価9,000円

はんだや　HS-9872
（DCR術用釣り針型開創鉤）
定価8,500円

図7　根元のループに0号シルクを結び固定

　眼科の数ある器械の中でも非常に小さい器械である。アイリスリトラクターなどは眼科医自らがパッケージに戻すことが多いが，釣り針鉤はコメディカルが扱うことが多い。導入当初はディスポと勘違いされて捨てられたり，老眼のスタッフから苦情が出たりと色々であった（Dr. 野田談）。他科にも釣り針鉤は存在するが，通常先端が尖っており，さらに糸でなく輪ゴムをつけて用いられることが多い。

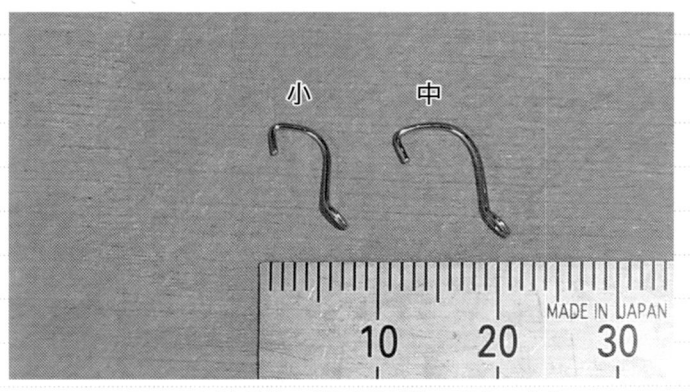

図8　中村式釣り針型開創鉤の「小，中」

① 準備するもの

- 0号黒シルク糸
- モスキート鉗子またはペアン

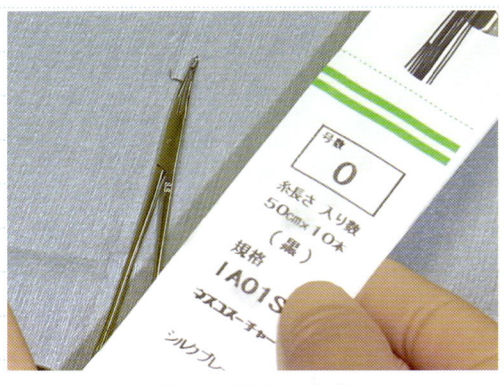

図9　0号シルク糸

② 組みたて方

　釣り針鉤の輪っかが見やすいようモスキート鉗子に固定する。私達は0号シルクを使っている。モスキート鉗子に固定するだけで糸がかなり通しやすくなる。両手の作業中は写真のように糸を持つ手をモスキートを持つ手と接触させて固定すると，より作業しやすい。

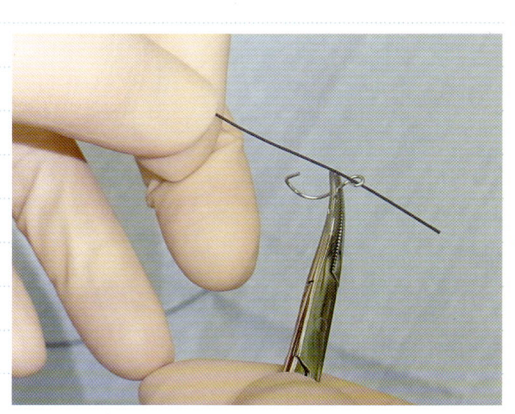

図10　モスキート鉗子に釣り針鉤を固定

③ 通した糸の左右の長さを同じぐらいの長さにして2回程度結紮する

　術後に釣り針鉤から糸を切り離す時のことを考えると，結紮はきつくなくてよい。

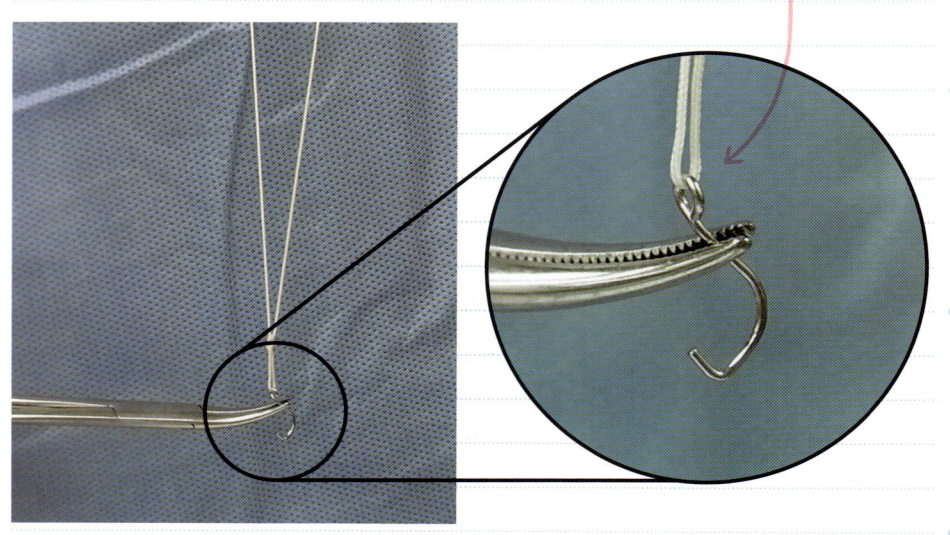

図11　中村式釣り針開創鉤の準備

④ モスキート鉗子を持って引っ掛ける

創に対して上方向か下方向か
によって釣り針の固定する方向
が異なる。手術開始時はこの状態
で置いておく。

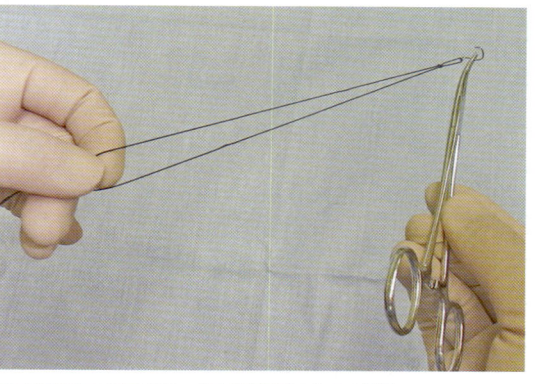

図12　手術開始時の状態

❷ 眼球保護材

▶ コンタクト

手術で挟瞼器，角板などを使用する場合
も多いと思われるが，シリコーン素材，チ
タン素材の眼球保護器具を紹介する。

利点は角板や挟瞼器ほど勝手に動かない
ので，支える助手が必要ないこと，眼球を
保護しているという安心感は研修医の先生
への指導時にも役に立つ。

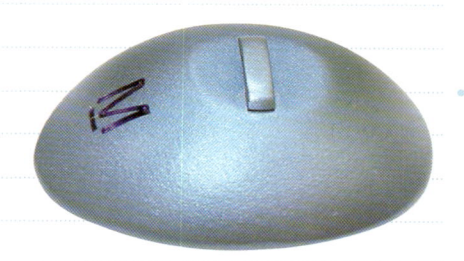

図13　宮田氏アイシールド
ME Technica　30,000円程度

欠点は瞳孔と瞼縁の位置の関係を知るために一回一回外さなくてはいけないことで
ある。また角板ほど奥に入らないのでその点も注意が必要。

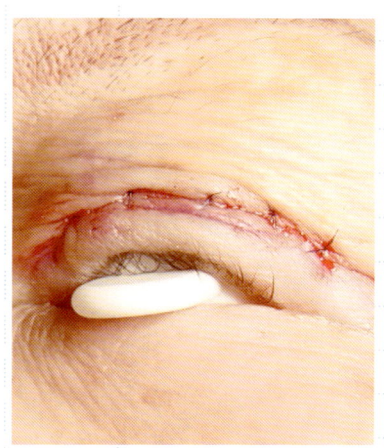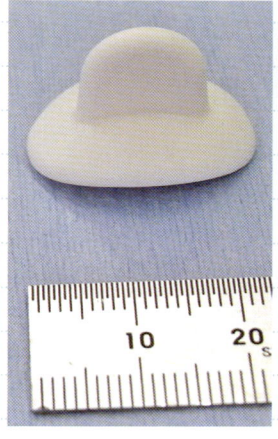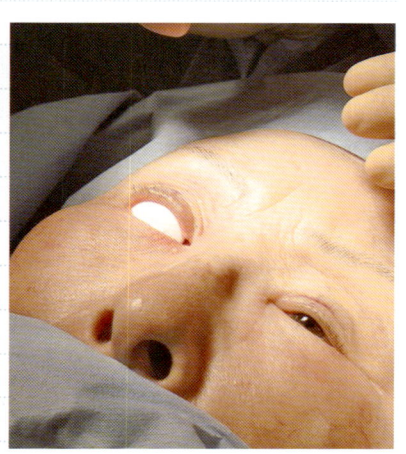

図14　コンタクトシェル
KOKEN　2個30,000円程度。他科のレーザー用のものを，つまみを切り取って用いている。

▶ 挟瞼器

　瞼の組織を挟むことで固定，血流遮断による止血効果，眼球保護が同時にできる優れた器械である。

　上眼瞼用は，大，小，中の順に全てのサイズを揃えたい。下眼瞼用は大きいサイズが一つあればよい。

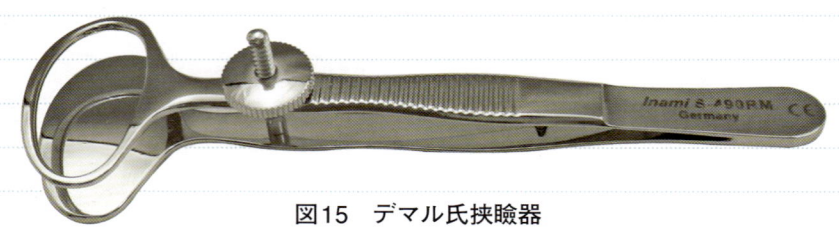

図15　デマル氏挟瞼器
イナミ社　S－490　定価22,400円
はんだや　HS－2621　定価18,000円

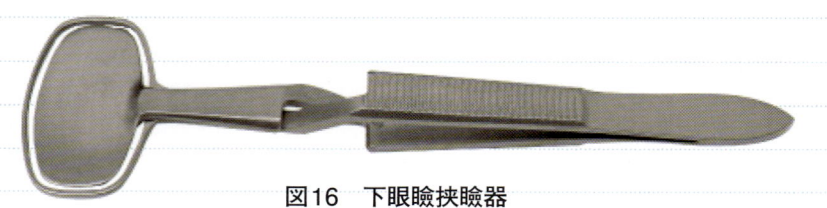

図16　下眼瞼挟瞼器
イナミ社　M－2019　定価17,000円
はんだや　柿崎氏下眼瞼挟瞼器　左右一組　定価45,000円

▶ モスキート

　形成用曲モスキートがベストである。眼科医にとっては雑多な器械であるが，他科にとっては最も繊細な器械の一つであるため，扱いには気をつける。

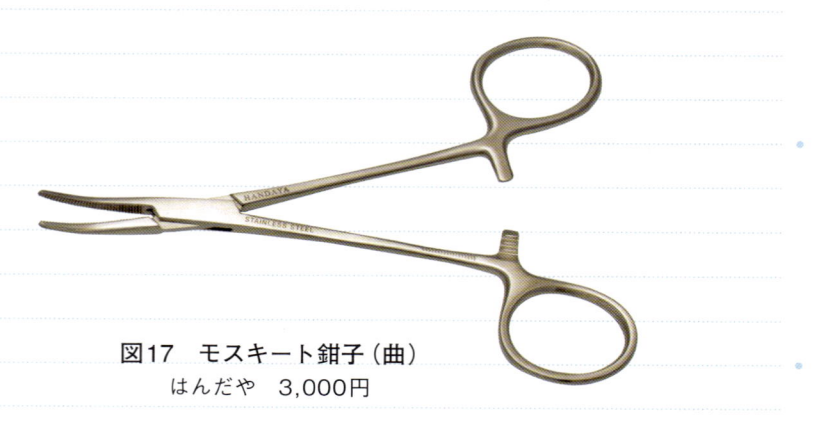

図17　モスキート鉗子（曲）
はんだや　3,000円

▶ メス

　皮膚の切開には替え刃メスが広く用いられている。通常の皮膚切開にはNo.15が適している。穿刺する場合にNo.11を用いることがある。通常この2種類でほとんど用が足りる。

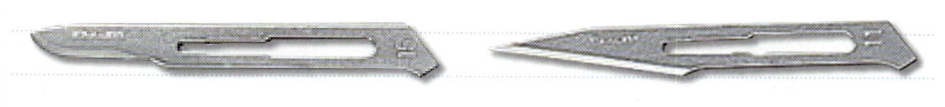

(a) No.15　　　　　　　　　　　　　　(b) No.11

図18　替え刃メス

❸ 止血器具

　止血器具にはモノポーラと鑷子型のバイポーラがあるが，眼瞼手術ではバイポーラのほうが出血点の血管を挟んで確実に止血ができるため使いやすい。眉毛下皮膚切除などの出血量の多い手術では，モノポーラで止血を行うのはかなり困難である。切開と止血が同時にできるCO_2レーザーなどを使用する場合でも，止血のためにバイポーラを準備しておくとよい。

▶ バイポーラ

　エルマンサージトロンのバイポーラがベストである。もちろん白内障の器械に付属しているもので問題ない。出力は白内障手術の際の2〜3倍にして用いる。先端の形は**図19**のようなタイプがベストである。

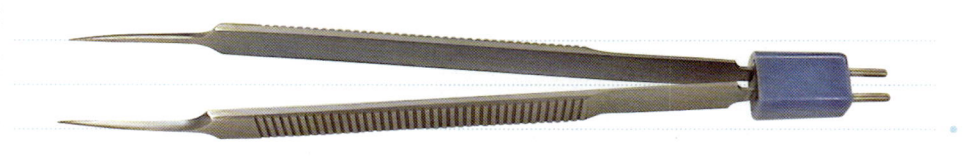

図19　バイポーラ

❹ 対物レンズ

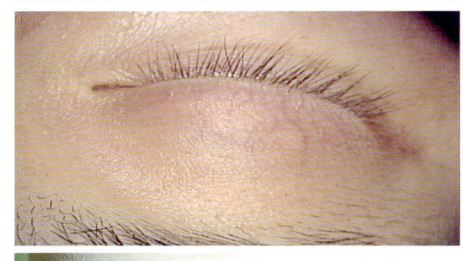

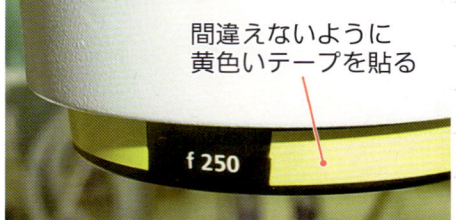

間違えないように
黄色いテープを貼る

f 250

(a) 250mmの対物レンズ

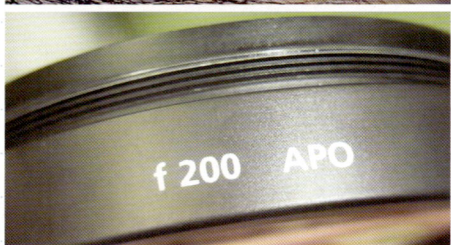

f 200　APO

(b) 200mmの対物レンズ

図20　対物レンズ
焦点距離が250mmの対物レンズでは，視野が広く，眼瞼全般を見渡すことができる。一般眼科の先生が誤って使用しないように，黄色いテープを貼って区別している。

　通常の眼科で使用している顕微鏡では，もっとも倍率を下げても眼瞼手術には視野が狭すぎることが多い。このような時は，対物レンズを交換すると視野を広くすることができる。カールツァイス社の顕微鏡では通常内眼手術用に焦点距離200mmの対物レンズがついているが，250mmのものに変更すると視野が広がる。また，顕微鏡と術野の距離が離れるため，手術器具と顕微鏡とが接触することを防ぐことができる。

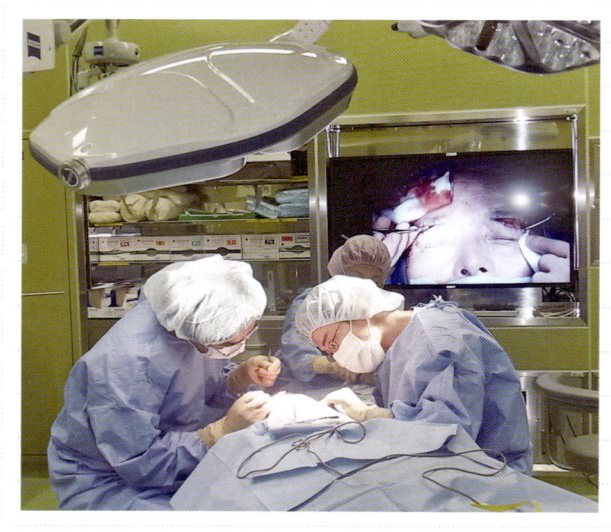

図21　無影灯下での眼瞼手術
特に両眼瞼のさほど細かさを必要としない手術は無影灯下にて左右同時進行で行うことが多い。写真は眉毛下皮膚切除を2人の術者で行っているところ。

　　一般的な形成外科医の先生が使用している器具は，今回紹介した器具よりもう少し大きめのことが多い。「スキル外科手術アトラス」（市田正成著，文光堂）に形成外科で使用している器具の紹介が載っている。

❺ その他

▶ 注射針

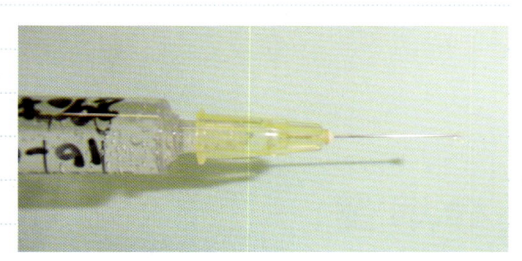

図22　25mLシリンジと30G針

　　30Gの注射針は局所麻酔時に非常に有利である。私達はこれに2.5mLのシリンジをつけている。1本120〜170円と高価である。内径が狭いので自然とゆっくり薬液を注入することによって，薬液が組織圧迫時に起こす痛みも軽減できる。

▶ ピオクタニン

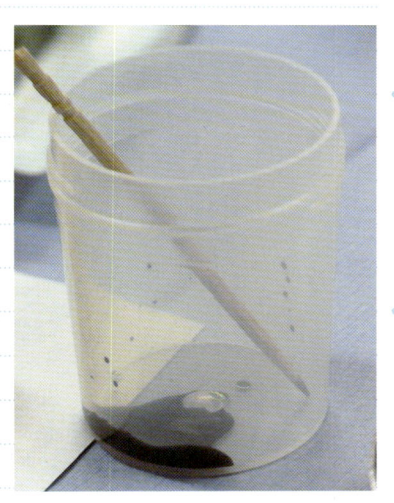

　　ピオクタニン・ペンも便利であるが，入手できるなら液体が市販されているので用いるとより細かいデザインができる。楊枝を用いたり，鑷子の先を閉じて万年筆のようにして用いると，より濃くマークできる。

図23　ピオクタニン・ペン代用の液と楊枝

面より点の方が優しい

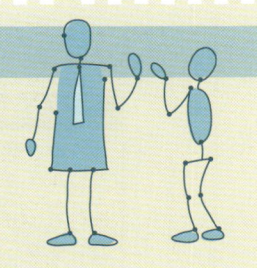

野田先生　「♫ポケットの中にはビスケットが一つ　ポケットをチョップでビスケットは二つ　もひとつチョップでビスケットは４つ　ポケットを平手でビスケットは無限！」ていう歌があるじゃないですか。面より点の方が優しい，無鉤より有鉤の方が組織に優しいことは子供でも知っていることですよ。

石嶋くん　……。

消毒とドレーピング

眼瞼手術は感染しにくいが，さらに感染確率を下げるために消毒，ドレーピングは重要である。様々な消毒手技はあるが私たちが通常行っている手技をまとめる。

> 白内障の準備に比べると，清潔度の必要性は低い。

❶ 準 備

- 消毒鉗子
- 結膜囊への使用が認められている消毒液

　　グルコン酸クロルヘキシジン（マスキン®水）

　　塩化ベンザルコニウム（ヂアミトール®水，オスバン®）

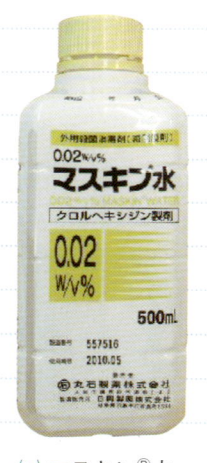
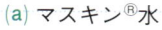

(a) マスキン®水

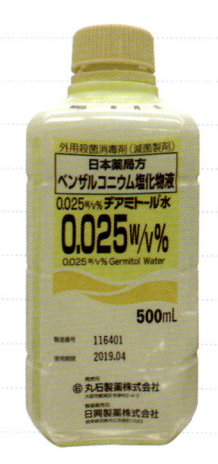

(b) ヂアミトール®水

薬品名	商品名	点眼液中濃度	消毒有効濃度
グルコン酸 クロルヘキシジン	マスキン®水 ヒビテン・グルコネート®液	0.005%	0.02%
塩化ベンザル コニウム （逆性石鹸）	ヂアミトール®水 オスバン®	0.005〜0.01%	0.01〜0.025%

図24　結膜囊への使用が認められている消毒液

　いずれも透明な液体であり，顔面の消毒に適している。他科では多くの術野に問題なく用いられている。内眼手術では感染が重大な合併症となるので術野をイソジン®で念入りに消毒しておく場合が多いが，外眼部は血流がよく，感染自体のリスクが低いので前記消毒薬で十分と考えられる。

眼瞼手術にイソジン®は不要！

　問題を起こすような細菌は皮脂内にいると言われているため，術前は石鹸での洗顔が有効であろう。一方，術後の創処置は消毒薬や石鹸は不要である。水洗いした術創では免疫力で細菌感染から防御することができるものであり，さらに消毒薬はそれ自体が毒であるので，組織修復に必要な因子を阻害する原因となり得る。

　なお，マスキン®水は細菌に対して有効で，真菌やウイルスには効かない。角膜アメーバの治療に用いられている。一般にはペット関連の消毒に用いられている。ヂアミトール®水は，真菌にも有効である。安価であり洗濯に用いるとカビの臭いが消え，薄めて噴霧するとカビの予防ができると話題になっているが，もちろん病院から持ち出すなんてことを考えてはならない。

❷ 消 毒

　手術室で被るキャップを生え際ぎりぎりで防水テープで固定する。

　消毒液を含ませた綿球を消毒鑷子で把持し，手術野を中心に円を描くように消毒を行う。2度目は1度目の消毒範囲より小さめに行う。

　通常，消毒範囲はおでこから鼻の下まで，左右の眼を出して行う。

　結膜嚢を消毒する必要はない。したがって白内障手術などで使用する希釈PAヨードなどによる洗浄や手袋の交換は必要ない。

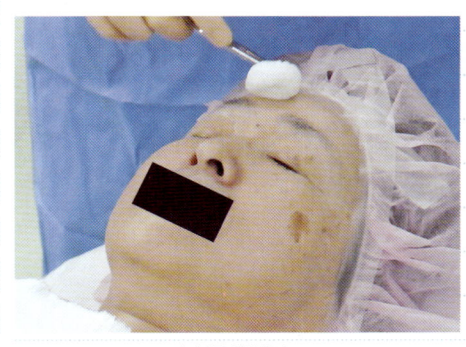
(a) 通常消毒

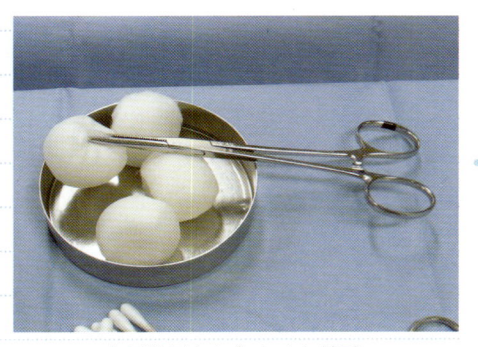
(b) 消毒液を含ませた綿球

図25　消毒

❸ オイフ（覆布）

　消毒が終了したらオイフ（覆布）をかける。まず四角いオイフを体側にかけ，座位になってもバイポーラのコードが不潔にならないようにしている。次に顔用のオイフをかける。

　私達はホギ社の顔面形成ドレープ（1枚2,035円）を用いている。術野周囲に巻き付けるように貼付けるタイプで，顔の大きさなどに関係なく一つの製品で対応できる。

> ない場合は，眼科用ドレープに
> 大きく切開を入れ，
> オイフテープを用いて，
> 適宜固定して用いる。

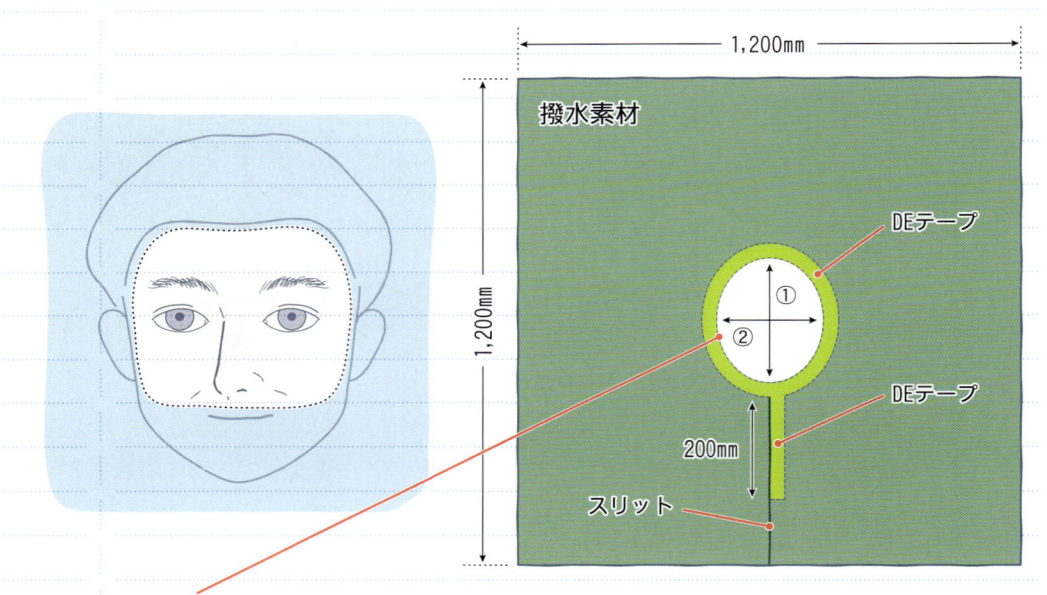

開窓部は楕円穴：①のサイズ　280mm
　　　　　　　　②のサイズ　190mm

付属品：ドレーピング後，スリット部分を固定するオイフ
テープ 75mm×200mm が 1 枚入っている。

図26　オイフ（覆布）

　上方はおでこが見えるように，下方は頬から鼻の下まで貼る。オイフにより前頭筋の働きをマスクさせないように，座位での確認時におでこのシワを隠さないようにする。眼の下もオイフによる牽引で眼瞼皮膚に無用な力が働かないように，できるだけ生え際ぎりぎりに固定する。

> 皮膚を多く出す。オイフに引っ張られ顔が変わるほうが怖い。

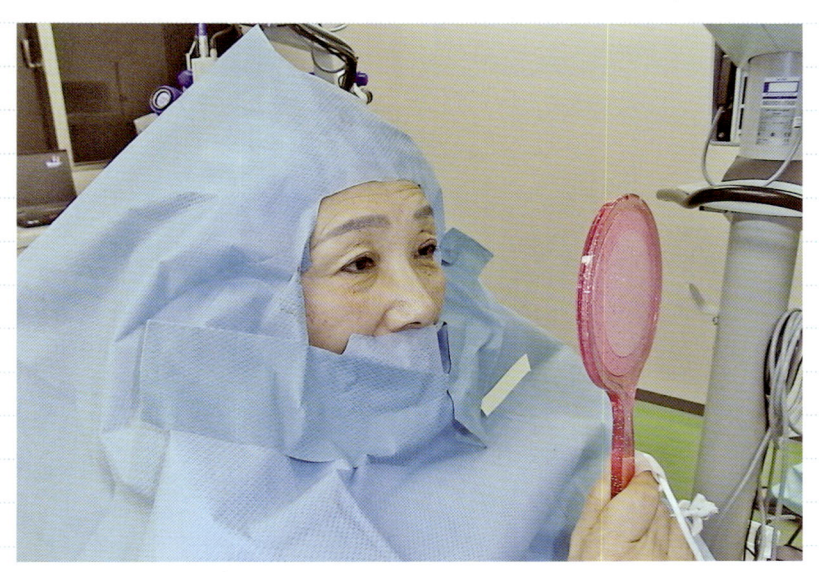

図27　鼻の頭は額の中心を見積もる指標にもなるため露出したほうがよい。

❹ 手術台

　手術台は，可動式と固定式の2種類があるが，眼瞼手術では可動式のほうがよい。眼瞼手術では完全にフラットにする必要はないことが多い。
　腰の悪い患者さんでも痛くない範囲で横になり手術が可能である。

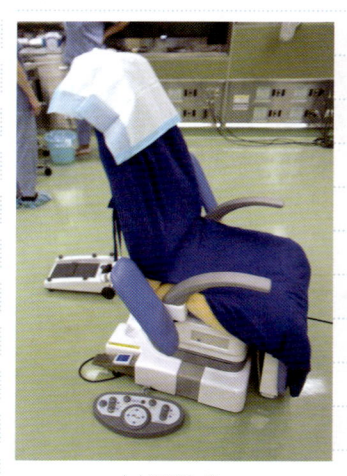
(a) 可動式

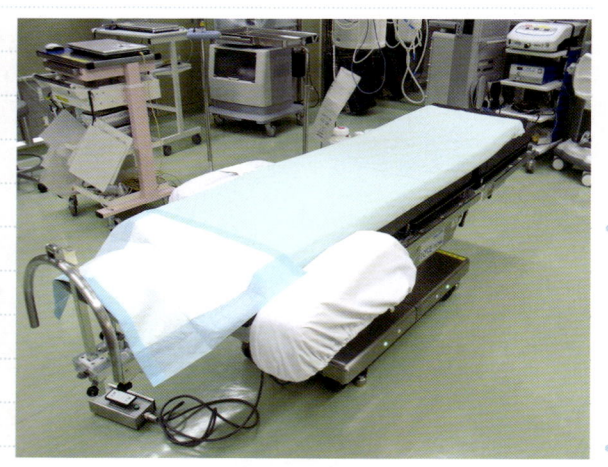
(b) 固定式

図28　手術台
手台は外して用いる。

　また何度も起き上がって座位になるには，可動式のように角度のついた手術台の方がよい。患者さんの鼻が術野に露出していて呼吸ができるためL字の柵や鼻台は，必要ない。術者用の手台があると釣り針を固定するモスキートが扱いにくくなるため使わない。

石鹸洗顔で十分かも…

イソジン®用意したのに，要らないの？

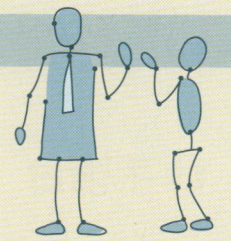

石嶋くん　イソジン®用意したのに，要らないんですね？

野田先生　いりません。

石嶋くん　眼科用の水受けがあるドレープも使わないんですか？

野田先生　いりません。

石嶋くん　ドレープしても，これ，キャップをとめている防水テープが露出しかけてますよ。

野田先生　いいんです。

石嶋くん　ぼうぼうの眉毛も鼻も術野に露出してますよ。

野田先生　いいんです。

石嶋くん　いいんですか？

野田先生　いいんです。そういうんじゃないんです。

針 糸

❶ 針

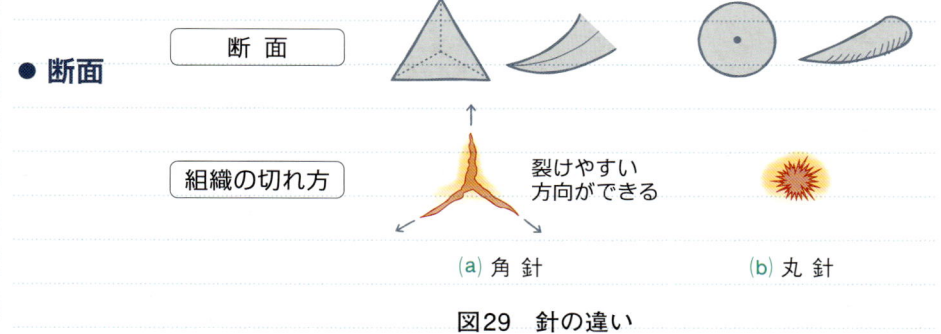

(a) 角 針　　　　　　　(b) 丸 針

図29　針の違い

角 針：組織内の運針コントロールはよいが，通糸時の裂け目から組織が裂けることがある。軟部組織には角針がコントロールしやすい。

丸 針：裂けることが少ないため，長時間の縫合効果が得られる。腱などの癒着が生じにくい組織同士の縫合に適している。

● 湾曲

針の湾曲の強さは，その円弧の角度で表現される。

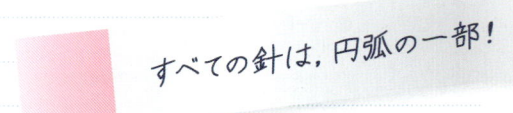

すべての針は，円弧の一部！

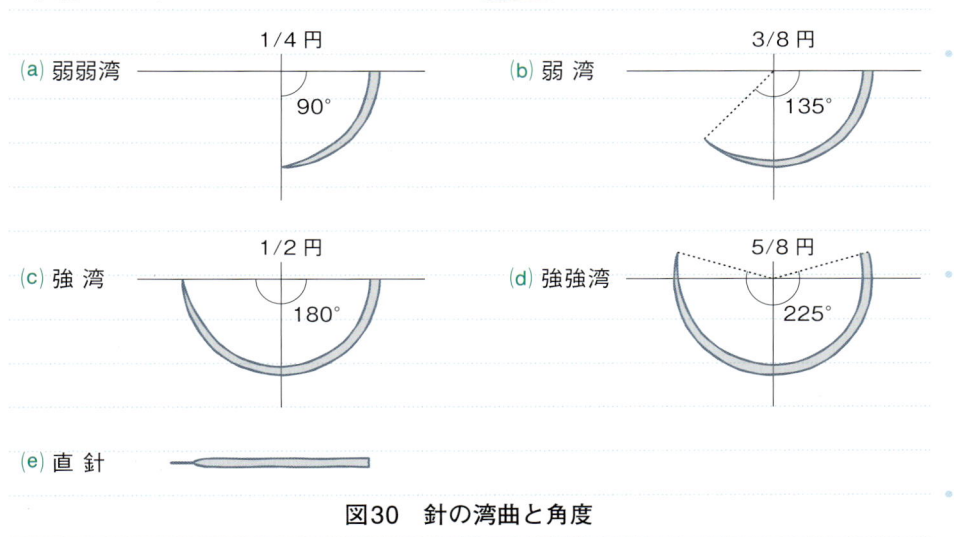

図30　針の湾曲と角度

● 長さ

針の長さは，眼瞼皮膚の縫合には9mm，眉毛付近の厚い皮膚の縫合には13mm程度のものを用いる。

❷ 糸

強度は7−0，6−0などで示される。糸の強度（張力）を示しており，純粋な太さではない。同じ「7−0」であっても切れやすい糸は太く，切れにくい糸は細くなる。

眼形成を始めて意外だったのが，専門家の先生たちは組織内に非吸収糸が残ることをあまり気にしていないことであった。一般眼科としては組織内に糸が残らないようにバイクリル®など吸収糸を用いるのが常識かと考えていたが，むしろ組織と反応しない糸を留置する方が問題ないと考えているようである。

非吸収糸の埋没による感染の心配はしなくていい。

慣れるとむしろ吸収糸を留置する方が瘢痕が形成されるため抵抗が出るようになるらしい。

● 一般眼科でよく用いられる糸とその特徴

	filament	種類	特徴
ナイロン	mono	非吸収	埋没にも表面にも適している
ポリプロピレン	mono	非吸収	ナイロンよりしなやかで結び目が小さい
バイクリル®	poly	吸収	約3カ月かけて吸収される。炎症を伴う
ダクロン®	poly	非吸収	合成材料であり炎症は起こしにくい。糸と組織が癒着する
シルク	poly	非吸収	柔らかい。安価。術中の組織牽引などに適する。縫合にはあまり用いられない

● モノフィラメント，より糸

　一本の線維であるモノフィラメントか，より糸であるポリフィラメントかの違いがある。前者は強度に優れており，後者は結紮がほどけにくいという長所がある。

● 吸収糸・非吸収糸

　吸収糸は体内で分解されるが，非吸収糸は残留する。非吸収糸でもナイロンやポリプロピレンはあまり異物として認識されないので炎症が少なく，異種の生物である蚕から作られるシルクは炎症が強い。

　糸の働きは永久ではない。せいぜい1カ月そこにいて組織を寄せる力をかけるだけである。ナイロンなどの炎症を起こさない物質がほんの少し組織内に残っている分には何の問題もない。一般眼科の先生達は組織内の非吸収糸に慣れていないのでついバイクリル®を使いたがる傾向がある。バイクリル®が炎症を起こして周囲を強く癒着させると考えられるが，変な癒着を作る弊害の方が大きいことがある。2回目の手術で開創してみた時の術野のきれいさは，非吸収糸の方がきれいである。これを一度見ると，留置する糸にも非吸収糸を使いたくなるのである。

● 留置するならナイロン，ポリプロピレン系の糸

　私たちは，皮膚縫合に7−0ポリプロピレン糸3/8円・角針9mm（クラーレン®；河野製作所）を愛用している。その理由は，強度の割にしなやかでロックがかかりやすく，結び目が小さくて切れ端が立たないことである。メーカーによって糸のしなやかさは多少異なるため，好みのものを選べばよい。一般的に眼科医にとってポリプロピレンとは，眼内レンズ縫着の時にしか使わない，結び目の立ちやすい糸のように思えるであろうが，私達はむしろ反対のように感じている。もっとも，ナイロンの方が安価であるのでどの病院にも標準的に備えられているため，こちらを使ってももちろん問題ない。

　留置する糸に吸収糸を使うと，予想しない炎症や瘢痕を引き起こすことがある。これは再手術となった際に余計な瘢痕が多くて解剖がわかりにくくなっているのを見ると明らかである。これに対してナイロン，ポリプロピレンは反応が少ないので留置するのに適している。

宇宙に行く時，1つだけ持っていくなら6−0プロリン

❸ 主に用いられる針糸

	吸収糸	非吸収糸
単線維	PDS®，モノディオックス®	ナイロン，ポリプロピレン
多線維	バイクリル®，ポリゾーブ®	シルク

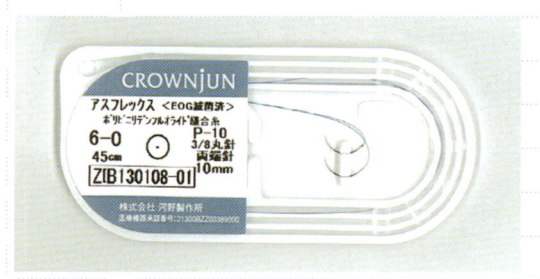 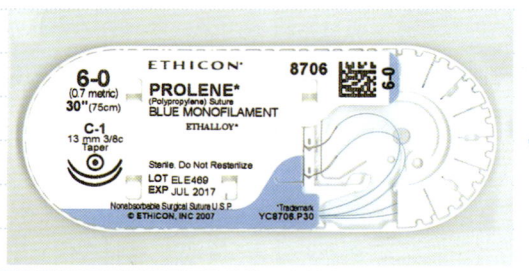

図31　6－0ポリプロピレン13mm　3／8円丸針
価格は1本あたり　エチコン社プロリーン®1,400円
河野製作所アスフレックス®1,450円／簡易パッケージ1,100円

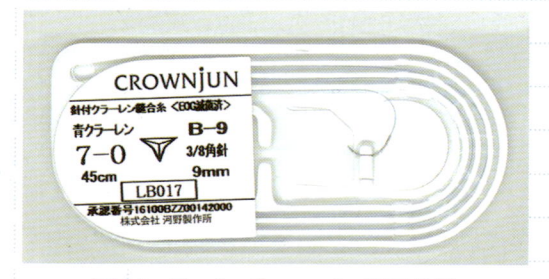 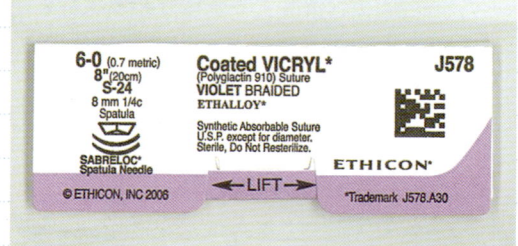

図32　7－0　9mm　3／8円角針
価格は1本あたり
クラウンジュン社クラーレン®　700円

図33　6－0バイクリル®
価格は1本あたり
エチコン社　バイクリル®　J446H　2,600円
コヴィディエン社　ポリゾーブL1742K　2,460円

　6－0バイクリル®は必携である。斜視手術などで眼科医にも馴染みが深いであろう。

　内反症手術埋没法に用いる7－0ナイロンの編み糸が，眼瞼を貫通する長さの針についた製品はない。したがって大きめの針にこの糸を組み合わせて用いる。価格は，テフデッサー糸5本入り1パック400円，針2本1パック1,465円である。

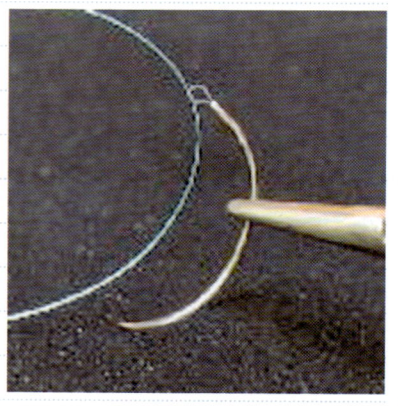

図34　テフデッサーとループ針

❹ 縫 合

● 皮膚の縫合

　皮膚は瘢痕が目立つので，単線維のものを用いる。非吸収糸を用いて1週間程度で抜糸する。通常，7－0ナイロンまたはポリプロピレンを用いるが，他の操作で6－0ポリプロピレンを使って余っていることが多く，高齢者ではその余りを用いれば十分である。小児で抜糸ができない場合は7－0または8－0バイクリル®を用いる。結び目は表面に出して問題ない。可能なら眼軟膏を使用する。1ヵ月以内に脱落する。

● 腱膜の縫合

　6－0ポリプロピレン丸針を用いる。ポイントは丸針にある。2回目の手術をする際に確認すると，非吸収糸の周囲は全く瘢痕化が生じずに組織がそのまま保たれている。下垂が再発している症例では，通常，腱膜は裂けずに瞼板から離れている。糸の力は1ヵ月程度もつものでしかなく，その間に固定された組織が癒着を起こすのである。したがって吸収糸を用いてより強く癒着を起こそうとしても無用な瘢痕を作ることが多く，あまり意味がないと考えている。それよりも組織が術後早期に裂けて戻ってしまうことがないように，丸針を用いる方が重要であろう。丸針がよいのならPDS®でもよいのであるが，吸収糸にはむしろ抵抗があり，さらに高価なのであまり魅力を感じない。

● 皮下の縫合

　重瞼形成などで皮下を縫合するには6－0バイクリル®（エチコン社）を用いる。非吸収糸を用いる先生も多い。分厚い皮膚の真皮埋没縫合には5－0PDS®を用いる。通常，真皮縫合は皮膚縫合より太いものが用いられる。

　眼瞼下垂の挙筋腱膜縫着や瞼板・靭帯を縫合する時には7－0ポリプロピレン糸3/8円丸針13mmを用いている。小児眼瞼下垂では筋腹に通糸する性質などから，6－0バイクリル®を用いてもよい（詳しくは「眼瞼下垂」の項を参照）。

　内反症手術埋没法では7－0テフデッサー（河野製作所）を用いる。これはナイロンのより糸で，ダクロンのようなものに表面をテフロン加工した特殊な糸である。ロックがかかりやすく，術後も予定外の瘢痕を作らないので最適である。美容外科などでは7－0ナイロンなどの切り糸を注射針と組み合わせて用いる施設が多いようである。

　シルクは眼形成領域では術中の一時的な組織牽引に用いる以外は使われない。

● 縫合糸の色

　埋没に用いる糸には基本的に青色を用いる。真皮縫合など非常に浅層の場合には，透けて見えないように白色（透明）を用いる。どんなに深層でも，黒色の糸を人様の体内に留置するのは心理的に抵抗があり，避けている。私たちのつまらないこだわりである。

● 抜糸は痛い?

　抜糸を痛いものだと思い込んでいる患者は高齢者を中心にしてまだかなりいる。眼瞼の抜糸があまりに簡単に済むために拍子抜けする方が多いようである。昔は皮膚縫合はシルクで行われていた。その理由はおそらく安価で入手が容易であったからであろう。シルクはより糸であるので抜糸までの間に組織と癒着し，抜糸時には痛みが生じる。同様に組織内に包埋された場合には周囲組織と反応を起こして囊胞を形成することがある。

● 値段

　特に開業の先生にとっては重要な問題であり，総合病院でも導入の際には安価であることを提示する必要性がある。できれば国産の針糸を購入したいものである。針と糸をつなぎ合わせるのは職人の手作業だそうである。また，1本ずつ巻いてパッケージに入っているものはそれだけ手間がかかるため価格が上昇する。

✎ **参考文献**

小林寛伊 ： 縫合糸. 臨床外科　1990；45 ： 321-332.

利き糸の会

野田先生 前に各社の針糸を，銘柄を告げずに縫合に使ってみて感想を言い合う会をしたんですよ。

石嶋くん へえ。利き酒ならぬ「利き糸」ですね。結果はどうだったんですか？

野田先生 それが好みによって選ばれた針糸はてんでばらばらだったんです。ある先生はコシの強い糸を好んだし，ある先生はしなやかな糸を選びました。

石嶋くん メーカーごとで糸のしなやかさは違うものなんですか？

野田先生 そうだね。メーカー別だとしなやか順に，河野製作所，ジョンソン エンド ジョンソン，ベアーのようですよ。

石嶋くん そうなんですか。値段はどうなんでしょう。

野田先生 うん。それも大事な視点ですね。さっきも教えたように針糸の接続は職人が一本一本手作業でつなぎ合わせています。1本ずつ台に巻いて梱包されているものほど手間がかかるから，値段が高くなるみたいですよ。パッケージからして安そうなものは，実際手間がかかっていないから安いですよ。

石嶋くん 糸ひとつでも奥が深いんですね。めまいがしてきました・・・。

野田先生 では次に利き酒の会をやりましょう。

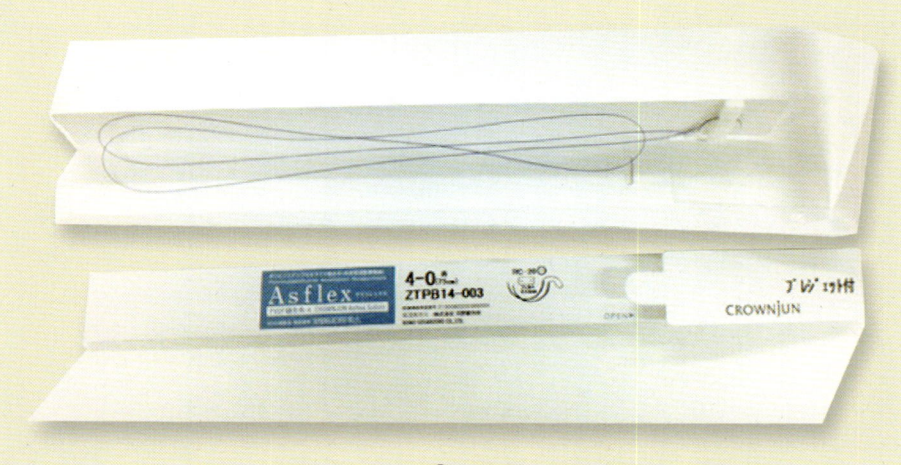

アスフレックス®の紙パッケージ版
通常は1本1,400円であるが，こちらは1,100円と安価である。
巻き付ける手間賃で300円ということらしい。

基本編

III

基本手技

局所麻酔

❶ 基本知識

入室したらすぐ麻酔!!

▶ 麻酔のタイミング

患者が手術に対して常に心配するのは痛みについてであろう。効果的でかつ腫脹が手術の邪魔にならないような麻酔が望ましい。

局所麻酔薬は効果発現までタイムラグがあるので3分は待ちたい。

麻酔から執刀までは時間をかけた方がいいのだから，入室したら可能な限り早く麻酔を行う。

麻酔はアルコール綿で消毒してから針を刺す。

消毒は要らない

麻酔の際の皮膚消毒は
重要ではないため，
私達はほとんど行っていない。

▶ 麻酔とデザイン

局所麻酔を行うと，組織が腫脹するため重瞼線などがわかりにくくなる。切開予定線に合わせて麻酔注射を行うと，顕微鏡下では針跡が指標になり，組織が腫脹してもある程度判定できる。

若い女性の上眼瞼重瞼術などデザイン性が非常に重要なものは，消毒ドレープの後でデザインをして麻酔を行う。麻酔が効くまで少し待ち，氷水で冷却して腫脹を軽減させながら手術を進める。時間がかかるがグッと我慢である。眉毛下皮膚切除などはデザインが重要であるが，高齢者の場合は，青いマジックで皮膚にデザインをしてから麻酔を行う。消毒にてかなりが落ちてしまうが，断片的に残っていれば十分である。

▶ 薬液

　皮膚科などで用いられているのはキシロカイン0.5%の濃度のものが多い。2%の濃度は一般眼科でよく用いられるため流用しているのであって，0.5%でも問題ない。その場でよく使用される濃度の方がスタッフからは喜ばれる。

　キシロカインの作用発現は10〜30秒，持続効果は1時間，極量は25mLとされている。ブロックでも4mL程度なので，眼瞼領域での追加分は気にしなくてもよいレベルであるのがわかる。

　麻酔の名前に「E」の入ったものはエピネフリン（ボスミン®）が添加してあり，血管収縮作用による術中の出血減少の効果が期待できる。ただしエピネフリンの濃度は10万倍程度である。耳鼻科で処置に用いる濃度が3千倍であるのと比べると，はるかに濃度が薄いのでこれを術野に撒いても止血効果はほとんどない。Eなしの方が保存期限が長く，少量のポリアンプに入っているため，クリニックなどでは好んで選ばれている。

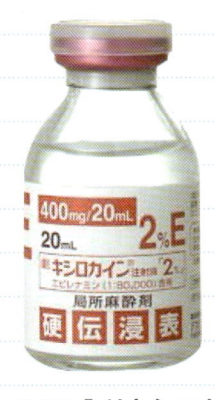
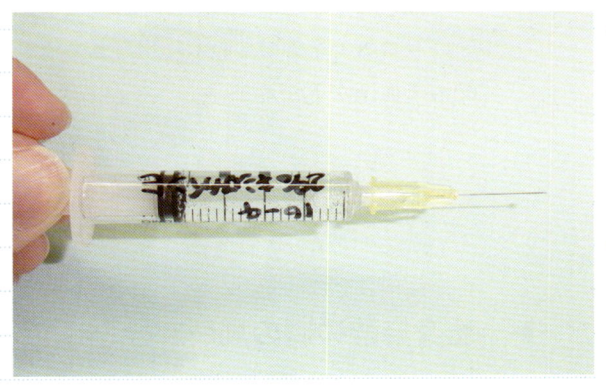

図1　2%E入りキシロカイン　　　　図2　30G針と2.5mLのシリンジ

　麻酔の薬液を通常は2.5mLのシリンジに30Gまたは27G等の入手できる一番細い針をつけて施行する。美容外科では30Gまたは32Gが用いられている。ただしこれらは細ければ細いほど高価になる。運良く仕入れられている総合病院では用いることができるであろう。

今日のコラム

酒飲みと麻酔

　飲酒や喫煙の習慣によって酵素誘導が起こり，麻酔薬の成分を早く分解してしまう体質になると考えられている。効かないわけではなく，持続しないということのようである。詳しいことはわかっていない。

▶ 麻酔の副作用

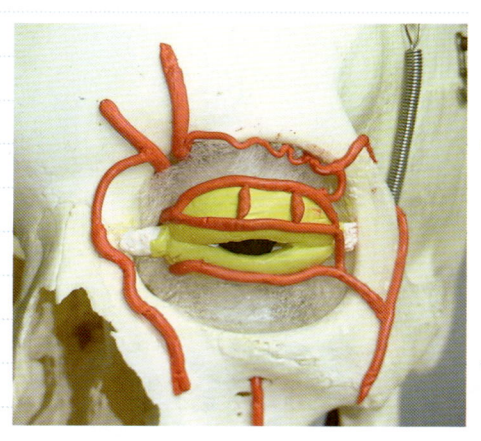

図3　眼周囲の動脈走行を覚えておく

　間違ってE入りの麻酔薬が血管に混入すると，エピネフリンの効果にて「頻脈，血圧上昇」を引き起こす。降圧薬を注射すればよいが，局麻で血管確保をしていない場合には急ぎの対応に追われることになる。

　私たちは全麻下の眼窩腫瘍切除術で眼窩縁周囲の骨膜下に局麻を注入した際に，バックフラッシュをよく確認しなかったため，血管内混入を経験したことがある。患者さんは顔が真っ赤で心臓バクバクになった。それはそれは怖かった。若い方であり麻酔科が迅速に対応したので問題なかったが，高齢者であったら合併症を来した可能性がある。

　キシロカインそのものの作用としては麻酔薬中毒になることがあり，その場合はかえって血圧が下がるという。

深い場所のバックフラッシュは必ず確認！

▶ 全身麻酔の時の局所麻酔

全身麻酔で局所麻酔を使用することがある。

　~~全身麻酔では局所麻酔は使用しなくてよい。~~

　目的はエピネフリンによる術中の止血，疼痛を減らし麻酔深度を深くしなくて済むようにする為である。したがって，小児のまぶたの手術などで暴れないように行う全身麻酔には局所麻酔は無くてもよい。適応は眼球摘出，眼窩内容除去，眼球内容除去，腫瘍などとなる。術中の止血効果，全麻後の疼痛軽減目的で用いてもよい。

　局所麻酔は全身麻酔導入後，デザイン後に行う。全身麻酔がかかっているだけで局麻のタイミングと同じである。手洗いに入りその間に効果発現を狙う。

　局麻注射位置は大きく，①創部，②切開部骨膜，③眼窩深部である。

　①は小児でも行え，使用量も通常量で問題ない。

　②は腫瘍などで骨膜切開や骨膜前までの操作が必要な時に行う。

　③は眼窩深部に眼球，動脈をよけ注入する。5mLのシリンジに20Gほどの針をつけ，やや湾曲させる。球後麻酔，前頭神経ブロックの要領で行う。

❷ 手 技

▶ 結膜円蓋部麻酔

　主にミュラー筋タッキングなど眼瞼後葉からのアプローチの手術，瞼板短縮などの瞼板手術，挟瞼器を使う手術全例などが適応となる。

　上眼瞼ではこの麻酔により術中の下垂を引き起こすため，使用は最小限にしたい。しかし効果も高いため，どうせ手術時間が長くて腫脹の影響も減ってくるのなら，初心者のうちは併用したい。円蓋部麻酔と皮下麻酔を併用する場合は，円蓋部麻酔を先に行う。点眼麻酔によって少しは針の刺激を和らげることができ，その麻酔効果により皮下麻酔の組織圧による疼痛を軽減させることができることと，皮下に麻酔をすると翻転が難しくなるからである。しかし，どれだけ丁寧に行っても，皮下麻酔より円蓋部麻酔の方が痛い。例えれば30Gの剣山で刺されている感じである。

　円蓋部は皮膚側よりさらに疎な組織なので，薬液は少量で広範囲にいき渡り，結膜を分離しやすくなる。円蓋部結膜の接線方向からの刺入によって，不意に患者が動いた場合の眼球損傷の可能性も低くなる。

　上眼瞼の場合，翻転したあと上眼瞼にかけた人差指は皮膚を引いて上眼窩縁に押しつけ，眼球は押さないようにする。下眼瞼にかけた中指は眼瞼を通して眼球を奥に押す。すると円蓋部の組織がムニュムニュと出てくるのでその表面に接線方向から結膜をひっかけるように刺入する。

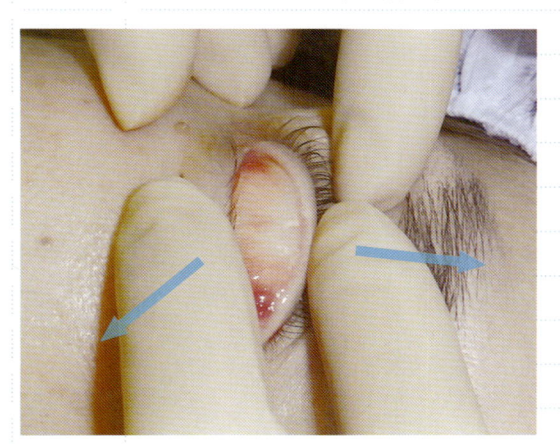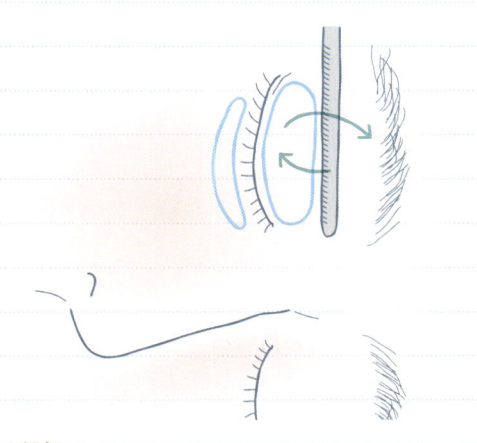

図4　上眼瞼の翻転
翻転が困難な場合は，硝子棒などで瞼板上縁を押すようにして用いる。

　横方向から浅い位置で薬液を注入し，結膜とそれ以外の組織を分離させるようにする。一回目の注入で円蓋部結膜が膨らんだら，その周囲の結膜が更にむにゅっと出てくるので刺しやすくなる。出て来た部分にもう一度刺して注入する。注入後はマッサージすることで広範囲に麻酔薬を広げることができる。

甲状腺眼症や下垂術後では翻転も難しく円蓋部組織も出にくい。その場合は下から覗き込むようにして裏側の安全な位置に刺入する。上眼瞼には瞼板上下に動脈弓があるので傷つけないようにするため，深すぎる刺入やブラインド操作は避ける。

超初心者では，瞼板そのものに刺そうとしていることがある。実に3人に1人の研修医が行うミスである。普段から上眼瞼の翻転時の観察をして，どれが瞼板であるか確かめておきたい。

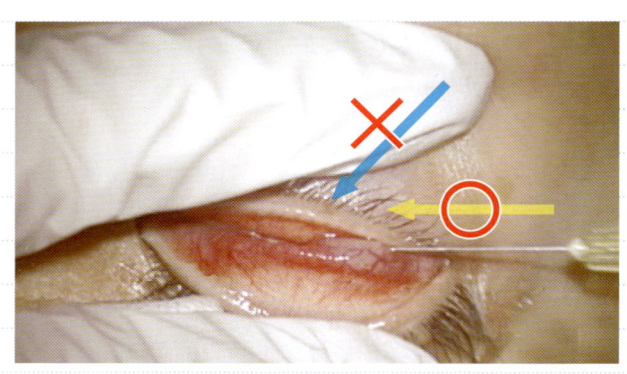

(a) 患者さんの頭上からやる場合

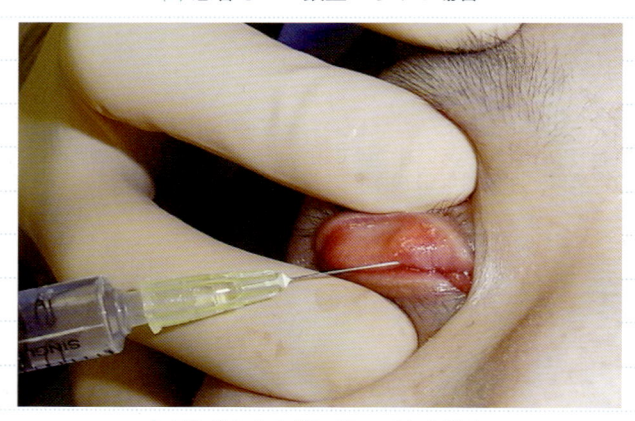

(b) 患者さんの横に座ってやる場合

図5　麻酔注射のしかた

黄色の矢印の方向で刺してほしい。青色の矢印の方向だと眼球に刺さりそうで怖い。中指で眼球を押す。人差し指を眼窩骨縁に当てる。鼻側の円蓋部が出しやすい。

▶ 皮下麻酔

　麻酔薬を一箇所に注入し，それを広げ，さらに手術を進めるにつれて深部に少しずつ追加していくと，最も少ない量で効果的に麻酔をすることができる。

● 刺入

　皮下・結膜下の浅い場所への麻酔は，刺したらすぐに注入できる姿勢，つまりシリンジを中指・人差し指で挟み，親指は内筒にかけた状態から始める。刺してから親指の位置を変えると，どうしても手がブルブルして針先が揺れて痛みの元になる。

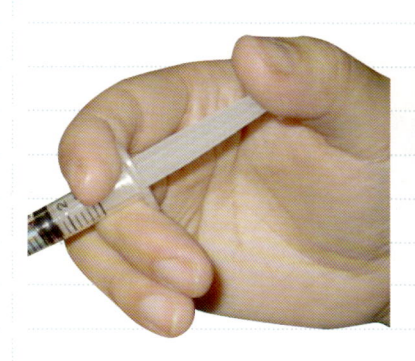 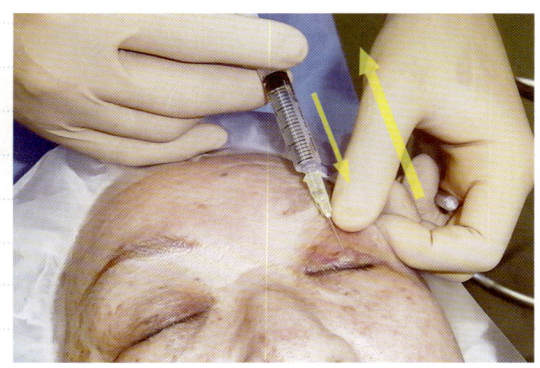

図6　刺　入

皮下1〜2mmに少し勢いをつけて刺入する。この時針先が動くと痛いので，刺したら動かさない。そのために，注射器は最初から内筒に親指を当てた状態で刺入する。針の向きと反対方向にテンションをかけると刺しやすい。

● 注入

　瞼縁付近では皮膚から1〜2mmしか針を刺さないようにすればバックフラッシュを確認する必要はない。むしろ浅いところに何箇所も刺すようにして血管に当たるリスクを減らす。本気で疼痛を感じさせたくなかったら，20秒に0.1mLのゆっくりとした状態で注入するとよい。本当に痛くない。

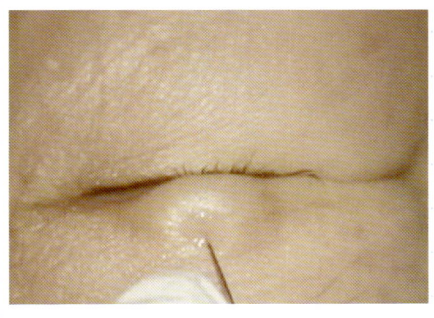 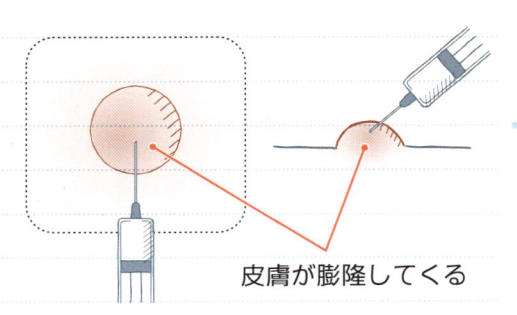

皮膚が膨隆してくる

図7　注　入

ゆっくり薬剤を注射すると皮膚が膨隆してくる。　軽い膨隆を作り抜針する。

● 拡散

　麻酔薬を周囲に拡散させる気持ちでゆっくり指をころがしてマッサージする。この作業によって少ない量の麻酔で広範囲をカバーでき，浮腫で組織が不明瞭になるのも防げる。眼瞼の組織は疎なので，マッサージだけでかなり広がるものである。高齢者ではさらにその傾向が強い。

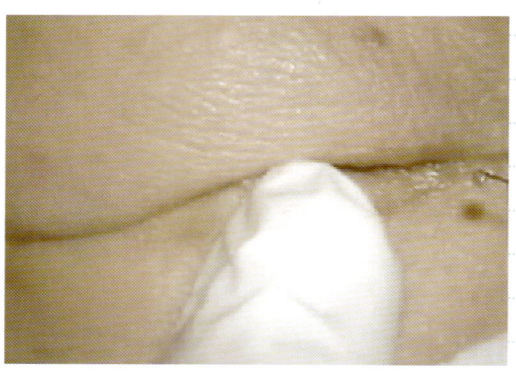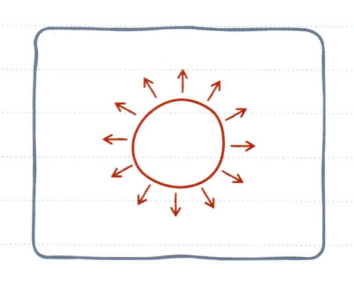

図8　拡 散
指で圧迫する。左右にローリングすると均一に薬液が広がる。

● 追加

　膨瘤の端で麻酔が効いていると思われるところから，再度麻酔を追加する。刺入時痛はないが組織圧の痛みはあるのでゆっくり麻酔をするのは同じである。同じように圧迫し薬剤を拡散させる。追加の際には，注射針のベベルを横方向に向けて，できるだけ側方に薬液が向かうように注入する。

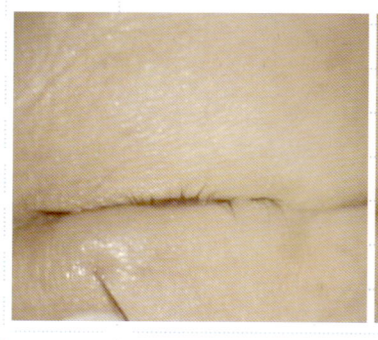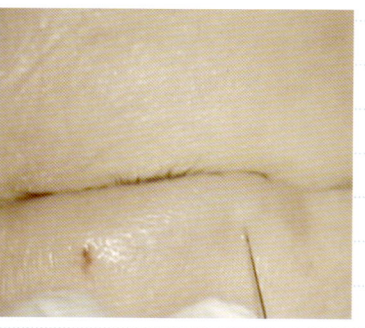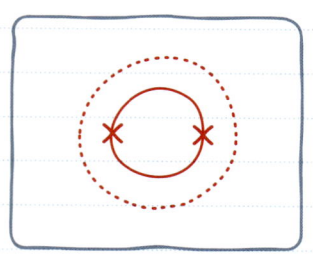

図9　追 加
初回の麻酔の膨瘤の端を刺す。この時痛みを感じるようなら離し過ぎである。

刺入して麻酔薬を吹き出しながら針を皮下で進める手技をよくみかける。麻酔薬にて組織を押し分けて，血管に当たりにくくしているものと思われる。また，皮下に針を長い距離で刺し，引きながら麻酔薬を吹き出させる手技もみかける。

本項で紹介している方法では決して皮下深くには刺さないため，さらに出血を回避できると考えられる。何度も刺すデメリットは痛みや皮膚にあく穴の数であろうが，麻酔の効いた箇所に刺せば痛み

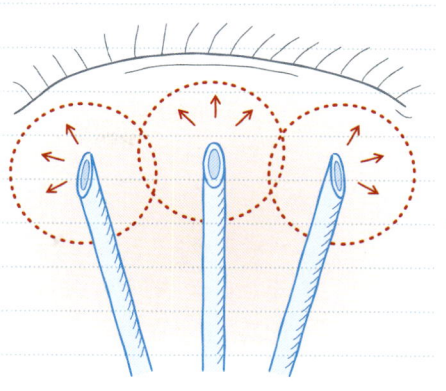

図10　可能ならば麻酔を効かせたい方向にベベルを向ける

はなく，皮膚切開予定線に刺せばそこはどうせ切るためこれらは問題とならないであろう。

針を眼瞼に対して横方向に刺すと，皮膚がずれやすくてやりにくい。縦方向にテンションをかけるとよいであろう。

▶ ブロック麻酔

分布する神経を少量の麻酔薬で制御することができる。効果が高いだけでなく，用いる麻酔の総量を抑えることができる。

ブロック麻酔は深いので通常「鉛筆持ち」で刺し，反対の手で内筒を引いて逆血がないことを確認し，問題なければ注入する。鉛筆持ちをした手は動かさない。

特に眉毛の上下には大きな血管があり，血管内に混入するためバックフラッシュの確認をする。

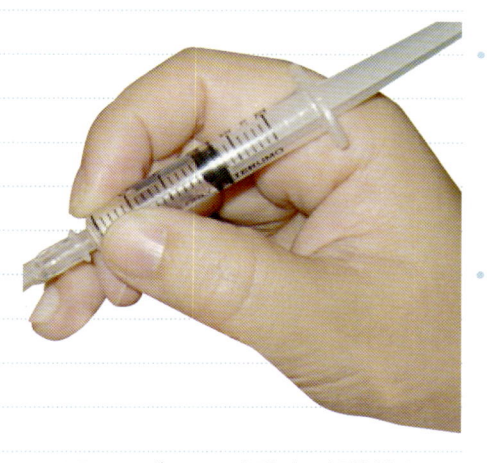

図11　ブロック麻酔時は鉛筆持ち

▶ 眼窩上神経ブロック

　主に前頭筋吊り上げ術，眉毛下皮膚切除が適応となる。

　上眼瞼から前頭部まで広範に効く麻酔である。麻酔時に確認する眼窩上切痕は眼窩上方に内側より1cmほど離れた位置に存在し，眼窩上切痕より上方に向かう動脈と神経を通す。切痕を触診で確認したらやや下方で骨に当たらないぎりぎりの位置で，針を1cmほど垂直に刺入し逆血がないことを確認後0.5〜1.0mL注入する。

　聖隷浜松病院の嘉鳥先生から教えていただいた手技であるが，これに限らず広範囲に麻酔をする際には，その領域の神経の中枢側から入れ始めると，ブロックをしながら進むことができるので，麻酔の痛みを軽減できるとのことである。

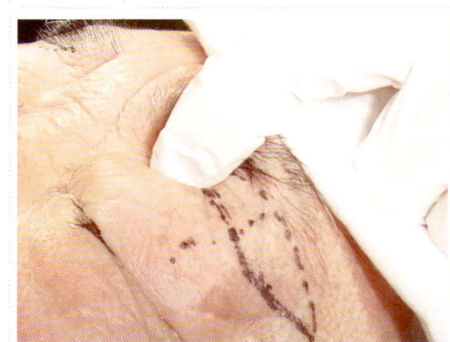 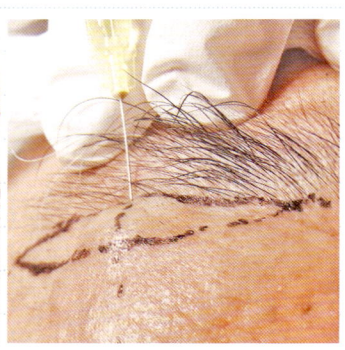

(a) 上眼窩切痕の確認　　　　(b) ブロック麻酔　　　　(c) 皮下麻酔

図12　眉毛下皮膚切除術における前頭神経ブロックと皮下浸潤麻酔

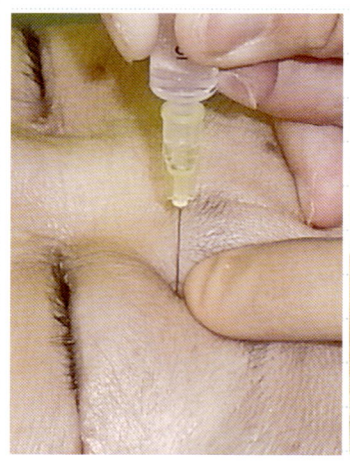 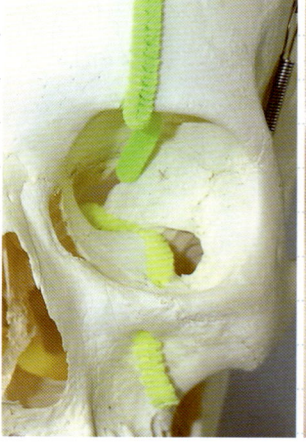 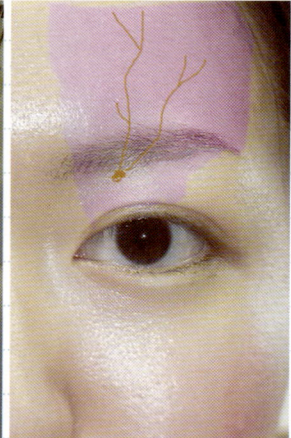

図13　ターゲットは三叉神経を通す上眼窩切痕である
神経分布図では，上眼瞼中央に走行する。

▶ 滑車下神経麻酔

主に内眼角，涙丘，涙道の支配神経のブロック。NSTなど内眼角周辺と涙道手術が適応。

内眼角を横に走る靭帯を確認する。この5mm上方まで涙嚢がある。これより上にずれると，前篩骨動脈を損傷し，手術が続行不可能になるので注意する。この合併症よりは，涙嚢を穿刺してしまう方がマシであると考え，内眼角靭帯の直上で針を1cmほど侵入し逆血を確認後0.5〜1.0mLほど注入する。

~~滑車下神経麻酔などもブロック麻酔なので奥の方に刺さなければいけない。~~

> 穿刺部の周囲には動脈が走っている。
> 一度出血すると止血しにくいため皮下麻酔を多めに
> 注射し浸潤させる方が合併症が少ない。

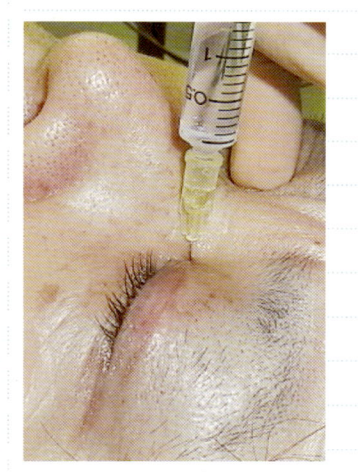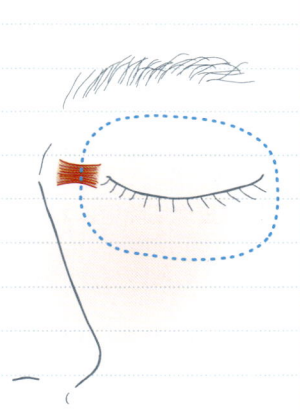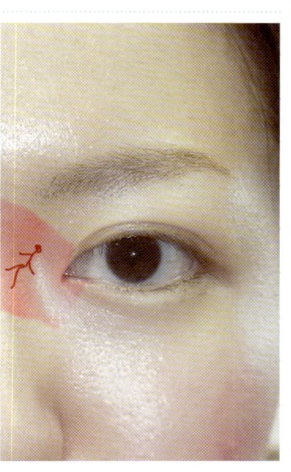

図14 ターゲットは滑車下神経である
内眼角靭帯直上を針をまっすぐに1cmくらい刺して麻酔薬を注入する。

▶ 経皮麻酔の疼痛緩和

局所麻酔時の疼痛の原因は主に下記である。

① 針の刺入
② 薬液の物理的な組織を伸展させる作用
③ 浸透圧などの格差

それぞれの要因に対する対策を示す。

● 針の刺入

　弛緩した皮膚にテンションを掛けるように左手で皮膚を引きながら行う。シリンジは鉛筆持ちでなく，注射可能な状態で持つ（親指をシリンジの尻に当てたまま）。

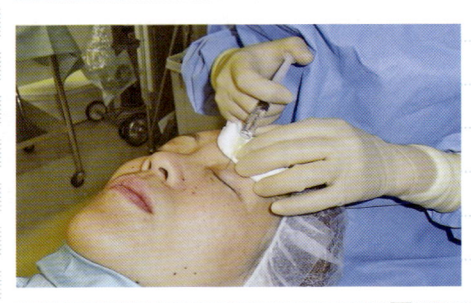
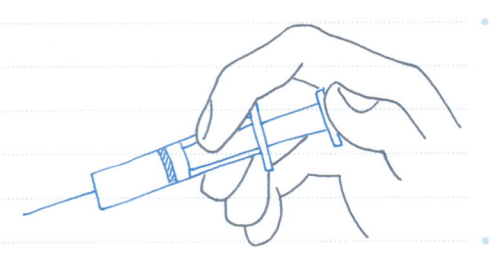

図15　針の刺入
右手はシリンジの尻（プランジャーヘッド）に当てたまま。

　針はできれば30Gのものを用いる。ただしかなり高価で，1本120〜170円程度である。なければ27Gを用いる。18Gから27Gまでの値段はほぼ均一で，10円以下である。
　エムラ®クリームは皮膚レーザーにて最近，保険適用となったため，総合病院では入手しやすくなった。ペンレス®テープよりも瞼縁まで作用させやすく，効き目も強く長い。ただし塗布してから効くまで1時間程度を要し，その間は乾かないようにラップで被覆する必要がある。効いている時間はペンレス®テープよりはるかに長い。拭き取ってから余裕をもって麻酔に移ることができる。角膜を障害するため眼に入らないように注意する。

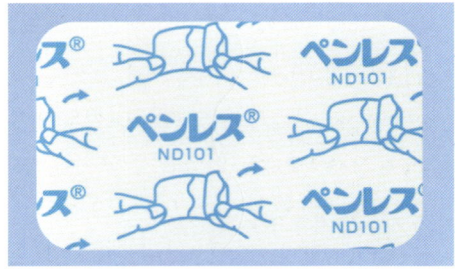
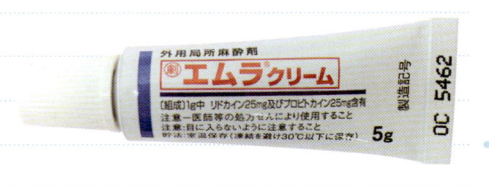

図16　ペンレス®テープ
貼って30分待ってはがす。

図17　エムラ®クリーム
クリームなので局面にも適する。

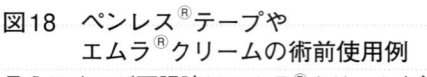
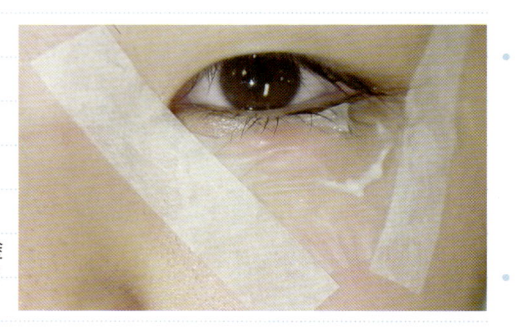

**図18　ペンレス®テープや
　　　　エムラ®クリームの術前使用例**
見えにくいが下眼瞼にエムラ®クリームを塗った後，乾かないように上にビニールを貼りテープで固定している。

● 薬液の物理的な組織を伸展させる作用

麻酔をゆっくりゆっくり時間をかけて注入し，麻酔の液体量によって押し広げられることにより痛みを予防する。勢いよく注入することによって組織の層間を広げる効果を期待する考えがよくあるが，眼瞼では必要のないことと思われる。

● 浸透圧などの格差

pH，温度，濃度などの差が痛みを生じる。麻酔薬の20%程度の量のメイロンを混ぜるとほとんど痛みを感じない。ただしバイポーラ使用時の痛みには効果が弱くなる印象があり，結局やめてしまった。

麻酔薬は冷蔵庫から出したてより，室温にしておいた方が痛みが少ない。時間があればボトルを温めて人肌に近付ける。

低濃度の方が麻酔注射時の痛みは少ない。

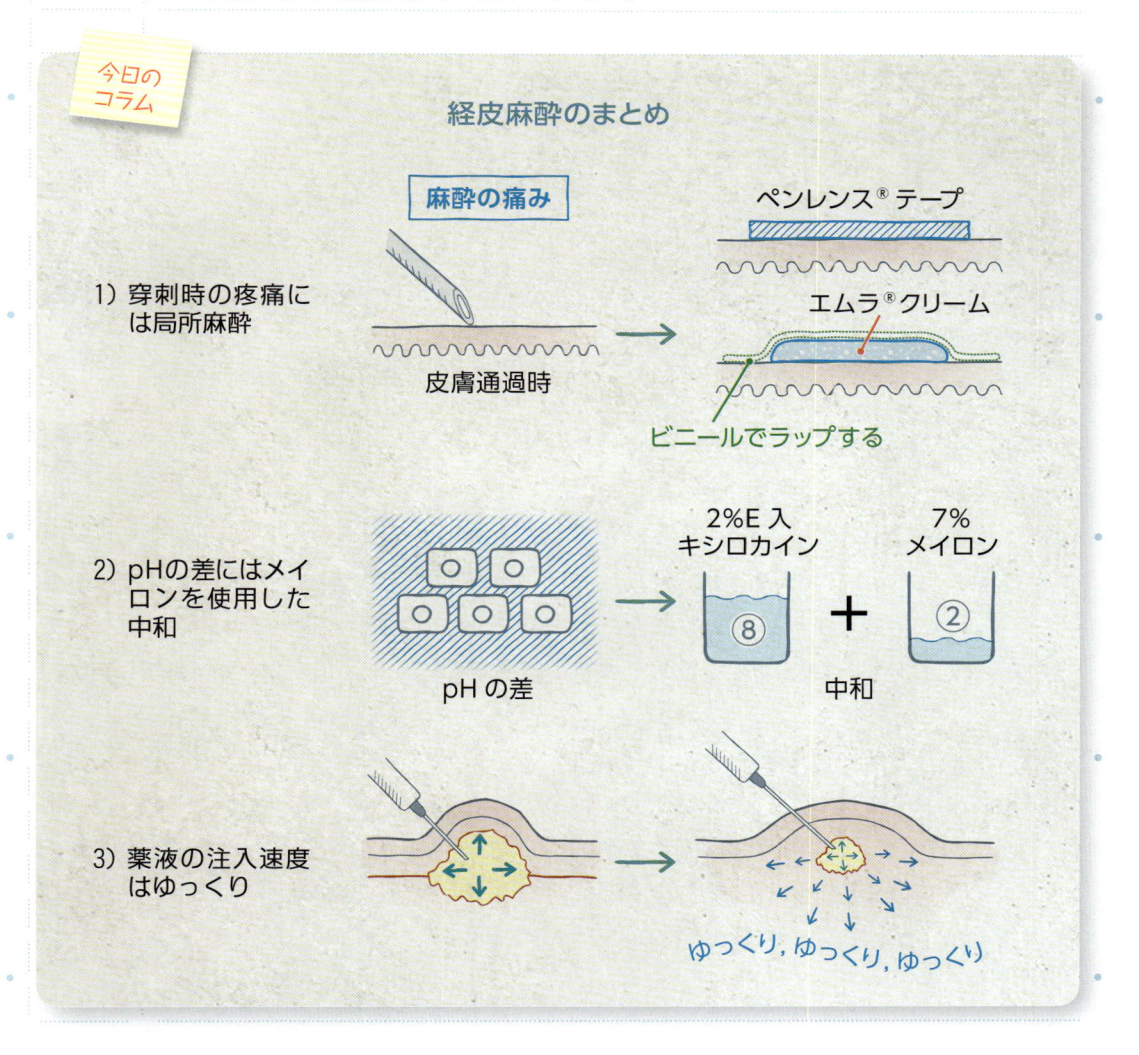

今日のコラム

経皮麻酔のまとめ

麻酔の痛み

ペンレンス® テープ

1) 穿刺時の疼痛には局所麻酔

皮膚通過時

エムラ® クリーム

ビニールでラップする

2) pHの差にはメイロンを使用した中和

pH の差

2%E 入 キシロカイン ⑧ ＋ 7% メイロン ②

中和

3) 薬液の注入速度はゆっくり

ゆっくり，ゆっくり，ゆっくり

▶ 術中の疼痛

　最も疼痛を伴う操作とは，バイポーラによる焼灼と針による通糸である。痛い可能性のある操作を行う際には声かけをしたり，前もって麻酔を追加してから行いたい。さらにバイポーラの連続使用は避ける。また，疼痛を伴う部位もだいたい決まっている。ミュラー筋，皮膚は敏感で，腱膜はほとんど疼痛を訴えない。両側を同時に手術する場合には，片方で痛みを訴えた位置に，反対側では操作に先立って麻酔を追加するとよい。

▶ 術後の疼痛ケア

　痛み止めの内服は全例に処方することはなく，希望者のみに投与する。その場合効き始めるまでの時間を考えて，術後できるだけ早く内服してもらう。腫脹を抑えるために，術創を48時間氷冷する。また枕を高くして就寝してもらい，できれば手術した側を上にして寝てもらう。

5時からの会話

石嶋くん　さっき局麻が嫌だと言っていた皮膚腫瘤の6歳の女の子，結局どうしたんですか？

野田先生　局麻でやって帰りましたよ。

石嶋くん　どうせ人海戦術で泣き叫ぶのに抑えながらやったんじゃないですか？

野田先生　な！　そんなことをワタクシが！　説得しましたよ。さらにエムラ®クリームで30分。針を刺す時は痛がっていませんでしたけど，注入の時少し痛がりました。それから15分おいてから切除したので，多分ちっとも痛くなかったと思います。軽く抵抗したので，親御さんに手を抑えてもらって，お兄さん先生に頭を抑えてもらいました。

石嶋くん　説得の決め手は何ですか？

野田先生　後で何を買ってもらえるかじゃないですか？今日の子は最初はお菓子のはずだったのに，切開中に親御さんに交渉して少女アニメキャラクターのお化粧セットを買う約束させてましたね。痛そうには見えませんでしたね。

石嶋くん　先生そういえばよく子供とキャラクターの話してますよね。

切　開

❶ 皮膚切開のデザイン

　切開線を決めるのはデザイン時であり，デザインは皮膚割線やシワに沿う。

　理想的な皮膚切開をするためには，まず術前のデザインが大事である。さらにデザインに沿った切開を行うためには，皮膚に張力をかけてから切る必要がある。眼瞼は皮膚に余裕がある部分で，皮膚と皮下組織との間の可動性が大きい。そのため指を上手く用いて皮膚に十分な張力をかけるようにしたい。

> 眼球と全然違う。
> 組織が動くという点が最も異なる。

皮膚割線：Langerが提唱した皮下の弾性線維の方向であり，この方向に沿って切開を入れると皮膚にかかる張力に差がでず，切開線が目立ちにくい。

シワ：顔表面は皮膚のシワが多く，シワに沿って切開を入れることで目立たなくさせることができる。

　ピオクタニンで丁寧にデザインする。後に縫合することを考えて，瞼縁に近すぎる部分や，皮膚の状態が悪い部分は避けるように心がける。

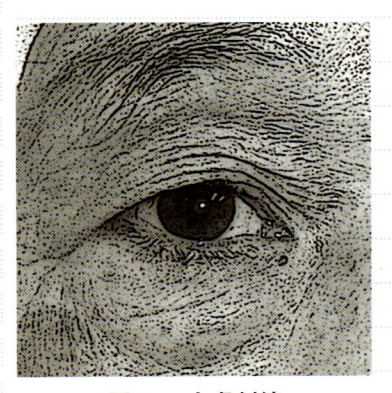

図19　皮膚割線
皮膚切開の手術創は，原則としてシワに沿った方向へ切開すると目立ちにくい。

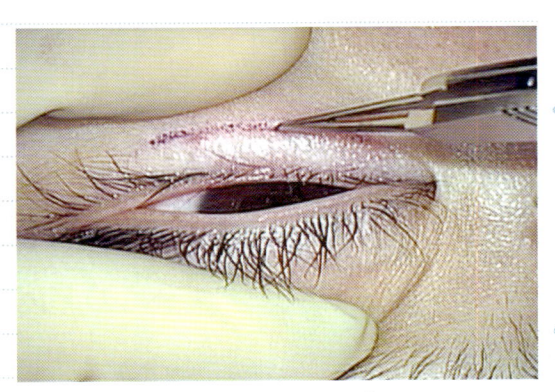

図20　マーキング
市販の1％ピオクタニン液を，楊枝の先や閉じた鑷子の先に付けて用いる。ピオクタニン・ペンより細かくデザインできる。

❷ 皮膚切開の道具

▶　メスによる切開

　メスは眼科医はあまり扱わない重い器械の部類であろう。

　重心をとってそこから握る。メスを手にできる状況で時間があれば，こうしてメスの重さに親しむ。コーヒーを飲む時にもスプーンの重心をとることで金属とフュージョンし，手術に備える。

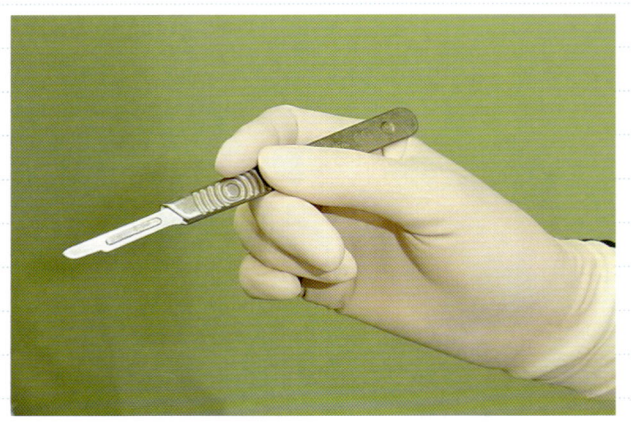

図21　メスの持ち方
眼瞼領域では，3本の指で鉛筆を持つようにメスを支える。

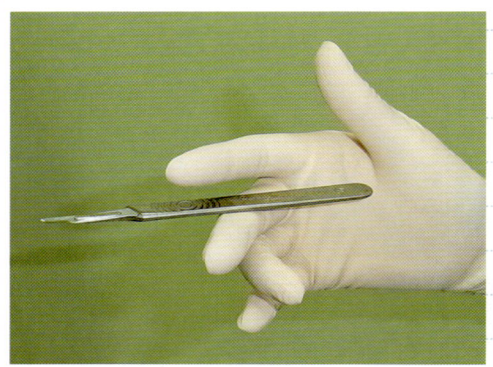 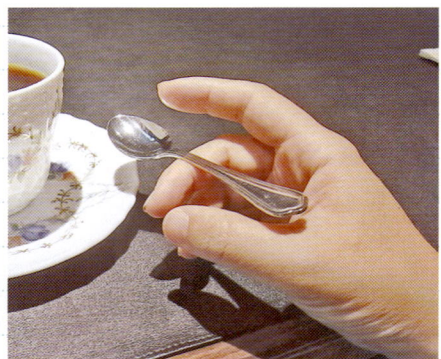

図22　メスに慣れる練習
重心をとってそこから握る。

　最も大事なのはメスを持つ指以外は皮膚にテンションをかけるために総動員することである。

　眼瞼皮膚は非常に可動性がよい。その為，皮膚を切ろうとすると刃の動きに従って移動してしまいデザインと異なる動きをしてしまう。切開する場所を動かないようにすることである。

　指は切開する皮膚を放射状に引き，ピンと張った状態にさせる（展開の「ドラ○もん法」p.97参照）。

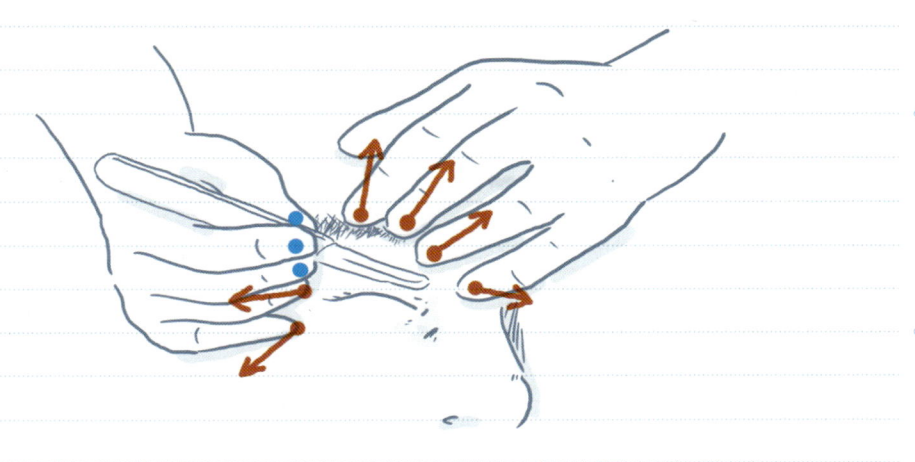

図23　指は切開する皮膚を放射状に引き，ピンと張った状態にさせる
両手の指をすべて使って，皮膚に張力を与える。創に対して横方向と縦方向に張力をかける。青い点の指は器械を把持している。その他のすべての指を総動員して放射状に張力をかけている。そして創が開いて刃先の深さを確認できる。

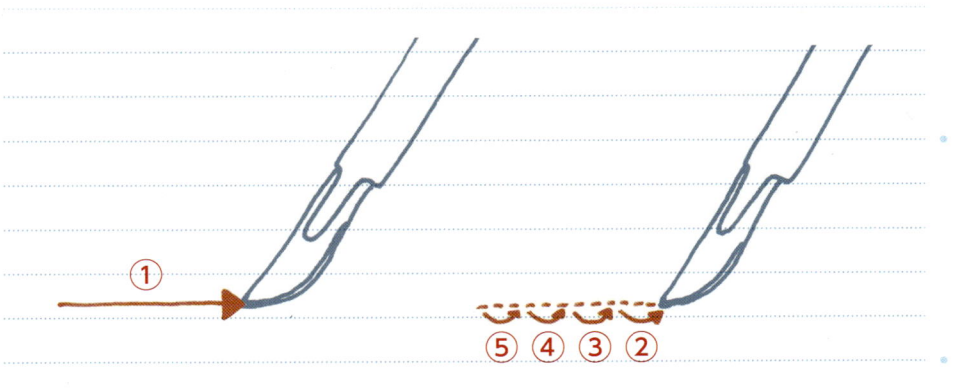

図24　最初から深く切り込むのではなく，真皮層までの切開にとどめる
いきなり深く切開すると出血に悩まされることになる。切れ方が浅すぎたら②③④⑤の順に切りながら戻る。

切れ方が浅すぎたら，何度も同じようなところをなぞるようにするとギザギザになってしまいがちで創が汚くなる。しかし切りながら戻ってくるようにすればその様な心配もない。メスで切開するのは皮膚のみとし，それより深い位置は剪刀で切開する。

メスは表皮を切るものなので，一度表皮を切ったら使用しない方がいい。

> 皮膚は切開位置によっては，皮下組織までの距離が2～3mmかかることもある。皮膚表面の切開だけでなく皮下まで直線的に到達するまで使用してよい。

初心者の場合，これが難しいことがある。その場合，挟瞼器を用いると便利である。出血を抑えるだけでなく，皮膚がずれないので正確な切開が簡単に行える。

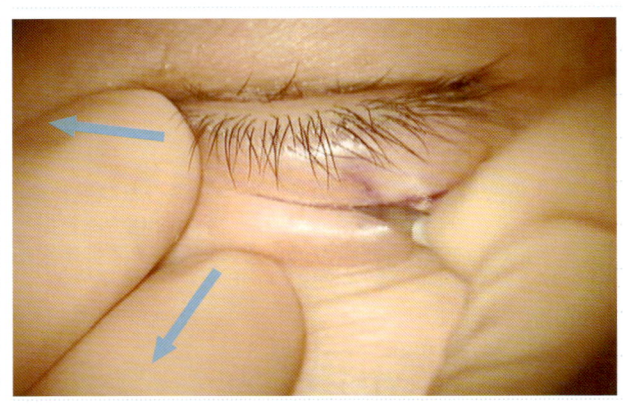

図25　メスによる切開
皮膚は剪刀よりもメスで切開した方が侵襲が少ない仕上がりとなる。

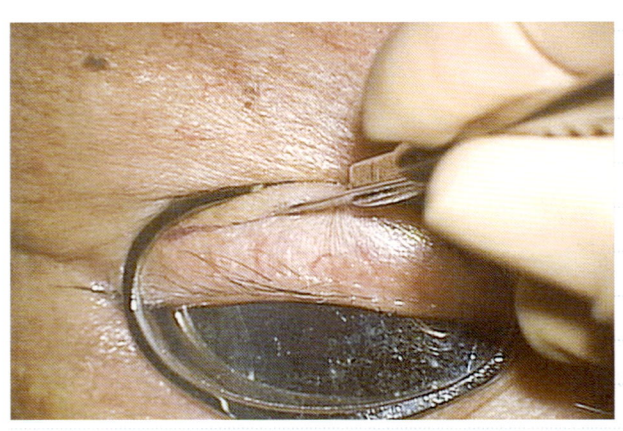

図26　挟瞼器
皮膚切開の時，薄い皮膚がずれないのでやりやすい。

▶ 剪刀による切開

　メスで皮膚を全層切開したら，それ以降は剪刀を用いてよい。剪刀の先端が組織に埋もれている状態で切開をすると，そこで出血した際のコントロールが非常に難しくなる。もし深部で出血してしまったら，あてずっぽうに焼灼するよりも，自分が切った近隣の組織を鑷子で持ち上げて出血点を確認して確実に焼灼した方がずっと早い。剪刀は切開部位を確認しながらゆっくり使用する。

> 組織を多くすくって深く切るより，
> 少なくすくって素早く浅く切るほうが
> きれいに安全に切開できる。

　剪刀での切開は，パチンパチンと音を立てながら，先端で小鳥がえさをついばむように行う。すると自ずと浅い位置での切開が行える。

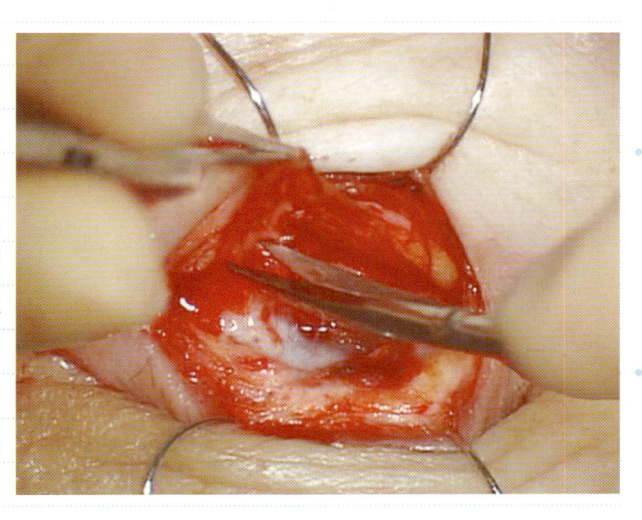

図27　剪刀による切開
刃先が組織に深く埋もれていない状態で切開する。皮膚以外の切開は，剪刀でほとんど行うことができる。鑷子で組織を展開し，十分に張力をかけながら，見えているところを浅く切ることを繰り返す。刃先が見えない状態で切開すると，出血につながりやすい。血管が見えたら先に焼灼してから切る。

▶ ラジオ波メスによる切開

止血と切開が同時に行えるため，出血を減らすことができる。初心者にとってはつまらないハードルがなくなるため良いであろう。ほとんどの総合病院に取り入れられている。最近，眼科用の100万円台の機種が発売されて入手しやすくなった。私達は外来処置室で生検する時などに好んで使用している。

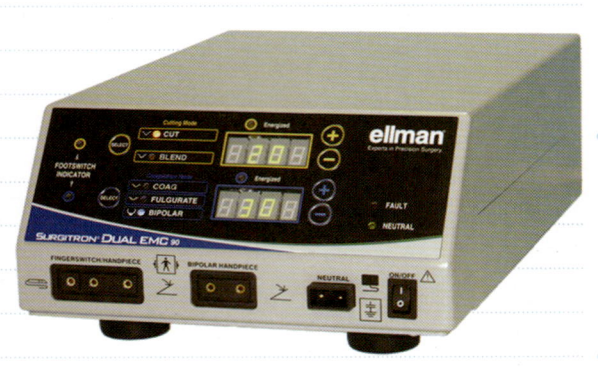

図28　ラジオ波メス

手術の際は挟瞼器を使えばストレスは十分減るので，もはやあまり使っていない。この器械に附属するバイポーラの心地よい止血具合はたまらなくよい。他のバイポーラとは全く違う，焦げつかないのによく止まる感じが得られる。ランニングコストがほとんどかからないところもよい。エルマン社のほぼ独占市場であり，通常「エルマン」と呼ばれている。

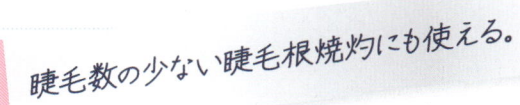

睫毛数の少ない睫毛根焼灼にも使える。

▶ CO₂レーザーによる切開

好きな先生は大好きなようである。感触がないのでオペしている感じがないところが私達は苦手である。ランニングコストがかかるので導入できる施設は限られている。

▶ バイポーラでの切断

不規則な血管を持つ脂肪，切断する筋肉など出血のコントロールが難しい組織はバイポーラで焼灼しながらの切断も有効である。バイポーラの出力は通常の出力より徐々に強めていく。焼灼切断できる程度のパワーでよいので一気に上げない。

皮膚様に失礼です

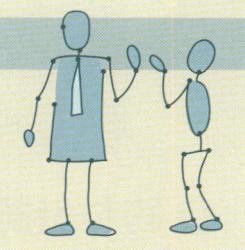

石嶋くん　皮膚を切開する時，どこまで広く切ったらいいか迷います。眉毛下皮膚切除の様に手術効果を考えると自然とこの辺りがベスト！と思われる位置に決まる場合と，下垂の様に術野での作業に耐えられれば切開創の大きさに制限のないものとがありますよね？

野田先生　切開創は長さも大事ですがデザインも大事ですね。下垂の場合，最終的に重瞼線を作ってしまうことが多く，切開創の位置が二重の印象を決定します。その人の元々の位置を利用するのか，一重ならあえて重瞼線を作らないとかを考えなくてはいけません。

石嶋くん　そうは言っても初めての時はなかなかどこまで切ったらいいかわからないです。下垂ではどの程度になりますか？

野田先生　基本の横幅は16mmくらいになります。角膜の12mm+左右2mmずつです。

石嶋くん　全員そのくらいでもいいのですか？

野田先生　基本はそれです。でも，二重のラインをしっかりコントロールしようとする場合，例えばもともと一重の方で重瞼線を新たに作るとか，皮下脂肪の厚さが強くそこの部分の脂肪切除もしたほうがよさそうとかだと，目尻側を中心に広げます。術中広げてもいいですね。

石嶋くん　展開に必要なのは16mmで，重瞼形成など下垂手術の効果を出すために必要なら広げるわけですね？

野田先生　そうですね。もともと重瞼線のできる位置なので，そこまでしなくても出る方も多いですけどね。展開でいうと，皮膚は16mmでもその下の組織を更に大きく切ることでより大きな術野が確保できます。したがって，皮下組織をしっかり切らないということは皮膚様（ひふさま）に失礼です。しっかり切開し，視野を確保しましょう。ナマの人間の皮膚を切るわけですし患者さんにとって痕に残る可能性のある皮膚なので，切開は小さいほうがいいです。でも切った後は，皮膚様に失礼のないように最大限の術野を作りましょう。

石嶋くん　（皮膚様っていい表現だなあ……）

展　開

❶ 釣り針鉤による展開

　展開は手術の成否を分ける重要な操作である。

　展開が十分であれば組織の見分けもでき，止血も容易である。展開に使用する釣り針鉤は眼科のかずある器械の中でも非常に小さい器械である。

　他科にも釣り針鉤は存在するが，通常先端が尖っており，さらに糸でなく輪ゴムをつけて用いられることが多い。

　釣り針鉤は眼科領域ではあまり馴染みがないが，助手がいない時，自分で調節しながら牽引したい時に非常に役に立つ。ここでは準備から牽引までを示す。

> 手術が進むにつれて，
> どんどんかけ直す必要がある。
> 強く引っ張る場合と，むしろ，
> ちょこんとそこにいるだけくらいに
> する場合がある。

▶ 釣り針鉤での牽引の仕方

> 釣り針鉤は術野を中心に
> 放射状に牽引する

　創部に対し常に放射状に牽引する。

　~~釣り針鉤で効果的に展開しようと創部に垂直にかける。~~

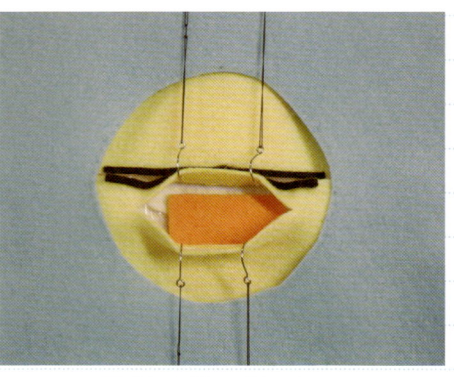
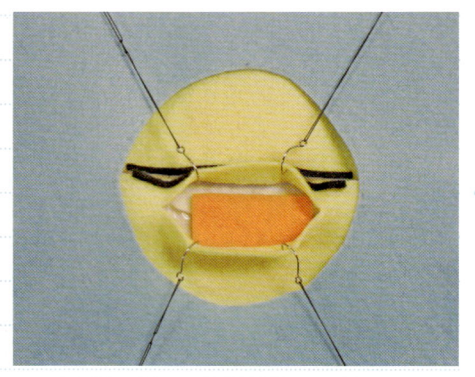

(a) 創に平行に引かない。　　(b) 創に対して放射線状に開創する。

図29　釣り針鉤での牽引

　これは外科のベッド固定型の自由開創器が放射線状に引くのと同じである。眼形成の手術では，強く引くだけでなく途中で緩めることもあるため，自由度が必要なのである。

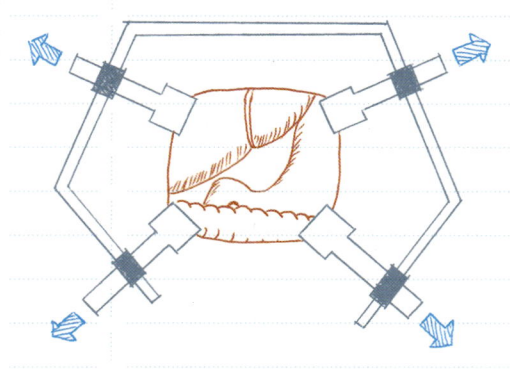

(a) 外科用の開創鉤も放射状に展開する。

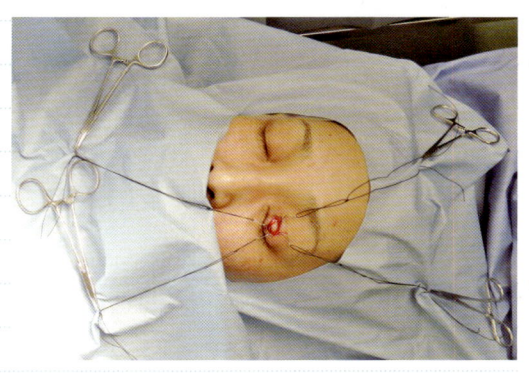

(b) 展開したい術創から放射状に牽引をかける。

図30　ベッド固定型の自由開創器

　初心者にありがちなのが，術野から近い位置で固定してしまうということである。遠ければ遠いほど，術創に無理のない力がかけられる。またちょっとした調節ならドレープをずらすだけで行うことができる。

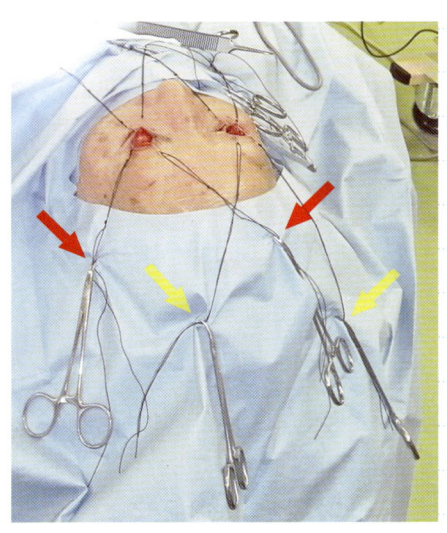
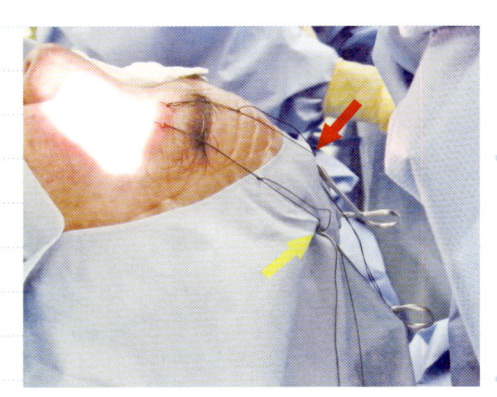

図31　固定位置
赤は初心者，黄は野田先生の固定位置。少し遠目に固定する。

　モスキートで釣り針鉤を把持し，創部に掛ける。左手で糸の端を押さえモスキートを外す。外したモスキートでオイフに固定する。モスキートで皮膚や髪の毛を挟まないようにオイフは必ず皮膚より一度持ち上げて固定する。

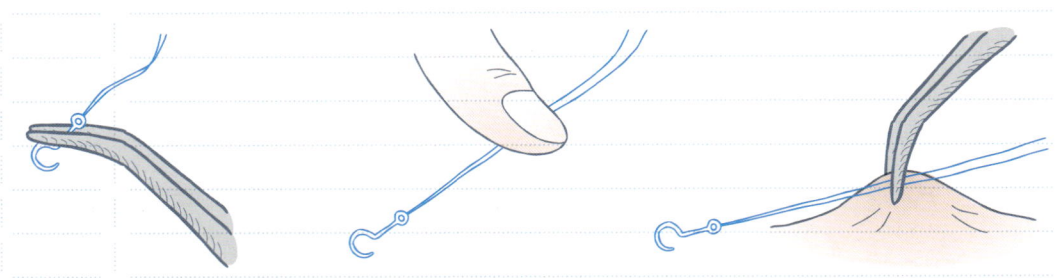

(a) 釣り針鉤の根元を把持　　(b) 創にかけモスキートを離し　　(c) オイフと糸をモスキートで固定
　　　　　　　　　　　　　　　　糸を押さえる

図32　モスキートによる釣り針の固定

　釣り針鉤は下手な助手よりよっぽ
ど役に立つ。自分が展開したい方向
や牽引してテンションをかけたい時
などは積極的に修正する。その際牽
引する力に注意する。

　展開を頑張ろうとして強く引くと
誤った方向に切開が誘導されてしま
うこともある。

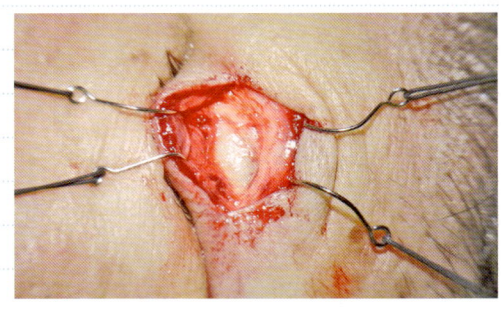

図33　展開を頑張ろうとして強く引くと誤った方向に切開が誘導されてしまう

~~釣り針は展開の道具であるので，かけたらしっかり牽引する。~~

眼瞼組織は比較的疎のため，牽引によって容易に移動する。
牽引は切開方向が真下に来る程度の強さで調節する。
不用意に力をかけると予定切開線よりずれてしまう。

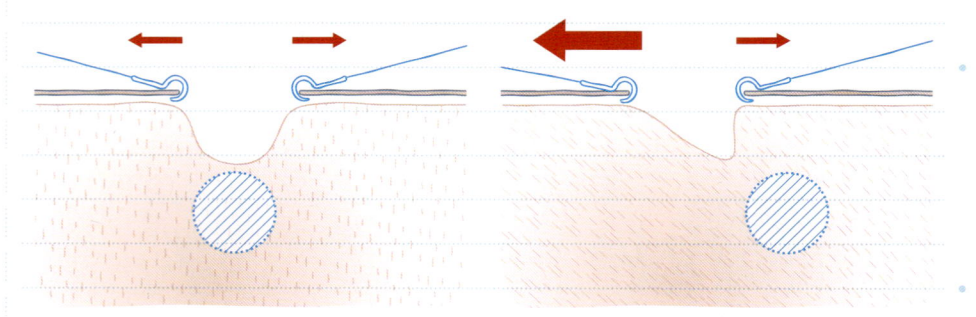

図34　釣り針鉤の力によって層がずれ，本来の切りたい方向から切開線がずれてしまう

● 調節の仕方

　最も簡単なのはドレープごと移動させることである。眼瞼の手術は，瞼縁，瞼板，
挙筋，などと術野が移動することが多いので術野の変更と牽引の変更を同時に行う。

▶ 釣り針鉤を深くかけるやり方

釣り針鉤をかけた要領で外してかけ直す。しっかり意図した場所にかけられる。外す時は先端が釣り針状になっているため，組織を挫滅しないように外す操作を行う。

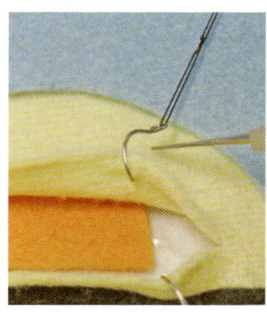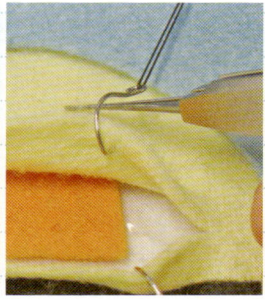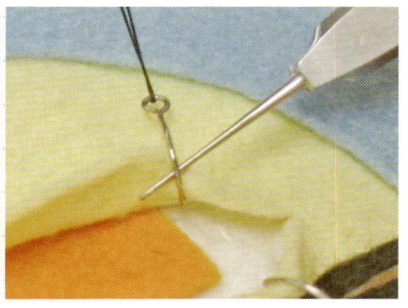

図35　釣り針鉤を深くかけるやり方 ①

実際には右手にはスプリング剪刀を握っており，モスキートをつけなおすのは面倒くさい。釣り針鉤の下に剪刀（写真は鑷子）を閉じた状態で滑りこませる。釣り針の湾曲に沿わせるように手前に力をかけ釣り針鉤の力点を外す。

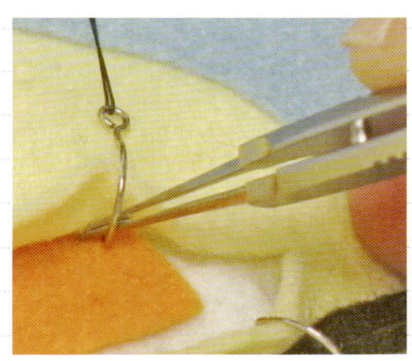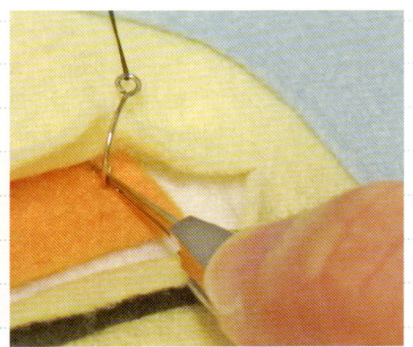

図36　釣り針鉤を深くかけるやり方 ②

そのままさらに湾曲に沿わせて下方に動かす（鑷子を寝かせるような運動）とさらに深くかかる。こうするといちいちモスキートを外してかけ直さないで済む。

釣り針鉤は一度かけたらそのまま置いておく。

深さ，強さ，牽引したい方向は常に変わるので細かく調整する。通常鑷子で牽引する方向と反対にかける。メスで皮膚切開した後は表皮だけでいいが，脂肪，眼輪筋などよけたい組織が出てきたら深くかけ直す。

● 外し方

① モスキートを外す。

② モスキートで軽く釣り針鉤を把持し，釣り針鉤の先で組織を挫滅させないように手首を回旋させる。

③ モスキートで把持したまま器械出しに戻す。釣り針鉤は小さくて見失いやすいためクランプしたままだとカウントしやすくて喜ばれる。

❷ 皮下組織の展開

　皮膚を切開しておきながら，その下の皮下組織を十分に切らないとは皮膚様（ひふさま）に失礼である。皮下の眼輪筋を十分に切開することはもちろん，皮膚創をずらして皮膚切開より広い範囲を切開するようにする。この心がけによって皮膚切開を最小限に済ませることができる。

皮膚の切開に対し　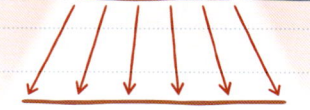　皮下の切開は更に大きくできる

図37　皮膚切開創よりも皮下組織を大きく切開する

折り重なっている　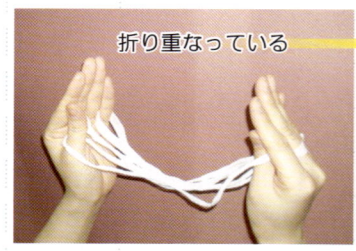　張力をかけると　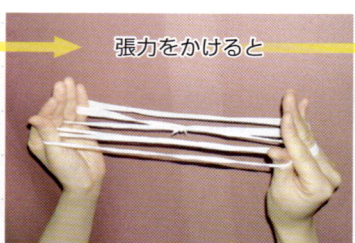　組織の見分けがつきやすい

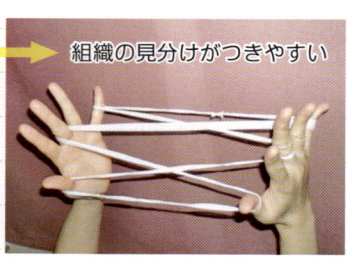

図38　釣り針鉤での展開は「あやとり」のイメージ

　あやとりをする時，左右の手をピンと張るだけでなく，糸をかけた指を開いてもらえると取りやすい。同様に張力をかけられずに折り重なった組織よりも，四方に張力をかけられて層間が分けられている組織の方が見分けがつきやすい。出血した場合，皮膚は釣り針鉤で展開し，深部については鑷子を上手に使って組織を分けて出血点を探す。

　そもそも，止めにくい出血が生じないように展開を十分に行い，ハサミを深く埋もれさせて使わないことの方が重要であろう。

展開が命！

❸ ドラ◯もん法による展開

眼瞼の手術は両手の10本の指をフルに活用することが求められる。

その為の訓練方法で，最も手軽で，どこでもでき，効果的と思う方法を示す。

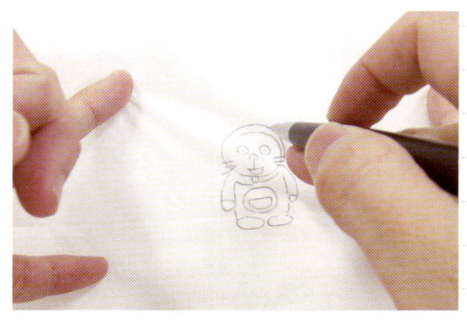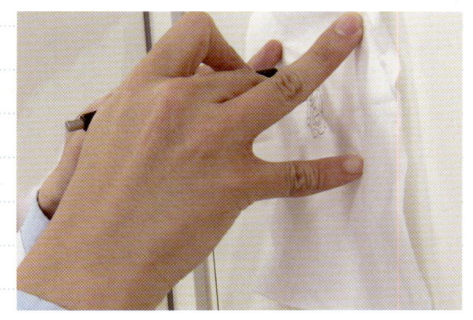

図39　ドラ◯もん法
小指と薬指だけでティッシュを牽引し，ボールペンでドラ◯もんを書く。

① ティッシュを1枚（通常2枚重なっているのを1枚だけにする）

② 壁に向かってティッシュを広げ，小指と薬指だけでティッシュを牽引しボールペンでドラ◯もんを書く。牽引が強すぎると破けるし，弱いと書けない。ドラ◯もんは円を書く動作が多く全方向に均等に牽引するのはなかなか難しい。したがって，アン◯ンマンでもよい。

なぜかかわいくないが，それはポイントではない。出来は絵心により変わるので，うまく描けなくてもへこまない。

❹ 錻子の使い方

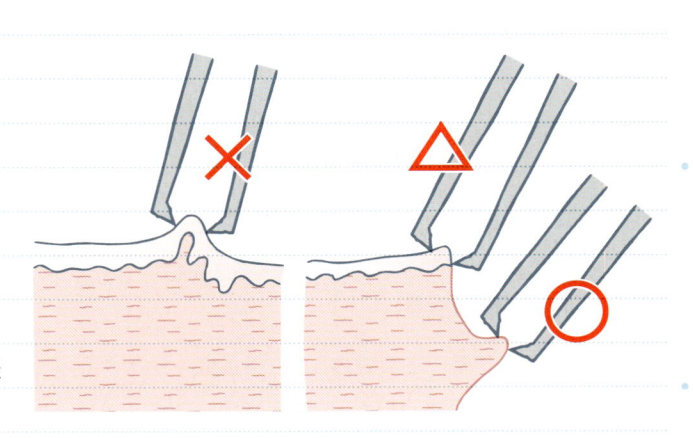

図40
皮膚を掴むのはダメ
掴むなら皮下組織や創縁
を掴むこと。

皮膚は厚く丈夫なので錻子で把持していい。

皮膚は最後に縫合するためにできる限り温存したい。
把持する場所は皮下組織，その次は切開した皮膚の端。

❺ 挟瞼器の使い方

組織の固定，止血，眼表面の保護が同時にできる，初心者の強い味方である。外した後で痕がくっきり残るのと，眼瞼の表面と裏面にたっぷり麻酔をしなければならないところが難点である。

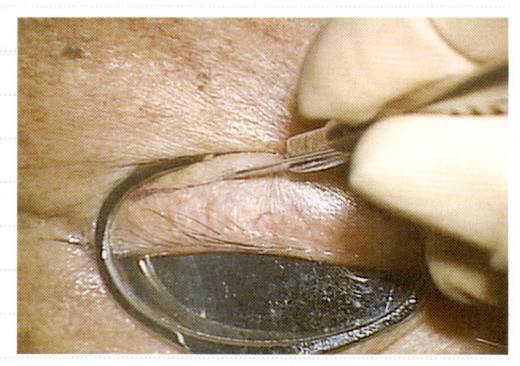

図41　挟瞼器 ①
眼瞼下垂や内反手術ではサイズは大が使いやすい。
下眼瞼はできれば下眼瞼用がやりやすい。

● 原理

片方が金属の板状であり，片方がリング状になっている。ネジかバネで挟み，組織を固定した状態で切開できる。リングの中は一時的に血流が遮断されており止血状態で操作できる。また眼球を保護できるので安全にまぶたの作業ができる。

角板より安定性がよく，助手に固定してもらう必要がほぼ無いので，挟瞼器の利用頻度は高い。特に初心者では，組織が動く，出血が多いなどのハードルを一気に除去してくれるため，お勧めである。

バネ式とネジ式があるが，ネジ式の方が調節がしやすく使いやすい。

~~挟瞼器は止血し固定する道具なので切開予定部を入れれば良い。~~

瞼縁は瞼板という分泌機能を持つ組織がある。
開口部への障害は最小限にする。
その為，瞼縁を開放するように固定する。

● 適応疾患

眼瞼下垂，下眼瞼内反症・外反症：瞼板を出すまで使用。特に脂肪の多い瞼板に有効

霰粒腫切開・掻爬：結膜側でも皮膚側でも有効

睫毛根皮膚切除術，lid split：グレイラインでメスを入れる時には必須

瞼縁腫瘍切除：動きやすい皮膚を固定しマージンがきちんととれる

など，用途は様々である。

● 準備

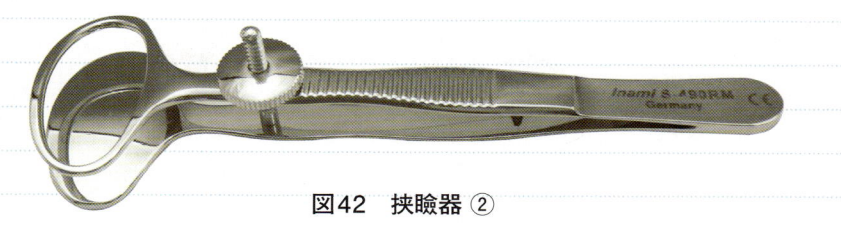

図42　挟瞼器 ②

　挟瞼器には様々な大きさがある。

　大，中，小，極小，などを用意し，それぞれの用途に合った大きさを選ぶ。

　大きさを選ぶ時のポイントは切開ラインや操作したい範囲が挟瞼器の範囲に入っているかであり，基本的に大きいほうが有利である。大は小を兼ねるという。大きい挟瞼器を斜めに差し込んで使用してもよい。小さい挟瞼器の場合，切開後挟み直してもよい。

　柄の位置は左手で把持し固定しやすい位置にするとよい。把持しないのであれば手を離した時に移動しないポジションとする。マイボーム腺梗塞をできるだけ起こさせないためには，瞼縁を開放して締めるのがよい。

● 麻酔

① 皮下麻酔

② 円蓋部麻酔

の両方を使用する。皮膚側，結膜側から挟むので両側ともしっかり麻酔する。挟んで痛がるなら麻酔不足なので追加してから挟瞼器を使用する。特に皮膚側で不足しがちとなりやすい。

● 使い方

　挟瞼器を開き，まぶたを挟む。位置を決めネジを使用せず挟む。この時点で自分の操作しやすい位置であったら挟む部分を指で脱血しながらネジを締める。この方法は群馬大学の鹿嶋友敬先生より教えていただいたものだが，たった1動作加えるだけで，皮膚切開時にメスの先端が出血で見にくくなったり，ガーゼや綿棒で切開部を拭く動作が不要になり非常に操作しやすくなったので，私達は必ず行うようにしている。

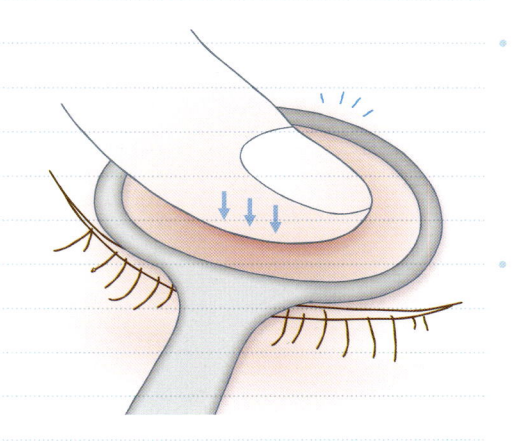

図43　挟瞼器でまぶたを挟み，指で押して脱血させる

　脱血なしに，さらに挟瞼器の締め方が甘いと切開後に出血する。挟瞼器を使用しているにも関わらず出血が続く場合は強く締める。締めた後は手を離し位置を確認する。切開時は柄の部分を把持すると固定でき切開しやすい。

　切開時は張力がかかっており，切開すると切開創が開き観察しやすい。

　挟瞼器の欠点は固定している分，挟瞼器の締めた範囲より大きく展開できないことである。そのため，ある程度切開が終わったら外すか，そのままで手術を継続する工夫がいる。

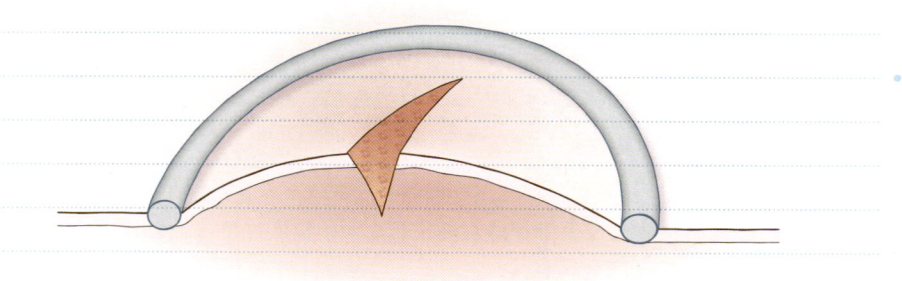

図44　挟瞼器の欠点
固定している分，挟瞼器の締めた範囲より大きく展開できないことである。

● 外し方

　そのまま外すと当たり前だが出血する。したがって，バイポーラなどで予め止血する。自分が切開したところをすべて焼き尽くすつもりで焼く。特に瞼板組織からは不規則な出血があるので「焼き尽くしてしまえ〜」と言いながら焼くとよい。

　まずゆっくりネジを緩める。動脈出血の場合，このタイミングで出血するので見つけたらすぐに締め直し凝固止血してしまう。動脈への血行が再開しているので，ジワッと静脈からの出血が出るようなら一気に外す。ここでゆっくり外すと血流が再開した静脈を挟瞼器で堰き止めてしまい，静脈出血を誘発させることになる。

　動脈出血さえなければ，普段通りの止血の作業を行う。動脈出血がなく，どうしてもジワジワとした出血が止まらない場合は，圧迫止血を行う。

挟瞼器って痛そう

石嶋くん　挟瞼器を初めて見た時ってどう使えばいいか分からなかったです。痛そうじゃないですか？

野田先生　挟瞼器は慣れると非常に使い勝手のいい器具なんだけど，一般的に使われにくいイメージなのは十分な麻酔の仕方と，十分な使い方が伝わってないからだと思うのよね。例えば，挟瞼器を使用して痛がった場合，使い方が悪いのではなく麻酔が足りないだけなんだけど，ついついネジを締めるのを優しくしてしまう。麻酔は皮下と結膜円蓋部にしっかり入れれば痛くはならない。

石嶋くん　ネジを締めて「痛い！」って言われたら緩める。けどその後，十分な麻酔なんですね。

野田先生　挟瞼器は固定と止血を同時にできる優れたデバイスなんだけど，緩めたら両方の長所が生かせないでしょ？

石嶋くん　痛くならない使用法のポイントプリーズ。

野田先生　初心者が一番よくやるのは麻酔の量も範囲も足りない場合。点眼麻酔して円蓋部をしっかり出して結膜が膨れるくらいしっかり入れる。結膜は，すくう様に刺す。

石嶋くん　研修医の先生に「円蓋部結膜って硬いんですね」って言われたことがあるんですが，あいつ思いっきり瞼板刺してましたよ。第一段階は実はまぶたの扱い方かもしれないですね。

野田先生　円蓋部を出すコツは，眼球を押すことだけなんです。今度やってみましょう。さらに多いのが，皮膚側の麻酔が不足していることです。挟瞼器のかかる範囲全体に麻酔が必要なので割と広範囲ですよ。

止 血

❶ 止血の手順

　効果的な止血の準備は十分な展開である。展開さえ十分であれば，バイポーラなどでピンポイントで止血できる。補助的に薬物や冷却による血管収縮をさせると術後の腫れが少なくて済む。術後は，眉毛下であれば圧迫ガーゼが腫脹を抑えるのに効果がある。

術前：消毒の前にエピネフリンを使用した局所麻酔

術中：十分に展開し確実に止血。冷生食にガーゼで創部冷却

術後：冷却と圧迫ガーゼ

▶ 準 備

- エピネフリン入りキシロカイン
- 冷蔵庫で冷やした生食
- ガーゼ
- バイポーラ
- 圧迫ガーゼ

　凍らせた保冷剤を清潔なビニールの中に入れ，生食を少量入れる。ガーゼは濡らして保冷剤の上においておく。生食は冷蔵庫から出したてを補充する。多いとぬるくなるので少量ずつでいい。

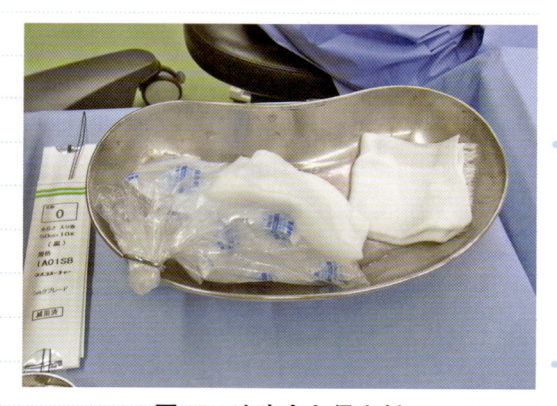

図45　冷生食と保冷剤

▶ 術 前

① デザインが終わったらすぐにエピネフリン入りの局所麻酔を行う。

　「座位でデザイン→仰臥位で麻酔→手洗い，術野消毒→仰臥位でデザインを補足→手術」

の順であるので，麻酔から執刀までにエピネフリンの効果発現までの時間が無理せずかせげる。

② 手洗いが終わったら術前の準備の間，眼瞼の上に冷生食で冷やしたガーゼを置く。
「冷たいですよ〜」の一言を忘れずに。

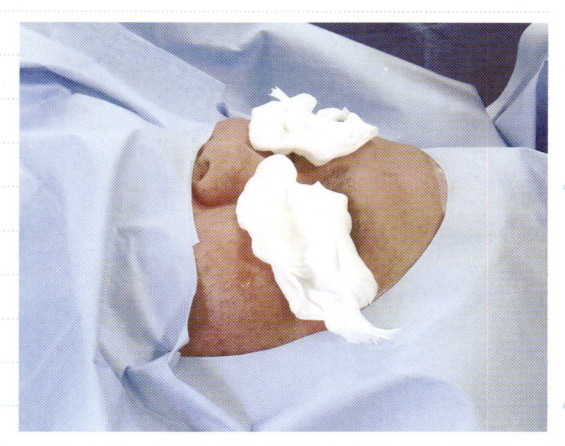

図46　術前の準備の間，眼瞼を冷やす

▶ 術 中

術中も冷やしながら行う。血管収縮による止血効果と，出血を吸い取り術野を凝血塊でベタベタにならないようにする効果がある。したがって，切開したあとにもう片側の操作をする場合には，釣り針鈎などで展開しておいた上で冷たいガーゼを当てておくと，より効果的に術野の出血を吸い出すことができる。両眼の場合は執刀していない眼を常に冷やしておくようにする

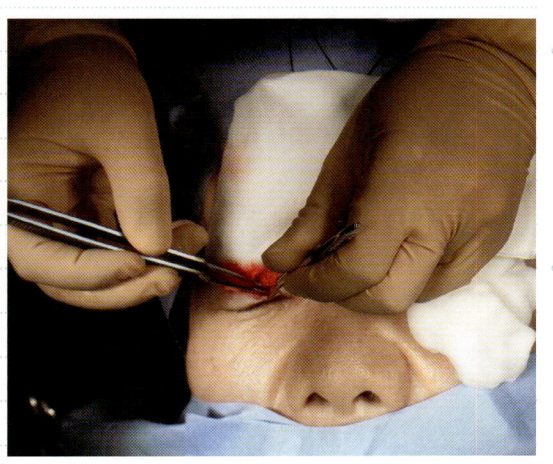

図47　術中も冷たいガーゼを当てておく

と，理論的には執刀時間の半分を冷却時間にあてられることになる。

● バイポーラによる止血

止血に必要な作業のほとんどは出血点を見つけることにある。丁寧な止血にて，術野の視認性が良好に保たれるばかりか，翌日の腫脹や皮下出血を軽減することもできる。

十分な展開を行う。助手は新しいガーゼを用意し，術者の手元に常に置いておく。

術者は新しいガーゼを術野に置き，手前にずらす。ゆっくりずらすと出血点が見えるのでピンポイントで止血する。切開端の眼輪筋の中の出血点などを確認せず止血作業を行う時もあるが，基本はピンポイントでの止血である。

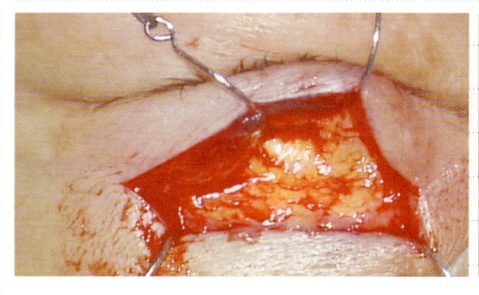
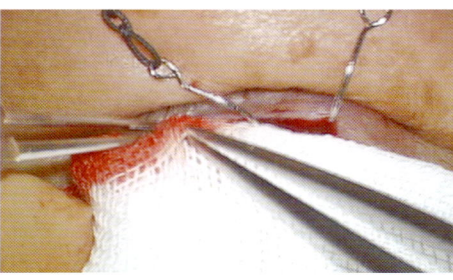

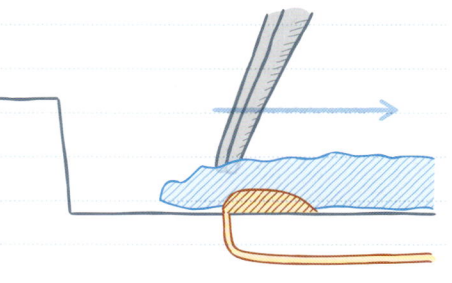

図48　ガーゼを少しずつずらすと，出血点が出てくる

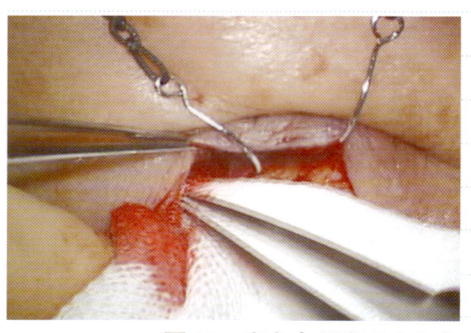
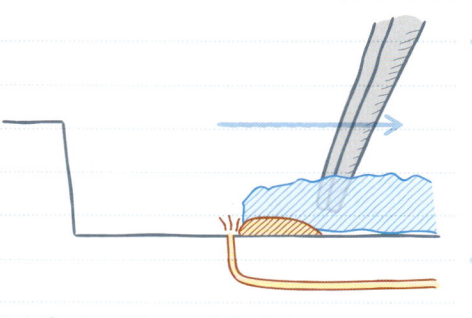

図49　出血点が出てきたらバイポーラで焼いて止血する

　バイポーラは片方からもう片方に通電することで凝固する。出血している血管を先端で挟んで通電するのが理想であるが，出血点が見にくい場合は先端を広げてこの辺だろうとあたりをつけて通電するとよい。バイポーラの出力は白内障手術の時の2倍くらいを目安とする。器械によって適正な出力を探しあてておきたい。少し焦げ目ができることがあるが，出血をそのままにしておくよりは術後の腫脹の軽減に貢献する。

　止まらない出血のほとんどは展開不足である。創を様々な方向に引いて展開し，さらに鑷子で出血周辺の組織をつまんでみて，点状の出血を確認して止血するのがベストである。

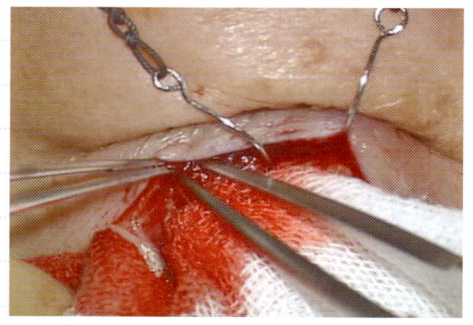

図50　見えにくい場合はバイポーラの先端を広げて凝固する

❷ 出血点がみつからず出血が続く場合

● 3,000倍ボスミン®ガーゼ

処置用ボスミンというと1,000倍のボスミン®（商品名：ボスミン，一般名：英名アドレナリン，米名エピネフリン）が用意されることが多いと思う。私たちは3,000倍での用意があるのでそれを使う。2%E入りキシロカイン内の濃度は8万倍であるが，これは注射するから効く濃度である。これを術野に撒いたところで止血の効果はあまり得られない。

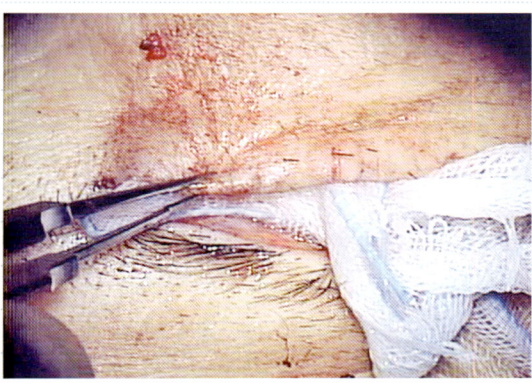

図51　3,000倍のボスミン®を浸したコメガーゼを当てる

釣り針鉤などで展開した際ボスミン®ガーゼを当てて置いておくと，出血が内出血となるのを防ぐことができる。また，何らかの理由で極力腫れさせたくない症例の場合には，出血が多くなくてもボスミン®ガーゼを用いることがある。

● バイポーラをスライドさせながら使う

バイポーラの通電される範囲は鑷子の先の開く幅である。眉毛下皮膚切除などで厚い皮膚を切開した時に切開部の眼輪筋の断端からジワジワと出る出血を経験する。この場合先端を少し開き，通電させながら横にスライドさせると面として止血できる。多数の毛細血管からの場合，有効である。

出血を放置するよりも焦がした方がよっぽど罪が少ない。

~~バイポーラは組織を焼灼し血管を凝固させる道具であるので，使用は最小限にする。~~

瞼縁は血流が豊富で，再建後の移植片も生着しやすい。その分出血を放置した時は派手に皮下出血を作る。出血はしっかり止める。凝固で組織が焼けるのは最初は怖いがしっかり止血する。気をつけるのは，結膜とミュラー筋で，すぐ奥にある角膜を損傷する可能性があるのでバイポーラでの止血は最小限にする。

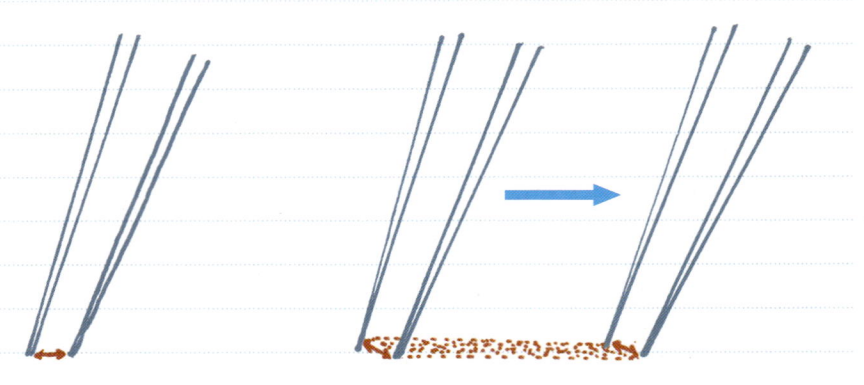

図52　先端の通電
開いたままずらすと面での止血効果がある

　出血の検索は，術野，創の端の眼輪筋が切開されている場所，周囲の眼輪筋内の順に行う。特に悩まされるのが術野を止血した後に創の断端から出る出血である。

　眼形成手術をみて驚いたのがこのバイポーラの使い方であった。バチバチと音を出し，堂々と焦がしていた。その方が出血を放置して瘢痕組織を作るより良いとのことであった。

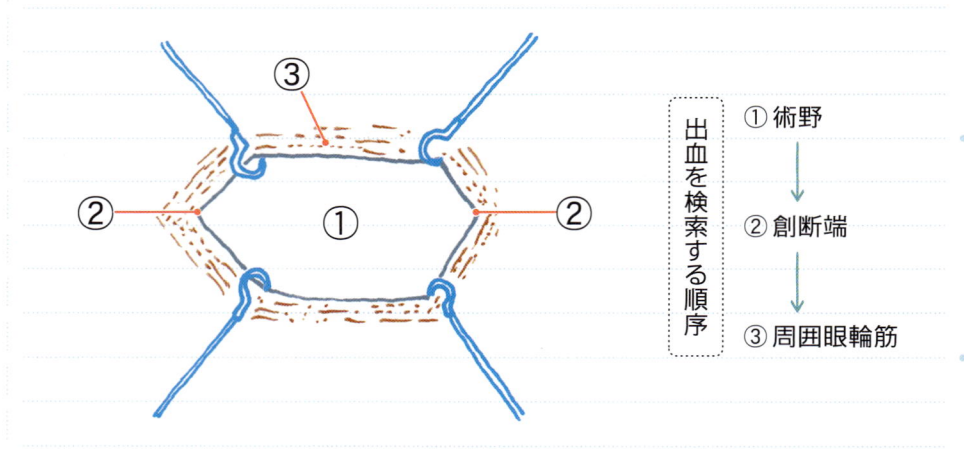

出血を検索する順序　　① 術野　→　② 創断端　→　③ 周囲眼輪筋

図53　出血を検索する順序

　眼球摘出などのもはや視機能のない症例では，遠慮なく圧迫すれば止まらない出血はまずない。眼球摘出時の動脈出血からの出血時も圧迫できるので困らない。全麻下で困った時は，頭部を高くして血圧を下げるように麻酔科の先生に依頼するとよい。

❸ 合併症対策，回避方法

● 出血

　バイアスピリンなどの抗凝固薬は，浅部の手術では特に休薬する必要はない。眼窩の手術や涙嚢鼻腔吻合術（DCR）などの鼻腔内の操作がある場合には，出血した時にコントロール不能なので休薬する。

　福島医療センターの八子恵子先生はご講演で，抗凝固薬を内服中の患者にE入りキシロカインを用いると，術中に認められた血管収縮効果が術後になくなり，思わぬ大出血を起こすことがあると指摘された。Eなしを使うか，休薬するべきであろうとのことであった。しかし，必要だから投薬しているのであるから，休薬の可否は処方している内科医によく相談すべきであろう。

先生は出血好き？

石嶋くん　先生がボトックスやらないし，NSチューブも好きじゃないのは血が出ないからですよね。けっこう出血好きですよね。

野田先生　……。血が出ないならあたしの仕事じゃない。

石嶋くん　どのくらいまで出したことありますか？

野田先生　腎細胞がんの転移を生検した時，1mm間隔に動脈がある腫瘍で，ほんのちょっとの生検なのに2L出たことがあります。あの時は生きた心地がしませんでした。あれを乗り越えると怖いものはないです。

石嶋くん　……。好きだからちょうどよかったですね。

野田先生　いや，もう，いいです。通常の献血が200〜400mLであることを考えれば，局麻での出血なんて取るに足りませんよ。

石嶋くん　単位がLですもんね。

野田先生　もし術中に出血して，怖かったら顕微鏡を外せばいいんです。動脈が噴いていようとも，採血でゆっくり引いている程度の量ですよ。どうってことない。落ち着いて止血すればいいです。それに，先日海綿状血管腫だと思って入った手術が動脈性のものでびびりました。30分ずっと圧迫していたら止まりました。その時は全麻だったので，麻酔科の先生に頭位を上げてもらって血圧を下げてもらいました。眼瞼手術で動脈出血がコントロールできなかったら，眼球に気をつけて圧迫するか，できる場所なら挟瞼器をかけてみるかすれば，30分たっても止まらないことはないと思います。だってあれらが止まるんだもの（…思い出している）。

石嶋くん　先生でも引くほど出たんですね。

野田先生　もう，本当に，二度とイヤです。

運針，縫合

針を通した場所 ＝ 力がかかる場所

　眼瞼の皮膚は薄く，皮下組織は粗であるので皮膚が動きやすい。

　眉毛部周囲や鼻根部など眼瞼周囲の皮膚は厚く，皮下組織もしっかりしている。

　眼瞼および眼瞼周囲の皮膚を扱う際にはこれらの事項を念頭に置く必要がある。

　大きな持針器自体になじみがないことも多く，まずはガーゼを縫合するなどして器械に慣れるところから始めたい。

❶ 運 針

① 皮膚面に垂直に刺入するため，針の正確な位置を持つ

② 刺入の組織の取り込み量を適切にする

③ 針の円周回転を理解して組織の損傷を最小にする

④ 刺出に創面を合わせる

▶ 針の持ち方

　針の先端とメド部（針と糸の接合部）は持ってはいけない。断面を丸く作ってあるので，固定できず回旋してしまう。メドより少し離れてつかむのが良い。ただし強湾針においては，針先よりあまり遠い位置を把持すると刺入部位の正確性が落ちる場合がある。やや中心寄りを把持した方が皮膚面に対し垂直に刺入しやすくなる。この場合は円周回転途中の針の持ち直しが必要になる。

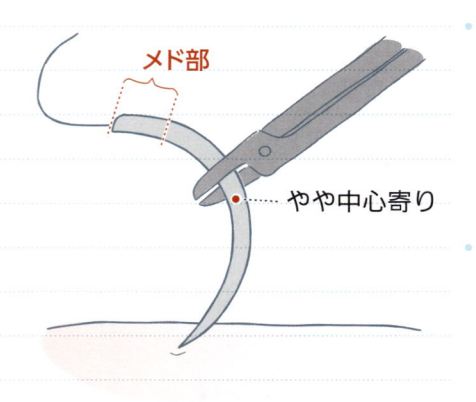

図54　強湾針の持ち方
メド部は持たない。

▶ 刺 入

皮膚に対しては針を直角に刺入するのが最も抵抗が少ない方法である。また縫合糸を深くかけることができ，被縫合組織に死腔を残さずにすむ。

鑷子を離した状態で針が対応する点を探す。これにより，常にひずみを作らずに縫合できる。そこに軽く刺して針に向かう方向に力をかけて通糸する。

針の先端を刺出したところでいったん持針器を外し，針と創のなす角度が直角であるかどうか確認することで，運針が正しい方向で行われたか知ることができる。創面において，通糸の深さのずれがないかどうかも同時に確認しておいたほうがよい。創面のずれについては結紮後の確認も必要である。

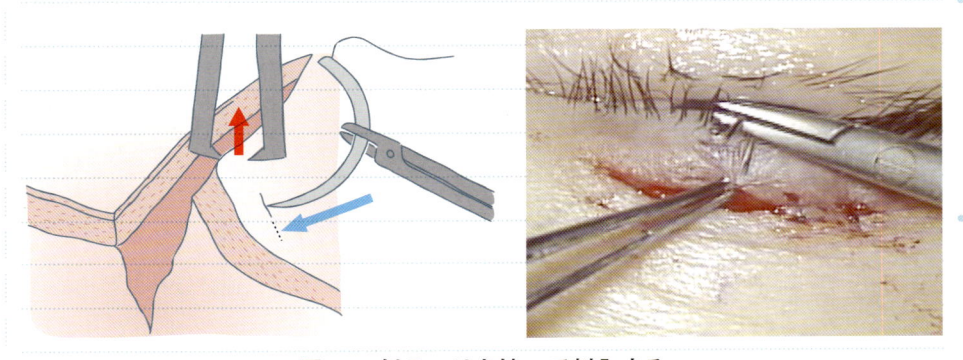

図55 創のヘリを持って刺入する

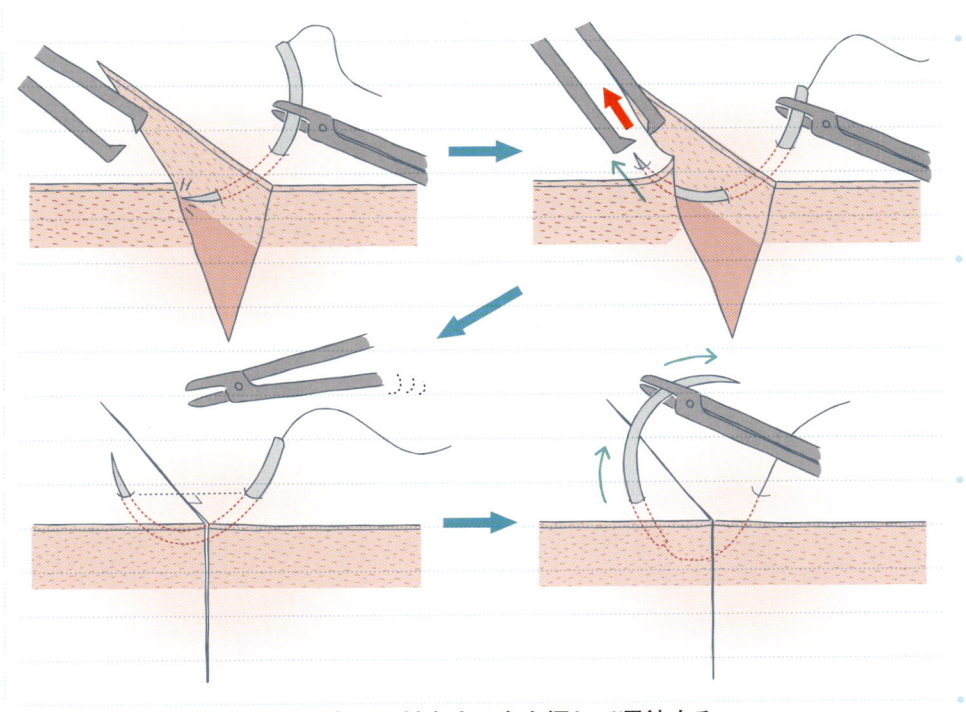

図56 自然に対応する点を探して運針する

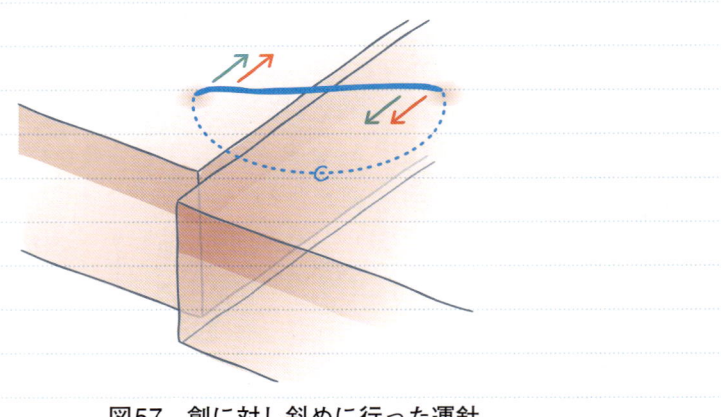

図57　創に対し斜めに行った運針
対称の点に運針しないと歪みが生じる。

▶ 針の回転と手首使い

● 針の回転

　すべての針は円弧の一部である。

　針を刺入したあとで注意しなければならないのは，運針は持針器中心の回転運動ではないということである。これは至極当然のことであるが，回転の中心は針の作る円の中心であり，持針器は縫合針の円弧に一致した円周回転でなければならない。また，運針の蛇行は組織損傷をさけるために最小限にしなければならない。

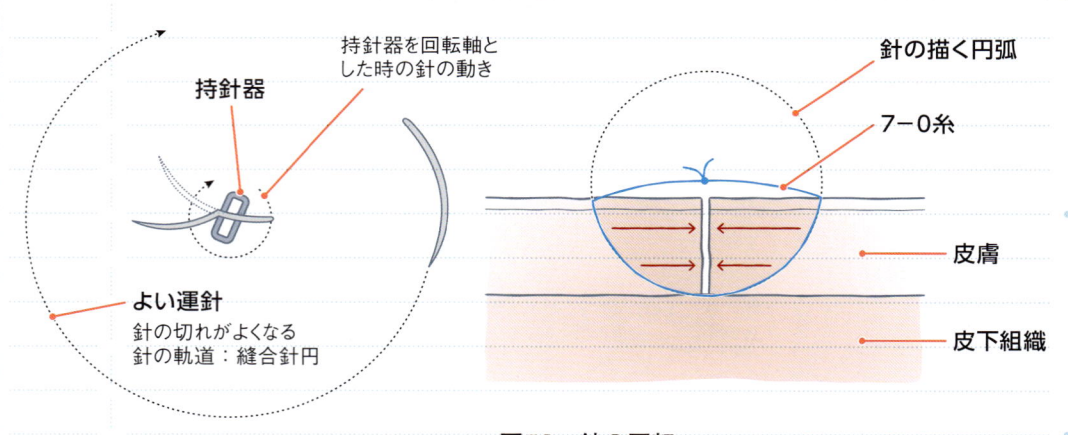

図58　針の回転

● 手首の回旋

　眼科手術では手首の回旋はあまり用いないが，眼瞼では手首を使って大きく回旋させる。

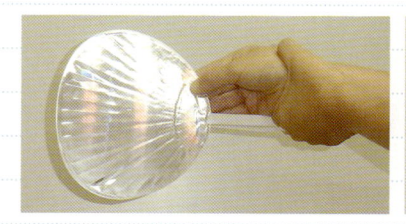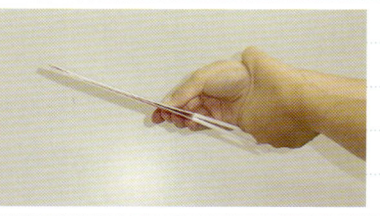

図59　中手関節以遠での回旋
左手で固定している。90度程度の回旋が可能。

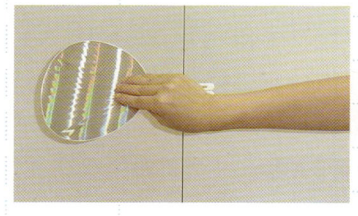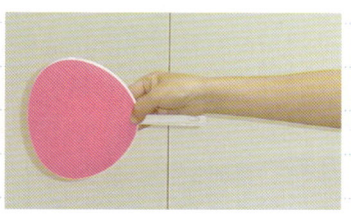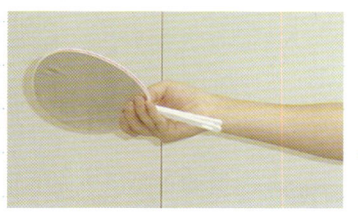

図60　前腕と手首を使った回旋
270度程度の回旋が可能。

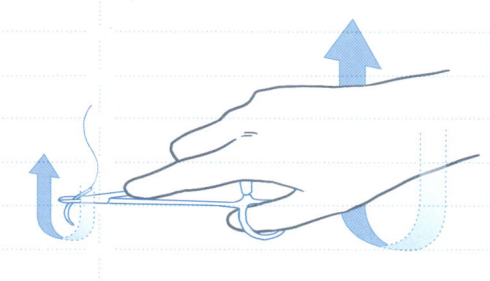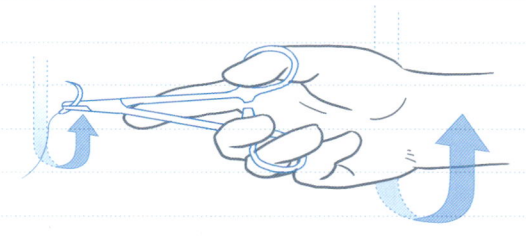

図61　手首の回旋
中手関節以遠の回旋では90度程度でも，手首を回せば270度回すことができる。
手首を回すと運針に便利である。

● 組織の取り込み量

　運針の際には組織を挫滅させないだけでなく，創の両側で組織が均等に取り込まれている必要がある。さらに創面が内陥しないように考慮する必要がある。

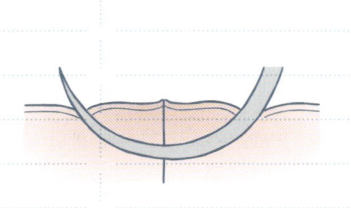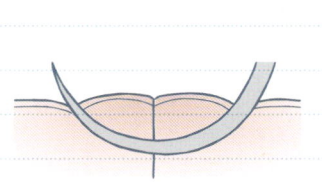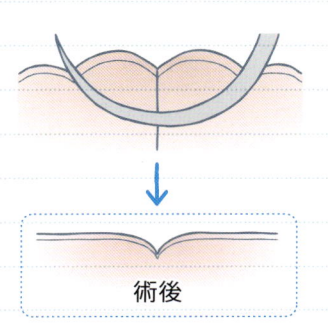

術後

非常にいいが
運針が難しい

よい

最終的に痕が残るため
望ましくない

図62　組織の取り込み量

▶ 刺 出

　針の刺出部位は当然のことながら縫合線に対し刺入部位と対称の位置である。抜針時の縫合針の組織通過量は刺入時と変わらない。

● 鑷子によるお迎え

　左手の鑷子で組織をつまみ上げながら刺入すると小さな回旋運動で運針を遂行することができる。鑷子は有鉤で先端の幅0.6mm程度のものを用いる。私達はカストロヴィーホ氏式鑷子を用いている。無鉤の鑷子では組織を面で把持するためその部分を挫滅させる可能性があるが，有鉤では針穴程度の負担となるので，むしろ挫滅が少ない。皮膚を持ち上げて，運針と逆方向に力をかける。眼瞼の皮膚は動くので，皮膚を持ち上げることによって，眼瞼皮膚は1/4円で十分な運針ができる。

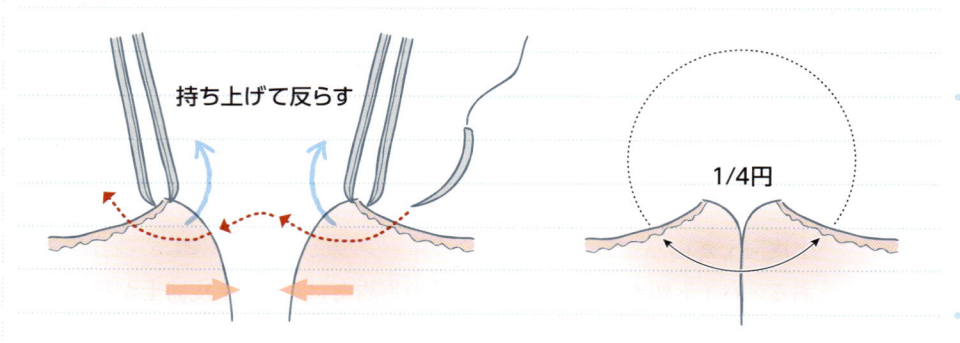

図63　創部の端を持ち上げて反らせると通糸が楽である

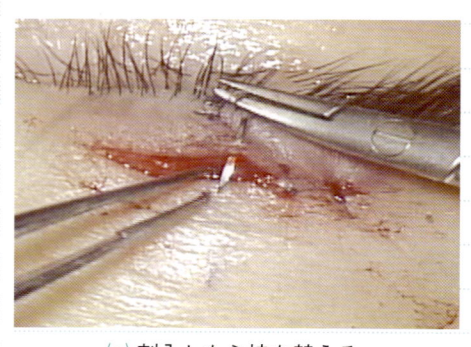
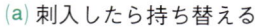

(a) 刺入したら持ち替える

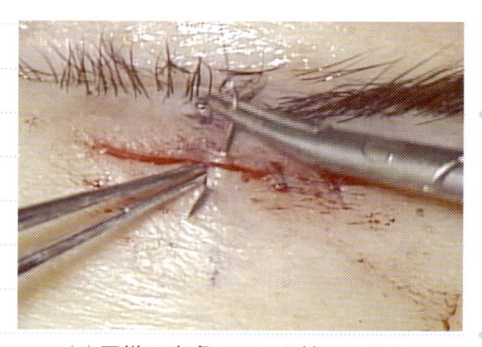

(b) 同様に皮膚のヘリを持って運針

図64　運針の手順

　抜針の運針時に直線的に抜く術者がよくみられる。抜針も針が作る円軌道に沿って行うべきである。手首のひねりを効かせて最後まで抵抗なく抜きとる。

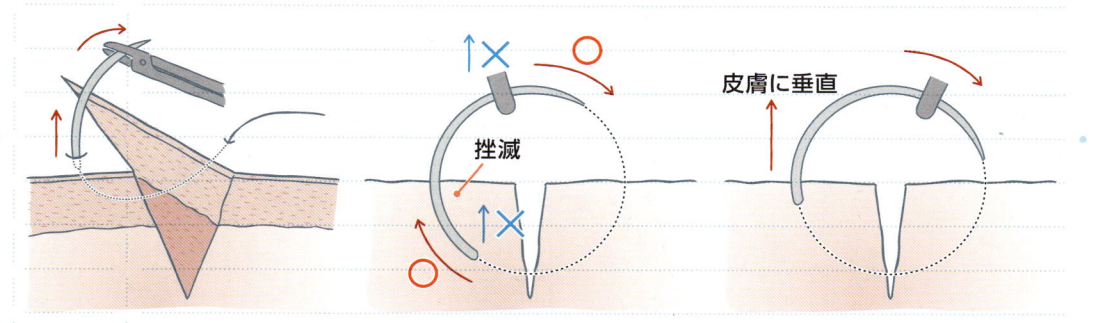

図65　抜針も針が作る円軌道に沿って行う

▶ トラブルシューティング

● 創面がずれる

　上皮の面がずれて縫合されていると，当然跡がスジ状に目立つようになる。これを防ぐためには，創の両側の組織量を同じくらいにして段差ができるのを防ぐことと，上皮同士が内陥することのないように，少し反らせ気味にして縫合することが必要である。バイト幅が広すぎると組織量の不均衡により，上皮同士が接する形の縫合となり，これも跡が残りやすい。

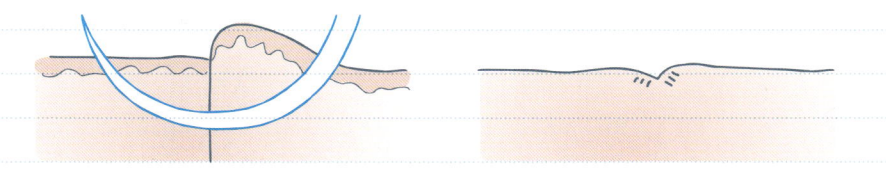

図66　通糸した時点で創面がずれているものは段差の原因になるのでやり直し

　最後に上皮同士が内陥しないように，二つの鑷子を使って盛り上げる。この操作は特に眉毛下の皮膚で重要である。

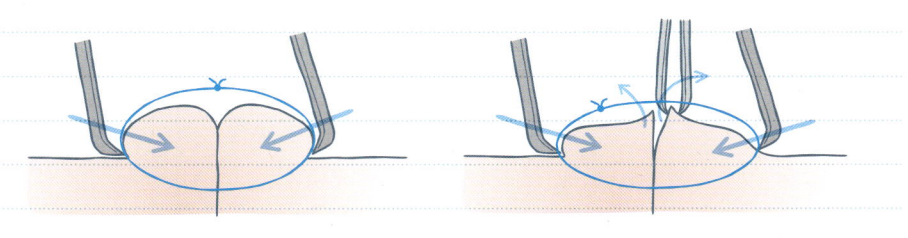

図67　上皮同士が内陥しないように二つの鑷子を使って盛り上げる

● 縫合の仕方の違い

分厚い皮膚の場合，真皮縫合が必要となる。

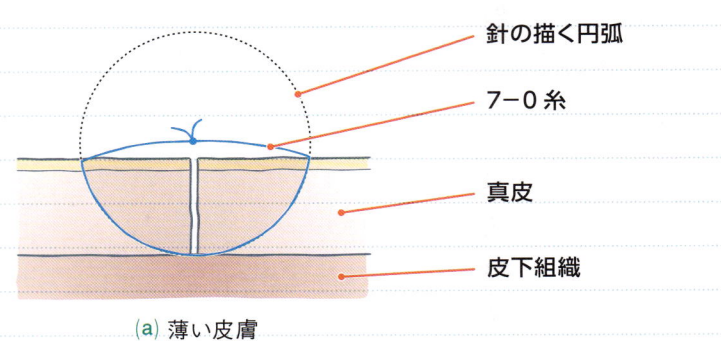

針の描く円弧
7-0 糸
真皮
皮下組織

(a) 薄い皮膚

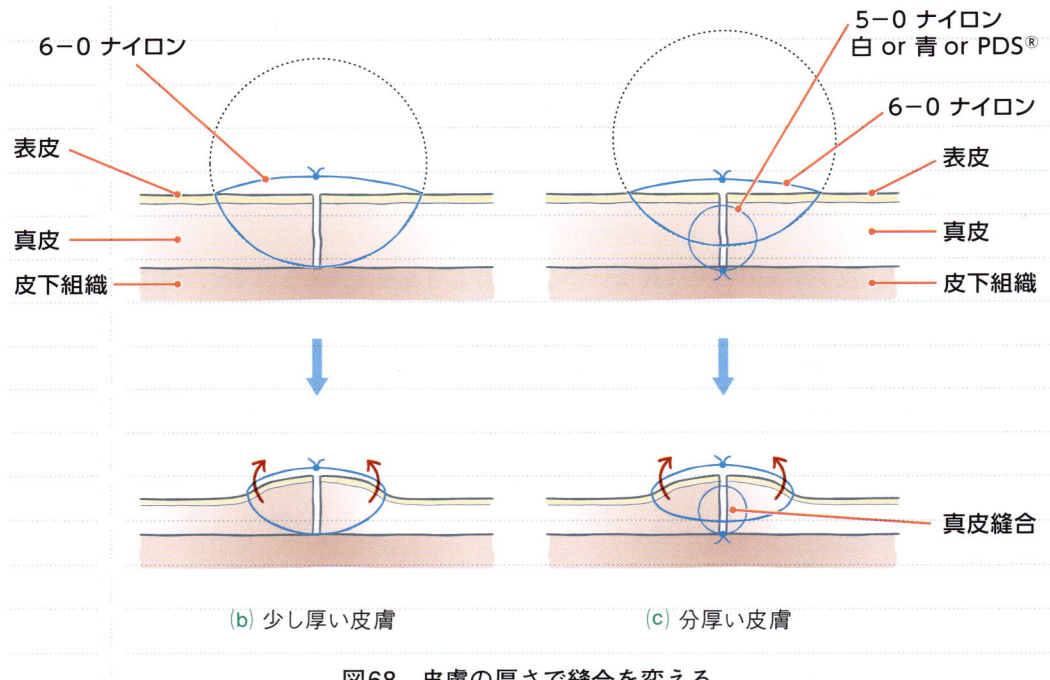

6-0 ナイロン

5-0 ナイロン
白 or 青 or PDS®
6-0 ナイロン

表皮
真皮
皮下組織

表皮
真皮
皮下組織

真皮縫合

(b) 少し厚い皮膚　　　(c) 分厚い皮膚

図68　皮膚の厚さで縫合を変える

❷ 結 紮

● 瞼縁付近の薄い皮膚の縫合術

　通糸したあとで思い通りに創面を合わせるためには，創の真上で結紮せずに，どちらかに結び目をずらして行い，糸は横に引っ張り，最後に鑷子で上皮を整えるとよい。他科領域はともかく，眼瞼の皮膚は薄いので，簡単に片方の皮膚がもう片方を乗り越えてしまう。

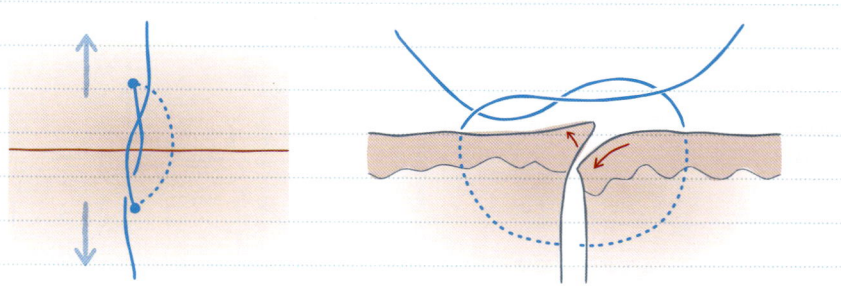

図69　一般に結紮は運針方向に平行
しかし，瞼縁皮膚で行うと皮膚が潜り込みやすい。

　創に垂直に結紮すると，片方がまっすぐになって不均等な力がかかりやすい。こうして上皮がずれると痕に残りやすい。運針方向と垂直に糸を引くと，創に均等に力がかかりやすい。

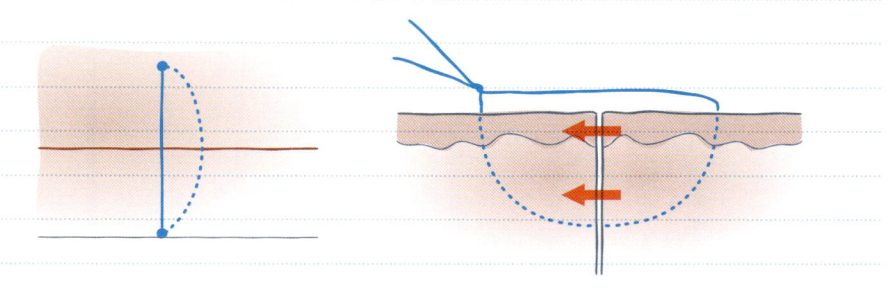

図70　創部の片方で垂直に結紮する
皮膚が滑り込みにくい。

　結紮は1回転ずつ。1回目で締め具合を決め，2回目でそれを確実にし，3回目は保険の意味で行う。結紮は1－1－1が基本となる。

　1回目の締め具合は，皮膚同士がジャストミートくらいでよい。どうせ後から腫れることを考慮に入れると，強く縛って皮膚同士を強く密着させる必要はない。

　7－0モノフィラメント・非吸収糸を用いる。1回転だけでロックがかかる，しなやかなものを選ぶ。このような糸を選ぶと結びもきつくなりすぎない。運針したら，針糸は左手の指で直接持つ。一般眼科のように鑷子で持つよりも力がかかりやすい。

先曲の持針器を使っている場合は，先端を下に向けるようにして糸を結紮すると糸が持針器にひっかかりにくい。その際，周囲の組織をつまんでしまわない様に注意する。

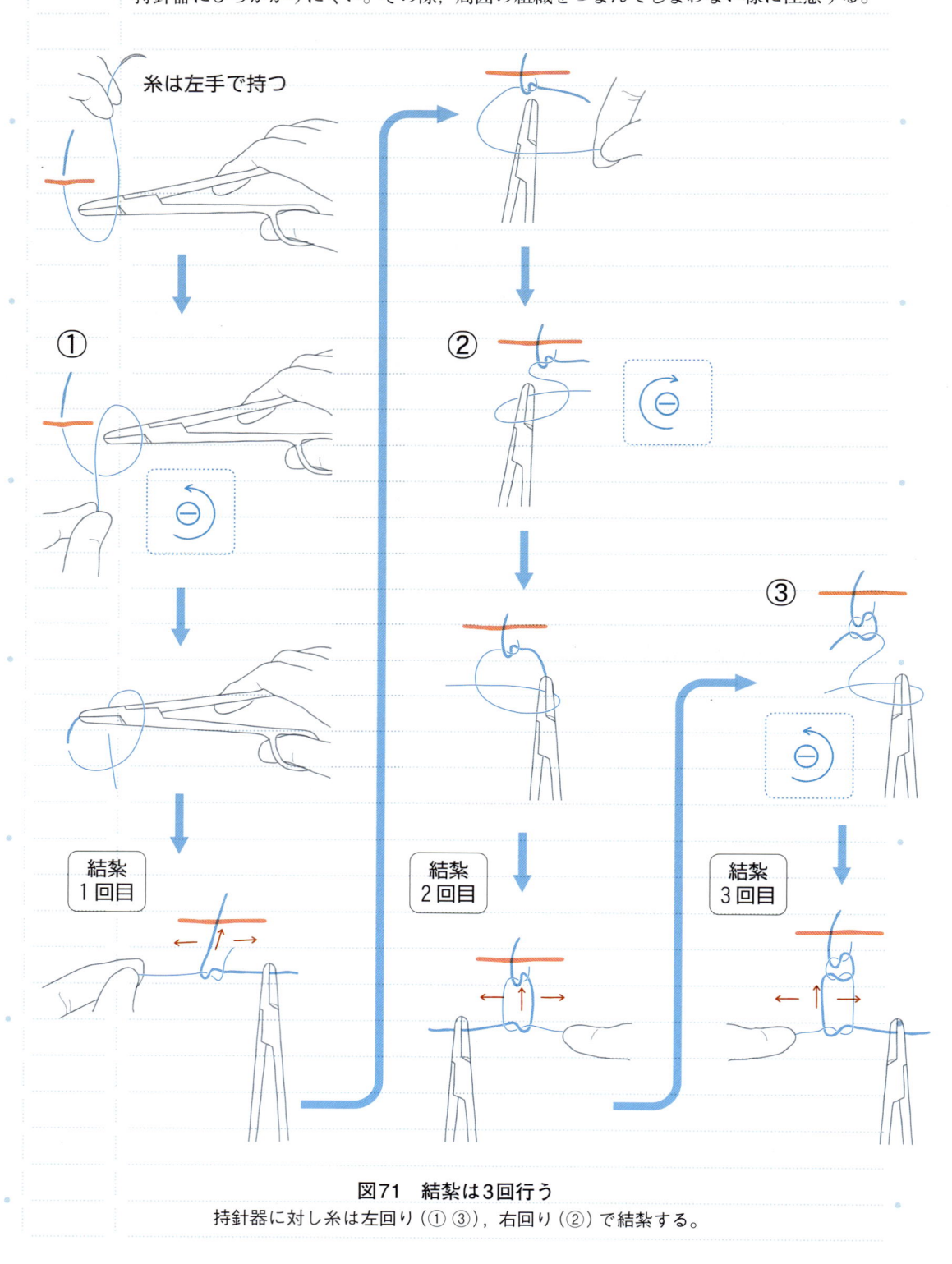

糸は左手で持つ

図71　結紮は3回行う
持針器に対し糸は左回り（①③），右回り（②）で結紮する。

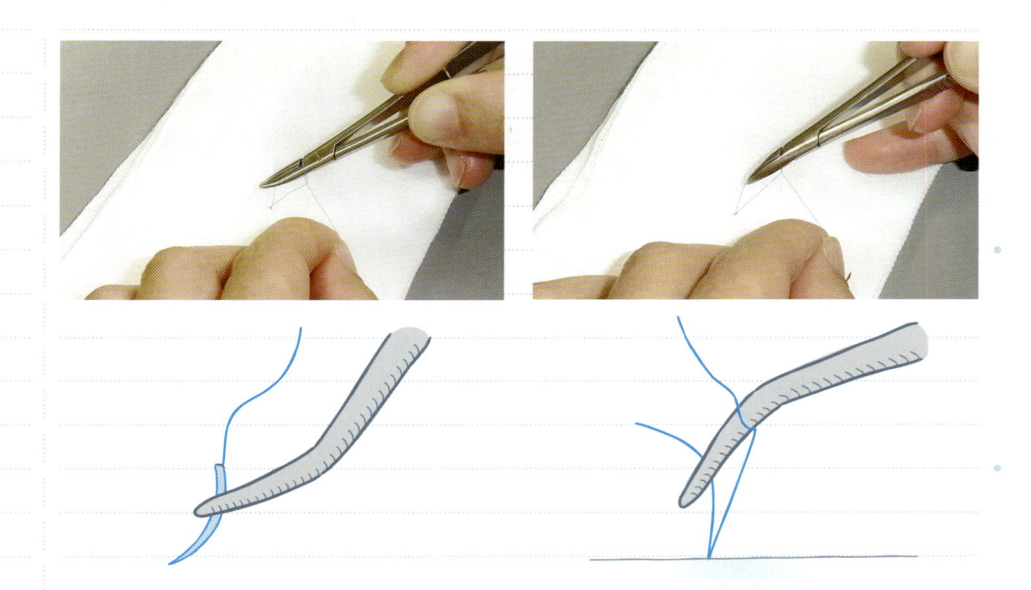

図72　結紮のトレーニング

先曲持針器では，先を下に向ける方が，糸が器械に引っかかったり周囲組織をつまんでしまったりしないのでよい。

❸ 縫 合

▶ 出血を逃がすために

　通常の眼瞼の縫合であれば7－0ナイロンで縫合し，1週間程度で抜糸する。縫合部は合わせる感じできつく締めすぎないようにする。

　瞼縁は元々傷の残りにくいところである。縫合の間隔は，密にしすぎず3～4mm程度と少し間隔をあけて行う。縫合の間から滲出液を外に逃がすためである。眼瞼の薄い皮膚は量に余裕があり，創は勝手に寄ってくっつく傾向にある。したがって，特に高齢者では創が目立つことになる心配はあまりしなくてよい。

　抜糸できない小児の縫合は2種類ある。7－0または8－0バイクリル®で縫合すると，1カ月程度で自然に脱落する。結び目は外でよい。多少目やになどがつくが問題ない。結び目を埋没させると，術後1カ月から糸目がしばらく盛り上がることがある。また

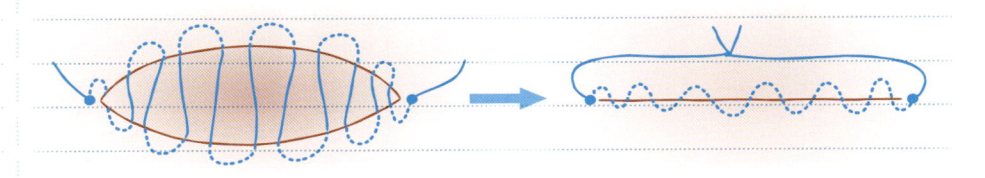

図73　ナイロンでの皮下連続縫合

ナイロンで皮下連続縫合し，創の両端から出した糸をループ状に結ぶ方法もある。糸を引けば創は締まり，糸を切って引けば抜糸できる。ただし運針の技術が必要である。自信がなかったら7−0または8−0バイクリル®の使用を勧める。糸がとれるまでは抗菌薬の軟膏をぬってもらう。

▶ 部位による縫合の考え方

● 外傷の縫合

　最も難しい縫合は，若い人の外傷である。その日に備えて，普段から高齢者の皮膚を丁寧に縫合して練習されたい。

・ 眼瞼裂傷

　眼瞼裂傷はちょっとした打撲で生じる。多くは骨のある部分の打撲で，皮膚割線に沿って割れるように生じる。筋肉まで達していても皮膚のみの縫合でよい。

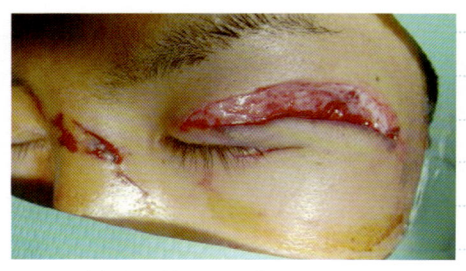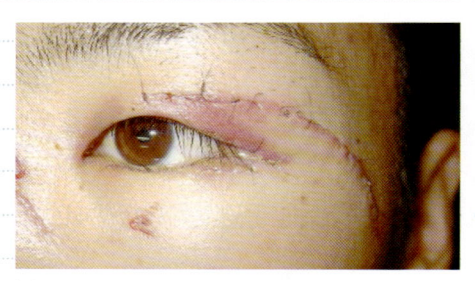

(a) 広い範囲で裂傷を認める。　(b) 眼瞼部は寄せる程度で，耳側にいくほど細かく盛り上げて縫合する。

図74　眼瞼裂傷

・ 分厚い皮膚の傷

　場所によって方法を変え，しっかり縫合する。術後1〜3カ月間は瘢痕化が進むために変化が生じ，6カ月待たないと最終的なことはわからないと患者に伝える。

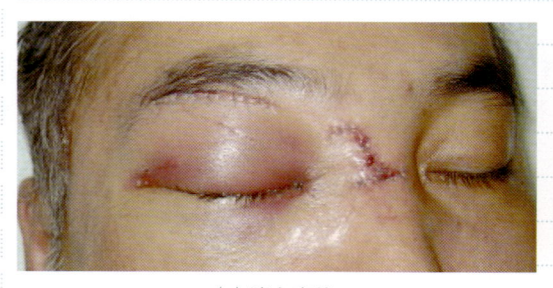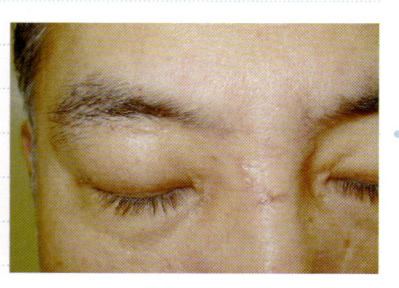

(a) 縫合直後　(b) 3カ月

図75　分厚い皮膚の外傷の縫合
鼻付近はかなり盛り上げるくらいでちょうどよい。

- **眉毛下部の外傷**

眉毛下部の皮膚は分厚いので拘縮しやすい。少し盛り上がり気味に縫合する。

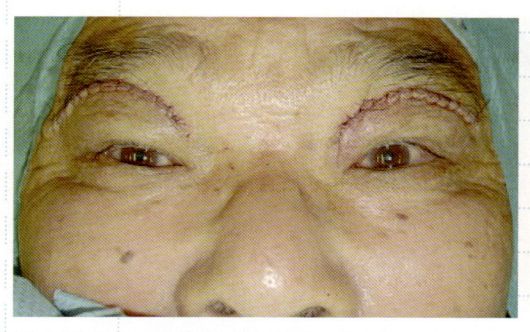 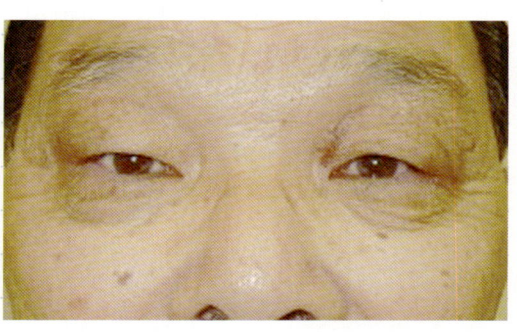

(a) 眉毛よりも皮膚割線を尊重したデザインとなっている。丁寧に縫合しなければ目立つ。バイトを広めに取り，皮膚を盛り上げ連続縫合する。

(b) かなり盛り上げたつもりでも最終的には平坦になる。

図76　眉毛下部皮膚切除後

- **斜めに切れた傷**

外傷などで皮膚に対して斜めに切れている場合，小さなフラップのほうが皮下組織が少なく，必ず拘縮してそちらがへこむ。大げさなくらい皮下組織を多めに取って縫合するとよい。少し盛り上がり気味に結紮する。

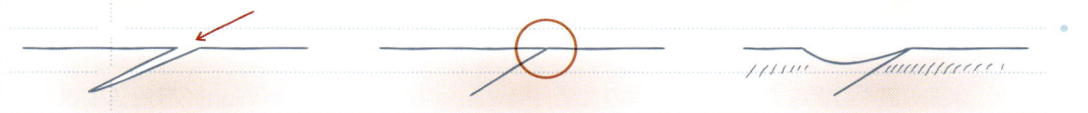

外傷等で斜めに切れた　　　そのまま縫合してしまうと　　　拘縮してへこむ

図77　フラップをそのまま縫合した場合

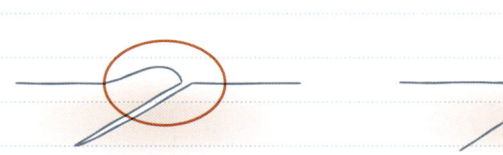

もりあがり気味で　　　　　flat になる

図78　フラップ（薄い組織）を盛り上げ気味にして縫合した場合
フラップ側の拘縮により平坦化する。

● 術後の創の変化

① 線維芽細胞の活動により術後1〜3カ月で最も固くなる。
② 6カ月経つと柔らかくなり，将来的な姿に近くなる。

そのため，追加手術や術後の評価は6カ月待ってから考える。

よもやま情報

　縫合における運針を理論的にひも解いた本が，外科の関洲二先生の「手術手技の基本とその勘どころ」である。透明なゲルに運針し，どれだけ理想の軌道を逸脱するかなどを観察して上達につなげさせている。この先生がいかに一針ずつに入魂していたかということがよくわかる。外科で縫合の対象となるのはおそらく腹部などの皮膚であり，理論はわかるが眼形成の実践となるとさらなる知識を要する。今回はこの本を大変参考にさせていただいた。

　米国の医学図書館で見て驚いた本の名が「Principles of surgical technique, The Art of Surgery」であった。手術にアートを感じちゃったりすることは実際あることであるが，本の題名にするほど堂々と言っていいものなのか！　と戸惑った。どうやらいいらしい。人間の感じる手術の美は機能美や造形美であるという前提からくる肯定である。

　外傷の場合，局所麻酔薬を散布したあと，十分量の生食で洗浄する。よっぽど泥だらけだったり，動物咬傷でない限り，歯ブラシなどによる擦過やイソジン消毒は必要ない。消毒とガーゼ撲滅を宣言した斬新なHPがある（「創傷治癒」「夏井睦」で検索）。

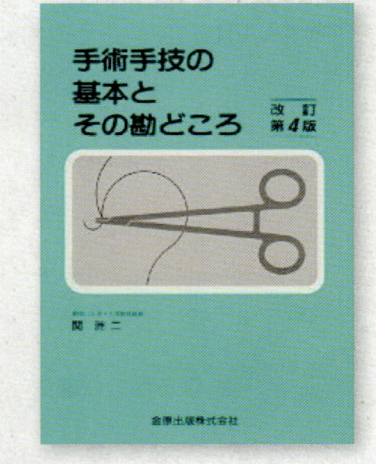

関　洲二：手術手技の基本とその勘どころ．改訂第4版，金原出版，2002.

術後管理

合言葉は
「枝豆，かまぼこ，アフリカ，12，8，8」

　創傷治癒のメカニズムから，血液や滲出液を組織に溜めることは術後の腫脹をひき起こし，長い経過のうちに瘢痕組織の増加につながると考えられる。術後初期に，この瘢痕化を大きくする反応を抑制することで瘢痕の少ない創傷治癒が期待できる。

ポイント
抜糸：瞼縁は5〜7日，眉毛下は7〜10日後が基本
クーリング：48時間
抗菌薬軟膏：抜糸まで，1日2〜3回
痛み止め，抗菌薬内服：適宜

合言葉

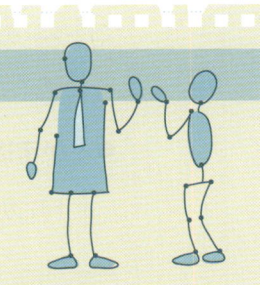

野田先生	あとは縫合で終わります。次の方呼んでください。
	枝豆，かまぼこ，アフリカ，12，8，8。
石嶋くん	わかりました！
野田先生	大分慣れてきたわね。
石嶋くん	最初は訳わかんなかったですよ。他にどんな合言葉があるんですか？
野田先生	春巻き（ぐるぐる巻き），カップヌードル（に入っている小さなかまぼこの意，小児用），よく冷えた生（冷生食）があります。
石嶋くん	完全に居酒屋メニューですね。これ，眼形成の標準用語ですか？
野田先生	完全にローカルです。前もって言っておかないと通じないけど，慣れると一定の質の物が常に出てくる様になるよ！

❶ 感染対策

　眼瞼は血流のよい組織であり感染は非常に少ない。したがって術後の抗菌薬内服は基本的に必要ない。ただし，ゴアテックス®などの異物を入れた時や，遠方の患者で心配な時など，迷ったら処方する。糸はナイロンよりバイクリル®のような編み糸が感染しやすい。頻度的には眼瞼下垂の術後創部感染はバイクリル®が露出した時に起こりやすい。というか，それ以外ではほとんど起こらない。したがって重瞼形成などでバイクリル®を用いた場合は，皮膚でしっかり覆われるように注意して終了する。

❷ ドレッシング

●「枝豆」

　タリビッド®眼軟膏を枝豆大，という意味。看護師によって1本分てんこもりにして来る人がいるので，もったいないから枝豆1個分と言うことにした。この表現で，全国どこでも一定の量の軟膏が出てくる。枝豆のサヤごと1個分の軟膏を出してきた看護師はいない。軟膏は創部をウエットにし，余分な出血や組織液を排出させる意味合いがあるのでたっぷり塗る。

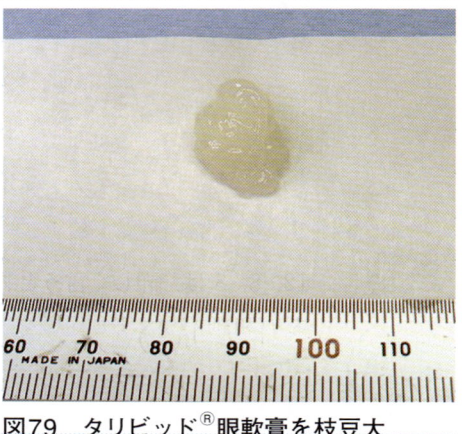

図79　タリビッド®眼軟膏を枝豆大

●「かまぼこ」

　上下片方を覆う場合に，かまぼこ型にガーゼを切ると眼瞼の湾曲に合う。

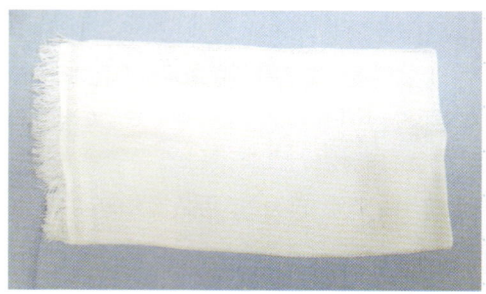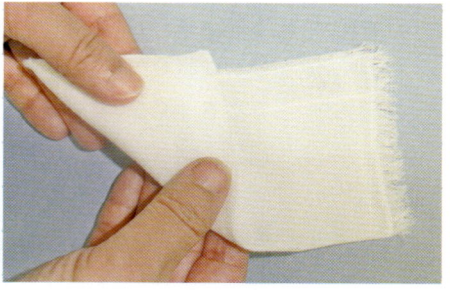

図80　滅菌ガーゼの糸の出ていない方を三角に折る
三角に折った部分を半円形に切りとる

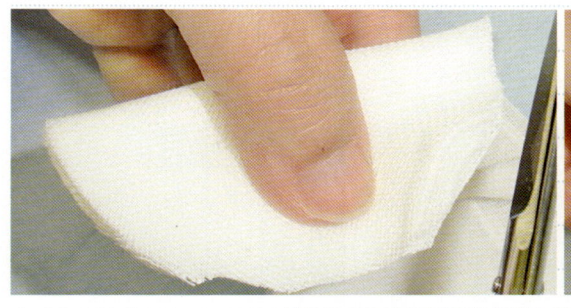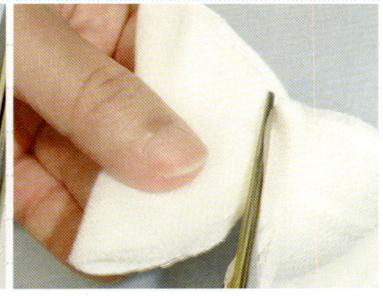

図81　三角の部分を半円形に切る

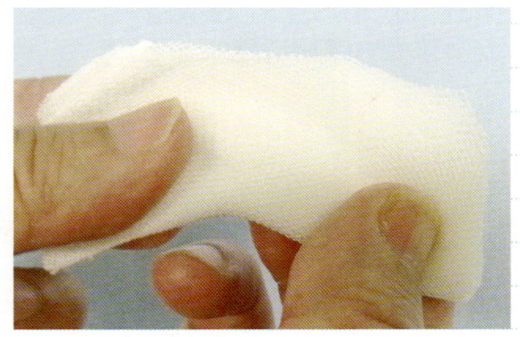

図82　かまぼこ型のガーゼは眼瞼に沿うように曲げると線維が斜めに走っているので，フィットする形になる

●「12，8，8」

12，8，8 は，詳しく言うと「伸縮性のない和紙バン2.5cm幅を12cm，8cm，8cmに切って角を落としてください」という指示の超略である。看護師さんが慣れるまではその都度詳しく言うことが多い。

最初に説明が必要だが，本当に一定のクオリティーのものが出てくる。面取りなどの時間を確保するために，縫合の段階でこのように声をかける。

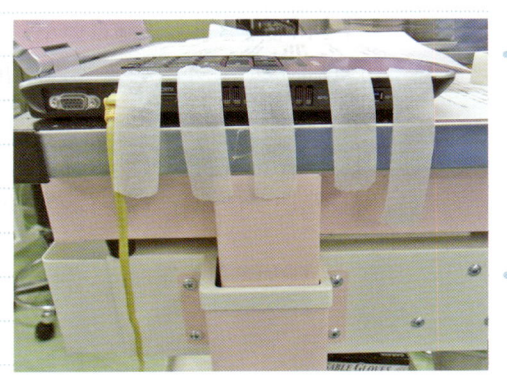

図83　「12，8，8」に切った和紙バン

慣れるとこのような状態にして用意してくれる。端は面取りする。剥がれにくくなるばかりでなく，術後の患者さんの印象もよい。いくら丁寧に手術をしても患者さんの家族から見えるのは皮膚と創処置である。最後まで丁寧な扱いを心がけたい。

●「春巻き」

眉毛下皮膚切除は切開縫合部が前頭骨のすぐの距離なので，圧迫止血ができる。これで出血量をかなり減らすことができる。

ガーゼの角を落として固く巻いて春巻き状にする。上から12cmに切った伸縮性のあるテープ2本で圧迫しながら貼る。

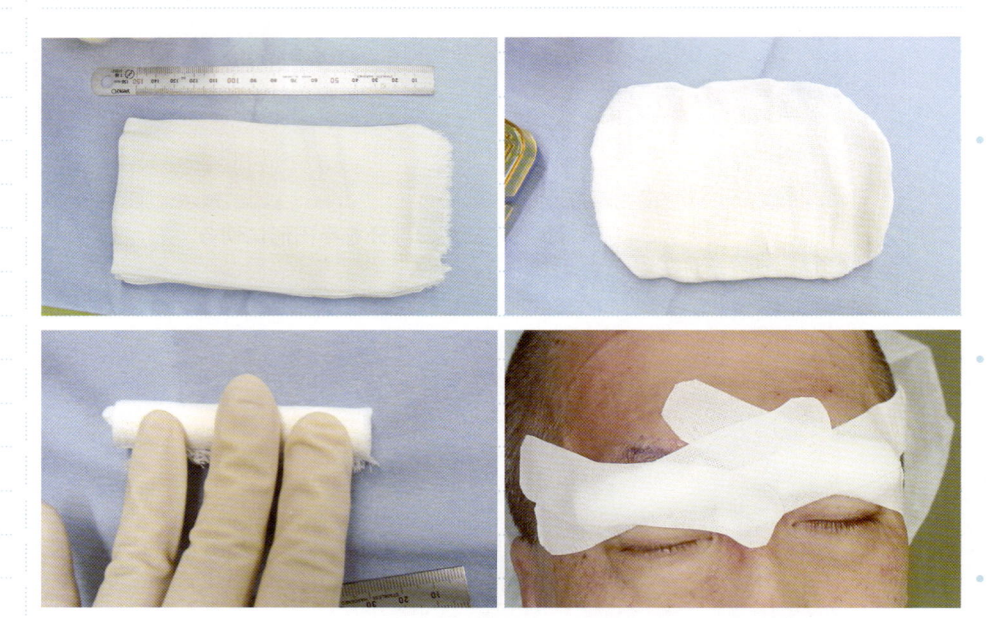

図84　8つ折りガーゼをクルクル固く丸めたもの

●「アフリカ」

片眼のみの手術の場合，上下の眼瞼を手術した場合などに用いる。

この上からさらにガーゼを重ねて圧迫も可能である。

ガーゼを3つ折りにし，鼻の当たる部分を大きめにカット，その他の角をカットししたもの。3つに折ったガーゼの中央部分が創部側になるようにする。

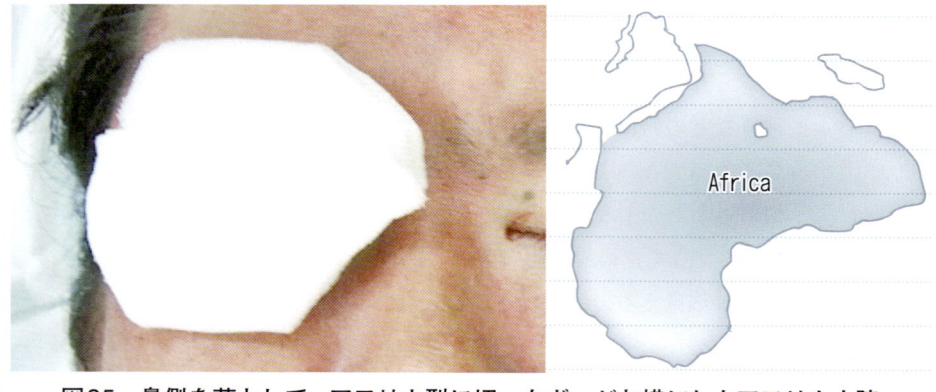

図85　鼻側を落として，アフリカ型に切ったガーゼと横にしたアフリカ大陸

❸ 術後の組織反応

組織が損傷を受けてから治癒に向かうまでにはいくつかのプロセスがある。

● 血管反応

傷害を受けた組織は，10分程度で血管拡張，血管透過性が亢進し，血漿の組織間への滲出が起こる。組織内に細胞外液のうっ滞が生じ循環不良となる。

● 血液凝固

血管外に出た血液は凝固して凝血塊を作る。浅部では上皮同士がきれいに着くのを妨げることになる。したがって，創の間で邪魔をしているかさぶたは，毎日外した方がよい。擦り傷のように上皮が欠損した創ではもちろん外さない方がよい。深部の血液は線維組織に置き換えられて硬くなる原因となる。

● 炎症

創傷部位の血管が拡張して血行がよくなると，免疫防御の細胞が集まる。これは術1～2日間がピークとなる。氷冷すればこれを最低限に抑えることができる。

● 組織の新生

損傷の3日後に新しい血管が現れる。これは健康な血管から発芽して伸びて行き，ループ状に形成される。そして線維芽細胞がコラーゲンを合成する。この時にはビタミンCが補酵素として必要になる。またビタミンEは周囲の細胞を保護する役割を果たす。合成されたコラーゲンは整然とした構造をとることはなく，いくつもの段階を経て形成され，無秩序な構造となる。

これらの過程はおよそこの順序で重なりあって進行する。

❹ 氷 冷

術部の氷冷は術後腫脹軽減のため48時間を目安にする。この時間の理由は，手術で毛細血管が破綻してから修復機転に入るまでが48時間と言われており，その間は血管が収縮していた方が血管外に漏れだすことが少ないと考えられるからである。

❺ 術後の診察

　術後の診察は，1週間後の抜糸の時まで必要ない。特に北海道では遠方からの患者が多く，また冬は雪が多いため，翌日に診る余裕がないのが現状である。

　希望者は当日か翌日に一度診察する。当科では日帰り手術は午前中に行われることが多い。希望者には昼過ぎまで待っていただき，止血を確認してガーゼを小さくしてお帰りいただく。患者さんも術後の様子をあらためて鏡で見ることで，翌日の朝に安心してガーゼを自分ではずせるようである。美容外科などでは，術後にガーゼ装用はさせず，診察は抜糸まで行わない先生もいるようであるが，そのレベルの仕上がりにするには研鑽が必要であろう。

　一週間後の抜糸までは抗菌薬軟膏を一日2〜4回塗布するよう指示する。翌日以降のガーゼの必要はない。

眼瞼は血流が豊富で感染は起きにくい。予防的に抗菌薬を処方する必要はない。

❻ 創の清潔

　手術創は，石鹸をつけないようにして水で洗う分には問題ないと伝える。「日本の水道水は飲めるほどきれいです。私たちの皮膚よりもずっときれいなので大丈夫」と説明する。

　しかし多くの患者が創は消毒するものという先入観があり，どうやら水では洗わないようである。そこで，一日2〜5回軟膏をつけてもらうと血の塊が取れやすくなり，創がきれいに保たれる。これは清潔を保つ目的よりも創を残さない目的が大きい。

　創を水道水で洗うという考え方については，前述の形成外科の夏井睦先生のHPが大変参考になる。

❼ 術後の出血

　血流が豊富で感染しにくい眼瞼ではあるが，組織が疎であるため組織液の移動が多く，術後内出血や腫脹が起こりやすい。

　「ガーゼが真っ赤になった」と患者さんからの電話があった時は「まぶたはすごく腫れてますか？　そうでないなら，出血が内出血にならずに外出血になったわけで腫れずに早くよくなりますよ。良かったですね！」，後述の圧迫止血の経験者には「心配でしたら圧迫の姿勢を15分程度とってください」と返答する。

● 皮下出血

　下垂術後の重瞼の修正のため，皮膚切除を施行した。全身疾患の多い方で，抗凝固薬も内服されている。術後，広範囲の皮下出血が生じた。**図86**は1週間後である。術直後はもっとひどかったとのことであった。手術の大きさに関わらず，このリスクは誰にでもあることを認識していただく必要がある。

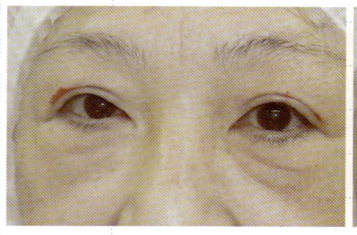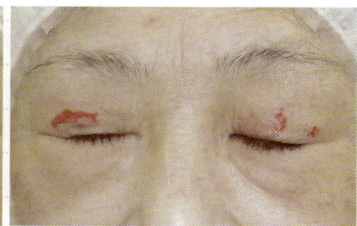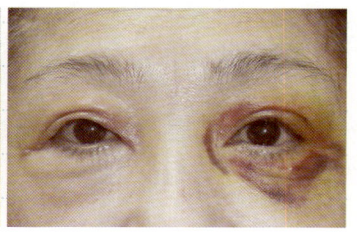

図86　術後1週間の広範な皮下出血

● 血腫

　術後，眼輪筋に沿って皮下出血を起こすことがある。眼輪筋周囲は粗な組織で出血がまわりやすく，皮膚に密着しているので目立つ。組織内にびまん性に拡散しているため，切開を入れて排出できるようなものでないことの方が多い。

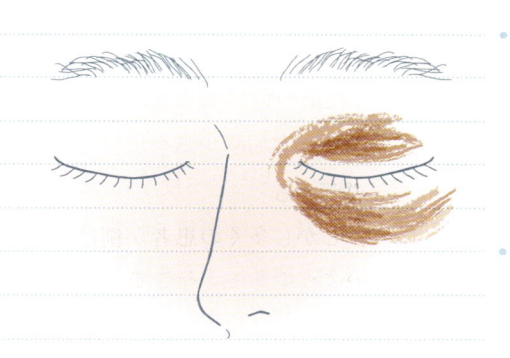

図87　眼輪筋に沿った皮下出血

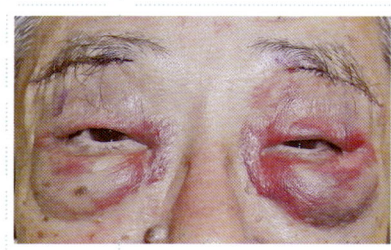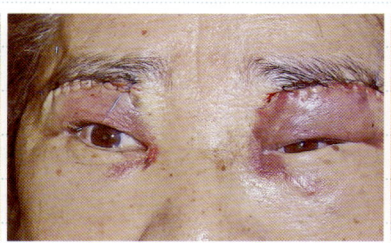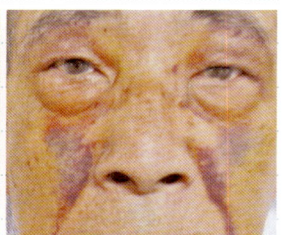

図88　眉毛下皮膚切除術後の血腫
この程度では切開による血腫の除去はあまり意味がない。

❽ 術後出血への対応

① 圧迫止血を指示（電話で指示が可能）

② どんどん出血が継続するなら，開創しての止血が望ましい

③ 溶血するまで1週間待って，シリンジで吸引する

　皮下血腫の生じやすい手術は，眉毛下皮膚切除術で瞼縁側に大きく剥離した場合や，眼窩下壁骨折のように皮膚切開創と操作する位置が離れていて，皮膚切開のあとで大きく眼窩隔膜に沿って展開するような場合である。この際には出血がすぐに皮膚創から出にくいため，組織内にこもるということが生じる。

　出血が組織にびまん性に浸潤しているような場合は血腫除去術の適応にはならない。

　切開は，できるだけ初めの術創より行う。

● 圧迫止血

　机に頬杖をつく要領でガーゼの上から手の母指球（親指の付け根の肉球）で圧迫する。自分で圧迫させると，力加減が過不足なく行えるので安全である。

　ティッシュを5枚ぐらい重ねて創部に置き，テーブルに頬杖をつく要領で肘をつき，手のひらの付け根（母指球）が創部に当たるようにする。この姿勢を最低20分はとってもらう。しかしうまくできない例も見受けられる。創部を圧迫するように言われても怖くてできない

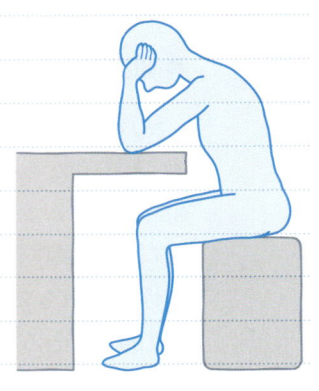

図89　止血のための姿勢

場合や，この姿勢で止血を行っているのが理解できていない場合が考えられる。

　したがって，「止血のための姿勢」であること，「手のひらが傷口に当たるようにしてください」と伝える必要がある。

通常：15分

動脈出血：30分

　動脈出血の場合は患者自身でのコントロールは難しいことが多いので，迷ったら来院させて局麻下にバイポーラで止血することが望ましい。また高齢者で電話での指示が困難な場合や，血液に対する恐怖感が強い場合には，希望があれば来院させた方がよいであろう。それでも最初にすることは圧迫止血であり，それが奏功しない場合に局麻下の本格的な止血となる。

❾ 創をきれいにするために

眼瞼には基本的にはケロイドは生じない。また，本当のケロイド体質の人はわずかである。

> 眼瞼にケロイドが生じないなんて……
> だからそんなに心配することない。

● 抜糸まで

抗菌薬入り眼軟膏またはワセリンでずっと濡れた状態を保つ。毎日丁寧に痂皮を取り除けばいいのであるが，自分ではできない患者がほとんどである。軟膏をつけることで余計な痂皮は脱落するため，続けることを勧めている。

● 抜糸後

術後1〜3カ月に線維芽細胞が増殖するため，最も硬くなり陥凹が生じる。その後ゆっくり柔らかくなって6カ月後に将来的な形になる。

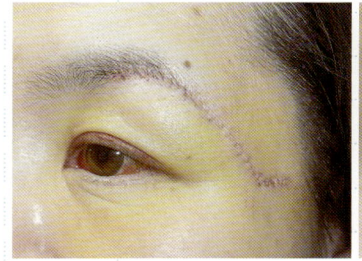 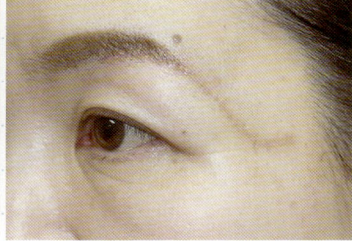 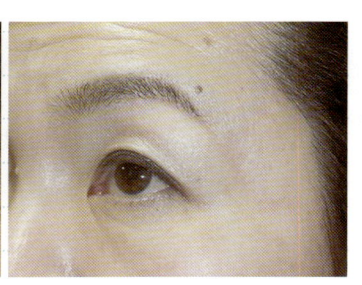

(a) 術1カ月抜糸直後　　　(b) 2カ月後　　　(c) 6カ月後

図90　眼窩腫瘍の術後（50代女性）

皮膚が厚い部分は少し盛り上げて縫合してある。術1カ月後には平坦になったが色素沈着が生じた。できるすべてのことを行ったところ，薄い化粧で十分隠せる程度の跡となった。

● リザベン®内服

術後の瘢痕が心配な患者には，術2週間前からリザベン®内服を投与し，術後3〜5カ月程度継続する。長期にわたると肝障害の副作用が生じるため，患者が心配するからといってむやみに処方するべきではないだろう。また保険適用はケロイドにはあるが，予防投与分にはないので注意する。

- **軟膏塗布**

抜糸後，ステロイド入り軟膏（主にプレドニン®眼軟膏）を少量塗布する。ステロイド入り眼軟膏は，皮膚科的には非常に弱いステロイド薬だそうで，少量を使用する分には大きな問題はないようである。眼圧のチェックは必要である。

- **テープ貼付**

瞼縁から離れた位置の創には，テープを常に貼って皮膚にテンションを与えるようにする。

- **UVケア**

半年は日焼けしないよう気をつけていただく。色素沈着が起こりやすい。

- **ビタミン摂取**

ビタミンCを中心によく摂取していただく。ハイチオール®Cなどのサプリメントでもよい。

薬ギライ

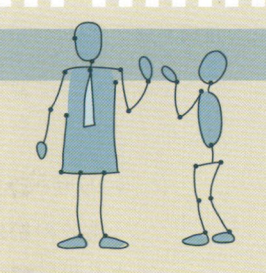

石嶋くん	先生は術後の抗菌薬が嫌いなんですか？
野田先生	どっちかっていうと，嫌いね。というか薬全般嫌いね。
	ク・ス・リ，逆から読むとリスクね。
石嶋くん	特に抗菌薬が嫌いな理由はありますか？
野田先生	余計なクスリに頼らずオペで治す。これが外科医（ドヤ顔）！
石嶋くん	しょっちゅう製薬会社さんの後援で講演やってるくせに。
野田先生	……。

患者さんへの説明 ― 術後のケア

野田先生 ではあとは皮膚を縫合したら終了ですよ。これから48時間，体があたたまるようなことをしないでください。お風呂，運動，お酒は我慢です。そして，できればガーゼの上から冷やしてください。

患者さん 明日は来た方がいいですか？

野田先生 ご心配でしたら拝見しますが，ご自分でガーゼを外せれば来なくていいですよ。抜糸は眼のきわなら5〜7日，眉毛の下は10日後くらいに行います。

患者さん 顔はいつから洗っていいですか？

野田先生 洗顔は明日から大丈夫です。傷口に石鹸をつけないようにして，水で普通に洗ってください。

患者さん え！濡らしていいんですか？白内障手術の時とは全然違うんですね。ばい菌が入りませんか？

野田先生 日本の水道水は飲めるほどきれいですね。○○さんの皮膚よりきれいですね。

患者さん それもそうですね。でも怖いですね。シャンプーはどうですか？

野田先生 シャンプーも明日から大丈夫ですよ。大人がシャンプーして普通眼に入らないでしょ？もし入ったとしてもお湯で洗い流せば大丈夫ですよ。

患者さん プールはいつから入っていいですか？

野田先生 ご自宅にプールがあるようなら明日からいいですよ。公共のプールに術後まもなく入ると嫌がられるからやめたほうがいいですよ。あと，ゴーグルの付け外しのときに少し痛いと思いますので気をつけてください。

患者さん 消毒はどうしたらいいですか？

野田先生 抗菌薬入りの軟膏を処方しますのでそれを1日最低2〜3回、できれば5〜6回傷口に塗って，傷が乾かないようにしてください。そうするときれいに治りますよ。一緒に痛み止めを処方しておきましょうか？

患者さん そうですね。一応お願いします。コンタクトレンズはつけていいですか？

野田先生 明日からつけて構いませんが，まぶたを触るのが痛くて取り外しができない危険性があります。また，タンパクが沈着してとても汚れてしまうことが予想されます。1日使い捨てのものならいいのではないでしょうか。

患者さん 仕事にはいつから行っていいですか？

野田先生 明日は眼にどうしても違和感があって，眼を開けるのがしんどくて，難しいことを考えられなくなります。家事や単純作業でしたら構いませんが，細かい仕事や会議などの予定は入れない方がいいと思います。YouTubeさえ見る気が出ないですよ。周囲の人に手術したことを知られないようにするためには，1〜2週間の休みが必要です。印象的なメガネなどでカモフラージュするといいでしょう。

穿　刺

囊胞，膿瘍の内容物を排出し，疼痛や眼球運動異常を改善させる。

急な涙囊部の腫脹・疼痛を訴え来院した患者に最も良い適応がある。

副鼻腔炎は怖ければ自分で行わずに耳鼻科に依頼すればよい。

❶ 準　備

吸引用の針が細いものでいいと
思うのは間違い。
粘稠性の高い内容物は，
細い針では吸引できない。

麻酔用：2.5mLシリンジ＋30G
吸引用：　5mLシリンジ＋18G

涙囊や前頭洞の穿刺なら，眼窩縁に刺さないようにすれば
動脈を損傷する心配はあまりない。
球後麻酔のときに浅部での動脈損傷が心配ないように，
場所的に選べば問題ない。

シリンジ：麻酔は刺入予定の皮下に行う。18Gを付けた5mL以上の大きさのシリンジで穿刺吸引する。18Gは内径が1.2mmあり，粘稠性の物質も吸引できる。細い針では吸引できない。

MRI, CT：CTが第一選択。位置，大きさを確認する。囊胞性病変がはっきりしなければMRIを施行する。

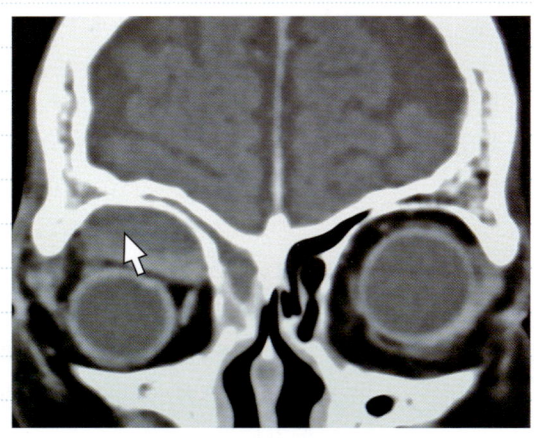

図91　副鼻腔炎症例のCT

❷ 適応疾患

急性涙嚢炎，前頭洞副鼻腔嚢胞の根治手術までの症状改善

● 急性涙嚢炎

涙道閉塞に加えて涙嚢で細菌感染が起こったために，内腔の圧力が増加し疼痛を惹起させる。穿刺部は最も皮膚の薄いところか，最も盛り上がっているところ。

原因：鼻涙管閉塞

治療：急性涙嚢炎を起こしたら，チューブ挿入などを考えている場合ではない。疼痛が強いなら早く切開排膿して楽にさせたい。

● 副鼻腔嚢胞

副鼻腔炎が眼窩の骨を破壊して眼窩内に炎症を及ぼすことがある。前頭洞が最も多い。根治的には副鼻腔炎手術を耳鼻科に依頼することになる。

❸ 術 式

① 局所麻酔：30G＋2.5mLのシリンジで浸潤麻酔を行うが，腫脹している周囲は皮膚が薄く疼痛が強く，麻酔が効きにくいことが多い。そこで上顎神経をブロック麻酔した方がよいこともある。

② 吸引用シリンジで刺す。涙嚢は内眼角靭帯の後方にある。涙嚢が腫脹すれば靭帯を避けてその下が腫脹する。当たっても血管のような逆流はないので，ある程度あたりをつけて内筒を引いて確認するよりほかない。

③ 内容物は白色の粘稠な液体が出ることが多い。吸引とともに眼球の位置が正常の位置まで戻ろうと移動する。不用意に針先を動かさずに吸引が終了したらまっすぐ抜く。

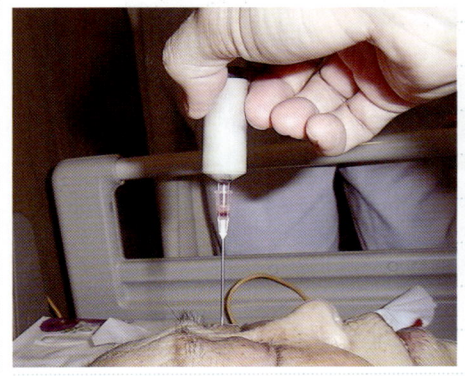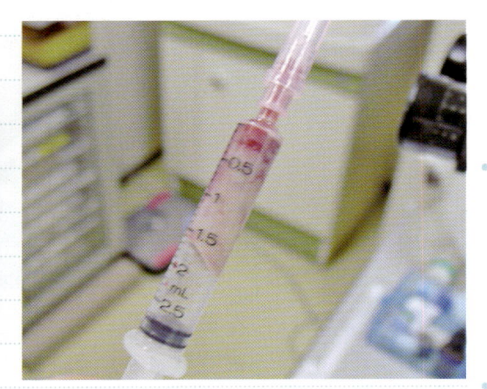

図92　吸引した内容液

④ 内容液は白血球が多いが，うまくいけば薬剤耐性までわかることがあるので培養へ出す。

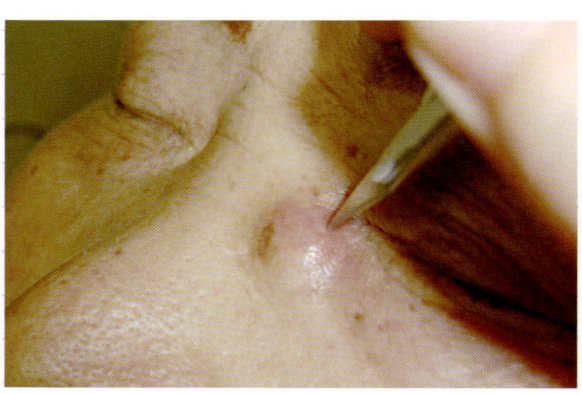

図93　涙嚢炎に対するメスでの切開

11番メスでの切開も大変有効である。穿刺の時だけでなく，その後からも排膿が期待できる。写真の程度に皮膚に厚みがあれば，切開部の局所麻酔がよく奏効する。

❹ 症　例

● 急性涙嚢炎

「切開にて跡が残りますか？」という質問が多いが，放置すれば皮膚は醜く破裂する（菌血症になることもあるので，「残りますが，やらないともっとひどいです」）と言うしかない。

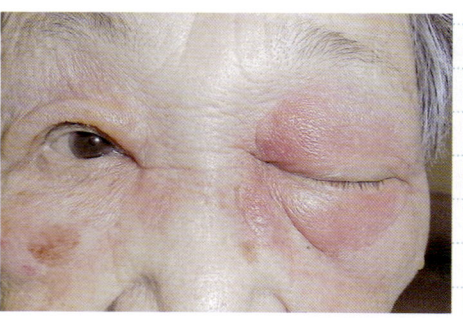
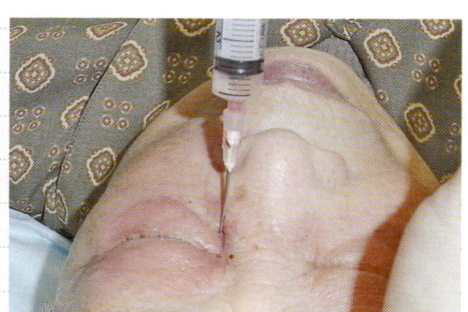

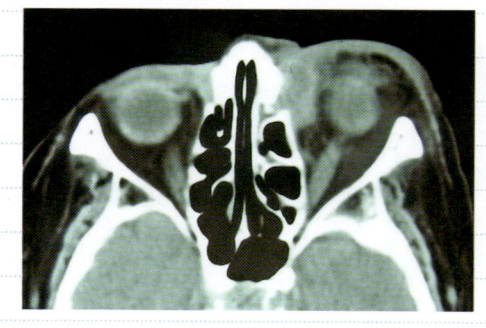

症例1　左急性涙嚢炎

涙嚢が破裂して内容物が軟部組織に入り強い炎症を起こしている。もし切開排膿ができる部分があれば少しでも出した方が早く楽になる。

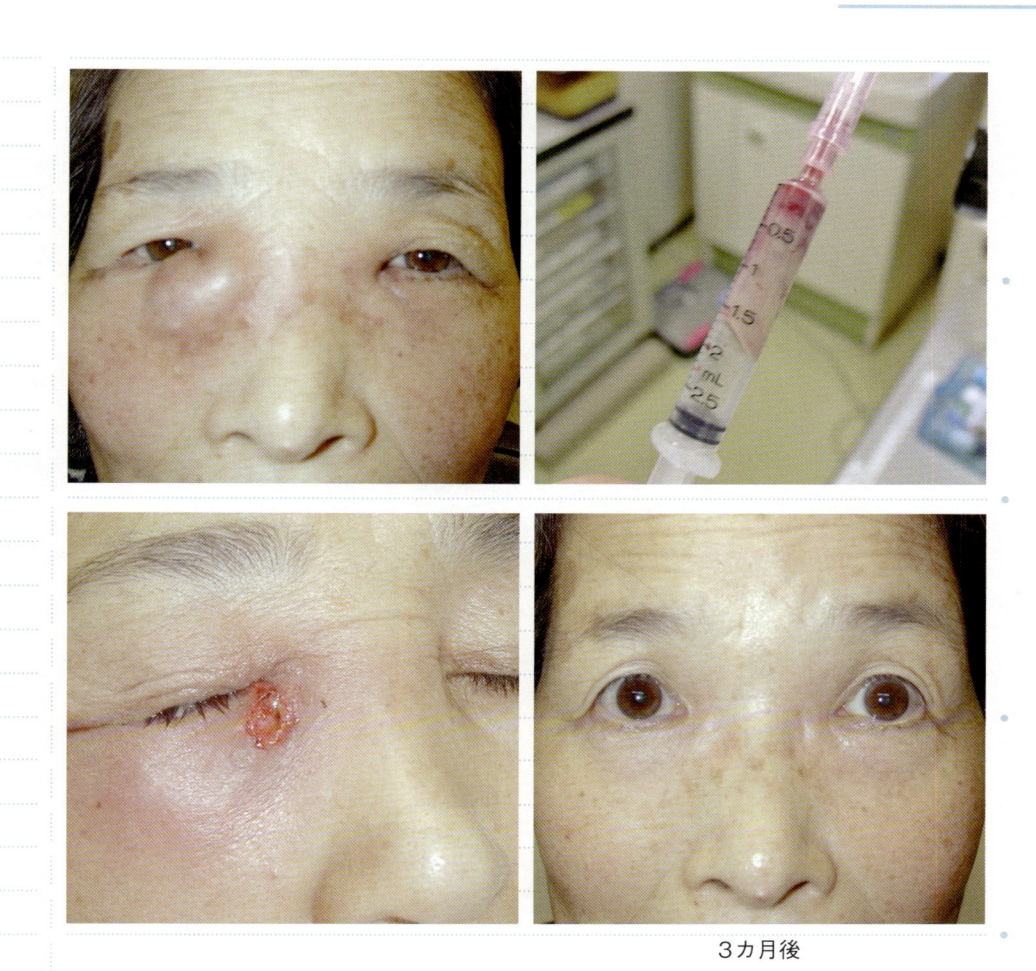

3カ月後

症例2　右急性涙嚢炎

　吸引排膿だけではなく切開し，さらに排膿を行った。3カ月後にはまったくわからないくらいきれいになっている。

症例3はかなり広範に炎症が広がっている。切開だけでは十分排膿できなかったため，点滴チューブを適当に切って作ったドレーンを入れて，後続する排膿を促した。最も盛り上がった位置で切開するのであるが，できれば瞼縁近くに行うと比較的目立たない。このレベルになると痛みと強い腫脹のため，皮膚切開による傷跡のことを気にして切開を拒む患者も少なくなる。1週間後には切開創もかなり落ち着き，むしろ目立つのは炎症による色素沈着であるが，最終的にはほとんど目立たなくなった。急性涙嚢炎で切開の際の皮膚瘢痕を恐れてはならない。

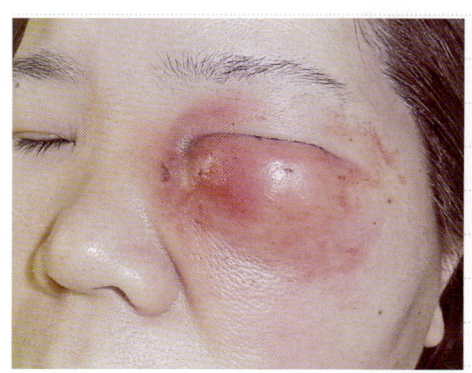
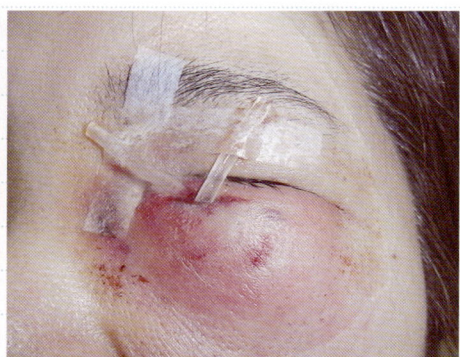
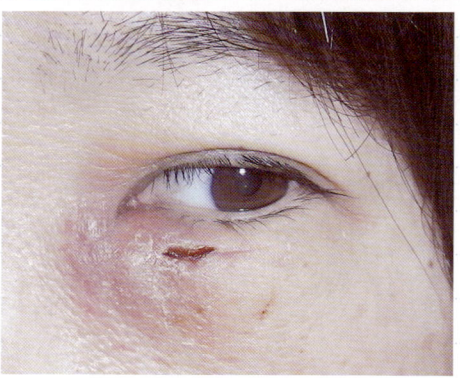

1週間後

症例3　左急性涙嚢炎
抗菌薬を内服と点滴で投与され経過観察されていた。

● 副鼻腔炎

　眼窩に波及する副鼻腔炎は穿刺排膿で急場をしのぐことができる。眼科の先生にはこの知識だけもっていただき，速やかに耳鼻科に紹介すべきである。

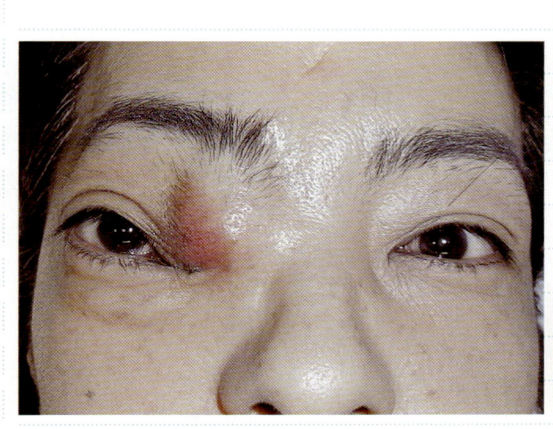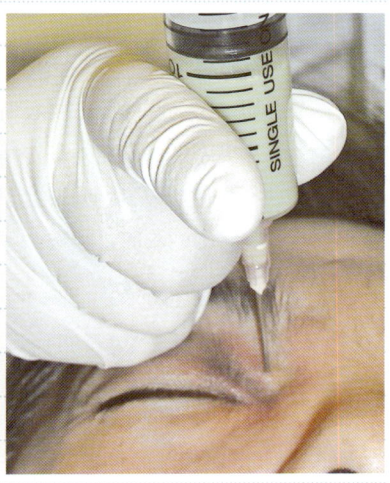

症例4　篩骨洞の副鼻腔炎

　比較的めずらしい。眼球が外側に偏位している。大量の排膿を予期し，20mLのシリンジを用いた。なおこの症例には緊急性がなかったため，排膿の前に診察したかったと後に耳鼻科医にたしなめられた。

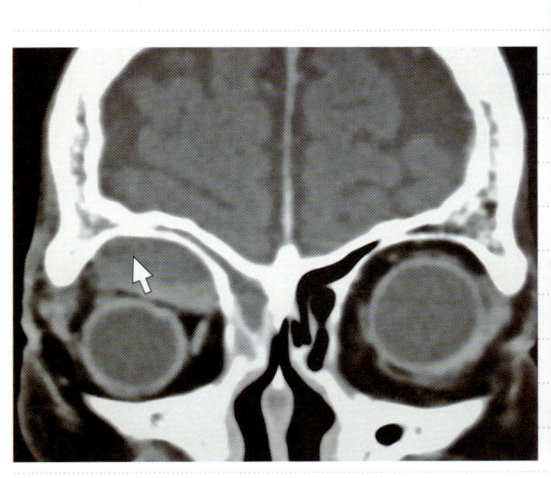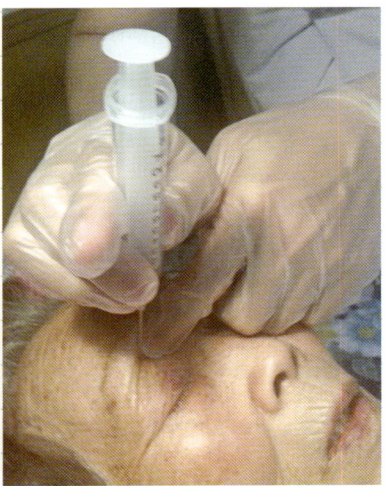

症例5　前頭洞の副鼻腔炎

　高齢者の前頭洞副鼻腔炎にて敗血症を起こしていたため，初診日に急ぎ排膿した。
　これも平日午前中の受診だったため，耳鼻科にひと声かけて欲しかったとたしなめられた。

救急外傷

　外傷の診断から治療までをこなせる施設は多くはない。他施設に送るとしても，最初にみた医師は必要な所見を可能な限りとってから申し送る。

　実際には多発外傷が多く，眼周囲が腫れて訳がわからないのが現実である。そのような時でも脳外科などが診察する前に眼科の診察を済ませたい。なぜならCTなどに回している間に眼瞼が腫脹して眼球の診察ができなくなってしまうからである。

❶ 記 録

① **創傷部の位置**：「瞼縁より何ミリ」，「眉毛より何ミリ」，涙小管付近は通水試験とブジーで検査
② **機能的損傷**：開瞼，閉瞼を指示して確認
③ **眼 位**：9方向眼位を記録
④ **眼球運動**（できればHessチャートを）

　図94は典型例ではあるが，眼窩壁骨折と外傷性の麻痺の例。

　図94(a)は眼窩下壁骨折による上転制限である。内枠は左右等しいが，外枠の上方から急に運動制限を起こす。多くは上転制限。両眼の矢印①は等しいが，ある角度から（矢印②）引っかかり運動制限を起こす。

　図94(b)は麻痺による下転制限であるが，麻痺ではどの運動距離でも制限が起こるため全体的に潰れている。全方向でちょっとずつずれるために訴えは逆に強い。矢印①②③とも全体的に少しずつ制限を起こす。

　Hessチャートができない場合，簡易的にはペンライトを9方向追視，角膜反射が左右等しいかを調べる。自信がなかったら9方向眼位を写真におさめる。

⑤ **眼球陥凹**はないか？（ヘルテルの前に，座位の状態で頭側より見てみよう）
⑥ **知覚障害**（おでこ：V1，頬：V2）を確認

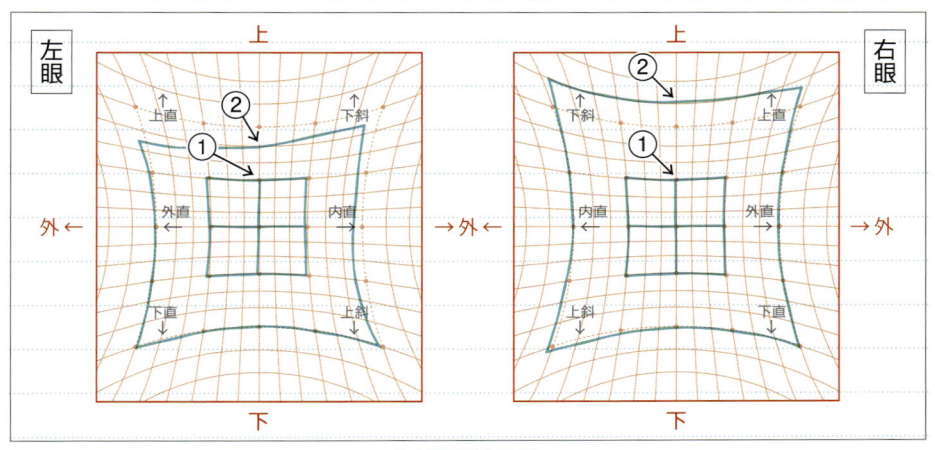

(a) 眼窩壁骨折

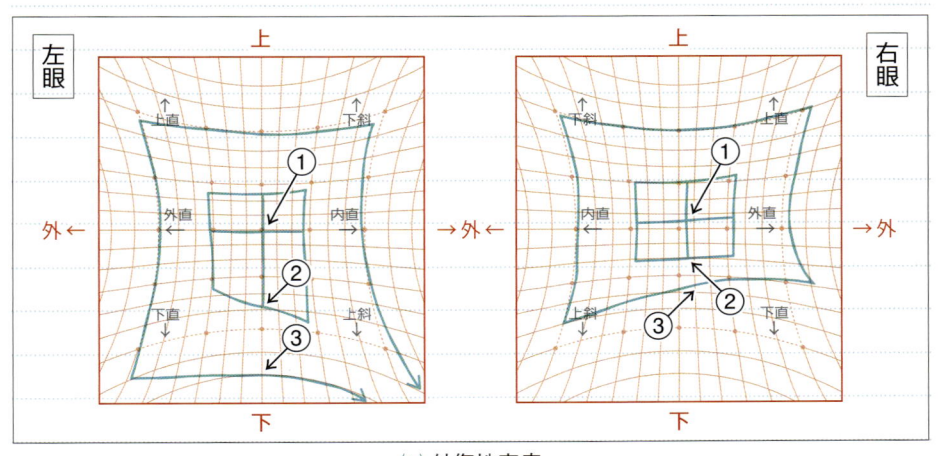

(b) 外傷性麻痺

図94　眼球運動（Hessチャート）

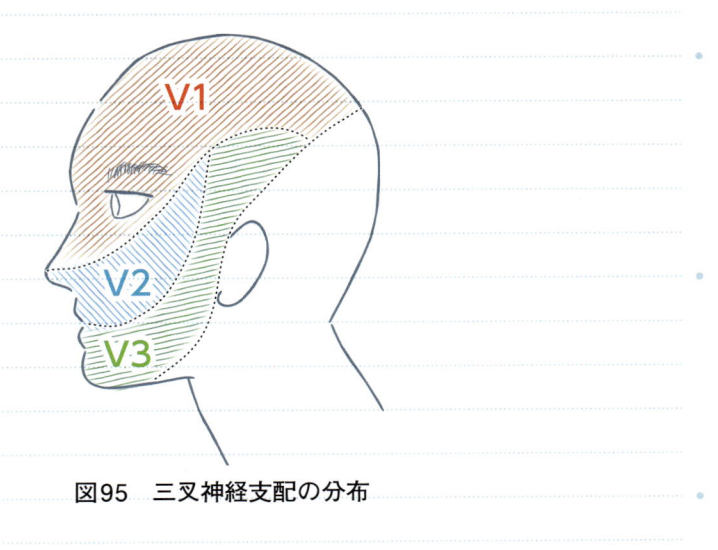

図95　三叉神経支配の分布

❷ 検 査

● X線撮影（Waters法の正面，側面）

とりあえず撮っておいた方が何かと役立つ。大した手間ではない。

● CTのオーダー

- 前頭断（前額断）は顔面と並行に
- 水平断は視神経と並行に
- 再構成可能なら「矢状断は視神経に沿って」
- 視束管骨折を疑うならそれを詳記

❸ 視束管骨折

眉毛外側の頭部中心へ向かう衝撃は視神経管損傷を起こす可能性の最も高い所である。症状は「受傷後より急激な視力障害」である。

構造的に視神経管損傷が起きにくいようになっているが，眉毛外側のみ力学的ベクトルが弱点である。

眉毛外側：視神経管に介達外力が伝わる（黄矢印）

眉毛外側より上：前頭洞がつぶれて守る（緑矢印）

眉毛外側より下：頬骨と蝶形骨の間が折れて守る（赤矢印）

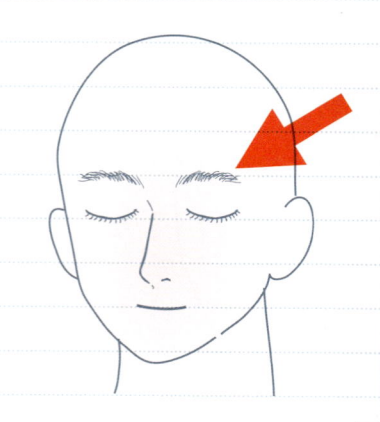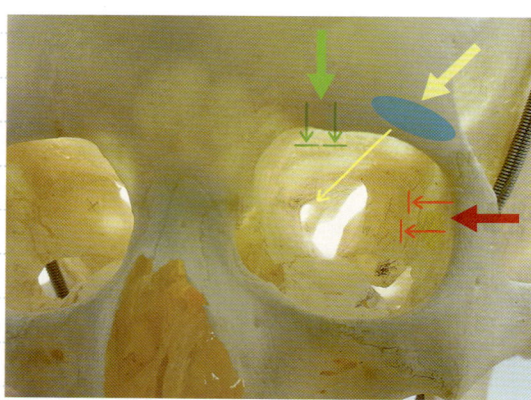

図96　視束管骨折

● 治療

- ステロイドパルス療法
- 視神経管開放術

　したがって手術適応を含め，早期に手術できる（脳外科のある）施設へ搬送する。

　初診時視力の悪い症例では，やはり予後も悪いことが多く，視力予後の厳しい話はこの時点で伝える必要があると思われる。

❹ 眼窩壁骨折

● 手術適応

　複視または明らかな眼球陥凹が手術適応となる。ほとんどの場合，一刻を争うことはないため，あせらずに手術への準備をすればよい。

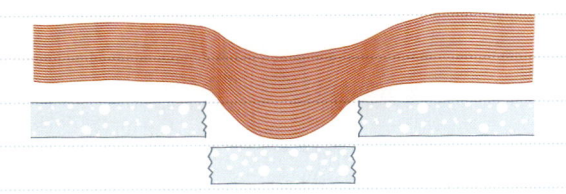

図97　骨折部の筋肉への嵌頓

● 緊急手術適応

Trap-door型骨折：強い外力で折れた骨に筋肉が嵌頓したまま，骨が割り切れずにもとに戻り，筋肉を挟み込み虚血している状態

　15歳以下の若年者に多く，通常強い疼痛を引き起こすが，その強い症状の割にはCTでは軽度なことが多い。骨が割り切れないので，組織の脱出量も少なく，骨折も明確でないために起こる。

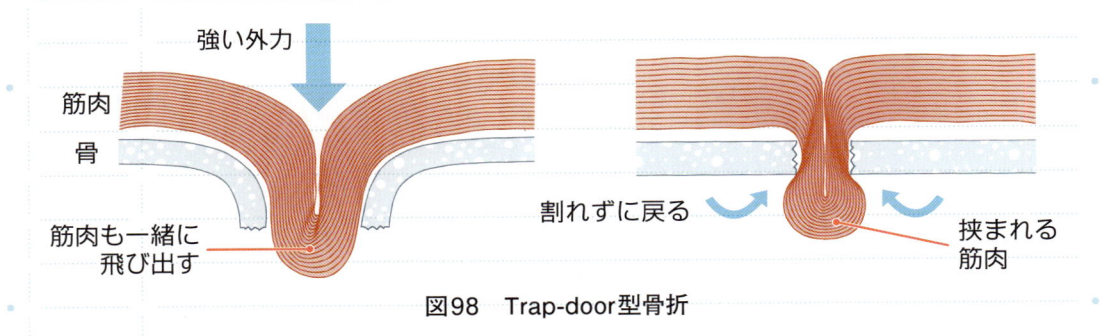

図98　Trap-door型骨折

症状：激しい疼痛，頭痛，嘔気，嘔吐

（したがって内科，脳外科を受診しCT，MRIで問題なしと言われる）

　ここで眼科でもう一度同じ検査をするのは勇気がいるが，オーダーする。

　Trap-door型は骨折部の骨は折れたあとで戻ってくるため，骨折がはっきりしない特徴がある。

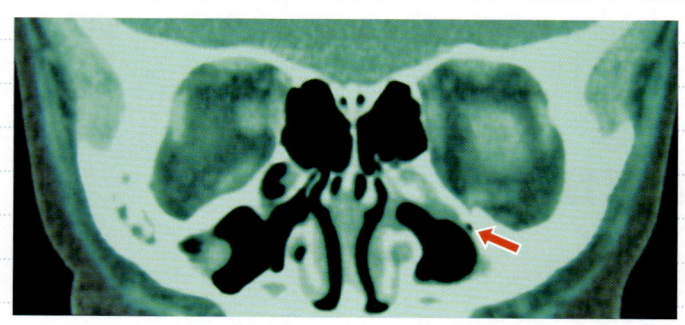

図99　骨折部の筋肉への嵌頓
左眼，下壁骨折（Trap-door型）だが，一見，筋肉は異常がないように思える。

> 決め手は臨床症状
> 　上下を見させると，「上方視で強い複視，下方視で非常に痛がる」などの強い臨床所見がある。
> 　→できる限り早く手術ができる施設へ搬送

● **手術時期**

Trap-door型骨折：当日

通常の眼窩壁骨折：可及的速やかに。遅くとも1〜2週間以内（組織瘢痕の前に行う）

> 「眼球一発への直接の衝撃による
> 　　　　明らかな眼球運動制限」と
> 「強い症状(痛み、吐き気)」
> 　複数回の外傷では、
> 　嘔気について頭蓋内出血などを
> 　除外しなければならない。

IV

手術の適応

霰粒腫

皮膚を守るために，
切るタイミングを間違えない。

❶ 病　因

　霰粒腫は脂腺閉塞により脂質，細胞成分の変性が起き，それが貪食されることで異物肉芽腫が生じる。脂腺閉塞だけでは必ずしも起こるものではなく，他の機序が示唆されている。

❷ 診　察

▶　問　診

年齢：高齢者で繰り返す霰粒腫は悪性腫瘍も考える。小児では外科的治療の際の麻酔方法について念頭におきながら治療方法を選択する。

発症時期：長期でびまん性の場合は炎症による皮下組織の損傷，傷痕の残存の可能性などを覚悟の上で臨まなければならない。

自発痛：感染の合併または内容が液体で周囲組織と強い炎症を起こしていることを考える。炎症が強いと麻酔が効きにくいので注意。穿刺によってもし液体が排出されれば劇的に症状が改善される。内容が液体であるかどうかは事前にはわかりにくい。

過去の治療：既に抗菌薬が無効であることがわかっているならば，切開治療の適応となる可能性が高まる。穿刺排膿できる場合や，皮膚の菲薄化が広範囲である場合は早期の外科的介入が望ましい。

▶　触　診

　眼瞼の薄い症例では，眼球自体のカーブと霰粒腫との見分けがつかずに見逃すことがある。それでも患者自身が先に気付き訴えることが多いので，まずは患者の観察力を尊重して診察する。

　触診においては，霰粒腫に限ったことではないが，指先で「細胞の一つ一つを感じ

取る」ようなつもりで診察する。端からみれば，指をロールさせてそっと指紋をつけるような動作である。

腫瘤の位置：瞼板との位置関係を確認する

硬さ，深さ：弾性硬か柔らかいかを確認する

❸ 病期と手術適応

● 正常

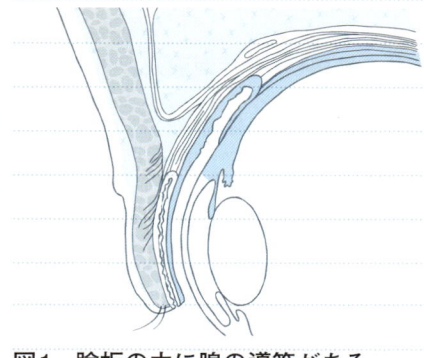

病期分類
・限局型
・びまん型
・瞼結膜ポリープ

図1　瞼板の中に腺の導管がある
上下各30本程度

● 限局型

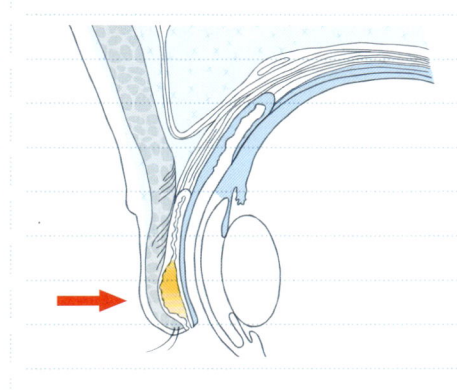

弾性硬の腫瘤をふれる

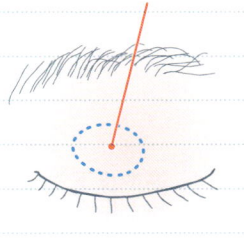

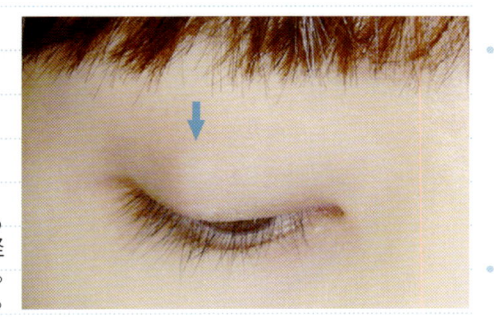

図2　病変が瞼板内に収まっている場合
開口部が詰まって，瞼板内に分泌物が溜まった状態。ころころと触れる。希望があれば経結膜的手術を行うが，様子を見ても構わない。特に小児では吸収されることがしばしばある。

● びまん型／皮膚菲薄化なし

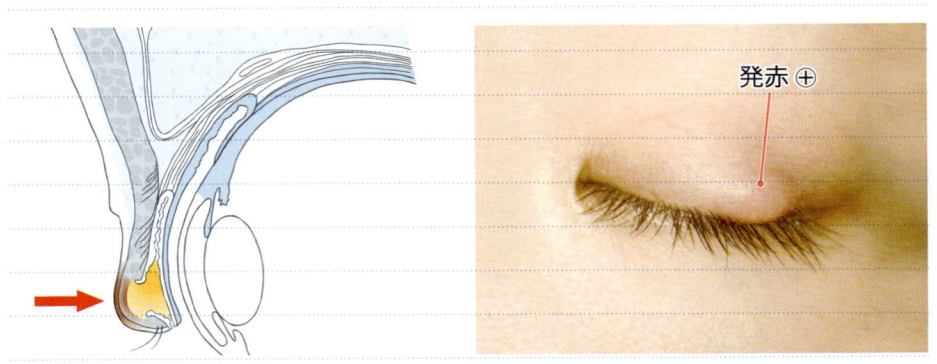

図3　瞼板前面，眼輪筋，脂肪を破壊し，炎症が波及してきた場合

炎症により疼痛，皮膚の発赤が生じる。境界は不明瞭である。これより経皮的手術の適応が出てくるが，皮膚が薄くなっていなければ，薬物治療や経結膜的アプローチでも構わない。慎重に経過観察する必要がある。

● びまん型／皮膚菲薄化

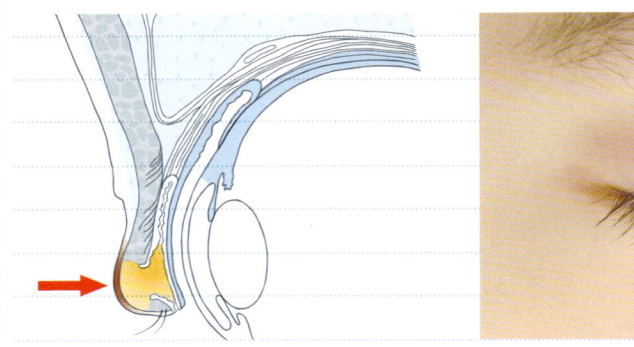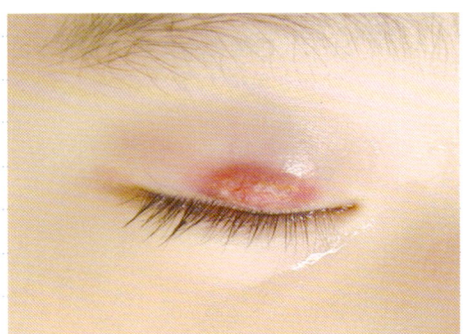

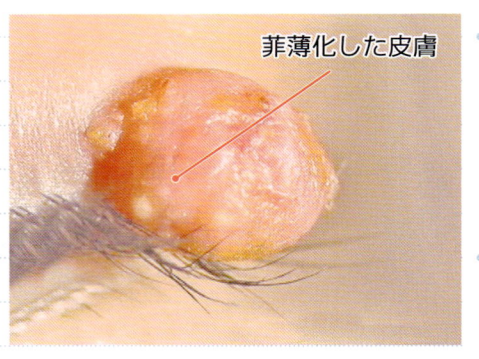

図4　筋や皮下組織が溶けて皮膚が薄くなった場合

温存すべき正常皮膚が侵されている状態で放置すると，瘢痕が残る可能性が高まる。霰粒腫の境界が明瞭であることは，皮膚が薄いことを示唆する。経皮的手術が絶対的適応である。赤くても薄いとは限らず，挟瞼器をかけて触ってみるまで皮膚の菲薄化はわからないことがある。

● びまん型／皮膚自潰

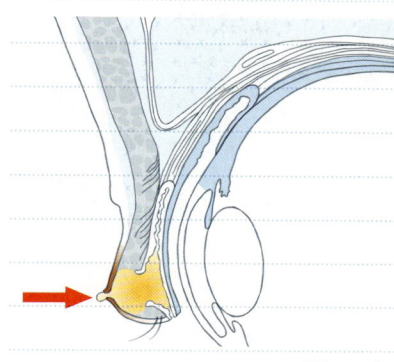 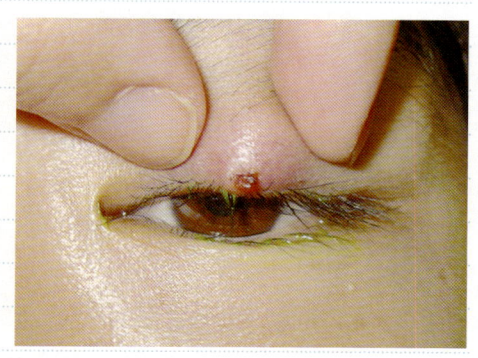

図5　皮膚が自潰している場合

自潰した皮膚は縦方向のひきつれや色素沈着を残すことがある。すでに自潰していたら切開を加えて十分に排膿させ，さらなる皮膚のダメージを防ぐ必要がある。切開できない事情がある場合は，タリビット®眼軟膏を用いる。

> 皮膚側に出た霰粒腫は，赤い時は感染なので薬を使い，
> 排膿が始まったら自然によくなるので，
> 結局手術適応になることはないと思っていたが……
> 放置して悪くなるよりも，
> 手術の痕の方がわりときれいなので手術をした方がいい。

● 瞼結膜ポリープ型／結膜から脱出した霰粒腫

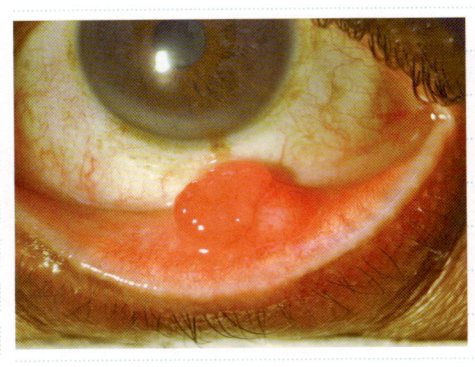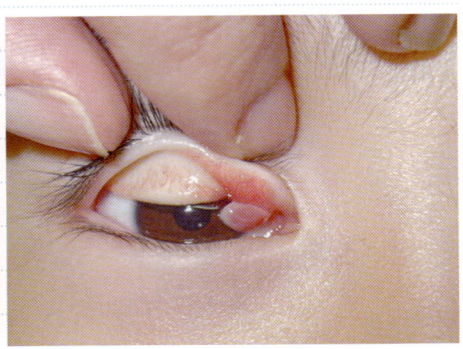

**図6　霰粒腫の内容物が瞼板を瞼結膜側
　　　に穿破した場合**
小さな破裂口から内容が飛び出す。血流が
悪いのでいずれ破裂口の根元で脱落するこ
とが多い。

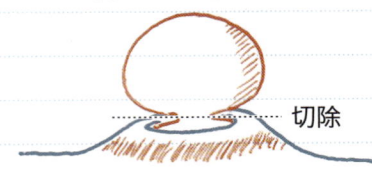

脱出した霰粒腫

切除

　小児に多くみられる。

　臨床的に化膿性肉芽腫（pyogenic
granuloma）と呼ばれることもある。
表面は平滑で微細な血管が透見でき
る。茎部よりを切除することで比較的
簡単に処理できるが，その必要もなく
薄いステロイド点眼で治癒することが
多い。

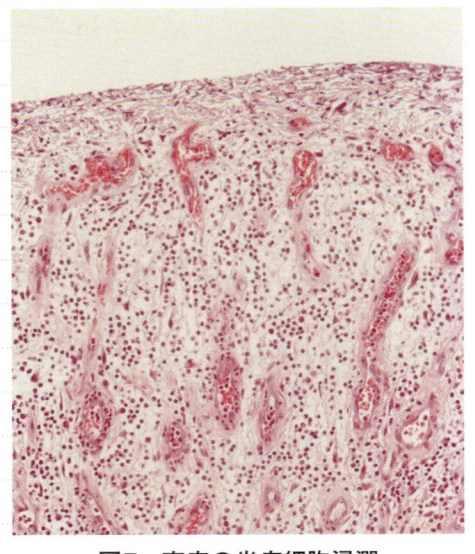

図7　高度の炎症細胞浸潤
実際に摘出した組織の病理像では腫瘤の上皮
は剥離しており，拡張した毛細血管を持ち，細
胞間隙の拡張があり，好中球浸潤を伴う高度
の炎症細胞浸潤がみられた。

❹ 薬物治療

- 発赤があり皮膚が破れていない場合

　ステロイド眼軟膏を用いる。小児では1カ月を限度として最小限に塗布するよう指示する。小児では眼圧上昇の副作用が大きな問題となりやすい。

- 術後，自潰し，十分排膿している場合

　抗菌薬入り眼軟膏またはワセリンを用いる。

❺ 後遺症

● 上眼瞼の跡が残った場合

　上眼瞼の霰粒腫を長時間放置したために跡が残っている。ただし開瞼すればほとんど目立たず，跡が残るといってもこの程度である。これをどう考えるかである。特に小児の場合，私達は患者さん側に選んでもらいたいと考えている。

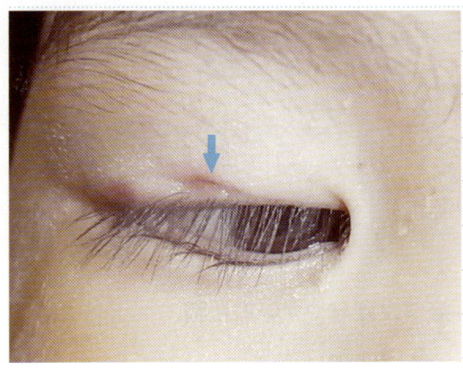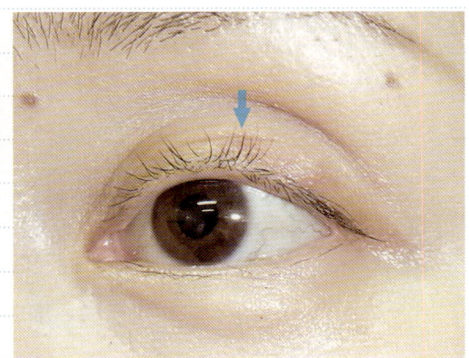

(a) 小児　　　　　　　　　　　(b) 成人女性

図8　上眼瞼の霰粒腫を放置して破裂したために残った瘢痕

● 下眼瞼の跡が残った場合

　全般に，下眼瞼の方が目立ちやすいため治療は積極的に行うべきであろう。

　さらに炎症が皮膚側に行かずに皮下組織内を進展する例もある。垂直方向では，涙袋と言われる目の下の脂肪の膨らみまでなら問題ない。さらに下方の目袋の方向に進む時は，厚い皮膚が傷害されて痕が残りやすいので早めの治療を検討する。

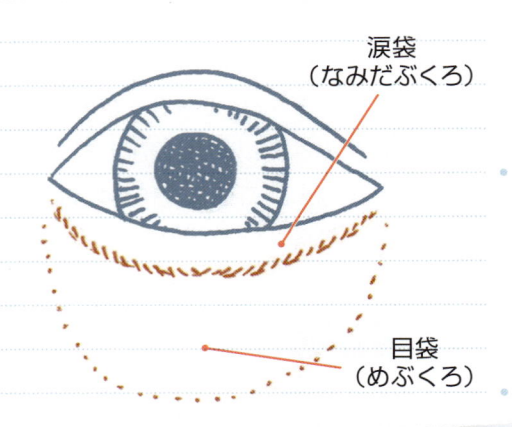

涙袋
（なみだぶくろ）

目袋
（めぶくろ）

放置すると痕が残りやすい場所にある！

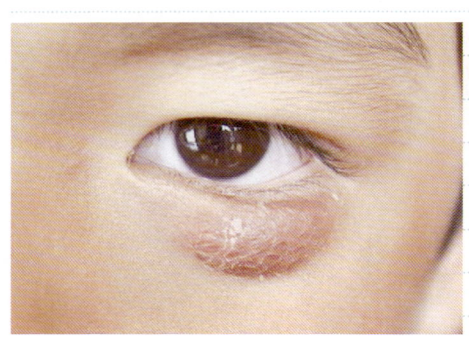
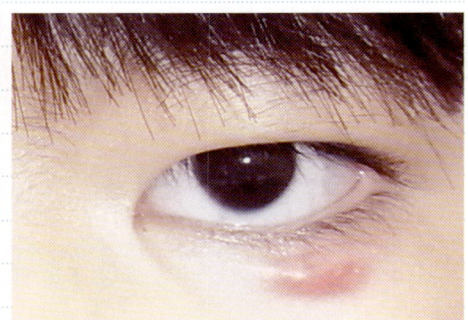

図9　瘢痕が残りやすい霰粒腫

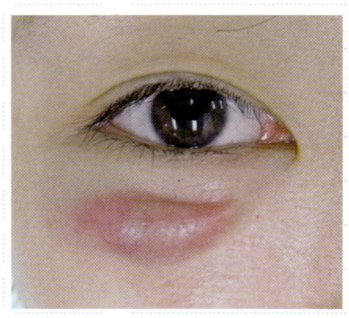
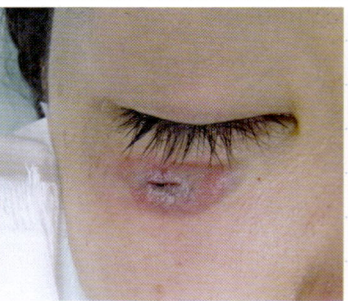
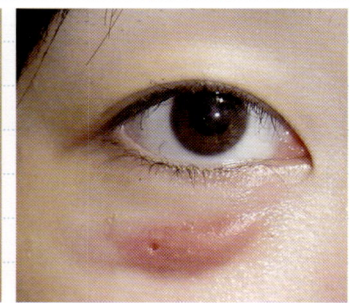

(a) 術 前　　　　　　　　(b) 術直後　　　　　　　　(c) 術後1週間

図10　瞼縁から離れた位置にできた霰粒腫
すでに薄くなっている皮膚の部分で切開して内容を可及的に摘出した。それでも傷は目立ちやすい。

❻ 年齢別問題

　高齢者は悪性の可能性，若い人はきれいに治したい，小児は局麻に応じないというそれぞれの問題がある。

▶ 高齢者への対応

　問診で最も重要なのは「同じ場所で反復しているかどうか」である。反復している患者の治療では病理検査を忘れずに行う。疑いのまなざしを持って臨まなければ見逃してしまいやすい。

● 長期化する霰粒腫

　霰粒腫の鑑別診断には悪性腫瘍がある。初診時に霰粒腫と診断されたものの難治であると大学へ紹介されたケースの中には，脂腺癌，扁平上皮癌，メルケル細胞癌などがある。眼腫瘍がご専門である新潟の江口眼科の江口功一先生は講演の中で「開業後一般診療で6年に6例の悪性腫瘍の症例がきた。紹介状もなく，普通に来る患者さんの中で6例/16,000例が悪性腫瘍。霰粒腫で切開になった症例500例のうち，3例が脂腺癌だった。おおよそ臨床診断で霰粒腫と思ったもののうち1%の割合で脂腺癌と考えた方がいい」と警鐘を鳴らしており，真摯に聞くべきである。

● 捨てる前に病理診断へ

　高齢者の霰粒腫で手術中に検体が採取できた場合は，即日診断する必要はないので「念のために検査に出しますね」と言ってできる限り，病理検査に出してしまう。悪いものが見つかったら「大切な事なので専門の先生に見てもらいましょう」と腫瘍専門医へ。紹介された患者の多くが「前の先生に見つけてもらった！」と感謝している。病理検査を追加すると，標本作製860点と組織診断料400点が加算されるのでその点も説明する必要がある。ただし霰粒腫手術そのものが580点と大変低いので気にならないかもしれない。

▶ 若年層への対応

　きれいに治るのかどうかが治療法の選択を決定することは少なくない。霰粒腫は瞼板にできる疾患であるので，治療範囲に瞼板を栄養する動脈が入る。動脈より出血し皮下出血を起こした場合は，霰粒腫よりよほど目立つ腫脹が生じることになる。また，若い女性では皮膚を切開することに強い抵抗を示すことが多い。したがって，すでに進行して皮膚が自潰しているにも関わらず薬物治療にこだわることがよくある。術者

の方もそれほど経験がなければ問題ないとも言えず，ものもらいで大学病院に送るのも躊躇される悩ましい状態となる。

▶ 小児への対応

皮膚が破裂して自潰するような霰粒腫は，主に小児に生じる。2〜4歳頃が多い。手術をするか，どのように行うかは保護者に判断していただいている。保護者も初めての経験であることがほとんどで，丁寧に説明しても判断に困り「先生ならどうしますか？」とこちらに一任しようとしてくることが大変多い。

切開に迷いがあるようなら無理せず軟膏を投与し，希望があればいつでも切開ができることを説明しておく。

● 麻酔

理想は日帰りで全身麻痺をかけてくれる施設にて，ごく短時間の麻酔下での切開である。わが国でこれがどこでも得られる時代はいつか来るのであろうか。

小児の場合，全身麻酔か局所麻酔かを含めて治療方針は保護者に決めてもらう。大きく分けて，7歳以上で診察時にも協力的な子ならば局所麻酔での処置が可能である。小学生であると目立つものもらいの治療に対していくらかモチベーションがあることが多く，応じる症例も多い。極力親御さんに側にいていただき，お子さんの恐怖感のコントロールをお願いする。全身麻酔は術者にとってベストな仕上がりを期待されるプレッシャーが生じる以上に，親の全身麻酔への抵抗がまだまだ強い。また多くの病院で全身麻酔の際は入院を求めており，しかも親の付き添いと個室の確保が求められる。小さいお子さんのいる家庭では他にもお子さんがいることが多く，入院や付き添いは家族に大変な負担となる。

7歳以下では全身麻酔下が妥当であるが，3歳以下で押さえて短時間の処置が可能な場合，無麻酔での処置の方が親の賛同が得られることが多い。全身麻酔の絶対適応は，心疾患などがあり泣かすことで血圧など循環動態に負荷がかかることが予想される場合である。

	チェックポイント		麻酔選択
①	3歳まで	押さえて処置可能な子	無麻酔
②	4〜7歳	非協力的な子　押さえられない子	全身麻酔
③	7歳以上	局麻に応じる子	局所麻酔

家族への説明

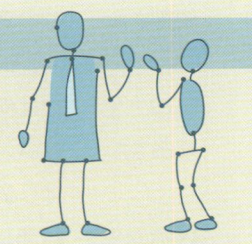

　皮膚が破裂し，真っ赤に目立つ霰粒腫の3歳女児の親御さんに説明をしているところである。

野田先生　病名は霰粒腫です。治療には3種類考えられます。

簡単な方から，

① 軟膏を塗り続ける

② 本日この場で押さえて切開して内容を出す

③ 入院して全身麻酔できちんと手術する

が考えられます。

まず薬物治療について説明します。毎日軟膏をつけていていただきます。お子さんの治癒能力は驚くほど高いです。成人になって，小さい頃のものもらいの跡が目立つ人なんて見たことないですよね。昔からある病態で，放置してもそのうち何とか治ると思われます。ただし気にならなくなるまでに軽く半年を要するでしょう。

次に切開について説明します。これから大人3人で体と顔を押さえ，せーので皮膚の薄くなったところを端から端まで切開し，ニキビを押し潰して出すようにして中味を出します。これでものもらいの勢いはなくなるでしょう。その後は軟膏を徹底的に塗っていただくと1週間で相当良くなります。問題は，押さえられたことと痛かったことを覚えているかどうかです。

最後に手術です。入院して全身麻酔をかけて安全な状態を確保して丁寧に手術を行います。最もよい手術をすることができます。ただし1〜2泊の入院で，個室となります。個室は快適ですし，麻酔はマスク麻酔ですので点滴のストレスもありません。

さあどうしますか？

親御さん　どうするかと聞かれても，わからないです。どれが一番いいですか？

野田先生　親御さんによって価値観が異なりますので，これは選んでいただいています。

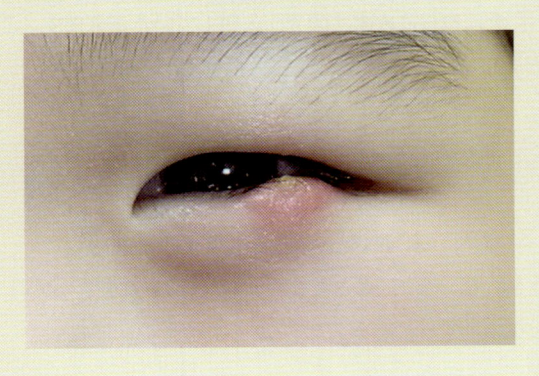

親御さん　　この病院に来るまで3件の眼科に行ったのですが，薬を出してもらってもちっとも良くならなくて，私ももうできるだけ早く治してやりたいと思っているんです。

野田先生　　では何かしらの手術をするというお考えですね。

親御さん　　はい。押さえつけて切開するというのはどのくらいの時間がかかりますか？局所麻酔はしないのですか？

野田先生　　時間は3分以内で終了するようにしています。表面を切開し軽く圧迫すれば「出て来たい」膿はその後に勝手に出て来ますから，それ以上のストレスをかけないようにしています。痛いのは痛いでしょうね。局所麻酔をすればそれ自体が痛いですし，効くまで待たせる方が怖い時間が長くてストレスと思われますので，敢えてせずに短期決戦としています。

親御さん　　トラウマにならないでしょうか？

野田先生　　そこが親御さんのご判断です。覚えているかどうかはそのお子さんの性質によります。2歳以下ですとほとんど忘れてくれます。3歳になるとその子によります。

親御さん　　全身麻酔で手術をすればきれいにすっかり治るのですね。

野田先生　　いずれの治療よりも最も有利な状況で治すことができます。縫うとしたら抜糸の必要のない糸を用います。それでも皮膚がすでに破裂していますから，縫える場所は限られてきます。術後に丁寧な軟膏でのケアが必要である点は変わりありません。局所麻酔と全身麻酔の最大の違いはお子さんのストレスです。賢そうな女の子ですから覚えていてしまうかもしれませんね。

親御さん　　いやあ，どうしようかなあ，困ったなあ。

野田先生　　一度家族会議をしてください。

パターン ❶

親御さん　　入院の上，全身麻酔でお願いします。私が付き添います。留守中は上の子はおばあちゃんが見てくれるから大丈夫です。

野田先生　　了解です。来週の手術にねじこみますので，入院していただきます。これから全麻の説明をさせていただきます。

パターン ❷

親御さん　　今日は最初から切るつもりで来ました。お願いします。

野田先生　　切開しているところをご覧いただくこともできます。どうされますか？

親御さん　　見てることがバレたら後でずっと怒るので，私達は離れています。

野田先生　　3分で終わらせます。

パターン ❸

親御さん　　やっぱりもう少し考えます。軟膏はこれでいいですか？
野田先生　　この抗菌薬入りのもので大丈夫です。根気よく様子を見てください。

　ほとんどの親御さんが大変悩まれる。それでもこちらからは選択肢を提示するにとどめる。それは本人がトラウマになるかどうかは，それまでのケガやおもちゃへの執着などで親御さんが最も理解しているはずだからである。

　私達の施設は完全予約制の大学病院であるためか，切開を希望する患者が集まってくる。9割方がパターン②で初診日に切開し，以後は紹介元の病院で経過観察する。しかしクリニックでいきなり初診時に切開するわけにはいかないであろうから，パターン③となることが多いであろう。

参考文献

1）吉川洋 ： 霰粒腫. 猪俣孟, 他（編），眼の細胞生物学. 中山書店, 2000, pp 56-57.

2）Kanski JJ ： Clinical Ophthalmology 4th ed. Butterworth-Heinemann, Boston, 1991.

3）Harry J, Misson G ： Chalazion（'meibomian cyst'）. In ; Clinical Ophthalmic Pathology, Butterworth-Heinemann, Oxford, 2001, pp 46-49.

4）野田実香, 小幡博人 ： 眼形成手術手技（9）霰粒腫（1）理論編. 臨床眼科　2005；59： 1832-1835.

脂肪脱

眼窩にある脂肪組織は大きく「筋円錐内」「筋円錐外」に分けられる。

元々あった場所によって，脱出する場所が（つまり症状が）変わる。

- 筋円錐「内」の脂肪が脱出すると「眼球結膜」に脱出→「正面視または内下方視で違和感」の訴え
- 筋円錐「外」の脂肪が脱出すると「眼瞼皮下」に脱出→「年老いた印象」「下方視時に邪魔」の訴え

> 筋円錐「内」の脂肪が「結膜」
> 筋円錐「外」の脂肪が「皮下」
> の脂肪脱になる。

❶ 解 剖

脂肪は筋円錐内では外眼筋と筋間膜に覆われ，前方はテノン嚢に接し，一つ一つの脂肪の塊は細かい。筋円錐外の脂肪の塊は筋円錐内のものと比較すると大きい。そのため，脂肪を割いた時の印象が異なる。

テノン嚢や眼窩隔膜などの脂肪周囲の組織が脆弱化すると，移動性の高い脂肪が脱出する。脱出する場所により手術方法が変わる。

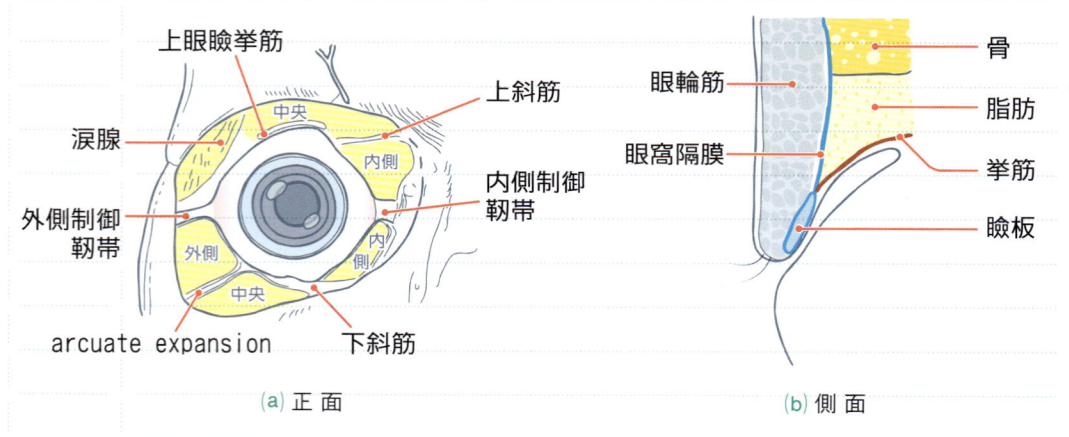

上眼瞼挙筋	上斜筋
涙腺	内側制御靭帯
外側制御靭帯	
arcuate expansion	下斜筋

(a) 正面

眼輪筋　眼窩隔膜　骨　脂肪　挙筋　瞼板

(b) 側面

図11　筋円錐外の脂肪織
筋円錐外の脂肪織は眼窩隔膜（orbital septum）に接し，上2つ，下3つのコンパートメントに分かれる。

❷ 診 断

▶ 結膜下脂肪脱

眼球結膜の外上方に見られる黄白色の腫瘤であり，MRIでは眼窩脂肪より連続する境界明瞭な腫瘤を確認できる。細隙灯では境界明瞭で可動性を有する。

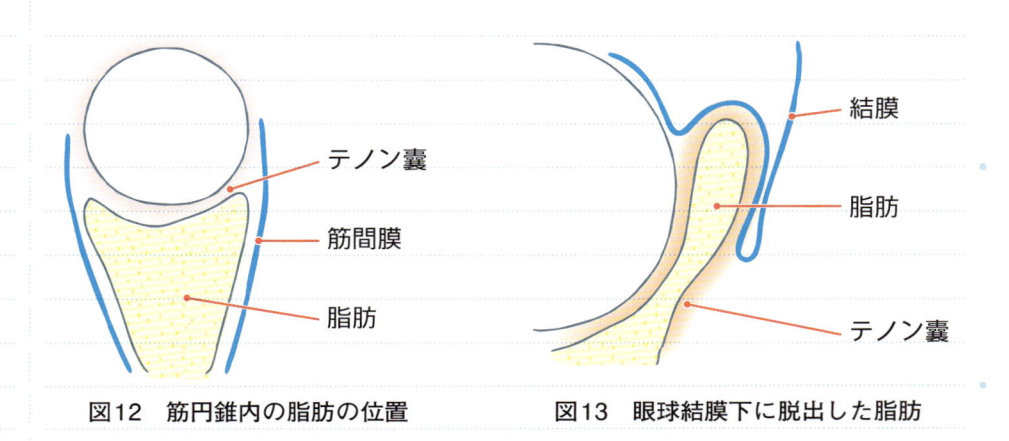

図12　筋円錐内の脂肪の位置　　　図13　眼球結膜下に脱出した脂肪

眼窩脂肪は主に後方から眼球を支え，眼球打撲の際はクッションの役目を果たす。加齢などでテノン嚢が脆弱になると，筋円錐内の脂肪が眼球結膜下に出てくる。これが臨床でよく見かける結膜下脂肪脱である。

頻度は低いが，結膜下脂肪脱はテノン嚢下注射など，眼球を操作する様々な手術の合併症としても起こり得る。

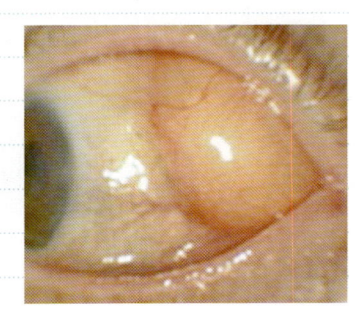

図14　筋円錐内の脂肪織脱出
外上方の結膜に脱出してきた筋円錐内の脂肪である。

▶ 皮下脂肪脱

筋円錐外の脂肪は，瞼板付近の組織と眼窩縁の骨膜とを連続する膜である眼窩隔膜により隔てられている。隔膜が菲薄化伸展すると眼瞼の筋肉を押すようになり，眼瞼が膨らんで年をと

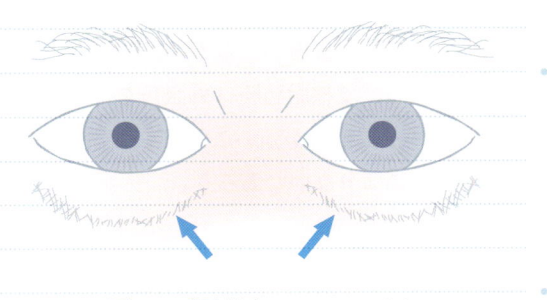

図15　「目袋」baggy eyelid

った印象を受ける（「目袋」baggy eyelid）。

　これが手術適応になる条件は，①下を見た時に邪魔になる「機能的障害」，②つまめる大きさ，である。取り過ぎによるdimpleが起こりうるため，安易に手術しない。見た目を気にする患者であれば美容外科に紹介してもよい。

　筋円錐外のどの部位の眼窩脂肪が出てくるかにより，眼瞼の腫脹の場所が変わる。眼瞼腫脹は左右同時であることも多いが，左右差をもっている場合は腫瘍が疑われることもある。そのため，MRIで眼窩脂肪との連続を確認する。筋肉や骨への浸潤や破壊もないことも重要。病的なものでなければ手術目的は整容的なものであり，美容外科による自費となるであろう。

　病的なものとは

機能的異常：下眼瞼が腫れて下方視をするのに邪魔をする場合。

甲状腺眼症：脂肪が増生し，すべての眼瞼が腫脹する。甲状腺機能が正常化しても元には戻らないことが多く，手術を希望する場合。

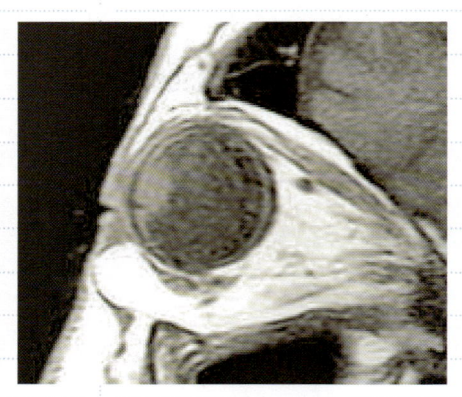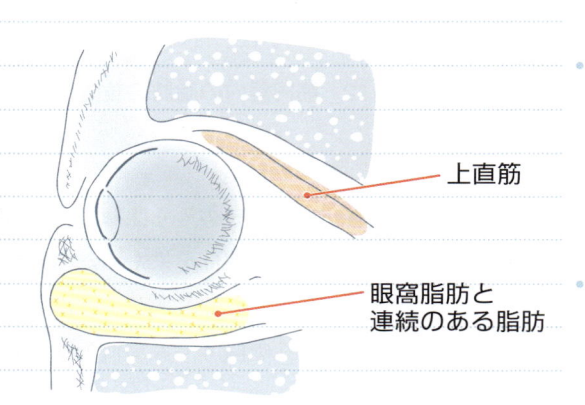

上直筋

眼窩脂肪と
連続のある脂肪

図16　下眼瞼への脂肪脱（筋円錐外）のMRI T1 矢状断
下方の脂肪が下眼瞼に移動して眼窩脂肪と連続しているのが確認できる。

▶ 皮様脂肪腫との鑑別

　結膜上皮が皮膚に置き換わっている状態で，毛包がある時は毛が生えていることもある。皮膚の一部が結膜に発生してしまったと思えば理解しやすい。鑑別のポイントは，皮様脂肪腫は外眼角をはさんで上下にまたがって位置していることである。内部は線維化が強いことが多く，白色調である。どうしてもわからなければMRIで鑑別するよりないであろう。

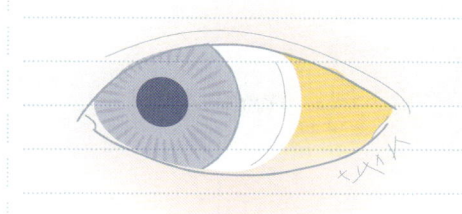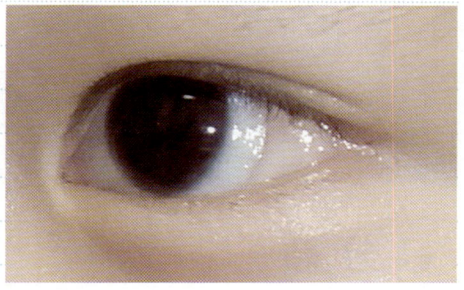

図17　皮様脂肪腫
デルモイドとはまた異なる。

　治療は切除にはなるが，異常皮膚を切除するだけだと癒着を起こし，当初なかった眼球運動制限を起こす可能性がある。回避するには上皮の切除範囲を最小限にし，有毛部と内容だけ切除するとよい。

　しかし，手術希望が整容的なものであることがほとんどであるので経過観察も十分選択肢に入る。白色に近い肌色である事が多く，あまり目立たないことが多い。全摘は難しい。

手術はよくお話ししてから

石嶋くん　脂肪脱って結膜下でも皮下でも全部眼窩筋円錐外脂肪の脱出かと思ってました。

野田先生　もともと脂肪はいくつかのコンパートメントに分かれてるから，症状によってそこを切除する。他のコンパートメントを切除しても意味はないから，解剖シェーマは大事ね。それに眼窩脂肪も全部強固な一塊になっているわけではなくて，ある程度のコンパートメントに分かれてるのでやっぱりターゲットは決まってくる。

石嶋くん　結膜デルモイドはどうですか？

野田先生　皮様脂肪腫ね。合併症を考えると，手術は慎重にならざるを得ない。ご本人の主訴が手術で完治できるかって言うとなかなか難しい症例が多い。

石嶋くん　脂肪脱は結構スッキリ治ってくれるのに……。

野田先生　脂肪脱に戻るけど，皮下脂肪脱ではたまに美容の範疇の人も来るからそういう意味でも手術適応はよくお話して決めてね。

眼瞼下垂

❶ 分　類

　　後天性では上眼瞼挙筋腱膜の腱膜性，動眼神経麻痺による麻痺性，重症筋無力症などの筋性がある。

　　先天性の眼瞼下垂は神経支配異常，または筋の形成不全と考えられている。

　　一般にまぶたが下がった病態の中には，偽眼瞼下垂が多く含まれる。

❷ 解　剖

　　上眼瞼挙筋は上直筋の真上を平行して走る，大きな筋肉である。Whitnall靱帯によってベクトルを変換され，瞼縁の挙上に関わる。遠位端では腱膜となり，機能的に3つに分かれる。腱膜の下に薄いミュラー筋が存在する。眼瞼挙筋やミュラー筋に異常が生じると，眼瞼下垂が生じる。

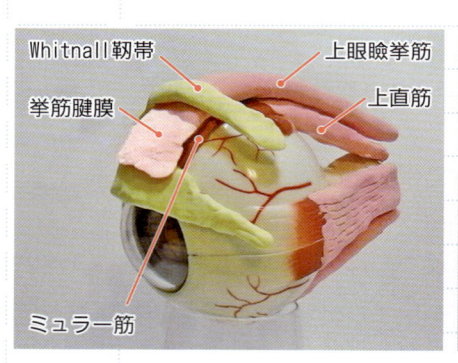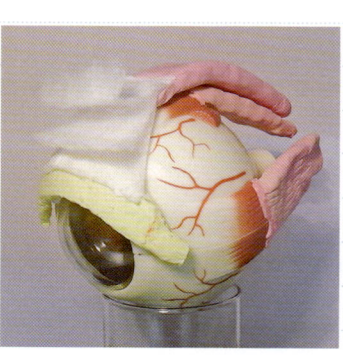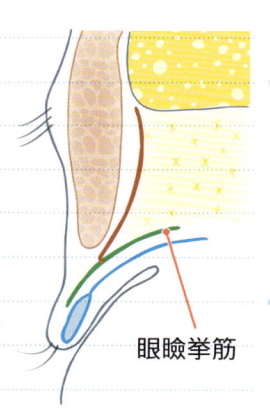

(a) 挙筋は上直筋と平行して走る。遠位端は腱膜となり，瞼板に付着する　　(b) 機能的に3層に分かれる　　(c) 矢状断シェーマ

図18　眼瞼挙筋

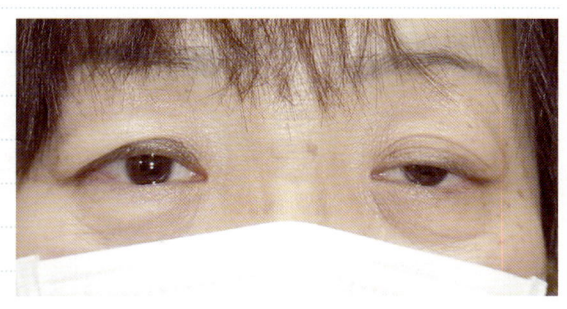

図19　左眼瞼下垂
瞼縁がよく露出しているため下垂の
評価がしやすい。左眼はフラッシュ
の反射が認められない。

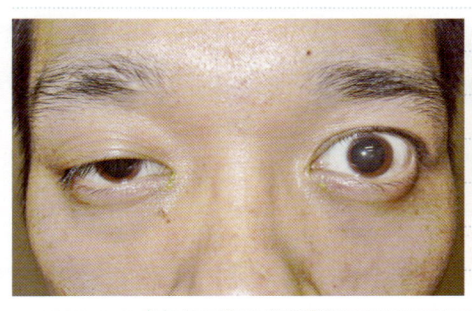

(a) ホルネル症候群

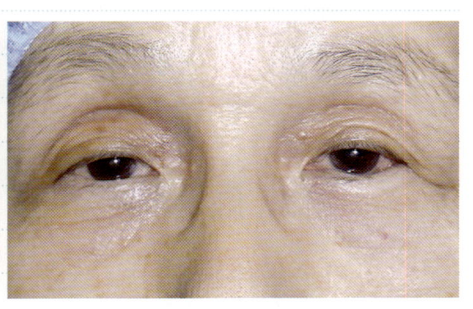

(b) 腱膜性下垂

散瞳薬使用中。ホルネル症候群の例は右眼で
あり，左眼は代償性の過開大となっている。

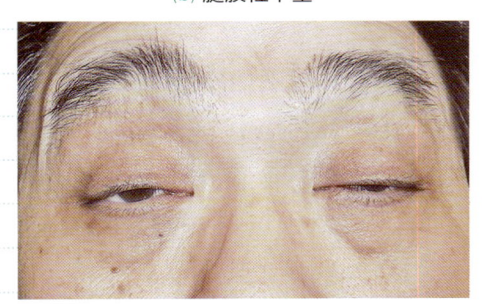

(c) 慢性進行性外眼筋眼症

図20　下垂の程度は原因疾患によって異なる

　下垂の程度は原因疾患によって異なる。大雑把ではあるが，ホルネル症候群，腱膜性下垂，慢性進行性外眼筋眼症（chronic progressive external ophthalmoplegia：CPEO）の順に軽い。しかし下垂の程度のみから原因を判別することはできない。

　~~CPEOやMGは手術は禁忌である。~~

　実際は病状は固定しており，内科的にも変動ない状態なら手術は可能

❸ 偽眼瞼下垂の診察

上眼瞼縁とは，睫毛根が露出された状態で認められる瞼縁のことであり，上方から垂れ下がった皮膚の影響を除外する必要がある。一重瞼，顔面神経麻痺，老人性皮膚弛緩症に注意する。

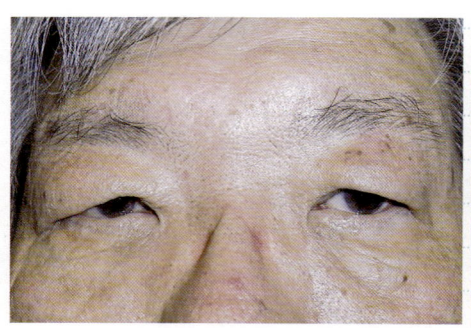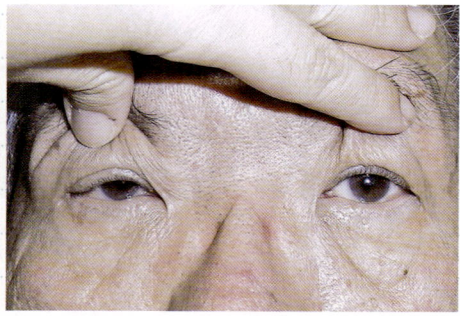

図21　真の眼瞼下垂の検出

真の眼瞼下垂は，睫毛の根元が見えている状態の瞼縁の位置で評価する。この症例では皮膚弛緩症と腱膜性眼瞼下垂（右＞左）を合併している。

● 皮膚弛緩症

患者側が「年のせいで，まぶたが垂れた」と考える病態の多くが皮膚弛緩であろう。症例1は，一重瞼に加齢が加わったため上眼瞼の皮膚が瞼縁を越えて下がっている病態であり，皮膚切除術の適応である。

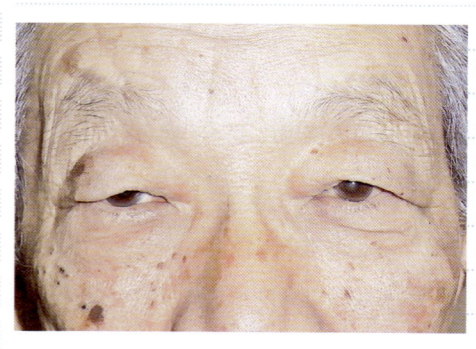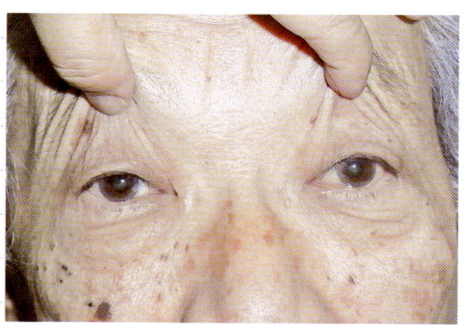

症例1　加齢による皮膚弛緩

一見して眼瞼下垂のように見えるが，上眼瞼の皮膚だけを挙上すると瞼縁の位置が正常であるとわかる。

● 顔面神経麻痺

　症例2は右眼瞼下垂のようにみえるが，これも瞼縁の位置は正常であり，眼瞼下垂ではない。顔面神経麻痺による眼輪筋の麻痺・眉毛下垂である。治療は眉毛挙上術・眉毛下皮膚切除術などである。

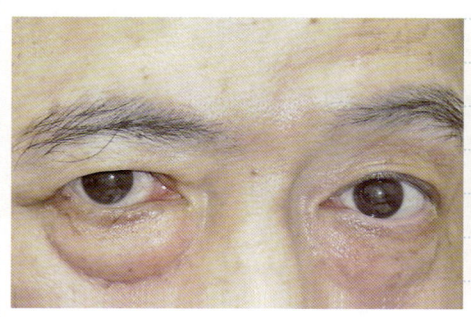
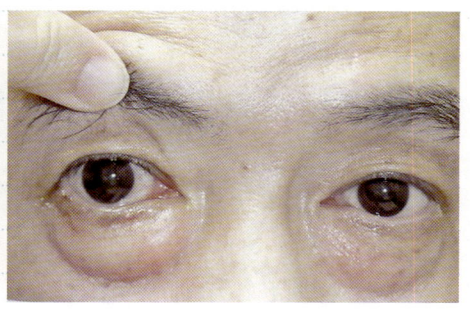

症例2　眼輪筋麻痺，眉毛下垂

　右顔面神経麻痺である。一見右眼の下垂に見えるが，眉毛も下垂しているところが眼瞼下垂と異なる。また，患者は顔面神経麻痺の既往を自覚しており，そのための下垂感であるとわかっているため，問診すれば通常の老人性下垂と間違えることはないであろう。

● 眼窩病変

　眼窩病変に伴って眼瞼が下垂することがある。眼球突出，眼球の偏位に注意して観察する。

症例3　悪性リンパ腫

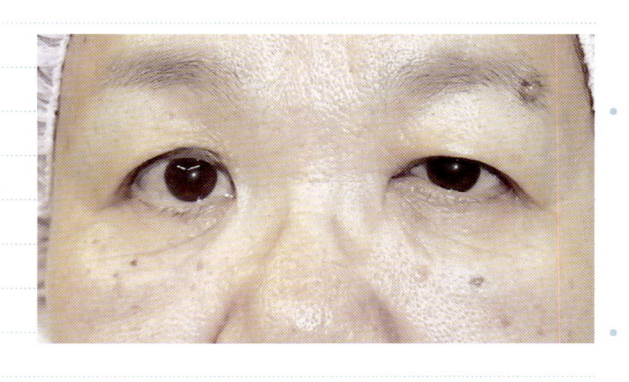

　左眼が小さく見えるため，下垂かホルネル症候群かとのことで紹介受診された。左眼球が上方に偏位して，相対的に上眼瞼が下垂して見える。というより，一見して左眼が小さいので，下垂を連想しやすい。実際には左眼球下方に腫瘤を触知。生検の結果，悪性リンパ腫であった。眼球運動制限もなく，一見してわかりにくいが，その際にはとりあえず写真だけを撮る。後で落ち着いて左右の角膜反射の位置を，定規を当てて確認するなどすれば異常に気づきやすい。

● 上下斜視

全体を見ないと見逃しがちである。上下斜視では下方に偏位している側が下垂と判断されがちである。迷った場合には，もう片眼を遮蔽して単眼視させて判断する。

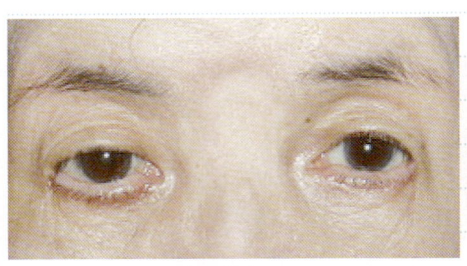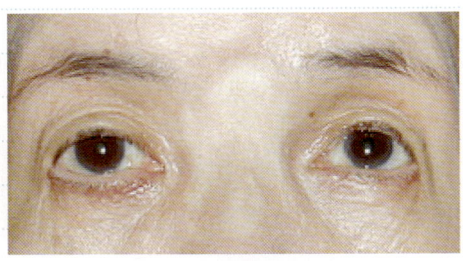

左眼固視　　　　　　　　　　　　　右眼固視

症例4　L/Rの上下斜視

左眼で固視すると，右眼の下垂のようにみえるがそうではなく，下方視しているだけである。これに気づくためにも，上方視の写真記録を撮っておくことが重要である。

❹ 眼瞼下垂の診断

偽眼瞼下垂を除外して真の眼瞼下垂であると考えたら，まず問診をする。

日内変動の有無を確認する。重症筋無力症においては重要な鑑別点となる。実際のところは，腱膜性下垂でも疲労のために夕方になると症状が増悪することは多く，問診だけでは判断できないこともある。

次に下記検査を行う。

● 下垂の程度の評価

縮瞳状態でも瞳孔領にかかるなら重症

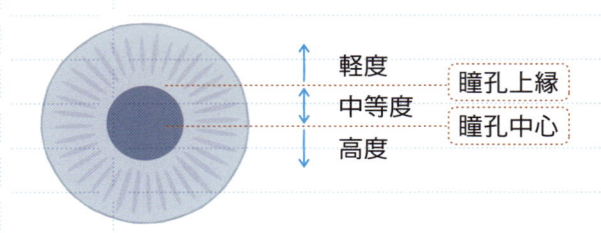

図22　瞳孔における重症度の評価

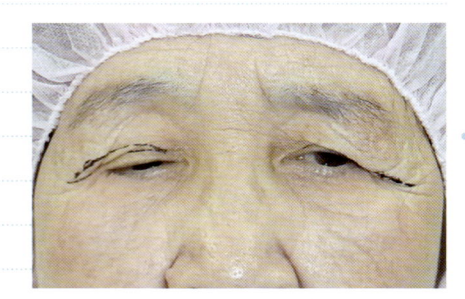

図23　重症例

瞳孔がすべて隠れている。もはや眉毛を挙上さえしていない。

● Levator functionの測定

　上眼瞼挙筋機能（levator function）検査によって，上方視と下方視の上眼瞼縁の距離を計測する。正常値は幼児10mm，20〜30代15mm，70代11mm。異常値は成人で12mm以下となる。

測定方法：（ペンライトとスケール）

① 左手にスケールを持ったまま指を眉毛に押し付け眉毛を固定する（前頭筋の働きを無くすため）。

② ペンライトで上方視と下方視を指示し，そのたびに上眼瞼縁の位置を計測する。
　口頭では上方と下方の程度が不十分であり，さらに瞼縁を明るく照らすためペンライトを指標として用いる。その差をlevator functionとする。

計算式：（下方視時のメモリ）－（上方視時のメモリ）＝（levator function）

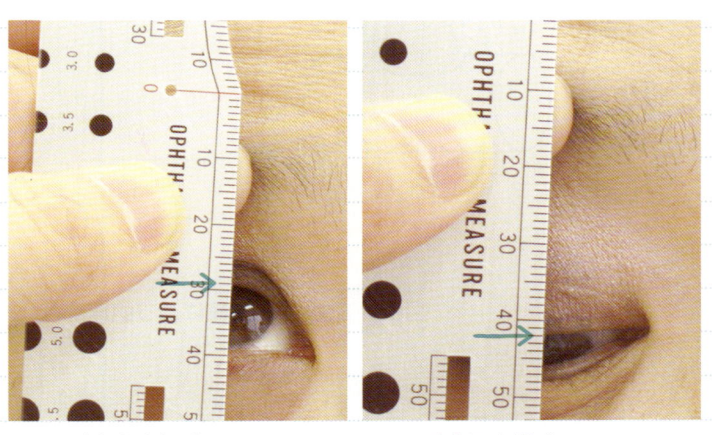

(a) 上方視時29mm　　　(b) 下方視時42mm

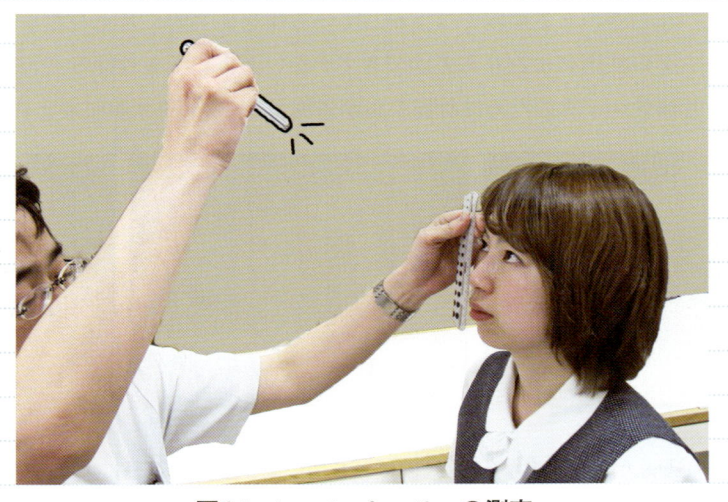

図24　Levator functionの測定
LF＝42－29＝13（正常範囲内）

● 瞳孔反応

動眼神経麻痺：動眼神経は眼球運動，瞳孔運動，上眼瞼挙筋を支配する。神経束の内側に眼球運動を司る神経が，外側に毛様体筋，瞳孔括約筋に分布する線維が走っているので，初発の症状が異なる。

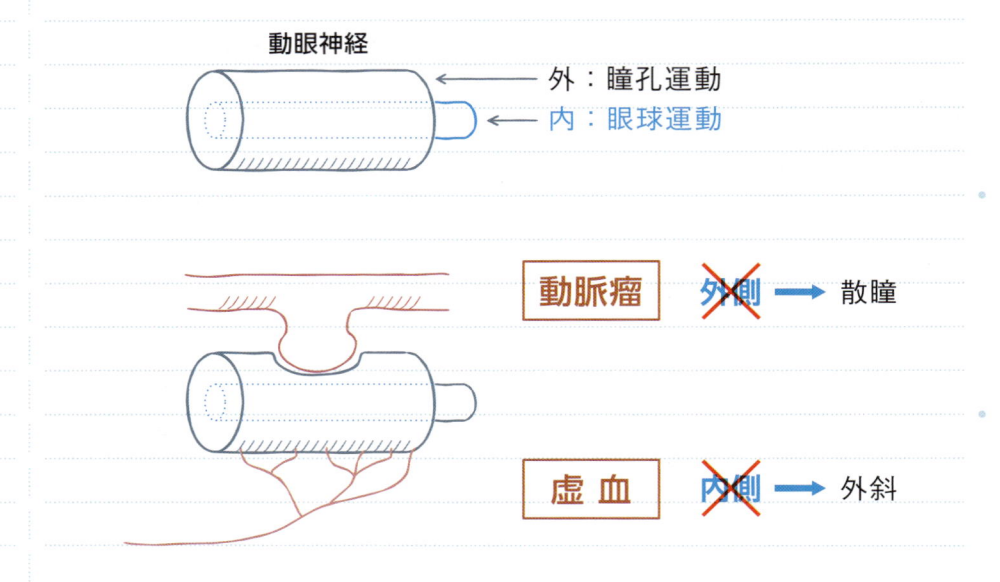

図25　動眼神経麻痺による臨床症状

● ヘリングの法則による左右差

　左右差のある症例では下がっている側を徒手的に是正したり遮蔽したりして，ヘリングの法則による左右差ができていないかよく気をつける。若い女性患者に多いが，片眼性の下垂のために対側の眼が過開大となり，甲状腺眼症と判断されることがある。

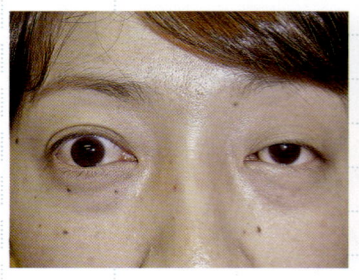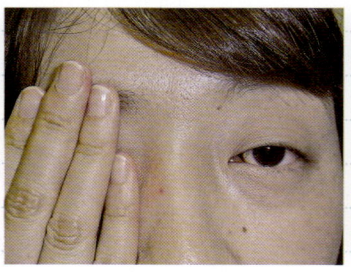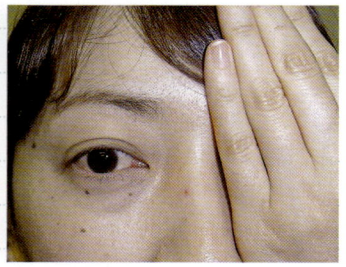

図26　片眼の過開大

一見して右の過開大のようであるが，片眼ずつを覆い隠すと左の下垂によりヘリングの法則で右が過開大になっていたことがわかる。若い女性患者に多く，甲状腺眼症と間違われやすい。

● 重瞼線の有無（先天下垂）

　先天下垂でありながら重瞼線のある症例は，マーカスガンなどの神経支配異常である可能性がある。挙筋に収縮能がないなら重瞼線は生じないはずだからである。口を開ける，笑う，食事をする時に，下垂している眼瞼が挙上することがないかどうか問診し，話をしながらその様子がないかどうか観察する。もし神経支配異常を疑った場合，普通に手術をすると過開大となるため，専門家に相談する。弱視にはなりにくい。できるだけ長期に経過観察する。

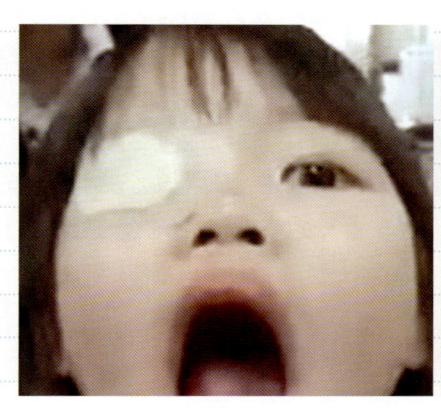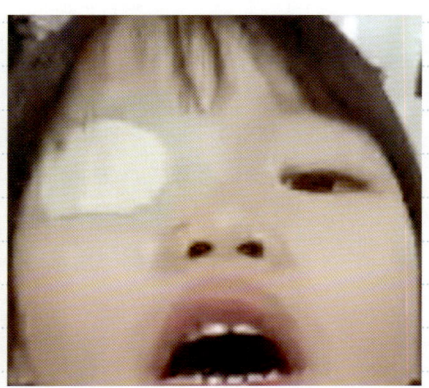

図27　マーカスガン jaw-winking syndrome
左先天下垂の症状を呈しているが重瞼線がある。口を大きく開けると眼瞼が挙上した。重瞼線があることから，収縮能のある挙筋であると考えられる。左眼弱視のため右片眼遮閉治療中である。

● 採血

　日内変動がある，複視を伴うなど重症筋無力症を疑ったら，血中の「抗アセチルコリン受容体抗体」を測定する。眼筋型の約6割が陽性となる。

❺ 手術のタイミング

機能面：視力不良，弱視の原因となる高度な下垂
整容面：左右差がある

▶ 後天性

　明らかな下垂がある場合，本人の訴えに伴い，治療を希望すれば積極的に行う。ただし，明らかな下垂がないのに肩こりや眼精疲労を主訴とする症例には慎重になるべきであろう。様々なメディアで眼瞼下垂と疲労との関係について言及されている。患者の術後の喜び方を見ている限り，これらの相関はあると思われる。ただし定量性のない症状に対して保険治療を行うにはさらなる検討が必要と思われる。私達は基本的に手術適応としていないが，患者自身が深い理解を得られると考えた場合のみ，適応と考えることがある。野田先生は患者本人が医師である場合とその1親等以内，または患者本人が看護師である場合というルールを設けているらしい。

▶ 先天性

① 3歳まで

　生後まもなく認められる高度の先天下垂は，2カ月経過をみればほとんどの症例で次第に改善される。その間は黄斑部が未熟であるため，下垂による弱視が生じる心配はない。3歳になれば視力がまともに測れるようになると考えられている。そのため大きな問題がなければ経過観察してよい。

② 3歳

　金沢医大の中泉教授に教えていただいたことであるが，3歳の時に視力不良があれば，斜視や眼瞼下垂を含めてあらゆる異常を取り除いてあげるべきと言われている。この年齢での線引きは，3歳まではきちんと検査ができないことと，3歳の時点で異常が見つかれば弱視の治療に間に合うことからであろう。

③ 就学前

　主に整容面の問題で，社会生活が始まる前に治療を希望することが多い。左右差が目立つ場合や女児では，就学前までに治療を済ませる例が多い。

④ 就職前

　成人すれば自分のモチベーションで，局麻による手術を受けることができる。その場合，開瞼・閉瞼を術中に試せるため，大変よい仕上がりとなる。整容面に対する意識の高い男子や，ごく軽度の下垂で幼少時に治療対象とならなかった女子の適応が多い。

⑤ 60代

　幼少の頃からずっと意図的に力を入れて阻止していたが，組織の弛緩により耐えられなくなり手術に踏み切ることがある。多くは男性で，よほどの機能的問題がなければ治療の対象として考えなかった患者層である。

❻ 術式の選択

　病態を把握したら，それに適した術式を選択する。以下に代表的な術式4種について適応と概要を示す。前頭筋吊り上げ術は瞼板を挙上する方向が他の3種と異なる。

▶ 挙筋腱膜縫着術

適応：腱膜性の下垂（加齢性・外傷性・コンタクトレンズ）

概要：挙筋と瞼板の接合部の組織が弛緩し，低い位置での開閉しかできなくなった状態に対し，挙筋と瞼板を縫着する。挙筋の収縮能力（挙筋機能）が低下していない症例が適応となる。

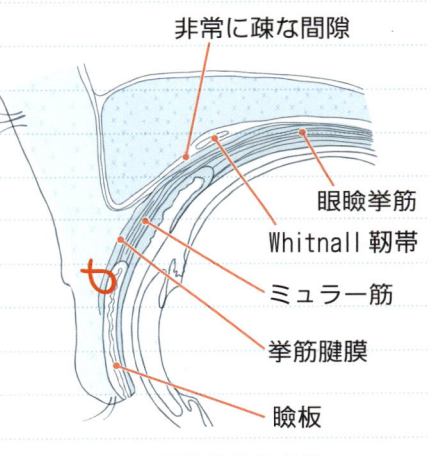

図28　挙筋腱膜縫着術

▶ 挙筋短縮術

適応：先天眼瞼下垂の軽度例

禁忌：ベル現象のない症例

概要：麻痺など機能不全に陥った筋肉を短縮する。挙筋機能が不十分な症例で，第一選択となる。ミュラー筋と結膜の剥離などの手技を十分に行うことができれば，この術式だけでほとんどの先天眼瞼下垂を治療することができる。

　ただし，高齢者の眼瞼下垂で問診によって先天下垂と思われる症例では，腱膜縫着術で加齢により下垂した分のみを持ち上げれば満足することが多い。患者の要望によく耳を傾けたい。

▶ 挙筋短縮術＋Whitnall靭帯吊り上げ術

適応：先天眼瞼下垂の高度例

概要：挙筋短縮術に，Whitnall靭帯への通糸による吊り上げ効果を加えただけのもの。主に小児の高度な先天眼瞼下垂が適応となる。挙筋の処理がそこそこであっても，Whitnall靭帯に通糸すれば挙上効果がアップする。実際のところ，経験の浅い術者は，挙筋の処理だけではうまく眼瞼が挙がらないため，Whitnall靭帯に通糸するこの術式に救われることがある。

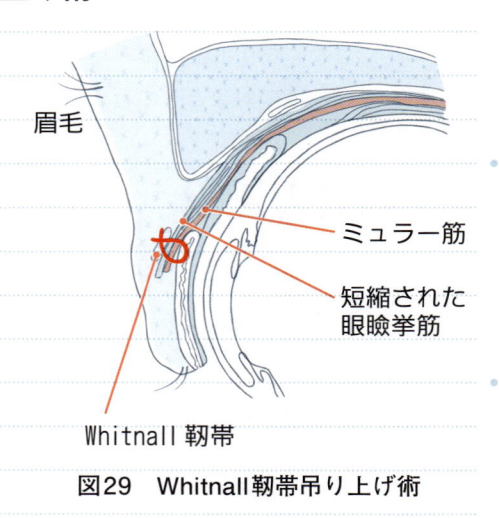

図29　Whitnall靭帯吊り上げ術

▶ 前頭筋吊り上げ術

適応：後天的に挙筋機能が障害された症例で，眉毛挙上が可能な症例（重症筋無力症，動眼神経麻痺，慢性進行性外眼筋眼症），両眼性先天眼瞼下垂など

概要：重瞼線と眉毛上部に切開を入れ，眼輪筋の下に吊り上げ材料を移植する。既存の組織を切除しない術式であり，問題があれば吊り上げ材料を除去すればよいので，他の術式で満足が得られなかった場合に追加手術として行うことも多い。

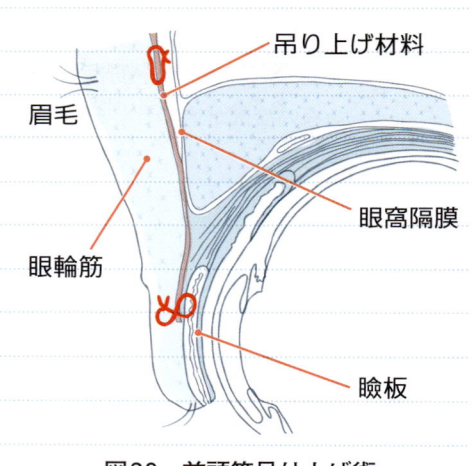

図30　前頭筋吊り上げ術

　ただし瞼板の挙上される方向が挙筋の収縮する方向とは異なり，開瞼のためには眉毛を挙上しなければならないなど整容的に不利な点がある。ベル現象のない症例では，閉瞼時に角膜が露出しないように定量する必要がある。

　重症の下垂や高齢者の先天下垂など，腱膜の手術で済まない可能性があると考えたら，予め吊り上げにコンバートする準備と心構えをしておくとよい。

下垂手術の適応

石嶋くん 先天下垂の吊り上げと挙筋短縮ってどうやって使い分けるんですか?

野田先生 それが・・・。どっちだっていいんだけどね・・。

石嶋くん なんか歯切れ悪いですね。

野田先生 絶対的適応は,ベル現象がなければ吊り上げ。眉毛を挙上する癖がないなら挙筋短縮。くらいかな。

石嶋くん それだとほとんどの症例でどっちでもいいということになりますよ。

野田先生 そういうこと。実際は形成外科の先生の多くは吊り上げを選ぶみたい。それも異物を嫌う先生が多いので筋膜移植が多いみたい。機能的手術だから誰かがやらなければならず,眼科医が下垂をやらない病院ではこれが選択されることになる。でも眼科医にとっては眉毛の上を切ってモスキートを突っ込む手術なんてとってもとっつきにくいでしょ?

石嶋くん 先生が大丈夫って言うけど最初は怖かったですよ。やってみたら出血も少ないし思ったほどでもなかったですけど。一人でいきなりやってみられる感じのものではないですね。

野田先生 そういうこと。眼科では昔からBerk手術とか瞼縁からアプローチする短縮術がやられているし,眼科医にとっては挙筋短縮の方が現実的だと思う。

石嶋くん だから眼科医には挙筋短縮を勧めるんですね?

野田先生 症例によって多少使い分けがあるとしたら,両眼で眉毛挙上があれば吊り上げ,くっきり二重を作りたいなら吊り上げ。もう片眼が一重まぶたなら挙筋短縮。その他は,術者の裁量でいいと思います。

石嶋くん どうしてそういう使い分けになるんですか?

野田先生 吊り上げは吊り上げだから術後も眉毛挙上が止まらないので左右差は残るしちょっとシリアス感に欠ける顔になっちゃうんだよね。もっとも挙筋短縮でも眉毛挙上は残るけどね。吊り上げの場合は二重がくっきり作れる。元々一重まぶたの場合は二重を作る必要もないしそもそもあんまり大きくない眼なのでちょっと挙げればバランスとれるんだ。

石嶋くん ますますどっちでも良さそうですね。

野田先生 先生みたいに横について教えてもらえるような人が両方を使い分けるようになってその感じを報告してほしい。患者さんに治療方法を複数用意することは私のポリシーで,さらに眼科医がだれでもできるような術式を広めていくことが私のミッションなんだ。

石嶋くん 患者さんにどれだけ説明しても迷われるのももっともですね。

野田先生 こっちが選びきれないんだからね。他院で手術を受けそうな方には,出会った手術が良い手術になると思いますよ,とお話ししてるんだ。

今日のコラム

気をつけたい症例

緑内障術後眼

　緑内障術後でブレブがある時，術中に細心の注意を払い挟瞼器は使わないことはもちろんのこと，挙上し過ぎないように気をつける。下垂から正常の高さまで挙上させることは問題ない。

角膜混濁のある眼

　角膜混濁がある場合は，正常の高さにまで挙上するとかえって整容面で違和感が出ることがある。その場合は患者本人と相談して，楽な高さと外見上の問題を折衷した位置を決める。術中に決定するのが理想的である。

　若い女性の角膜混濁を伴う先天眼瞼下垂では挙筋短縮術が第一選択であるが，あまり挙上すると角膜の混濁が目

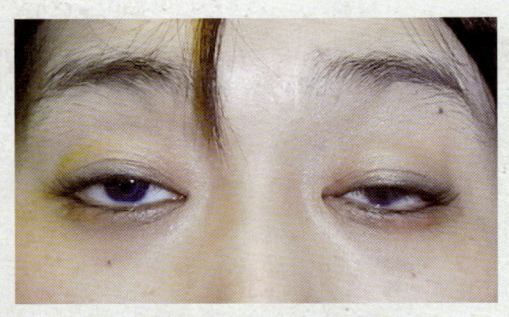

角膜混濁を伴う先天眼瞼下垂術後
右眼はこの程度の挙上で満足された。

立って整容的に問題となる。したがって本人と相談して控えめに挙上することになる。または前頭筋吊り上げ術を行って，開瞼高を自分で調節できるようにしてもよい。

ドライアイ

　ドライアイ患者に下垂手術を施すとかえってドライアイが悪化する懸念がある。京都府立医大の渡辺先生の論文が参考になる。

　適正な位置までの挙上であれば問題になることはあまりない。むしろ健全な瞬目を保つことに躊躇する必要はないと考えられる。

小児の眼瞼下垂の診察

　正面を見ている時に瞳孔が出ているかどうかが重要である。観察方法として，フラッシュ付きのカメラで正面から写真を撮り，フラッシュの反射が瞳孔内に認められるかどうかを見る。

　眼瞼下垂のある小児では，口を開けてよだれを垂らしていることが多い。それは両眼視をしようとするためchin upしているからであり，眼に対しては安心な兆候である。

　なぜなら，正面視で両眼視することをやめてしまった場合，下垂はいきなり高度になるからである。開くつもりがないため，chin upや眉毛挙上をしなくなる。こうなったら，3歳を待たずに手術に踏み切るべきであろう。

　実際のところ，3歳までに手術が必要となる子供は1割程度しかいない。

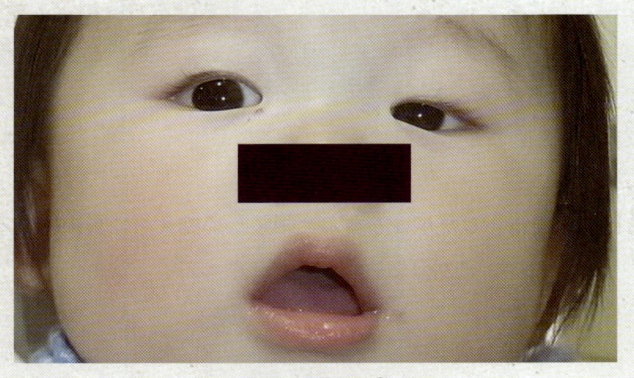

小児の症例 ①
正面視においてchin upと開口が認められ，角膜反射が認められる。弱視になる可能性は低い。

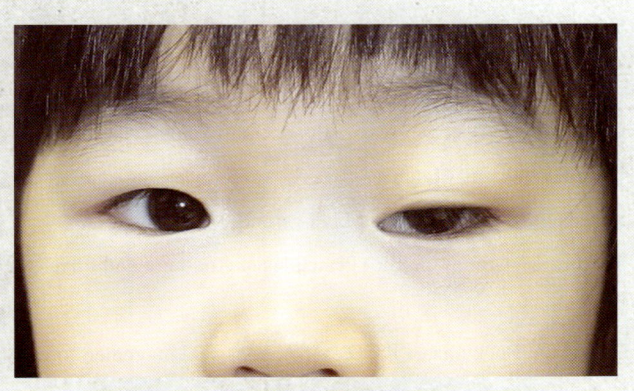

小児の症例 ②
左瞳孔にフラッシュの反射が写らず，chin upを止めている。眉毛挙上もわずかである。右眼にアイパッチをして左眼の弱視を予防するか，3歳以上であれば迷わず手術に踏み切る。

小児の眼瞼下垂における整容面での問題要素

① もう片眼が一重か二重か

健側が一重であれば，眼瞼下垂はかなり目立ちにくくなる。逆にぱっちり二重であるとその差は歴然とするため下垂が目立ちやすい。整容面の問題は目立ちにくければ問題ないため，放置してもよいであろう。

② 社会生活

他の児童から指摘される機会が増えると心配する場合。その子の感受性にもよるが，気になる場合は就学時までに治療を済ませたい。実際，子供同士では視線の高さが同じであるので問題にならないことも多い。

③ 気にする大人がいるか

大人が上から見た時，患児は上目遣いになるため下垂の左右差が目立ちやすくなる。そこで多くは親切心から，眼が下がっている，ものもらいか，などと指摘を受けることがあるようである。また患児の親族が，あくまでも心配するが故に，インターネットで情報を集め，会うたびに指摘したりすることがある。

これらのことが保護者にとって手術を検討する一つの要素となり得る。子供の手術適応を最後に決定するのは保護者であり，その立場も尊重したい。親の希望にて整容面改善の手術を行うことは決して間違っていないと言ってさしあげたい。

参考文献

1）Callahan M ： Beard's Ptosis, 4th ed. Ophthalmic Leasing Co, Alabama, 1990.

2）Gray H, Williams PL (eds) ： Gray's Anatomy : The Anatomical Basis of Medicine and Surgery. 38th ed. Churchill Livingstone, New York, 1995.

3）Tortora GJ, Grabowski SR : Principles of Anatomy and Physiology, 10th ed, Wiley, NY, 2003.

4）Wong VA, Beckingsale PS, Oley CA, et al ： Management of myogenic ptosis. Ophthalmology 2002 ; 109 : 1023-1031.

5）Watanabe A, Selva D, Kakizaki H, et al ： Long-term tear volume changes after blepharoptosis surgery and blepharoplasty. Invest Ophthalmol Vis Sci 2014 ; 56 : 54-59.

皮膚弛緩症

❶ 病 態

　真の瞼縁の位置は正常なのに，眼瞼皮膚が弛緩し瞼縁を越えて垂れている状態。年齢と共に誰でも皮膚は弛緩するが，それが瞼縁に被さっていると症状が強くなる。

　眼瞼や挙筋機能とは無関係なので皮膚を切除する。診察時に瞼縁と瞳孔中心の位置で確認できる。

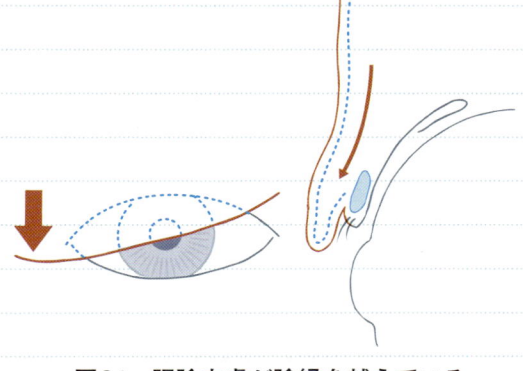

図31　眼瞼皮膚が瞼縁を越えている

❷ 解 剖

　正常な瞼板にはミュラー筋と上眼瞼挙筋がつく。上眼瞼挙筋は枝分かれして皮膚側に向かっており，これが重瞼線を形成する力になる。

　加齢により牽引が働かなくなった場合，以下の様な症状が起こる。

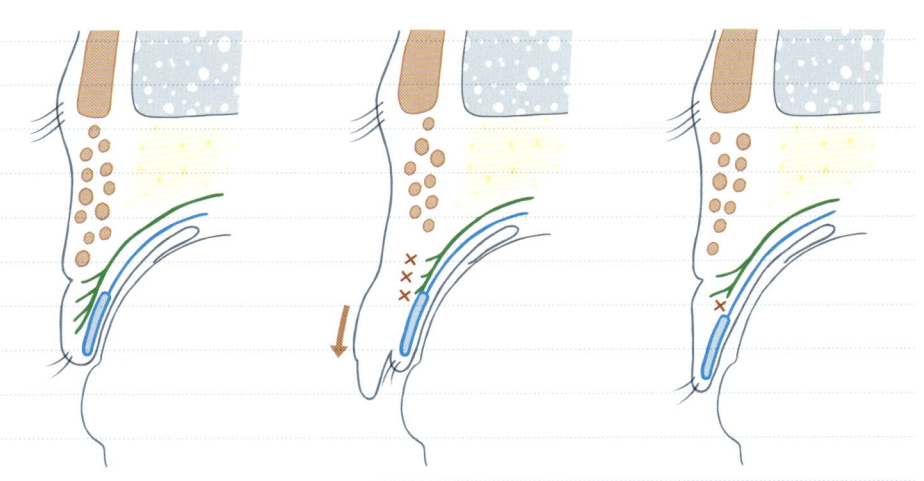

図32　正常な眼瞼

図33　皮膚弛緩症
眼瞼挙筋腱膜の枝が皮膚から外れていることと，皮膚の加齢による弛緩である。皮膚を軽く引き上げれば正常な高さの瞼縁が認められる。

図34　腱膜性眼瞼下垂
眼瞼挙筋腱膜が瞼板から外れていることである。上眼瞼挙筋機能は正常である。

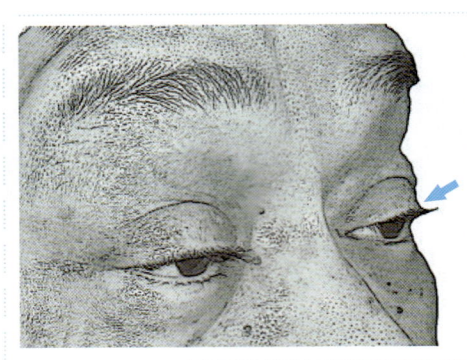

(a) 重瞼例　　　　　　　　　　(b) 一重瞼例

図35　皮膚弛緩症

重瞼線がしっかりしており上眼瞼に陥凹がある症例では，皮膚がたるんでも瞼縁に被さりにくい。それに対して一重瞼の腫れぼったい眼瞼では，皮膚が瞼縁に被さりやすく，症状が出やすい。

❸ 切除部位の選択

皮膚切除には

① 眉毛下で切る

② 瞼縁で切る

の2種類の方法がある。

① **眉毛下で切る**：切除する皮膚は厚いので傷跡が残りやすいが，重瞼はいじらないので印象は自然なまま。

② **瞼縁で切る**：瞼縁皮膚は薄いため同時に重瞼形成をするのが望ましい。大量の皮膚切除が必要。

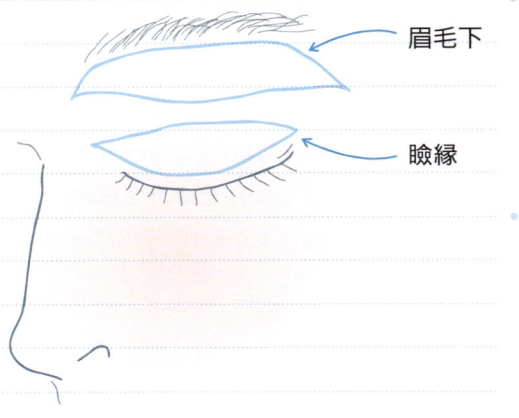

眉毛下

瞼縁

図36　切開部位

眉毛下皮膚切除では一重は一重のまま。1週間は腫れる。
腱膜性眼瞼下垂が残った場合は，
別な手術が必要になる場合がある。

✕ 皮膚は眼の際からとる　← 間違い

❹ 術式の選択

瞼縁の皮膚が薄い・二重になりたい → 瞼縁皮膚切除術
瞼縁の皮膚が厚い・二重になりたくない → 眉毛下切皮膚除術

　厚い皮膚を瞼縁に持ってくると重瞼線が重く不自然になるため，眉毛下皮膚切除が選択しやすい。北大眼科では，男性では眉毛下皮膚切除術が第一選択で，中年女性では瞼縁皮膚切除術が第一選択となることが多い。

　皮膚弛緩を合併する下垂には，腱膜整復術と瞼縁皮膚切除術を併用する。ただし，同時手術を行う場合には，皮膚切除の量は控えめにする。下垂の術後に眉毛が下がってくることが多く，そうすると皮膚の余り具合が変化してくる。重瞼線に対するイメージも変わるため，できる限り下垂手術を先に行い，そして瞼縁皮膚切除術を行う。皮膚の余り具合がかなり多い場合は，先に眉毛下皮膚切除を行い，次いで下垂手術を行う。考え方が全く違うので注意する。

　眉毛下の縫合は，瞼縁よりずっとテクニックを要するものである。盛り上げるのが怖くて平坦に縫合すれば陥凹するし，盛り上げようとしても運針が不適切だと上皮同士が合わせられる結果となり強い瘢痕を形成することがある。縫合がうまくなるまでは，眉毛の濃い高齢の男性で，真に機能障害を訴えている症例のみを適応とし，粛々と縫合の練習をするべきであろう。女性や眉毛の薄い男性の手術ができるようになるまでにはざっと20例程度の経験を積んで，手術痕が最小限であることを確認してからにする。

● 手術の順番

眉毛下皮膚切除 → 下垂 → 瞼縁皮膚切除

　下垂と皮膚弛緩の合併が明らかなら，手術を2回に分ける必要性が出てくる。眉毛下切除の適応があればそれを最初に行えば，続く下垂手術がやりやすいことと，場合によっては皮膚切除だけで満足することもある。

　眼瞼皮膚切除はできる限り最後にする。

実際の頻度的には
挙筋縫着術単独＞眉毛下皮膚切除術単独
＞挙筋縫着術と瞼縁皮膚切除術
の併用と思われる。

眼瞼内反症，外反症

睫毛だけ内反する「睫毛内反症」と眼瞼全層が内反する「眼瞼内反症」があり，それぞれ成因と治療が全く異なる。

睫毛内反は上下にわけて解説する。下眼瞼の内反症と外反症はちょっとした違いだけで，成因はほぼ同じである。

> 睫毛内反と眼瞼内反は全く違う
> 眼瞼内反と眼瞼外反は似たようなもの

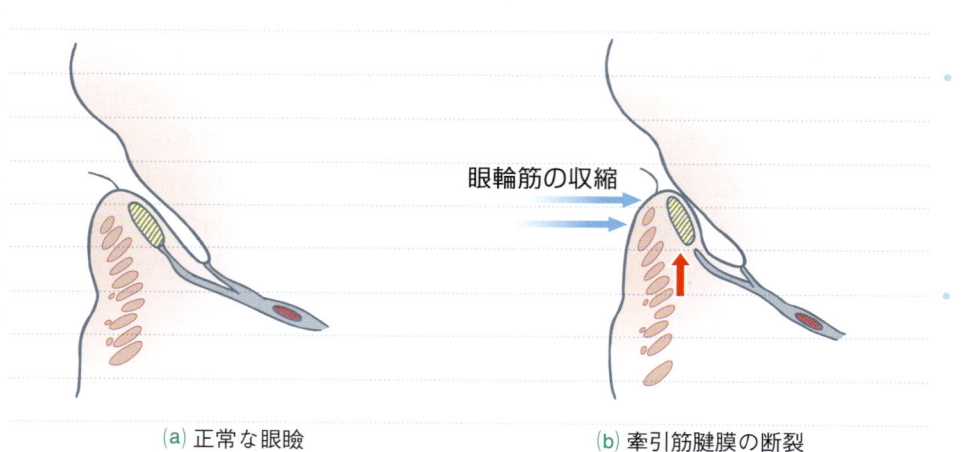

眼輪筋の収縮

(a) 正常な眼瞼　　　(b) 牽引筋腱膜の断裂

図37　眼瞼内反

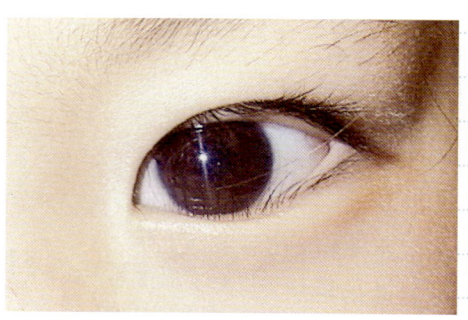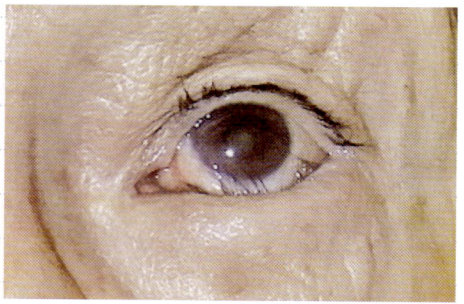

(a) 睫毛内反　　　(b) 眼瞼内反

図38　睫毛内反と眼瞼内反

❶ 下眼瞼内反症

　主に高齢者に見られる内反症である。最大の原因は下眼瞼牽引筋腱膜の断裂や弛緩であり，そこに眼輪筋隔膜部が瞼縁を乗り越えて内反させる力が働いて完成する。

　下眼瞼牽引筋腱膜の断裂のみでは内反にはならない。組織に張りのある若者では，眼輪筋隔膜部が瞼縁から離れて固定されているため，内反は完成しない。

東洋人では内反：東洋人では9:1で，圧倒的に内反症になりやすいのに対し，欧米人では2:3でむしろ外反が多い。これは東洋人が骨格と脂肪の付き方により眼輪筋が瞼縁付近まで来やすいため，内反になりやすいとされる。逆に，眼瞼の脂肪が少なくて組織が薄く，眼輪筋が瞼縁に寄るよりは重力にまかせて下方に垂れているような症例ではむしろ外反を呈しやすい。

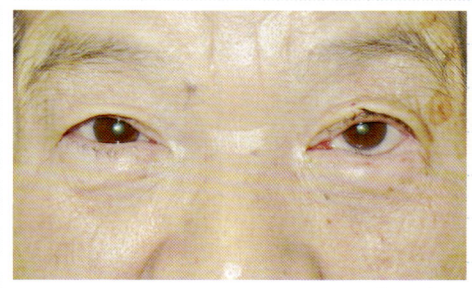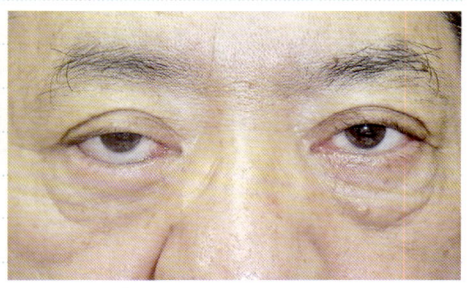

図39　内反症を呈している東洋人

内反になるような人は
眼の周囲の組織が多い。
　　下垂も伴いやすい。

▶ 病 態

　瞼板は，縦方向にかかる力（下眼瞼牽引筋筋膜）と横方向にかかる力（眼輪筋の瞼板部）で支えられ，眼表面に密着している。

● 下眼瞼牽引筋腱膜

　下眼瞼牽引筋腱膜は瞼板の前でなく直下に付着している。これによって瞼板は縦方向に引かれ眼表面に密着する。

　これは腱膜であり，随意的に収縮する筋ではない。

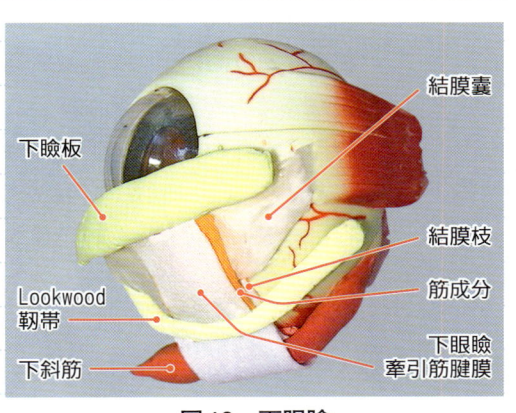

図40　下眼瞼

（結膜嚢／下瞼板／結膜枝／筋成分／Lookwood靭帯／下斜筋／下眼瞼牽引筋腱膜）

● 眼輪筋

外側から，眼窩部，隔膜部，瞼板部に分類される。

瞼板部は瞼板に密着し，瞼板を横方向に牽引する。

下眼瞼牽引筋腱膜と眼輪筋の異常により内反するので，いずれか，または全てを治せば内反は治療できる。

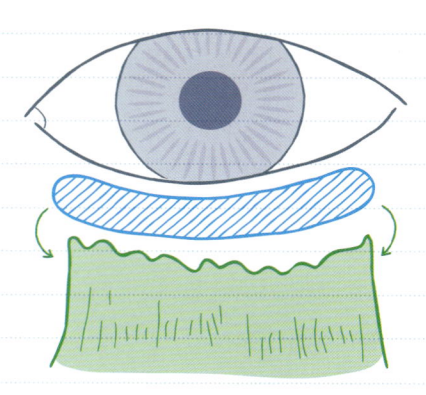

眼瞼部
（隔膜部）
眼瞼部
（瞼板部）
眼窩部

図41　眼輪筋

内反の三大要素

① 縦方向（下眼瞼牽引筋腱膜）

② 横方向（眼輪筋瞼板部）

③ 表面方向（眼輪筋隔膜部）

① 縦方向（下眼瞼牽引筋腱膜）

三大要素の中で最も欠けてはならない条件は，下眼瞼牽引筋腱膜の断裂である。

図42　下眼瞼牽引筋腱膜の断裂

② 横方向（眼輪筋瞼板部）

瞼板を横方向に引いている組織が加齢で緩んで力が弱くなる。すると瞼板の方向性をコントロールできなくなる。ここに③の要素が加わって内反となる。

他に要素がなければ瞼板は眼表面から離れて外反症となるはずである。欧米人はそのまま外反する。ところが東洋人では隔膜部の眼輪筋が瞼縁に移動してくることにより内反するのである。

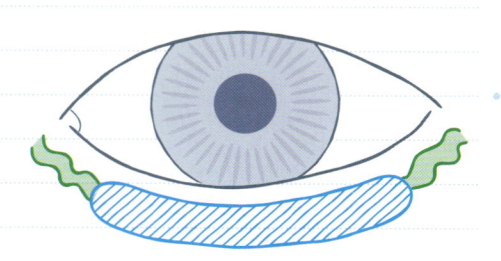

図43　眼輪筋瞼板部の緩み

③ 表面方向（眼輪筋隔膜部）

内反は眼輪筋隔膜部が収縮（瞬目）する際に瞼板を乗り越えて瞼縁側に来てしまうために起こる。もともと脂肪が多く眼輪筋が目の際まで来ていると瞼板を乗り越えて内反しやすい。

強閉瞼では，瞼縁よりかなり離れた組織が瞼縁に移動する。加齢性変化があればさらにその程度は増す。こうして不安定となった眼瞼はとどめをさされて内反となる。徒手的に内反を治しても瞬目にてすぐに内反に戻ってしまうのを経験するが，最後は表面の眼輪筋の動きが内反を作る。

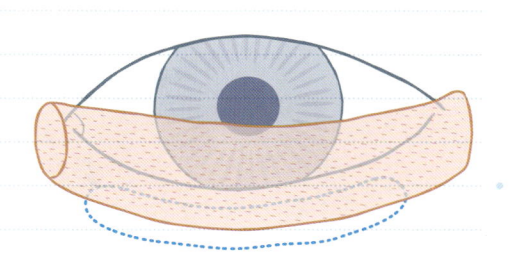

図44　眼輪筋隔膜部の乗り越え

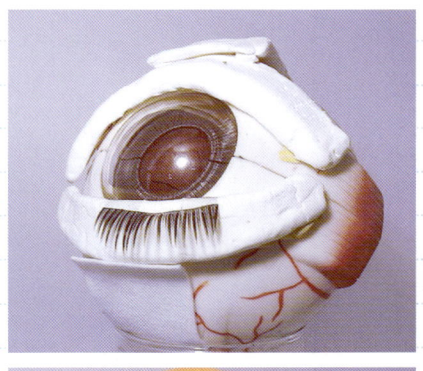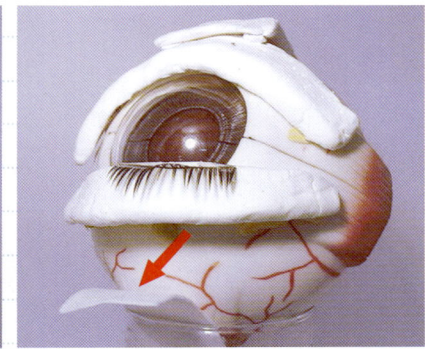
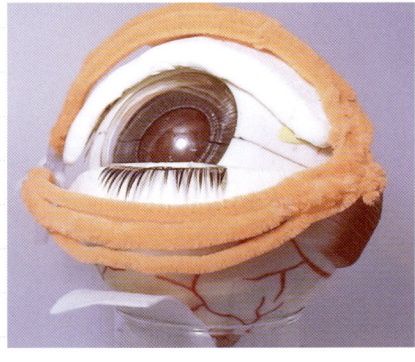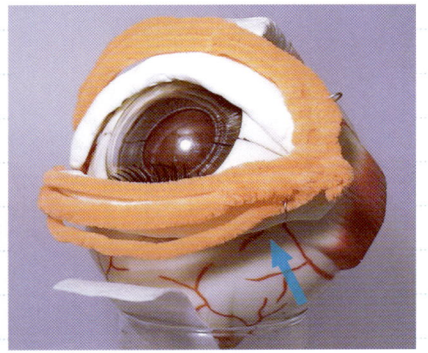

図45　牽引筋腱膜が断裂しているところに眼輪筋の収縮が加わってとどめを刺す
赤矢印：下眼瞼牽引筋腱膜の断裂
青矢印：眼輪筋が瞼板を乗り越える

▶ 診　断

● あかんべーテスト

　臨床的には下眼瞼牽引筋腱膜の断裂や弛緩は「瞬目させると内反し，指で元に戻る」事からわかる。また下眼瞼を指で下方へ引っ張ると，瞼板の下縁が固定されていないので，そのまま下方に引かれて溝が形成される。韓国のChoi先生に教えていただいたことである。内反のない老人でもあかんべーをすると耳側にだけ溝が見られることが多いところをみると，耳側は腱膜の牽引がもともと弱く，内反が生じやすいのもうなずける。

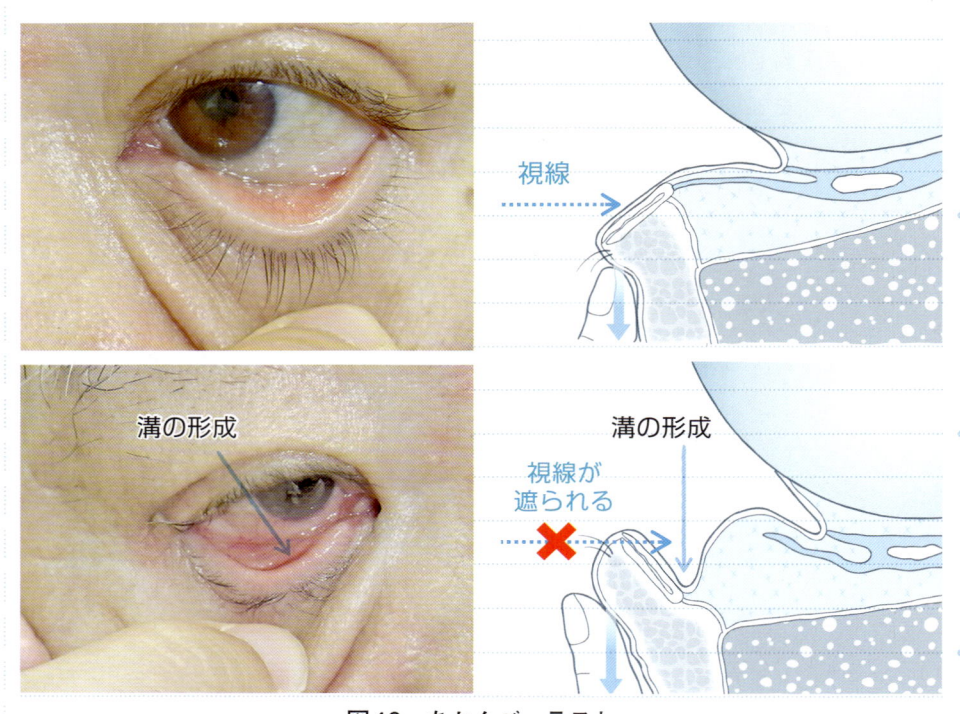

図46　あかんべーテスト

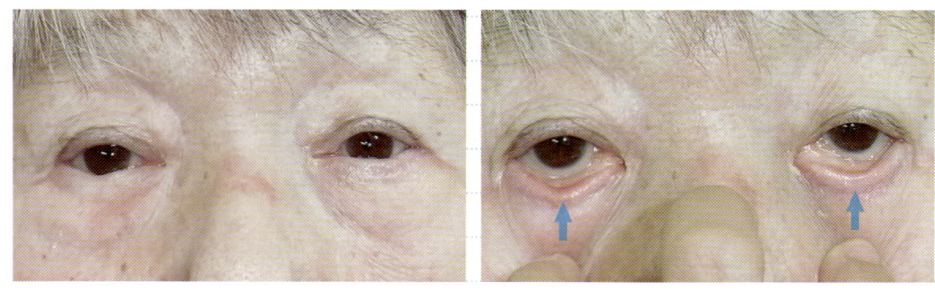

図47　両側内反を訴えるが，診察時には認められない
あかんべーテストで内反が本当であったとわかる。

182

● 瞬目テスト

下眼瞼皮膚を下方に牽引し内反していない状態に戻す。瞬目してもらい，下眼瞼皮膚が巻き込まれると陽性。

● Snap back テスト

親指と人差し指で下眼瞼皮膚をつまんで手前に引き，下眼瞼を眼球より離す。つまんだ指を離し，眼瞼の戻っていく速さをみて横方向の弛緩が強いかどうかを判断する。戻りがゆったりだったら陽性。定量性に劣る。

● Pinch テスト

親指と人差し指で下眼瞼皮膚をつまんで引き下げ，瞼縁が眼球表面からどれだけ離れるかを確かめる。正常は5mm程度しか離れないが，8mm以上離れたら陽性。

離れるほど内反になりやすく，術後の再発が多い。また顔つきによっては外反しやすくなる。

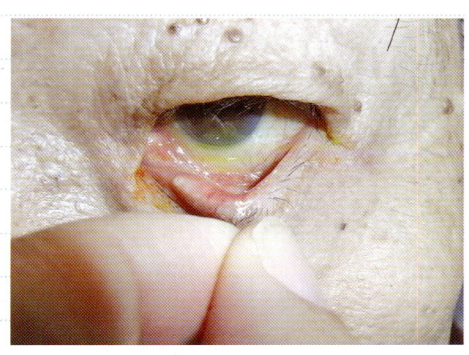

図48　Pinchテスト

● 眼瞼耳側牽引テスト

下眼瞼を耳側方向に引き，「下涙点」の到達距離で弛緩の程度を判断する。

下眼瞼を人差し指と親指でつまみ，耳側方向へ牽引する。「下涙点」の到達距離を記載する。

角膜輪部，瞳孔中心を基準点にし，その中間も基準点にする。

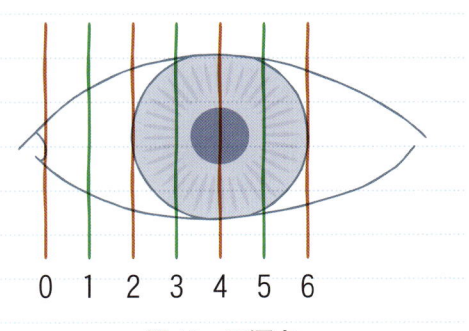

0　1　2　3　4　5　6

図49　下涙点

● 臥位誘発テスト

仰臥位にすると重力のかかる方向が変わり，内反が誘発される。

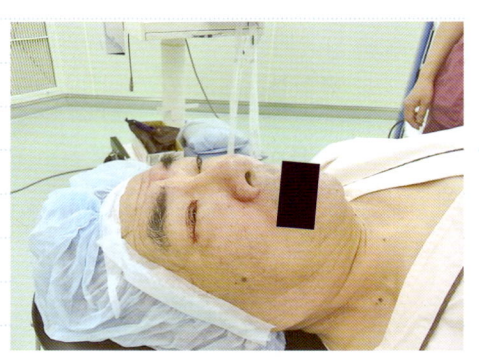

図50　臥位誘発テスト

▶ 手術の適応

角膜障害，それによる視力障害，違和感，眼痛などの自覚症状の有無である。

絶対的適応：角膜実質障害
相対的適応：異物感，眼脂などの自覚症状

▶ 術式の選択

術式はいくつもあるが，同じ術創でできるので，1回の手術でいくつかの手技を組み合わせて行う。どれだけの術式を組み合わせるかは重症度と年齢によって決める。
若年：Jones法
中年：Jones法＋眼輪筋短縮術
高齢者：Jones法＋水平短縮術＋眼輪筋短縮術・Hotz法・皮膚切除
高齢者ではJones法＋水平短縮術を基本とし，再発例，通院困難などの問題があればさらに術式を追加する。すべて行う場合を「フルコース」と呼んでいる。

Jones法も水平短縮術も初心者にとってとっつきやすい術式ではないが，是非どちらかからでもマスターしてほしい。また何らかの2つの術式を組み合わせて施行すると再発率が下がる。眼輪筋短縮術のみ行っている先生は，Jones法のようなものでいいので併用することから始めていただきたい。

● Jones 法

下眼瞼牽引筋腱膜を瞼板に戻す術式。適応はあかんベーテストが陽性の症例で，私達はほぼ全例に行っている。

Jones法
慣れたらやってほしい。

● 水平短縮術

　横方向の弛緩を瞼板を切除縫合することで是正する術式。再発が少ないことがメリット。上手に縫合しないと瞼縁の形が変わってノッチができてしまうのがデメリットである。

　高齢者ではJones法と合わせて8割方の症例に行っている。再発率の低減に役立っている。

水平短縮術 ♡
いずれやってほしい。なぜか流行らない。
一回やったらだいぶ怖くなくなりますよ。

● 眼輪筋短縮術

　瞬目の時に眼瞼部眼輪筋が眼の際に移動してこないように，筋肉を横方向に短縮して引き締める術式。水平方向の弛みが軽度の比較的若年例に行う。そういう目的なのでこの眼輪筋を瞼板下縁に縫着する一手間を加える術式もある。おそらく糸数本でコントロールできるものではないので意味はないが，考え方としては正しいと思う。この眼輪筋は切除しても効果が得られると考えられる。

眼輪筋短縮術
これだけでも効果はしっかりある上，
眼瞼組織の浅い操作だけで
済むため初心者むき。

　出血が多くシワがふえるので他の手術に補助的に用いる。

● Hotz 変法

　皮膚創縁を深部組織に縫着して逆二重を作る術式。補助的に用いられる。

● 皮膚切除

　大変簡単でよく効く術式である。補助的に用いるが，これをメインで行っている先生もみかける。過剰切除に注意。

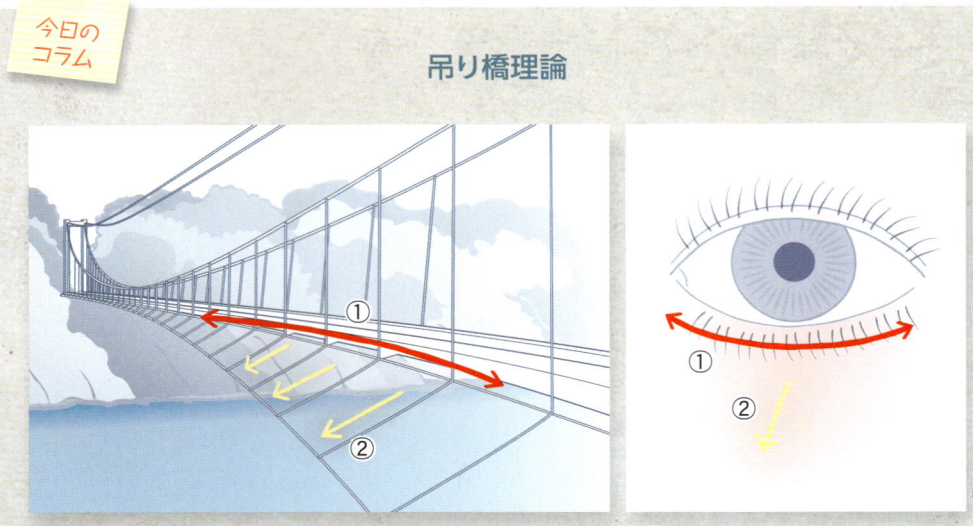

吊り橋理論

瞼板を吊橋に例えて考える

　瞼板を吊橋に例えるとわかりやすい。

　不安定な吊り橋を安定させるためには，

① 進行方向への張力（赤矢印）

② 左右に牽引し横揺れを起こさないための力（黄矢印）

の2つの異なる力が必要である。

　瞼板にかかる力も同じである。

① 横方向：眼輪筋による横方向の力（赤矢印）

② 縦方向：下眼瞼牽引筋腱膜による下方向の力（黄矢印）

　縦方向の力を作用させる下眼瞼牽引筋腱膜は眼球に沿って走行しているため，瞼板は眼球に密着する。

　緩んだ吊り橋を渡ることになったら，何が怖いであろうか？

　緩んだ吊り橋は橋自体が落ちることも心配だが，その前に，右足を踏み入れたら右に，左足を踏み入れたら左に傾きそうである。これを修繕するとしたら，まずは進行方向にピンと張らせることを先に考え，そしてできれば左右方向を整えるであろう。瞼板も同様で，横方向（吊り橋の進行方向）が緩むと内反にも外反にもなり得るし，下眼瞼牽引筋腱膜（吊り橋の左右のワイヤー）を修繕してもなかなかしっかりした橋にはならない。横方向のたるみが強い症例では，たるみを取る治療をすれば，多くの問題が一気に解決するのである。

　私達は積極的に瞼板そのものを短縮する水平短縮術を追加して行っている。しかし健常な瞼縁にハサミを入れるのに抵抗があるのであろう，一向に流行らないのが残念である。こんなに効く手術なのに……。

❷ 下眼瞼外反症

▶ 水平短縮術

　瞼板に横方向の力が働いて球面に密着している。横方向の力が緩むと球面に密着する制御が働かなくなるわけである。瞼板だけの要素を考えると，弛緩すれば当然眼表面から離れて外反する。しかしここで眼輪筋などの下眼瞼の組織量が多ければ押されて内反になる。

　治療は水平短縮術またはlateral tarsal stripである。どちらも眼科医にとって敷居の高い手術である。後者は眼科医になじみの薄いかなり太い糸を用いなければならないためより難易度が高いと思われる。眼形成専門の先生方でこちらを第一選択にされる先生は多いようであるが，ここでは省略するので，他の良書を参考にしていただきたい。

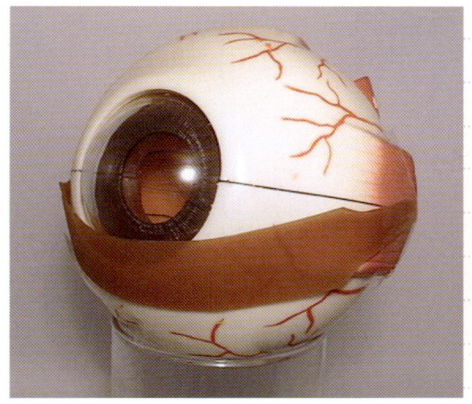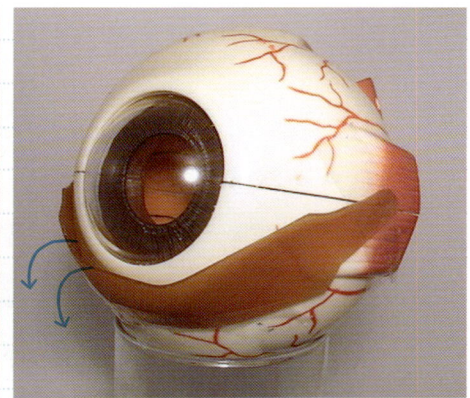

図51　外反のメカニズム
横方向の牽引が弱くなると，瞼板のみの要素を勘案すると外反になる。

● 老人性下眼瞼外反症

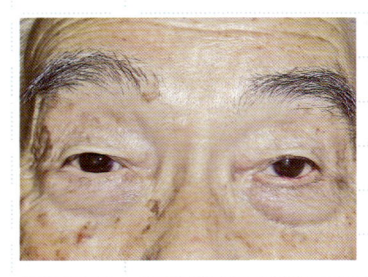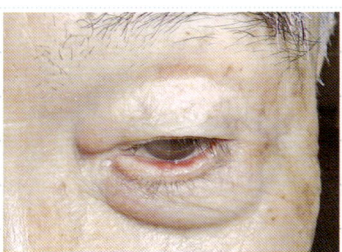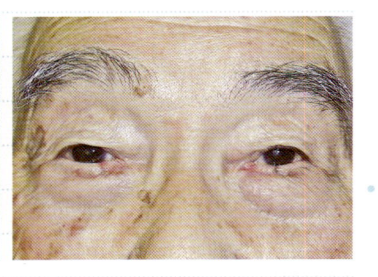

図52　老人性下眼瞼外反症

　正面から見ると外反の程度は大したことないようであるが，実際にはかなりぱかぱかして涙が出るようである。縦方向に一つ線が入ることを了承していただく。**図52**の例では7mmの短縮が行われている。水平短縮は外反症にも内反症にも対応できる。

● 顔面神経麻痺性外反

　顔面神経麻痺では角膜が障害され，症状が強い。このように角膜混濁を起こす前に積極的に治療したい。

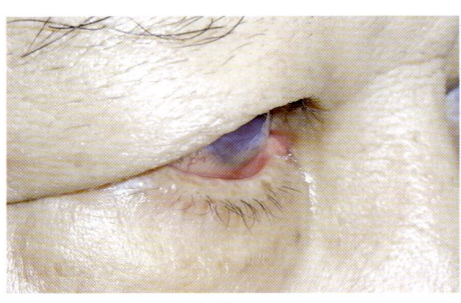 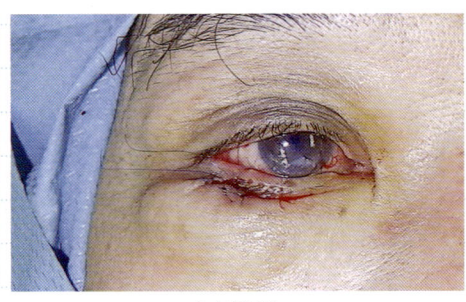

(a) 術 前　　　　　　　　　　　　　(b) 術 後

図53　顔面神経麻痺性下眼瞼外反
メニスカスが形成されず角膜混濁が生じている。水平短縮にて機能改善が期待できる。

● 本態性眼瞼外反

　切開を入れた目頭側で少し外反が残存している。このレベルになると一度の手術ですべてを良好に終了するのが難しい上に，ある程度治れば再手術は希望されないため，心残りである。

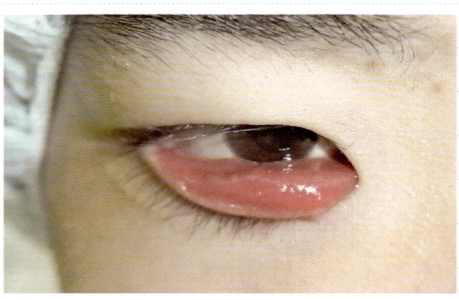 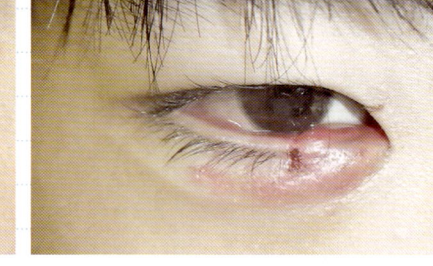

(a) 術 前　　　　　　　　　　　　　(b) 術 後

図54　本態性眼瞼外反の15歳男子
もう少し修正したかったが，1度で満足されて，逆に心残りであった。

睫毛内反

❶ 下眼瞼睫毛内反

　小児に多く，全体の症例数も多い。自然寛解が見込めるが，角膜に障害を起こす場合，弱視の可能性も含むのでその際は手術適応。眼周囲の過剰組織による内反や下眼瞼牽引筋腱膜の枝の未発達が原因と言われる。また小児は成長により運動消費による脂肪の縮小が期待できる。

　診察では横方向からの上方視時，下方視時の睫毛の運動もチェックする。小児によくみられる下眼瞼内側1/3の内反は，視力が良好なら経過観察でよい。視力不良例と，10歳以上で残存しているようならば以降の改善が見込めないので手術適応。

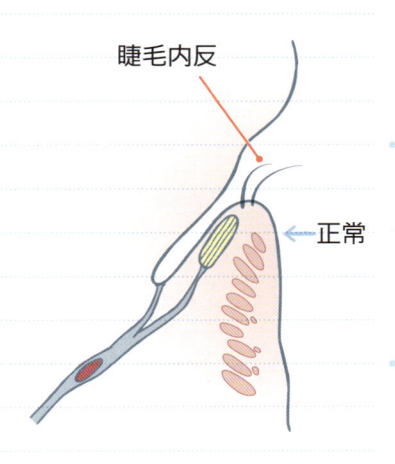

図55　瞼板の向きは正常

眼脂，羞明などの症状があれば手術適応!!
角膜に混濁があれば手術の絶対的適応!

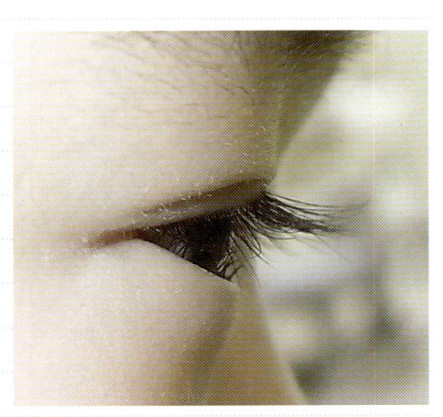

図56　下眼瞼睫毛内反

▶ 手術の適応

他覚所見：内反，点状表層角膜症（SPK），角膜混濁

自覚症状：目やに，まぶしさ，異物感

　年齢的には生後からあり，先天性は自然軽快が期待できるため3歳までは待機を基本とする。10歳以上はほとんど改善がないため即，手術してよい。

　ハイハイから歩くようになって運動量が増える時，顔の脂肪が減る。幼児顔から学童顔になる時に自然治癒しやすい。

　症状が強ければ年齢に関係なく手術適応である。

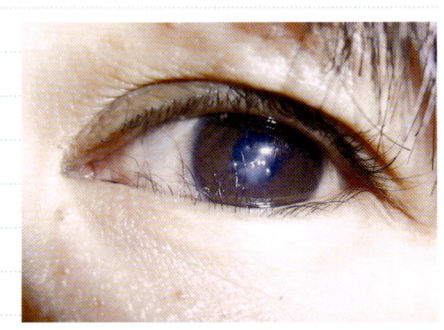

図57　内反による角膜混濁（成人）
こうなるまで放置する例は少ない。

● 小児期の睫毛内反

絶対的適応：上皮障害による視力障害

　　　　　　　角膜混濁

　　　　　　　角膜血管侵入

相対的適応：異物感，まぶしがりなどの自覚症状

　　　　　　　眼脂，充血などの症状

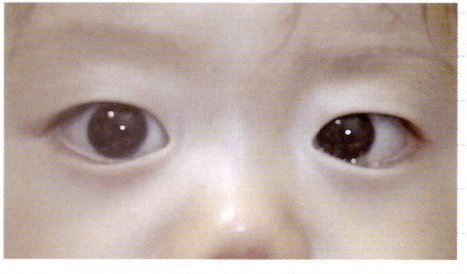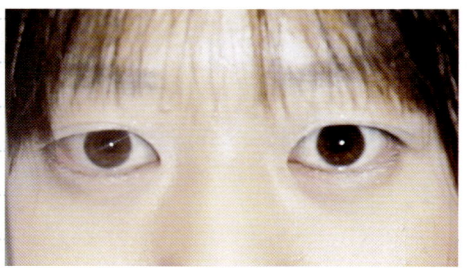

図58　親子で眼が似ている場合
先天内反は同じ経過をたどる。母親は高校生の時，自然治癒した。

　先天内反の原因の多くは「顔つき」である。顔の似ている親子であれば，親も幼少時に内反を患っていたことが少なくない。同じような経過をたどることが多いため，その状況をたずねて治療方針を決定するのも良い方法である。写真の内反症のお子さんのお母様は目がそっくりであった。聞くと高校生くらいまで治らなかったとのことであったが症状は強くなかったため手術はしなかったという。親も自分がどの程度辛かったかを思い起こして子供の手術適応を考えるようである。

● 成人期の睫毛内反

　成人になってもなお治癒しない睫毛内反がある。自己抜去したりコンタクトレンズでごまかしたりしてきた症例が多い。眼瞼の組織量が多い，角膜の下に白目があるという特徴があることが多い。

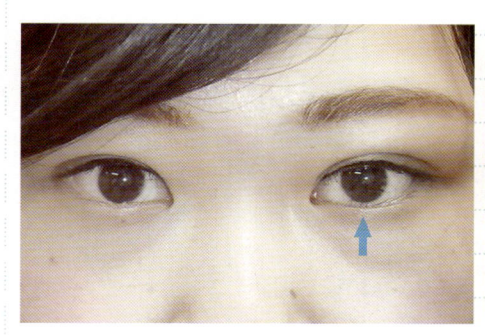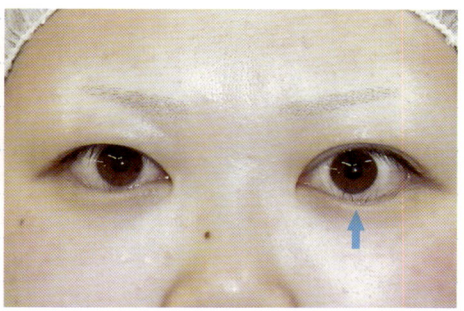

図59　角膜の下に白目がある症例や，肉の多い顔つきをしていることが多い

▶ 術式の選択

① **切開法**：重症例
② **通糸埋没法**：軽症例。1〜2本毛先が触れているだけ，もう片方を切開法で行う時にバランスをとりたい場合

❷ 上眼瞼睫毛内反

　重症度によって治療が異なる。軽いものでは重瞼線を形成すればよい。しかし余剰組織がかなりの量で乗っているような場合は，まず眉毛下皮膚切除で絶対量を減らしてから重瞼術などにとりかかるべきであろう。さもなくばあっという間に再発する。

▶ 術式の選択

　重瞼線形成術には埋没法と切開法の2種ある。

● 通糸埋没法

　一重瞼で，クリップなどで簡単に重瞼線ができる症例。若年例に限る。

● 重瞼術切開法

一重瞼で，埋没法では不十分なほどの組織が多い症例が適応となる。

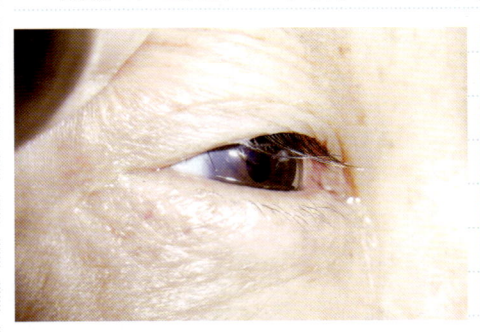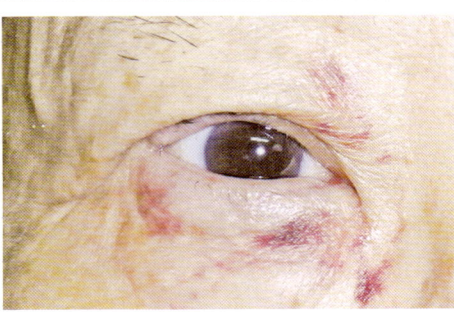

(a) 一重瞼で目尻の睫毛が内反している。　　(b) 重瞼線形成術後

図60　重瞼術切開法

● 眉毛下皮膚切除術

上眼瞼の組織量がかなり多い場合が適応となる。次いで重瞼線や睫毛根切除を追加する。

● 睫毛根切除術，lid split

皮膚が睫毛に被さっていない場合には，毛根切除またはlid splitを伴う内反症手術を行う。

上眼瞼の組織が多く重症で急ぐ場合は，睫毛根切除→眉毛下皮膚切除→重瞼術の順に進むことが多い。眉毛下皮膚切除の適応がありながら重瞼術を先にやってもすぐに戻ってしまう。眉毛下皮膚切除と瞼縁の手術を同時に行ったことは今のところない。

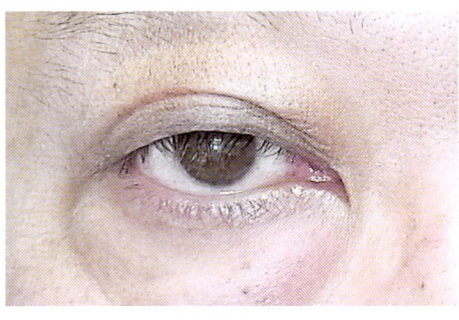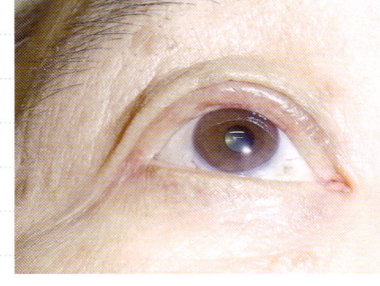

(a) 術 前　　　　　　　　(b) 睫毛根切除術後

図61　睫毛根切除術

二重瞼で皮膚が睫毛に被さっていないのに内反があり，角膜障害が強く，整容面の問題より機能的問題が優先される場合，毛根切除が行われる。

睫毛乱生，睫毛重生

● 術式の選択

▶ 毛根切除術

● 睫毛根全切除術

てっとり早く，他のいずれの術式よりも確実に治療ができる。ただし睫毛はなくなる。

● 睫毛根部分切除術

問題のある睫毛が部分的である場合に用いる。2～3本でもできる。

● Lid split

睫毛を温存しながら内反を治せる方法である。ただし高齢者では温存する理由もあまり見つからず，ほとんど行っていない。

▶ 毛根破壊術

● レーザー毛根破壊術

数本であれば普段眼底に用いているレーザーにて施行できる。

● 高周波メス毛根破壊術

本格的手術を希望せず睫毛抜去を希望しない症例，睫毛が無くなってもいいという症例で本数が少なめの場合，試す価値がある。ラジオ波メスの針状の電極を用いる。毛根以外の組織を温存できるメリットがある。

✎ 参考文献

Carter SR, Chang J, Aguilar GL, et al：Involutional entropion and ectropion of the Asian lower eyelid. Ophthal Plast Reconstr Surg 2000；16：45-49.

眼輪筋ってエライ！

石嶋くん	今日はずいぶん眼輪筋取ってましたねえ。
野田先生	余裕，余裕。
石嶋くん	瞬目できなくなったりしないんですか。
野田先生	余裕で大丈夫。眼瞼痙攣の最後の手段で眼輪筋切除術がありますが，見渡す限り切除しても何ともないですよ。眼輪筋ってほんとたくさんあって働いてるんですよね。顔面神経麻痺の時のあの脱力っぷりを見たらそう思うでしょう。上眼瞼は被さるし，下眼瞼は外反になるし，それらを全部支えてきたんですよ，眼輪筋は。
石嶋くん	縁の下の力持ちって感じですね。
野田先生	めちゃめちゃ表面にいますけどね。

実践編

I

霰粒腫

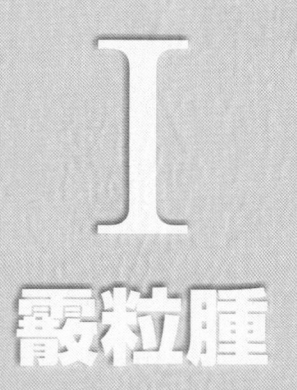

切開術

治療方針は
皮膚の状態で決まる。

❶ 結膜的霰粒腫摘出術

▶ 適 応

- 皮膚の菲薄化がない
- ぐりぐりが触れる
- 結膜側が薄くなって膿点が確認できる場合は大変よい適応

▶ 術 式

　初心者は膿点（瞼結膜側で瞼板が薄くなっている点）が確認できる症例を選ぶとよい。ほんのちょっと切開したら液状の内容物が出てくるため比較的容易である。また，鋭匙や鑷子の先などで鈍的に圧迫することで穿孔できることもある。メスを深くまで使わなくて済み安全に行える。

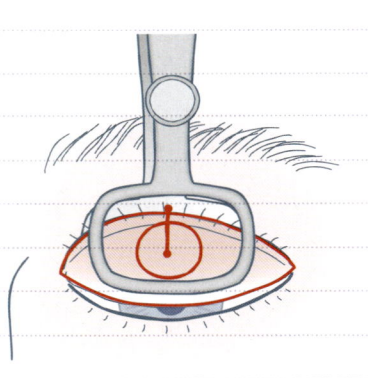

図1　瞼板切開線

① 消毒
② マーキング：霰粒腫が最も大きい位置の瞼縁睫毛根付近にサインペンでマークをする。挟瞼器を挟むと意外とどこが最も膨らんでいるのかわかりにくくなるものである。皮膚にマークしても裏返すとわからなくなる。
③ 麻酔：挟瞼器のかかる範囲全体に皮下麻酔と円蓋部麻酔を行う。
④ 挟瞼器：マイボーム腺開口部を潰さないように瞼縁側を外してかける。

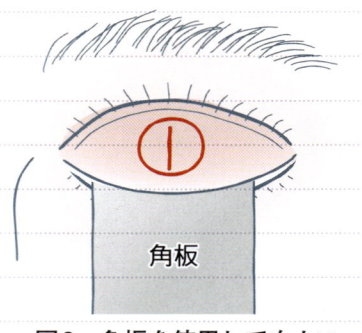

角板

図2　角板を使用してもよい

⑤ **11番メスで瞼板を切開**：結膜側では腺の方向に沿って最低限の縦切開を行う。

上下に広く深く切開すると，動脈弓に当たる可能性があるため注意する。

瞼板内は展開しにくいので止血も大変難しい。

⑥ **掻爬**（綿棒，鋭匙）

⑦ **バイポーラで止血**：霰粒腫の内腔を当てずっぽうに焼灼する。

外来処置室ではバイポーラによる止血は省略して自己圧迫としてもよい。

⑧ **挟瞼器を緩める**：出血点を確認し更に止血する。

⑨ **縫合は行わない**

⑩ **抗菌薬軟膏を塗布しガーゼを当てる**

⑪ **圧迫止血**（p.128参照）

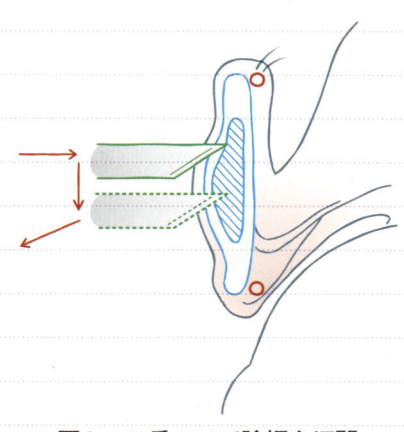

図3　11番メスで瞼板を切開
上眼瞼結膜側からの切開と動脈の位置

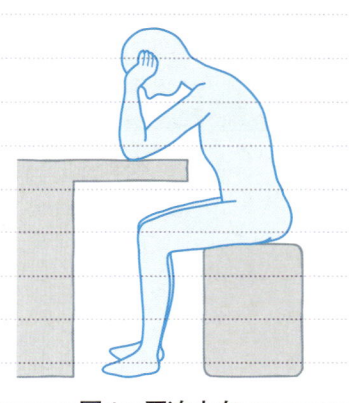

図4　圧迫止血
机に肘をつき，頭の重みで創を圧迫止血する。

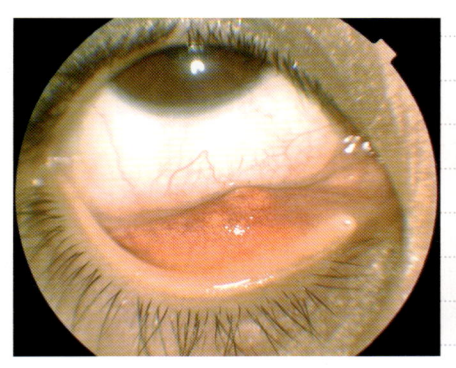

(a) 膿点ではすでに瞼板と結膜は破壊されているので，その部分からのアプローチをすれば最も侵襲が少ない。膿点では鋭匙や鑷子の先で圧迫すれば鈍的に穿孔できることがある。

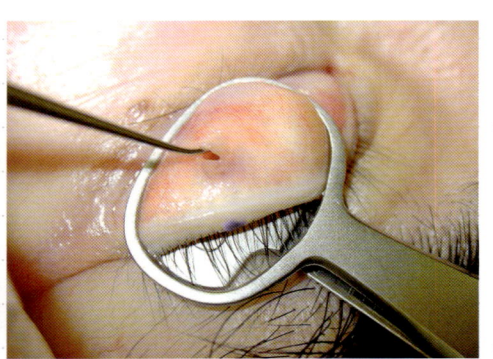

(b) 必要最小限に切開を加え，鋭匙で内容物を掻爬する。挟瞼器をかけると位置を見失いがちなので，瞼縁にピオクタニンでマークしておくとよい。それでももしわからなくなってしまったら，挟瞼器を左右にずらしてつっかかるところで止めれば内容物が多いところをおおよそ網羅できるであろう。

図5　膿点のはっきりした霰粒腫

▶ **症例**

膿点 ——

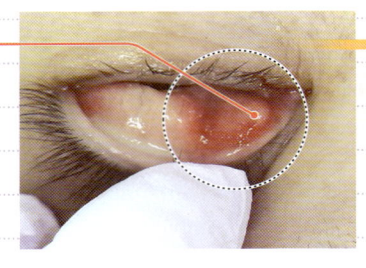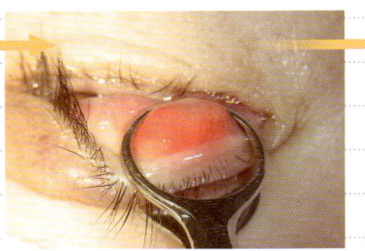

サインペンで
マーク

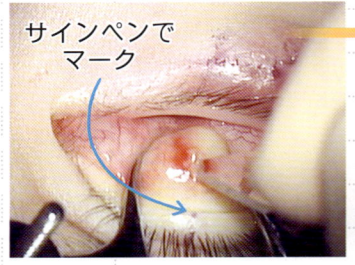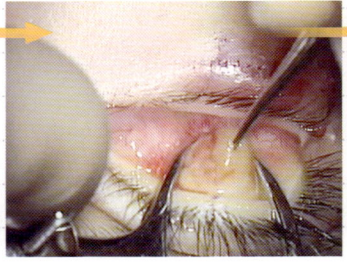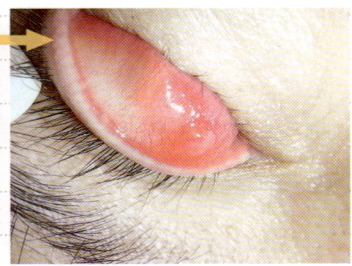

症例1　結膜側に膿点を認める

膿点がはっきりしていると小切開で内容が出やすい。

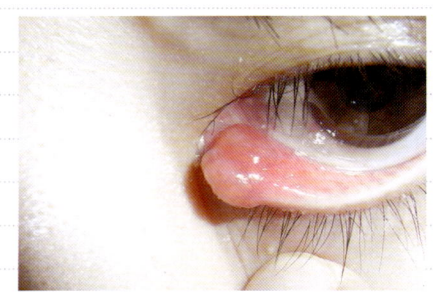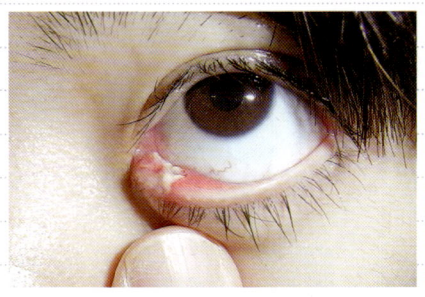

術 前　　　　　　　　　　　　　　術直後

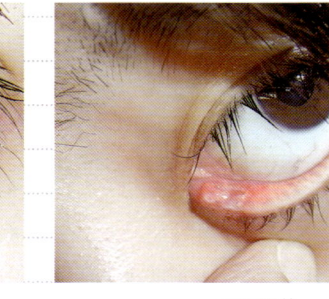

3日後　　　　　　　　　　　　　　1週間後

症例2　霰粒腫から発生する肉芽腫

　若い女性の瞼縁から盛り上がった，霰粒腫から発生する肉芽腫。術直後，3日後，1週間後である。きれいに治したいとのことなので4日間，抗菌薬眼軟膏をつけて眼帯をしていただいた。湿潤の環境にあると，粘膜は大変早くきれいに上皮化するものである。

❷ 経皮的霰粒腫摘出術

▶ 適 応

- びまん型
- 皮膚が赤く，薄くなっている場合

　限局型の場合の経皮的手術適応は少ない。小さくて裏から見つけられない場合，高齢者の繰り返す霰粒腫で悪性が疑われ生検する時，何らかの必要があって瞼結膜や眼表面の状態を変えたくない時などである。

▶ 準 備

- 点眼麻酔，消毒，オイフ（覆布）
- 1%キシロカイン＋2.5mLのシリンジ＋30G（27G）
- 眼科用鑷子，角板，挟瞼器，持針器
- マーキング（ピオクタニン，爪楊枝，マーカーなど）
- バイポーラ
- 縫合：抜糸ができるならば7－0ナイロン，抜糸ができない場合は8－0（または7－0）バイクリル®

▶ 術 式

① 消 毒

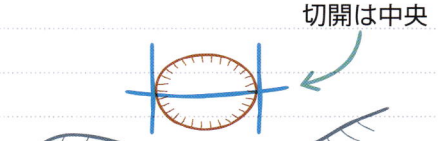

切開は中央

霰粒腫の端をマーク

(a) 通常の霰粒腫

② マーキング

- 霰粒腫の輪部のマーク

　触診にて霰粒腫の位置を確認し，両側の輪郭をマークする（図6）。

- 切開線のマーク

　霰粒腫の中心付近で皮膚割線に沿った部分に切開予定線をデザインする。幅は霰粒腫より2mmずつ大きく設定する（図7(a)）。重瞼線か，それより瞼縁寄りの皮膚割線を選択する。瞼縁に近い方が跡が残りにくいので，縫い代の確保を計算に入れてデザインする（図7(b)）。

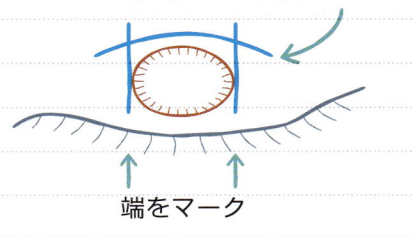

菲薄化した皮膚をさける

端をマーク

(b) 菲薄化した皮膚がある場合

図6　霰粒腫と切開線のマーキング

皮膚が菲薄化している場合は，重瞼線から瞼縁までの範囲内でできるだけ正常な皮膚での切開を行う。下眼瞼では離れれば離れるほど創が目立つので，瞼縁寄りの切開線を選ぶ。いくらか薄い皮膚にかかろうとも仕方がない。

自潰した部分がある場合は，もはやその皮膚を縫合することはできないため，術後にWet dressingができることを確認したうえで，自潰した皮膚を含む面で切開してもよい。

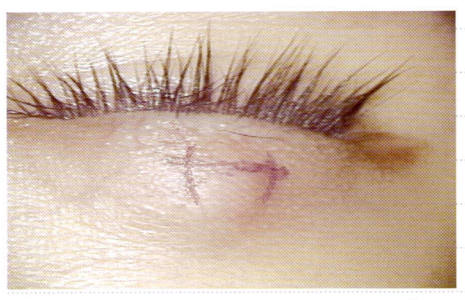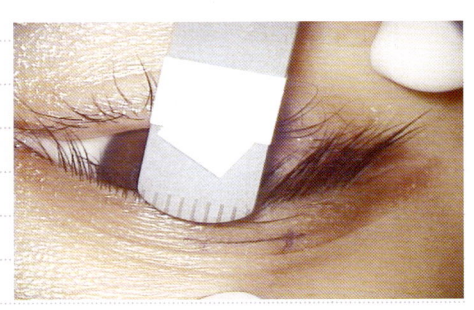

(a) 霰粒腫の中心付近で，左右に2mmずつ大きく切開線を予定する。

(b) 重瞼線か瞼縁寄りの皮膚割線に沿ってデザインする。瞼縁に近いほうが目立ちにくい。

図7　切開線の決定

③ 麻 酔

挟瞼器を使うため，挟瞼器のかかる皮膚の範囲全体に皮下麻酔と円蓋部麻酔を行う。先に円蓋部に注射しないと翻転できなくなる。

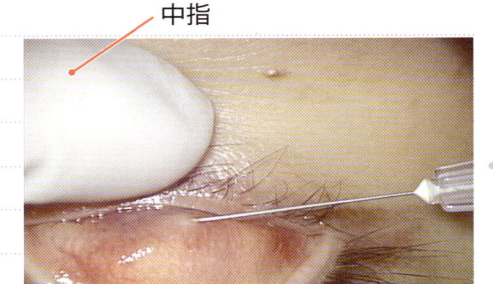

中指

示指

図8　麻酔
眼瞼を翻転し，円蓋部に注射する。このとき，中指で眼球を圧迫すると円蓋部の組織が前方に出てくるので注射しやすい。

④ 挟瞼器をかけ皮膚切開

皮膚側なので横方向の切開となる。

挟瞼器はマイボーム腺開口部を潰さないように瞼縁を挟まないようにする。

この際，マイボーム腺を圧迫すると開口部からマヨネーズのような中味が出てくることがある。

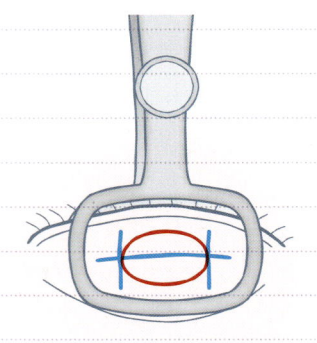

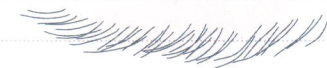
痛がったら挟瞼器のかかる皮膚に麻酔追加!!

図9　皮膚切開は横切開

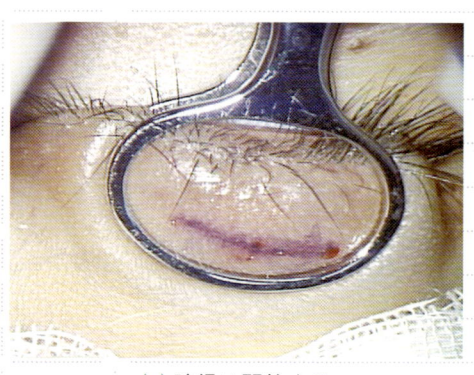

(a) 瞼縁は開放する
挟瞼器は挟む皮膚を指で圧迫して脱血しながらかけるのが望ましい。

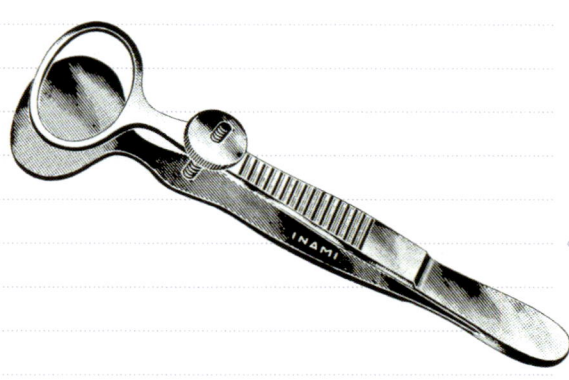

(b) ねじ式が望ましい
いくつかのサイズを揃えておくとよい。可能なら大→小→中の順に揃えるとよい。大きな挟瞼器は睫毛根切除でも活用できる。

図10　挟瞼器

　結膜側から切開を入れるときには瞼板の分泌腺の方向に沿って縦切開になる。

　結膜側，皮膚側切開のどちらも目標となる霰粒腫が脱出していなければ本体は瞼板の中にある。

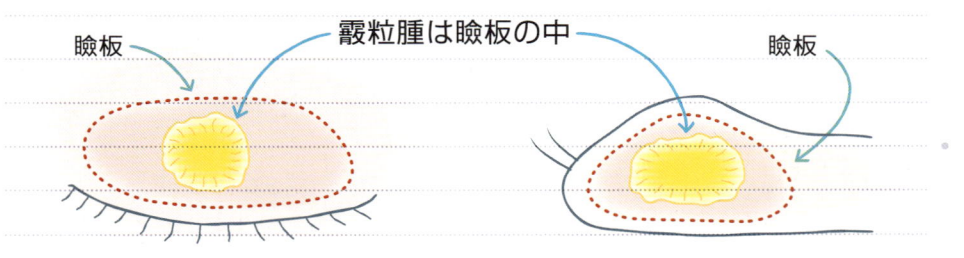

瞼板　　　霰粒腫は瞼板の中　　　瞼板

図11　霰粒腫本体の発生場所は瞼板内
霰粒腫は瞼板内に起こる肉芽腫性変化であり真の嚢胞ではない。嚢ごと取ろうと意識すると分泌腺の瞼板をまるごと取ってしまうことになる。できるだけ温存する方がいいと思われる。

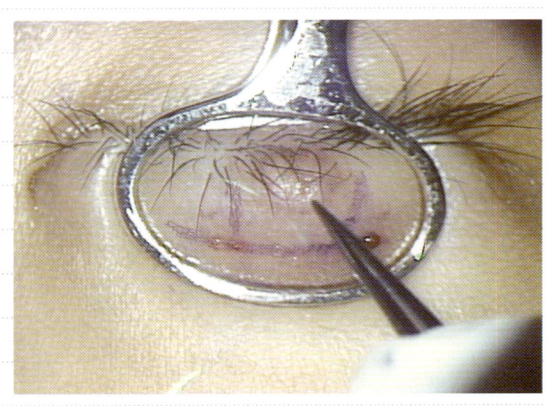

図12　菲薄化した皮膚
菲薄化した皮膚を避けて正常な皮膚を切開する。鑷子で指しているのが菲薄化した部分である。皮膚が赤ければ薄いというわけではない。菲薄化しているかどうかの見分けは，挟瞼器をかけるまでわからないことも多い。

⑤ 瞼板の露出

　眼輪筋を分けるとすぐに瞼板に到達する。触診にて位置を確かめながら，左右の健常な瞼板まで十分に露出する（**図13**）。特に瞼板が破壊されて内容物が軟部組織に脱出している場合には，両側の健常な瞼板をまず露出させる。それを拠点として，残された瞼板の位置を探るようにしないと位置関係を誤認しやすい。

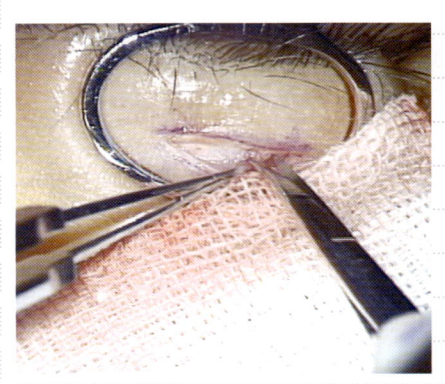

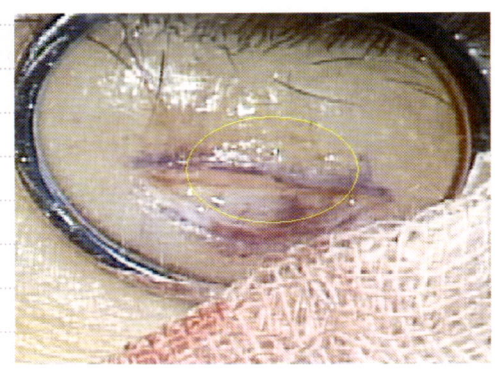

ⓐ 眼輪筋を切開
　鑷子で組織を手前に引き，索状になった組織をスプリング剪刀で切開する。

ⓑ 白い瞼板表面を露出
　黄色い円が霰粒腫のある位置であるが，左右の正常な瞼板までしっかりと露出する。

図13　瞼板の露出

今日の
コラム

動脈出血したら！

① 30分圧迫

② 創を広げてバイポーラで焼灼

③ ボスミンガーゼ，頭位挙上

11番メスで深く刺さないことである。

　眼窩の動脈で，バイポーラで出血を止められない血管はないといわれている。眼球摘出でも結紮はせず圧迫で済ませることができる。落ちついて止めにかかろう。

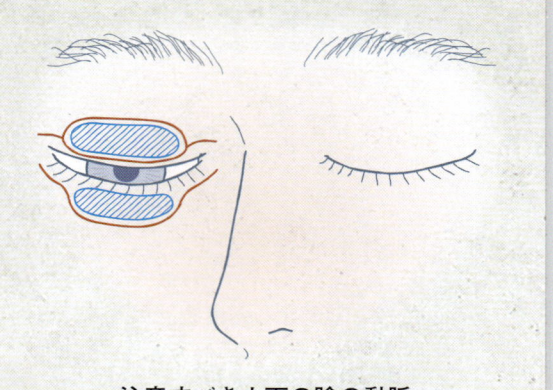

注意すべき上下の瞼の動脈
動脈は上眼瞼に2本，下眼瞼瞼縁に1本ある。
当然出血しやすいので注意する。

⑥ 瞼板の切開

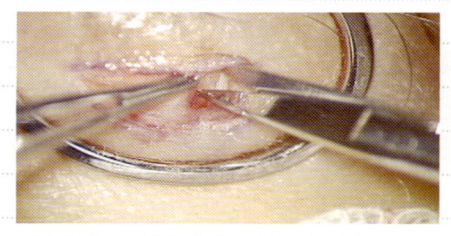
(a) 霰粒腫の最も右端に剪刀を垂直に当てて切開する。

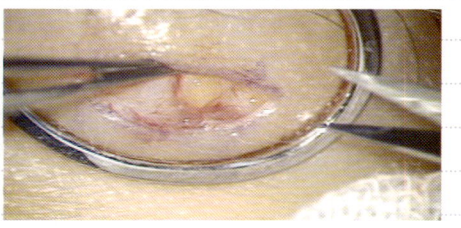
(b) 黄色い内容物が出てきたら内腔に切開が入ったと考えられる。

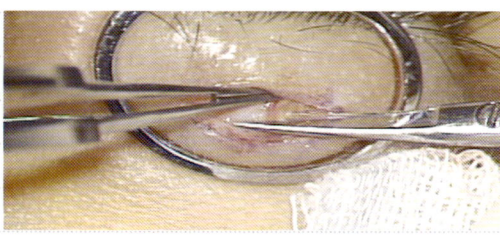
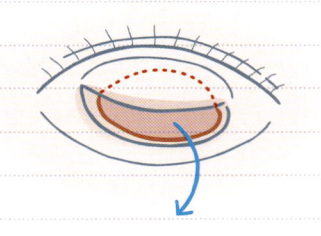
(c) 瞼板の切開内腔に剪刀の片刃を入れて切開する。

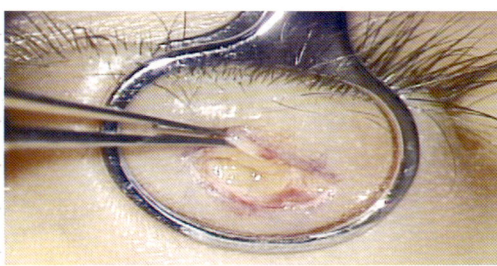
(d) 貯留部の瞼板が半周切開されてフラップが形成され，内容物が露出している状態。

図14　瞼板の切開

　霰粒腫の壁を構成する瞼板に対し，フラップが作成されるように切開を入れる（**図14**）。この場合，できるだけ霰粒腫の辺縁に沿って切開を加えるべきである。例えれば魚をさばくときのように，辺縁から大きなフラップを作るように切開を入れれば創は自己閉鎖し，将来的には瞼板の本来持つ支持性を取り戻すと期待できる。もし霰粒腫の頂上（魚の側面）から切開を入れたならばその部分は自己閉鎖せず，形態の保持機能が脆弱になるであろう（**図15**）。

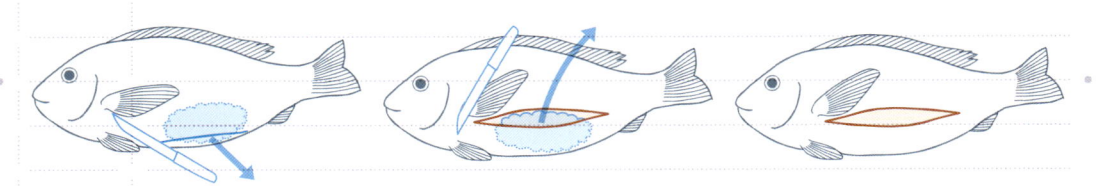

(a) 腹から切開を入れて内臓を取り
　出した場合
　創は自己閉鎖し，魚の大体の形
　態は保たれる。

(b) 側面から切開を入れた場合
　側面の創は自己閉鎖しない。

図15　魚の切開例

⑦ 掻爬（綿棒，鋭匙）

　鋭匙，ガーゼを用いて内容物を摘出する。内腔壁についている腺細胞をそぎ落とすような要領で行う。ガーゼを強くつかみこするとなおよい。

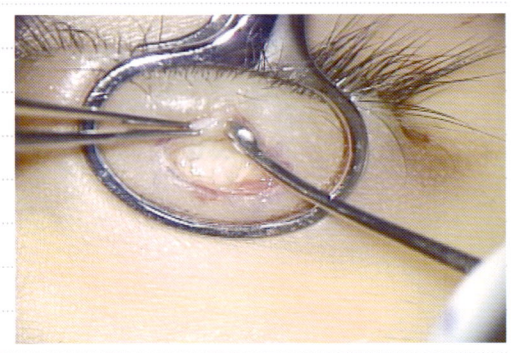

図16　内容の郭清
鋭匙で内容を除去する。フラップの裏側まで丁寧に行う。左の鑷子で持っているのは瞼板のフラップである。

⑧ 止血

　自分が切開を入れた部分の内腔の底部を十分に凝固する。瞼板の微小血流は不規則であり，いたるところから出血する。出血を放置するよりは熱凝固の方が眼瞼全体への侵襲は小さいと考えて，ほぼ全面を焼灼した方がよい。瞼板より前の軟部組織は，左右の角を中心に止血する。

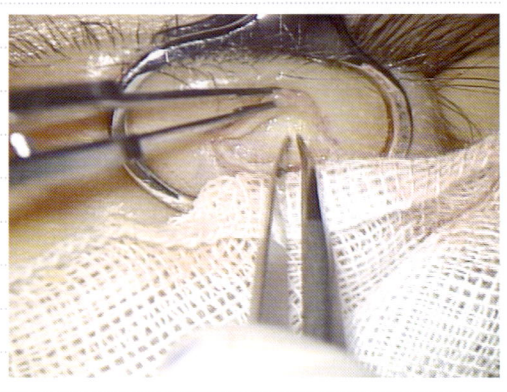

図17　止血
瞼板はいたるところから出血するので，切開した部分から底部までしっかりと凝固する。

⑨ 挟瞼器を緩め，出血点を確認し更に止血する

挟瞼器を外す。そのとき，ねじを少し緩めて動脈性出血がないことを確認したら後は一気に外す。半端な力をかけると静脈性のうっ血性出血が多くなる。出血が多い場合はねじを締め直して焼灼を追加する。止血をしっかりしないと，術後内出血を生じ瘢痕が残る。特に瞼板からの出血は自然に止まりにくい構造であるので留意する（後述）。

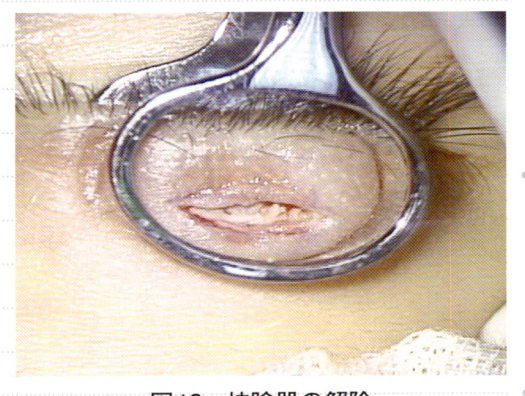

図18 挟瞼器の解除
挟瞼器のねじを少し緩め，動脈性出血がないことを確認したら一気に外す。

⑩ 7−0 ナイロン，ポリプロピレンで皮膚を合わせるように縫合

霰粒腫のような内容物を排出するだけの手術では皮膚は合わせるだけでよく，密に縫う必要はない。

小児で抜糸ができない場合は7−0あるいは8−0バイクリル®を用いる。1カ月で自然に脱落するが，数カ月ポチッとした跡が残ることもある。

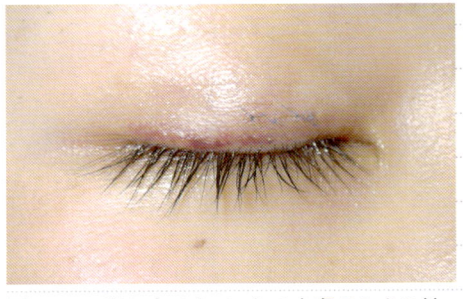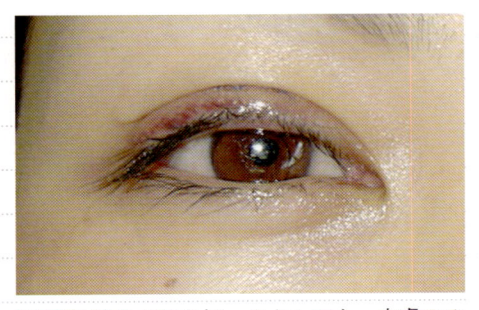

ⓐ 7−0ポリプロピレン糸で皮膚のみを3針縫合している。

ⓑ 重瞼線のどこを切ったとしても，皮膚のみを縫合すれば，重瞼線は元通りに再現される。

図19 術翌日の様子

⑪ 抗菌薬軟膏を塗布しガーゼを当てる

⑫ 圧迫止血15分

▶ **症例**

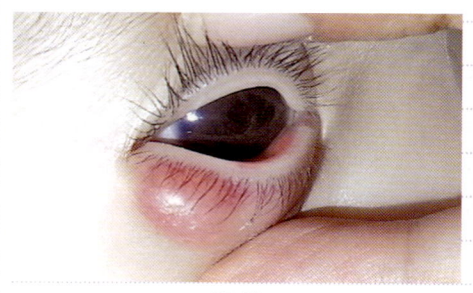
術 前

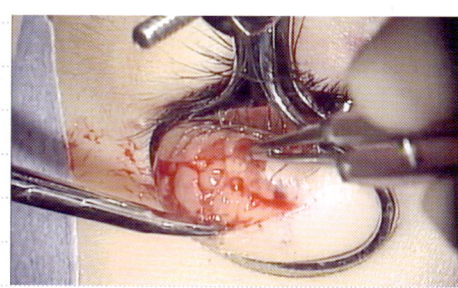
術 中

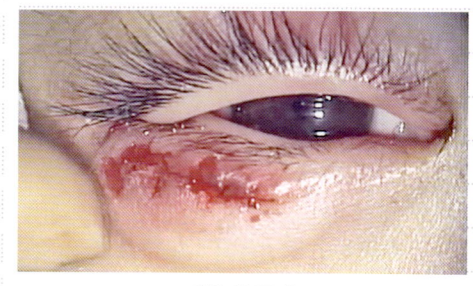
手術終了時

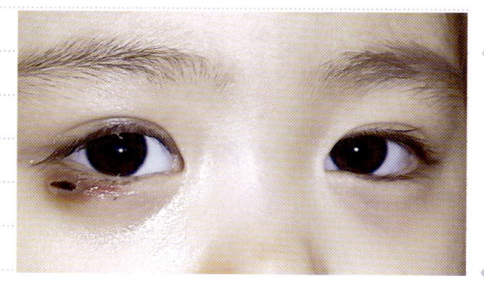
1週間後

皮膚に糸をかける余地がなければ，無理にかけるより術後の軟膏の処置に期待した方がよい。

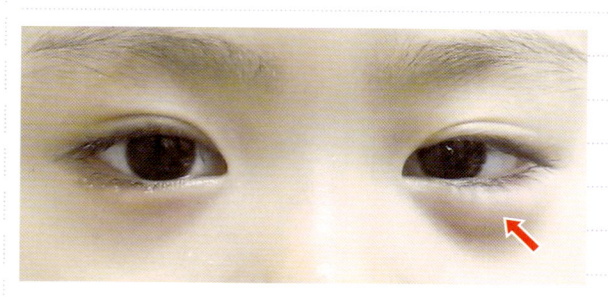
3カ月後

症例3 手術前後の所見

　皮膚はごく一部が薄くなっている。切開すると直下に大量の肉芽を認め，正常組織を取りすぎないよう気を付けて切除した。8－0バイクリル®で縫合し，軟膏を塗布した。欠損した皮膚にはかさぶたができたが，こまめな軟膏の塗布によりひきつれず治った。小児では多発例が多く，新たにできている（矢印）。

❸ 経皮的霰粒腫切開術

無麻酔下で行う場合に選択する。最短の時間で終わるように心がける。

▶ 適 応

皮膚が菲薄化しており，通常の局麻下手術ができない場合。

▶ 準 備

- 大人1人（頭部の固定）
- 大人1人（体部の固定）
- 術者
- バスタオル
- 11番メス
- 先端1mm程度の太めの無鉤鑷子
  （眼科中鑷子と言われることが多い）
- スプリング剪刀
- ガーゼ
- しっかり止まるテープ

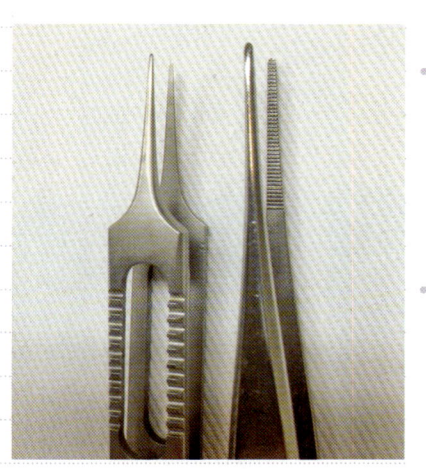

図20　鑷子と剪刀

▶ 術 式

① 11番メスで切開

ごく浅く11番メスで切開を入れる。皮膚の最も薄い箇所に，横方向は病変の端から端まで切開を行う。ここで遠慮は無用である。

目が浅ければ液体の内容物が出てすぐに決着がつく。しかし経過が長いと肉芽となっており，すんなりとは出てこない。

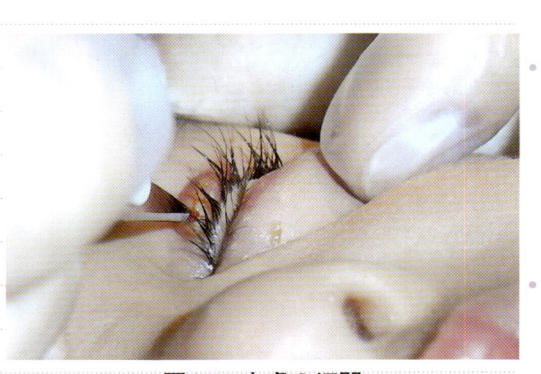

図21　皮膚の切開

② 内容物の圧出

ニキビを潰して出すような感じで内容物を圧出する。出てこなければ結膜嚢に指を入れ，裏側からも押すと，ぶちゅっと出てくる。これができればここで終了してよい。

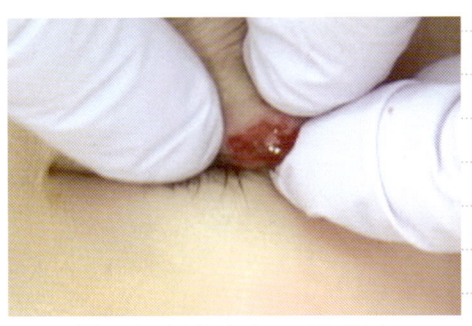
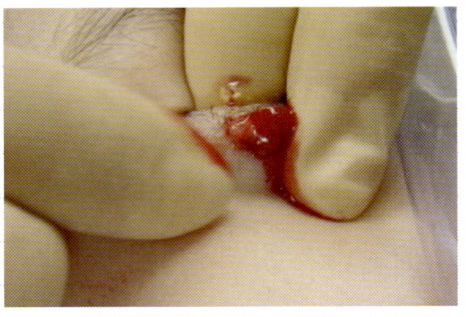

(a) ニキビを潰すイメージで圧出 　　　　　(b) 結膜嚢内に指を入れて圧出

図22　内容物の圧出

③ 異常組織の採取

幅1mm程度の鑷子で異常組織を取る。実際には血だらけになるので何をつかんでいるのかよくわからなくなることも多い。眼輪筋は鑷子で引っ張って出てくるような組織ではないため，つまんで出てくれば肉芽組織と考えてよいと思われる。

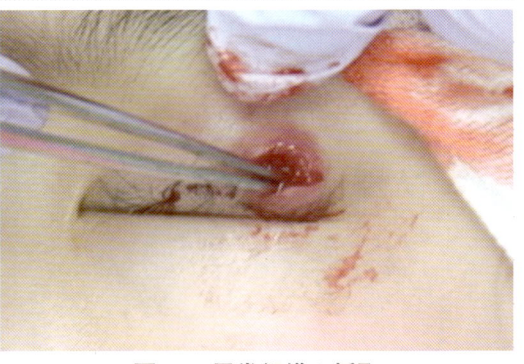

図23　異常組織の採取

肉芽がすでに硬くなっている場合は，剪刀やメスで周囲に切開を加えて切除するしかないが，頭をしっかり押さえてもらうことが必要である。

あくまでも補助的な処置であり，深部から治すわけではないので，深追いはせずに1分を過ぎたら止める。

④ 圧迫止血

ガーゼを丸めて当てがい，しっかりとテープで止める。30分そのままにする。

小児の治癒能力はスゴイ！

▶ 全麻か無麻酔か

● 局 麻

　局麻に応じる小児には当然局麻下に切開を行う。それでも保護者を同伴させて安心させる配慮を行う。

● 無麻酔

　実際には，2歳以下の押さえつけられる年齢の小児の多くは無麻酔下で切開している。その理由を下記に挙げる。

- 炎症がおこっていると局麻はかなり痛い
- 局麻が効くまで待てば小児に二度恐怖感を味わわせることになる
- 眼球に対して鋭利なものを向ける機会を減らしたい
- キシロカインアレルギーの対策が必要になる
- 小児の処置にはどの診療科も押さえて行うことが多い
- 再診時には覚えていない様子の子も多い
- 親としては全麻より元気に泣いているほうがむしろ安心という声が多い

今日のコラム

薄い皮膚は取るのか？

　あえて取らない方がいい，と返事させていただく。明らかに肉芽が頭を出しているなら切除するが，慣れていないと取っていい皮膚とそうでない皮膚の見分けがつかなくなりがちである。

　皮膚切除はしても最小限とし，皮下の肉芽を取るようにする。皮膚が欠損したら，無理に縫合せずopenのまま終了し，軟膏に頼るようにすれば悲惨なことにはならないであろう。

　実際のところ，薄い皮膚はどちらにしろ脱落するためあまり心配することではない。

「過ぎたるは及ばざるが如し」
皮膚を取りすぎないこと。
残っても成長してから局麻で整えればよい。

● 全 麻

施設によるが，最も簡便な全麻，例えばマスク換気下での処置や鎮静をお願いできるならそれにこしたことはない。

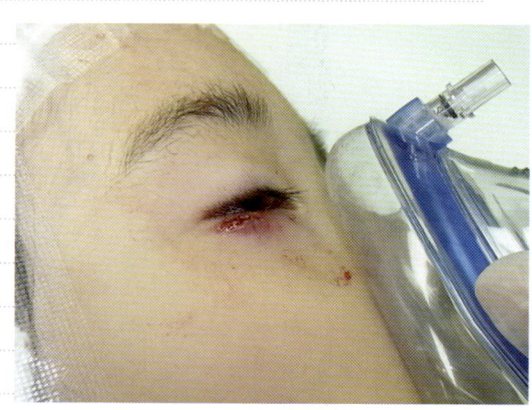

図24　マスク換気下の処置

▶ 術後の処置

● 軟 膏

軟膏は創部をウエットにし上皮化を助け，取り切れなかった余分な組織を排出させる意味合いがあるのでたっぷり塗る。お母さんには「テラテラするけど決して乾かないように頻繁に塗ってください」と指導する。小児の霰粒腫切開術は，医者が治す治療ではなくて小児の治癒能力によって治されているのだと実感できる。

小児の霰粒腫にステロイド軟膏を漫然と投与した結果，緑内障を引き起こした例が散見される。治りが悪ければ「切る」という選択を持って欲しい。

▶ 症　例

● 無麻酔での皮膚切開の症例

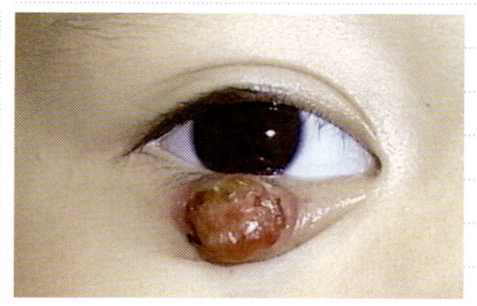 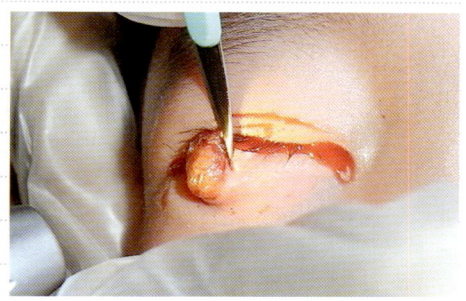

術前

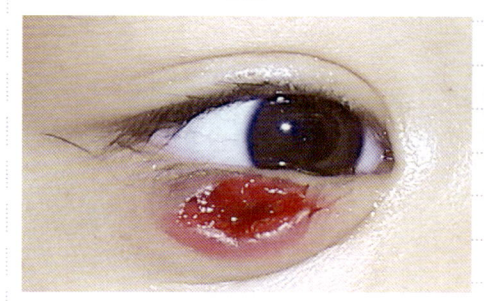 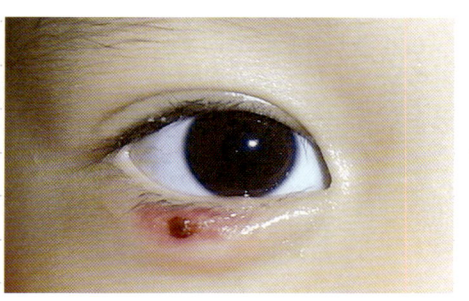

術直後　　　　　　　　　　　　　　術後1週間

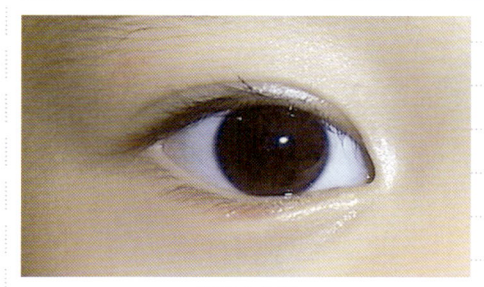

術後1カ月

症例4　無麻酔での皮膚切開

　2歳女児。他院3カ所で軟膏のみ処方され，2カ月様子をみていた。明らかに肉芽を形成している。皮膚との境を見極め，メスと剪刀で切除した。術直後は自分のしたことが良いことなのかどうかわからなかったが，日々欠かさずに保護者が軟膏をつけており，劇的に改善した。

　ほとんどの小児がこのレベルまで回復する。最初の状態で放置すれば肉芽が硬くなり，皮膚が欠損したまま瘢痕化したであろう。この症例では皮膚縫合は困難である。もし無理に縫合すればなんらかのひきつれが残ったであろう。また全麻までかけて，無縫合で組織欠損したままの仕上がりでお返ししたら不満が残ったかもしれない。

● 即日切開した症例

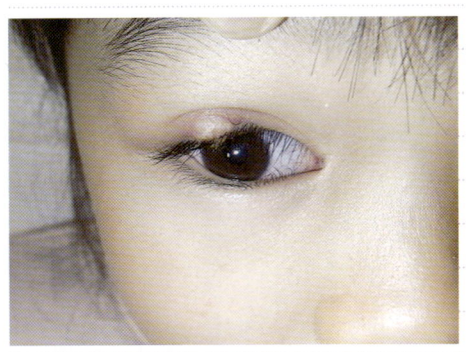

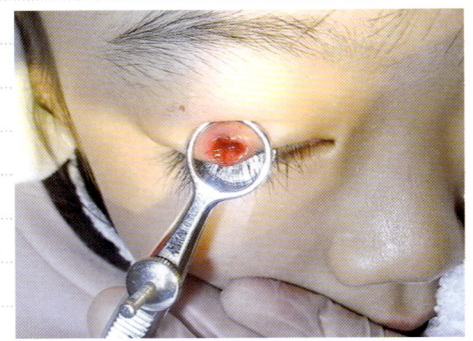

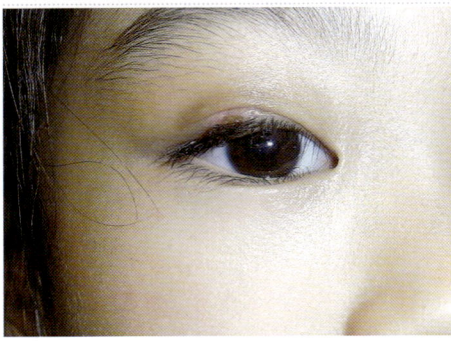

1週間後

症例5 即日切開した症例の1週間後

6歳女児。本人が切除を希望した。奇跡的に麻酔後も恐怖感を訴えず数分で切除を終えた。円蓋部の麻酔が最も痛いため，挟瞼器はかけなくてもよい。

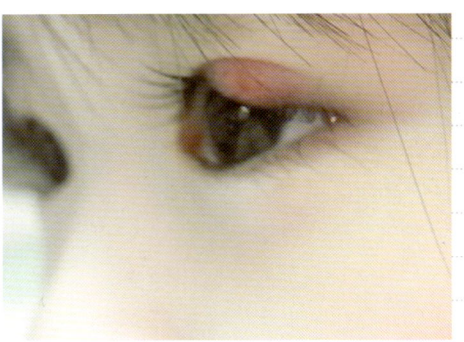

症例6 3歳女児

切開して指でつまんだらぶちゅっと出てきた。

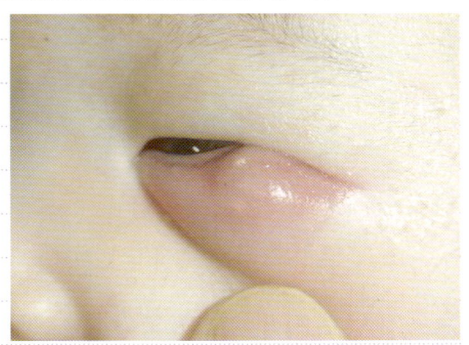

症例7 3カ月の赤ちゃん

内容物は液体で，押し出すと大量に排泄された。切開はすぐに終わった。

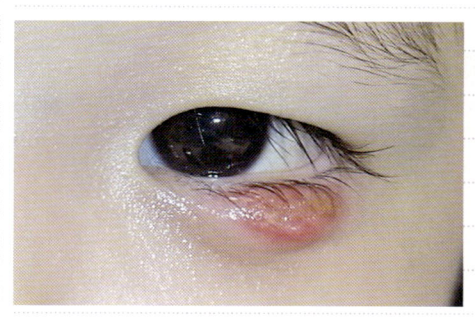

初診時

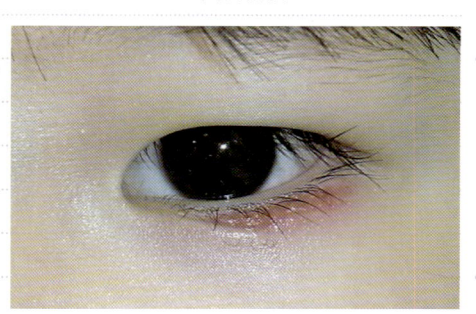

1回目術後

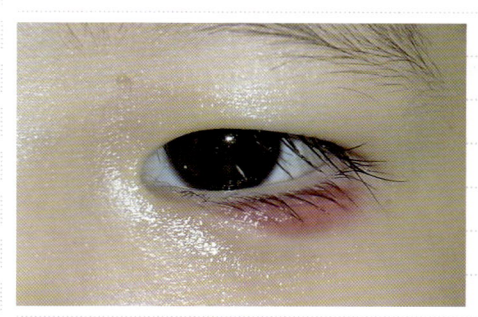

2回目術後

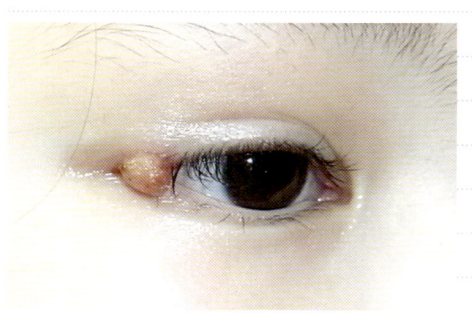

術後1カ月

症例8　肉芽が形成されていたため切除した症例

　1回目は不十分で，翌週もう一度切除することになった。2回目では結膜嚢に指を入れて押し出した。1カ月後には十分よくなった。

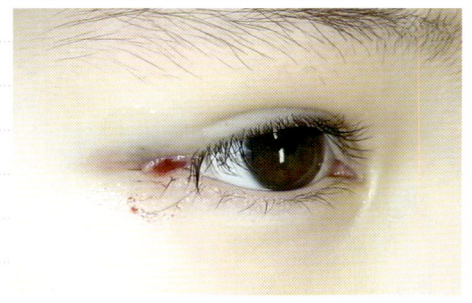

症例9　表面に飛び出した霰粒腫

　6歳女児であり，本人に治すモチベーションがあったため，局麻下で目立つ部分だけ切除した。

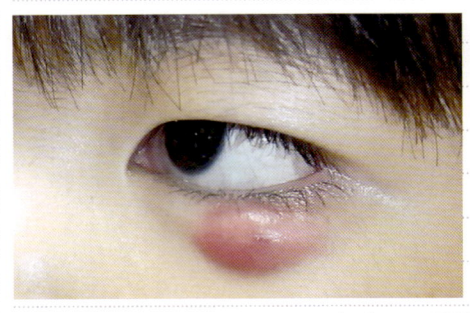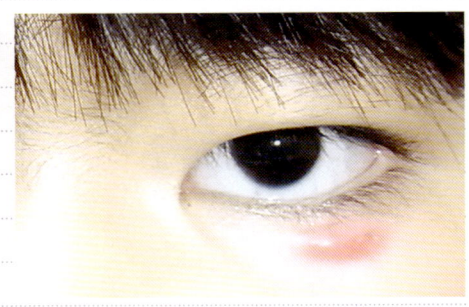

症例10　発症して3カ月で来院。切開排膿後1カ月

　切開後も瞼縁から離れている位置に残留しているが，もう手がつけられないため経過観察となる。

● **経過観察した症例**

症例11　左目頭の炎症を伴わない霰粒腫

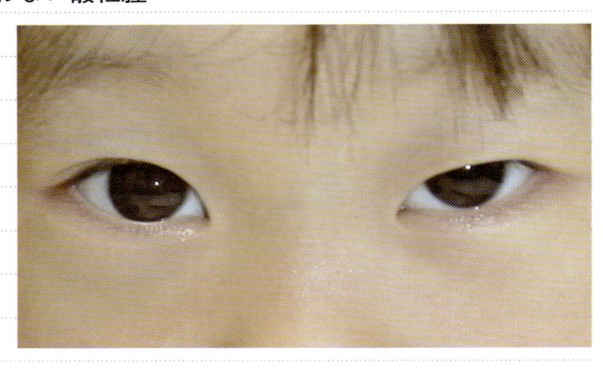

　霰粒腫のため重瞼線が消失している。親御さんはこのまま戻らなくなってしまうのではと心配されているが，炎症を伴っていないため，霰粒腫が治れば重瞼線も元に戻ると考えられる。経過観察である。

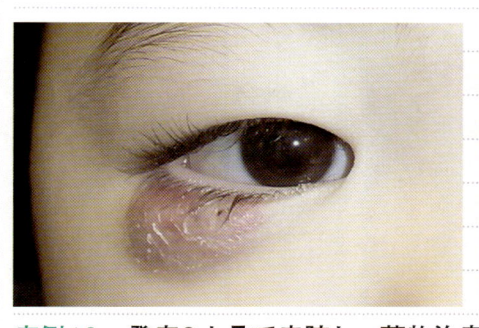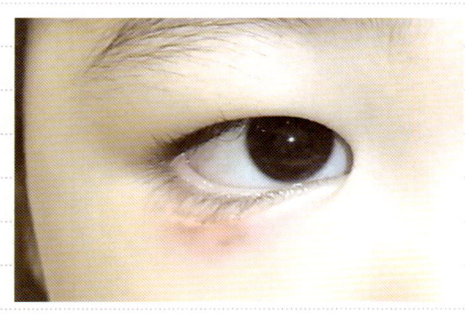

症例12　発症3カ月で来院し，薬物治療をした例

　初診時にすでに3カ月が経過しており排膿できるものはなく，皮膚はintactであったので薬物治療をした。8カ月後にもまだ発赤が残っている。睫毛は外反し，下眼瞼は牽引されているようである。しかし初診時の時点ではすでに肉芽が硬く形成されて切開には遅く，運悪くかなりdiffuseに広がるタイプであったので治療は難しい。

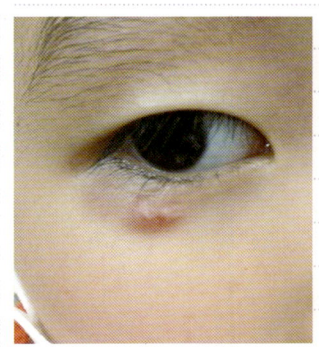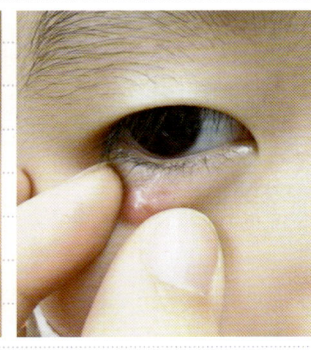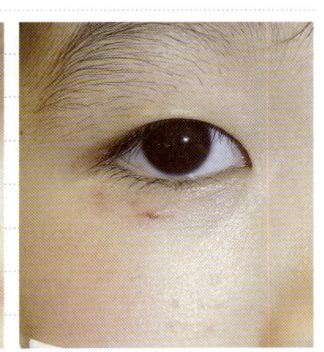

症例13　発症3カ月で来院

　皮膚は破れておらず，皮下で硬くなっている。ステロイド眼軟膏で経過観察したところ，1カ月でかなりよくなった。この程度なら経過観察できる。

● 合併症

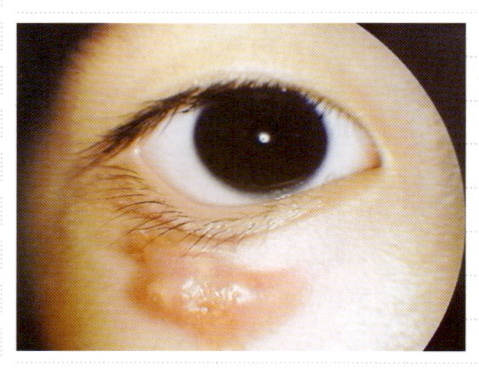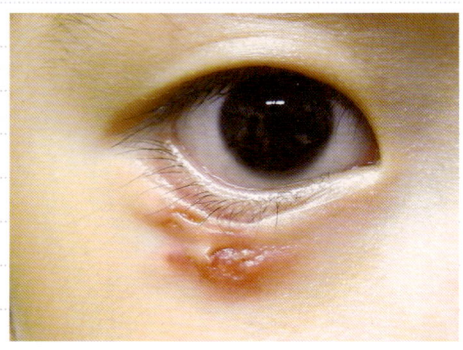

症例14　皮膚に影響したびまん性の霰粒腫が瘢痕を伴った症例

　いくつかの眼科を受診するも軟膏を処方されるのみであった。私達が診察をする前のクリニックで撮影したときにはまだ滲出液などが認められたが，すでにかなり進行している。さらに初診時にはすでに肉芽が皮膚欠損部から顔を出し，ひきつれが生じている。この段階で手術治療としてできることはなく，経過観察となった。

（写真は慶應義塾大学　出田真二先生のご厚意による）

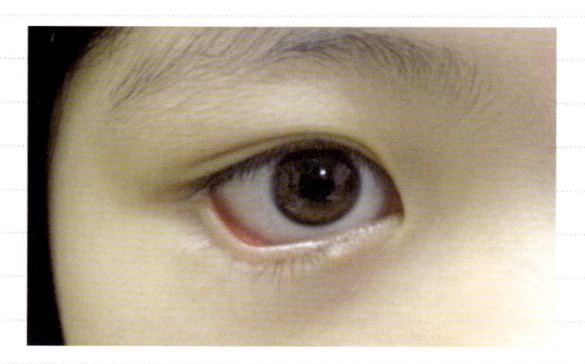

症例15　霰粒腫を全麻下で完全に切除し縫合したと思われる症例

　組織が絶対的に不足し外反している。経過観察では治らない。

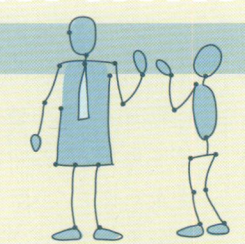

小児の無麻酔下切開

石嶋くん　先生，今日は初診の霰粒腫切開やらせていただいて勉強に
　　　　　なりました。

野田先生　問題ありませんでしたよ。どんどんやってください。

石嶋くん　あれって全員切らなければならないんでしょうか？　何だか子
　　　　　供がかわいそうで。病院を嫌いになっちゃわないかなあ。

野田先生　適応は親御さんに決めていただいています。放置してもなんとかなることも多いことは
　　　　　必ず話します。でもね，姑がうるさいんですよ。1カ月も治らなければ「医者換えろ」っ
　　　　　て言われますよ。幼稚園の他のお母さんから遠回しに「うつさないでほしい」と言われ
　　　　　ることもあるようですし。

石嶋くん　ではむしろ社会的適応ですね。

野田先生　子供の顔はその子だけのものではないんだと思います。いくらかは周囲の事情に従っ
　　　　　て我慢していただかなければ。子供が病院を嫌いになってしまうかどうかは，親御さ
　　　　　んによる賭けの部分があります。その子の特性は保護者が知っているのだし，その
　　　　　子のメイボに対してどのような治療方法を望んでいるかは親御さんの事情もあること
　　　　　でしょう。突き放しているわけではなくて，親御さんに選択肢を与えたいんです。それ
　　　　　と，うちは大学病院なので切ることを覚悟した人が紹介状を持って来るわけですが，
　　　　　先生がパート先のクリニックでみんな切ろうとすると，驚かれるかもしれませんので気
　　　　　をつけてください。

石嶋くん　切る選択肢も用意しておきたいですけどね。

野田先生　米国のように，小児の治療に笑気などの麻酔が積極的に導入されれば，この問題は
　　　　　解決しますね。

石嶋くん　トリクロールを使って配慮している所もあるようですね。

野田先生　そういう所が増えるといいですね。うちはナースが反対するから無理ですね。

石嶋くん　……。

Dr.野田
のコラム

苦いカルテ─小児霰粒腫全麻下摘出術

野田に手術を教えて下さった中村泰久先生は，その丁寧な対応と手術で患者にストレスを与えないことを大変重要視されている。運よく聖隷浜松病院は麻酔科が協力的で，小児を泣かせずに麻酔の導入をすることに力を入れているため，眼瞼手術後の抜糸でさえ全身麻酔を引き受けて下さった。

しかし大学に戻ってみるとそんなはずもなく，眼科で全身麻酔下の手術を行うことすら珍しい状態であった。小児のメイボで全麻とはなかなか理解していただくのが難しかった。それでも希望者にはできる限り全麻下にて霰粒腫手術を行い，外来が小児の鳴き声であふれるようなことはほとんどなかった。

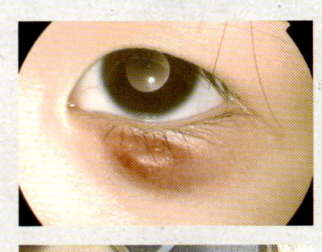

しかしある症例をきっかけに，教科書通りの手術に疑問を持つようになった。

3歳の女児。赤い霰粒腫である。皮膚は菲薄化し，広範囲でぺらぺらに薄くなっていた。親御さんは全麻下での丁寧な手術を希望された。菲薄化している皮膚を避けて皮膚を切開し，内容物を丁寧に掻爬した。そして皮膚を7－0ナイロンで皮下連続縫合した。理論的に全く問題ない手術である。しかし結果として霰粒腫のあった部分では涙堂（涙袋）が欠損し，大きく切った皮膚切開の跡が耳側に残ってしまった。理論的にはしっかりした皮膚を切って縫うのが正しいのであるから，これでいけないはずがない。

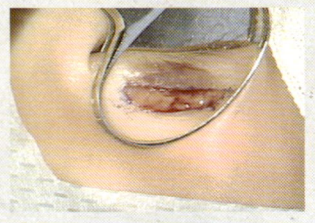

この結果を通して悩むことになる。むしろ取り残すくらいの方が必要な組織を残せたのではないか？　皮膚だけ守って，多過ぎれば将来的に局麻で切除すればよいのであるから，必ずしも理論的に正しい手術が奨励されるわけではないのではないだろうかと考え始めた。現在はそれが極端に振れて，また北海道という地域性もあって，ほとんどの症例で初診時に切開している。

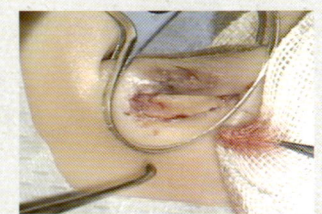

小児の霰粒腫については諸説紛々であり，まとまった考えはない。即切開派，全例経皮派，全麻派，全く切らない派とある。それは目玉焼きにかけるのがソースか醤油かマヨネーズかというように，まとまることはないのでありそれでよいのであろう。いつかそれぞれの長所が全国で理解され，患者側がいずれかを選択できるような体勢が敷かれることを期待している。できることなら小児の処置に対する麻酔科の介入が望まれる。

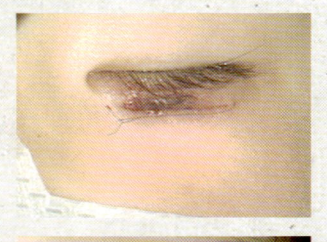

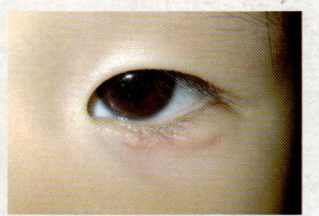

ケナコルト注射─小さいのはいいんじゃないですか？

　霰粒腫を切らないで治したいという患者に向いている。整容面を重視する患者が自らネットで検索してこの治療法を求めて来院することがある。広く行われていたところをみると，おそらく効果があるのであろう。その利点については，大島博美先生の文章（眼手術学（2）眼瞼，文光堂）をご参照いただきたい。

　しかし注意すべき症例は存在する。ときにやみくもに手術を怖がって切らないことにこだわることが大きな代償を払うことになる。

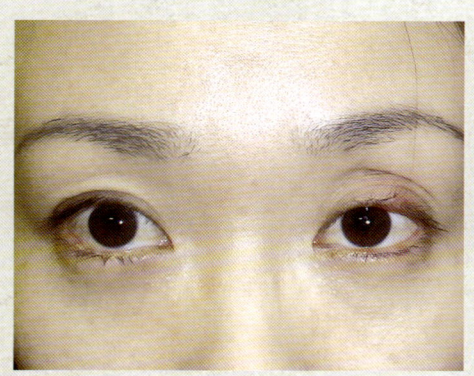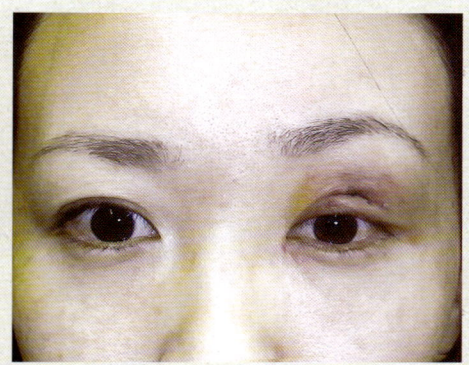

若い女性

霰粒腫に対して他院でケナコルト注射を受けた。その後上眼瞼陥凹が生じたが，同医では意に介されないようであった。これに対し，残存する霰粒腫の摘出，さらに脂肪を出して眼窩隔膜で上眼瞼の線を消す試みなど治療に苦慮したが，結局のところ陥凹と不自然に高い重瞼線は消えることはなかった。

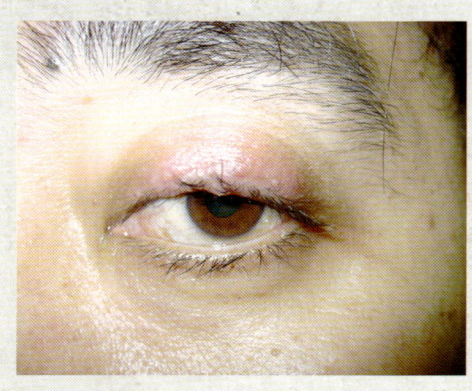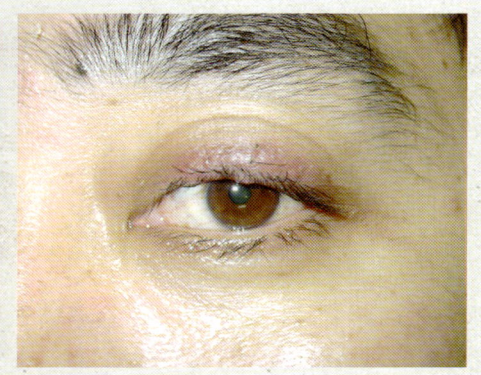

若い男性

霰粒腫に対してケナコルト注射を複数回にわたり受けた。びまん性に霰粒腫が広がっていた。2回の手術と経過観察でいくらか軽快したが十分ではない。
これらが原疾患のせいでなく注射のせいであるとは言いきれないところがあるが，内容物が長期にわたり軟部組織内に存在することが，望まぬ瘢痕を作り出したのではないかと考えている。

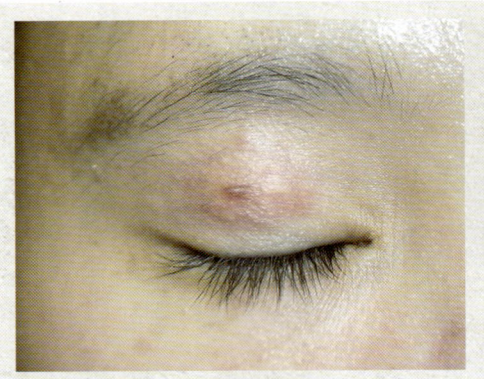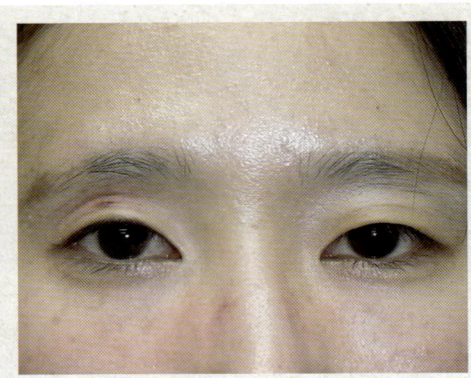

霰粒腫に対してケナコルト注射をした症例
上眼瞼陥凹と皮膚の表面がゴツゴツしている。6カ月経過しても改善しない。

　霰粒腫の治療原則は下記の通りである。

- ●皮膚が赤い　　→ ステロイド眼軟膏
- ●皮膚が薄い　　→ ステロイド眼軟膏，切除
- ●皮膚が破れた → タリビッド®眼軟膏，切除
- ●オペ後　　　　→ タリビッド®眼軟膏

　点眼はあまり重要視していない。

> 大きなびまん性霰粒腫にはケナコルトを打つと炎症が広がり，難治の瘢痕ができることがある。やみくもに打たないようにする。

II

脂肪脱

除去術

❶ 経結膜的脂肪ヘルニア門閉鎖術

　野田先生は脂肪ヘルニアについてはヘルニア門閉鎖の必要性があったと思っていたが，中川先生の術式を経験してからは全く行っていない。しかし理論的には理に適っているので，一応原理については記載させていただく。

▶ 準 備

- 2%キシロカイン
- メス，スプリング剪刀
- 鑷子2本
- ペアン，モスキートなど
- バイポーラ

再発はほぼない。

▶ 術 式

① 牽引糸をペアンで固定

　点眼，結膜下麻酔後に牽引糸（6－0シルク）を結膜にかけ，しっかりと牽引する。牽引糸をペアンで固定する。剪刀で，結膜を輪部に平行に切開する。

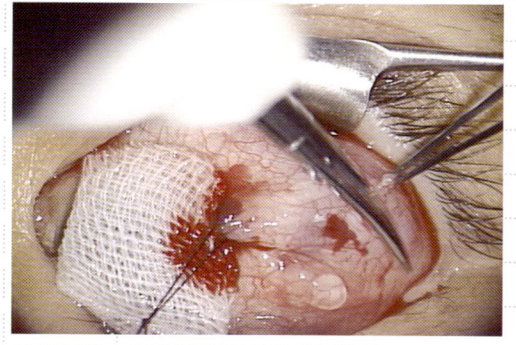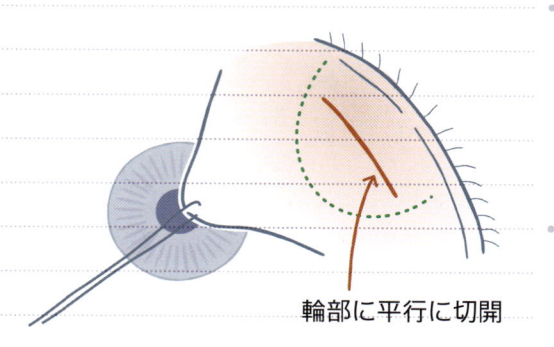

輪部に平行に切開

図1　結膜切開と牽引糸の方向

さらにテノン嚢を切開すると脱出した脂肪が出てくる。
同じ方向に切開すると視野が確保できる。

今度は輪部に垂直に切開を入れると，
最後に縫合する時に組織が寄りやすくなる。

② 切除したい脂肪に麻酔を注入

切開後に脱出した脂肪にも麻酔薬を注入し，ボリュームを大きくすると引き出しやすい。もちろん疼痛除去に役立つばかりか，取った脂肪を患者に見せたときにこんなに取ってくれたと驚き喜ばれるのでこちらも楽しい。

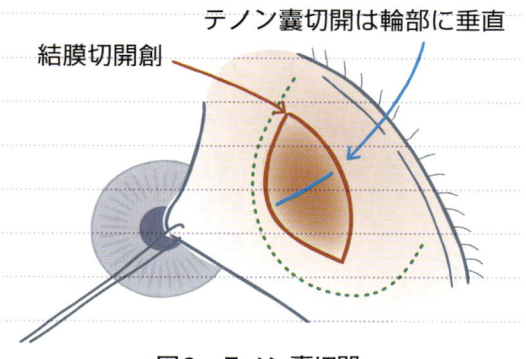

テノン嚢切開は輪部に垂直

結膜切開創

図2　テノン嚢切開

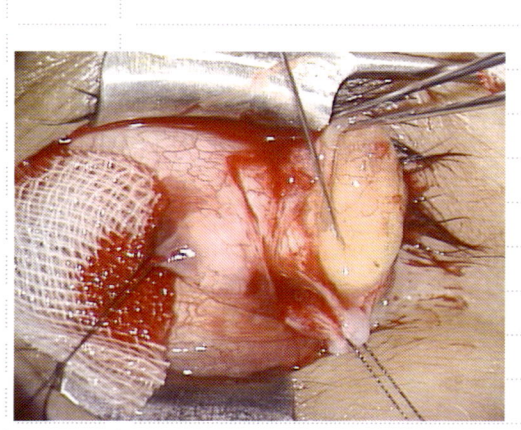

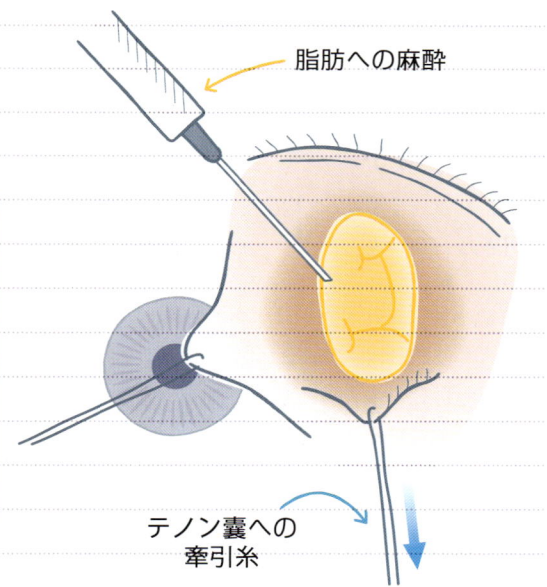

脂肪への麻酔

テノン嚢への
牽引糸

図3　脂肪への麻酔薬注入とテノン嚢への牽引

223

③ 脂肪織のクランプと凝固

切除脂肪をモスキート鉗子でクランプする際，結膜や睫毛を巻き込まないように注意する．助手に，組織を上方へ引き気味に把持してもらう．自分でモスキートを固定し，もう片手のバイポーラで凝固する．この凝固はここでしかできないのでしっかり凝固！ 脂肪織には不規則な血管が多数入り込んでいる．もし止血せずに血管が筋円錐内の奥に引き込まれた場合，それからの止血は不可能になる．

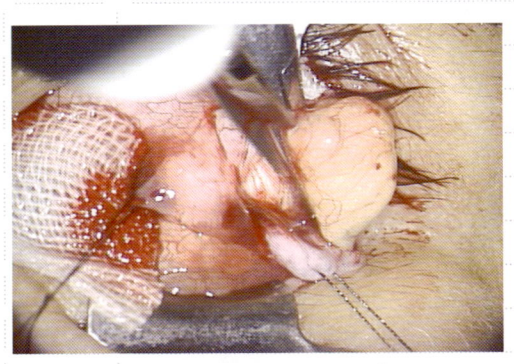

図4　脂肪織のクランプ 　　　　　図5　凝固時の位置関係

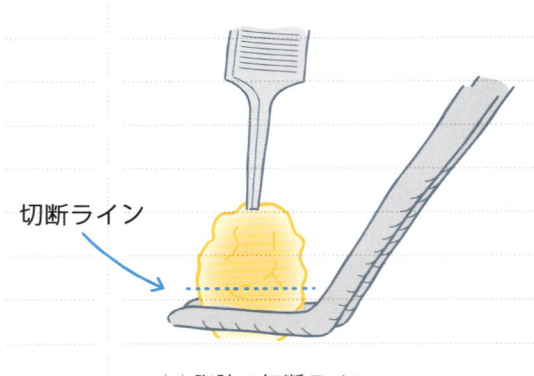

(a) 脂肪の切断ライン 　　　　　　　　(b) 切断後の状態

図6　脂肪の切断

④ 凝固したところより上方で切断

剪刀で切断する．凝固したところより下方で切断してはならない．ここで，再度止血凝固を行う．断端に脈管があった場合，クランプを外したとたん血流が再開する可能性を避けるため，丁寧に止血凝固を行う．

⑤ テノン組織の縫合

ヘルニア門を閉じる場合，8－0バージンシルクを用いる。眼球側のテノン組織は菲薄化しており，テノン縫合は対側同士ではできないことも多い。その場合は，見つかる組織のみに可及的に通糸する。

ただし，医大前中川眼科の中川喬先生のお話では，ヘルニア門をあえて縫合しなくても再発は無いと報告されている。縫合せずに済むのであれば，眼球運動制限など合併症が少なくなる可能性がある。この話を聞いてから，すっかりヘルニア門への通糸をやめてしまった。これについては次項の術式で述べる。

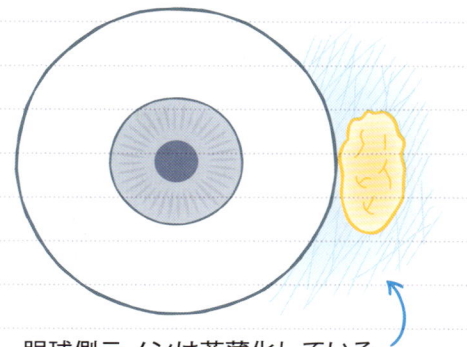

眼球側テノンは菲薄化している

図7　テノンの菲薄化

⑥ 結膜縫合

結膜を合わせる感じで2糸程度，または連続縫合する。

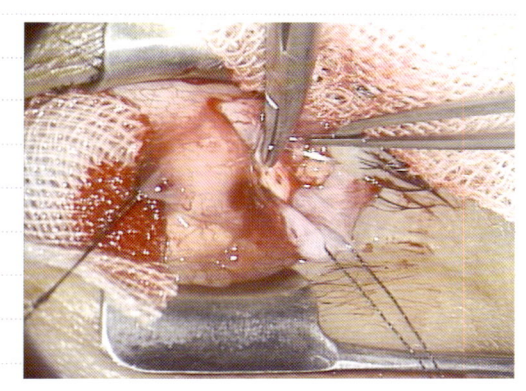

図8　結膜縫合

▶ 切り離しが先か？　凝固が先か？

切ってから焼く：ペアンが組織をしっかり把持していれば，切断面を焼灼するだけなので楽。また取れる脂肪が凝固で収縮しないので，多く取れたようにみえて楽しい。ただし，脂肪がペアンから外れた時は組織が引っ込んで凝固できなくなってしまう。

焼いてから切る：組織を牽引する者，ペアンを持つ者，バイポーラを操作する者，と人手が必要であるが，確実に凝固できる利点がある。

私達は，焼き切るようにして切除している。ジュージュー音がして脂肪が液体として出るほどである。もし脂肪組織に血管が含まれていて，それが引き込まれた時のことが恐ろしいからである。

これは筋円錐「内」の脂肪であるので，出血のコントロールが重要！

225

❷ 小切開無縫合（中川式）

　医大前中川眼科の中川喬先生に教えていただいた術式である。その長い経験の中でも再発はないそうである。

　脂肪周囲の組織をきちんと引き剥がすまで何度でも行う。結膜下での操作ではないが，図で示したラインで剥離する操作である。

おすすめの術式である。

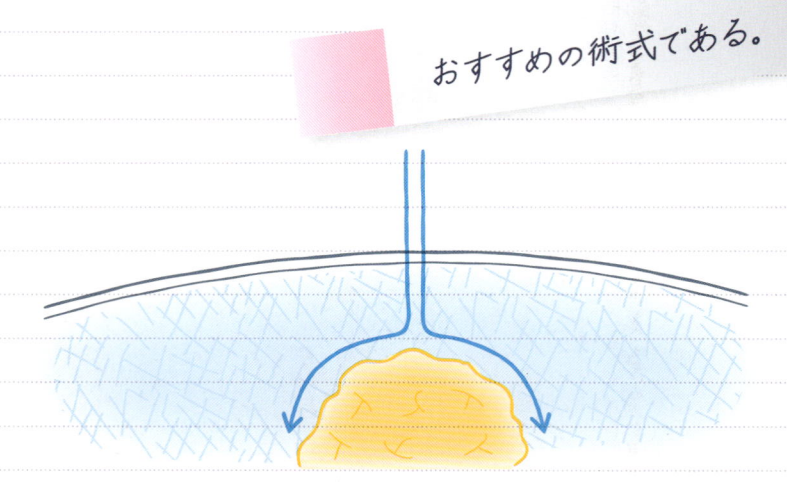

図9　このラインの剥離を結膜外で行う

▶ 術 式

① 上耳側に典型的な脂肪脱を認める。点眼麻酔後に開瞼器を装着し，患者に内下方視させる

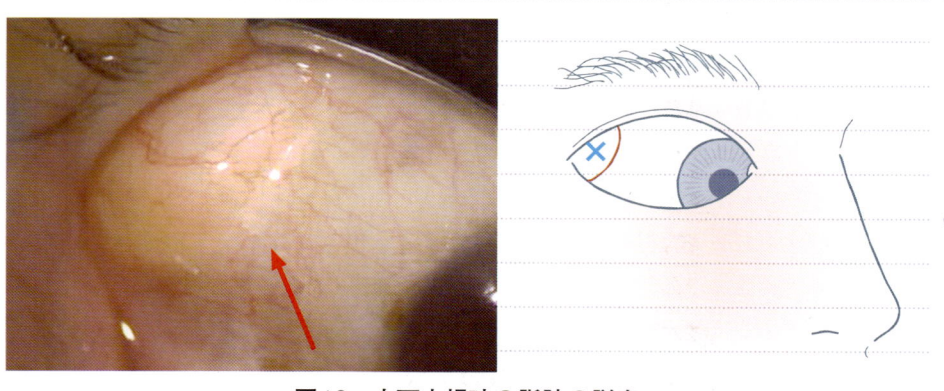

図10　内下方視時の脂肪の脱出

② 結膜下麻酔をする

同部位が結膜切開創になるので，操作しやすい位置で行う。眼球が正面視に戻った際に，創部が上眼瞼に隠れるよう意識する。

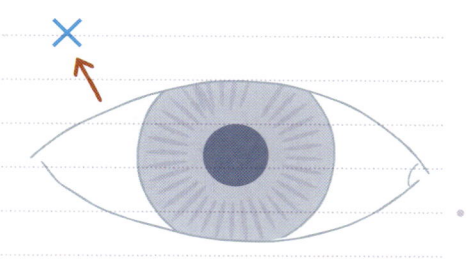

図11　術後の切開創の位置を予測する

③ スプリング剪刀や11番メスなど先端の鋭なもので，麻酔注入部の結膜を2〜3mm切開して広げる

この手技は最終的に無縫合なので，はじめから広げ過ぎないで，必要があれば広げるつもりでよい。結膜の血管はバイポーラで凝固する。

> 展開しないのだから
> 広げすぎない。

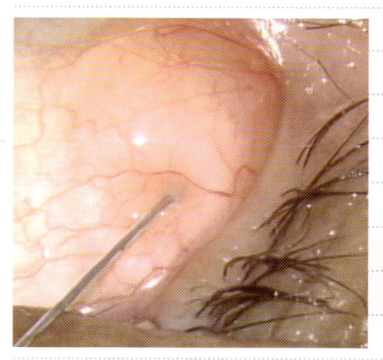

図12　麻酔注入

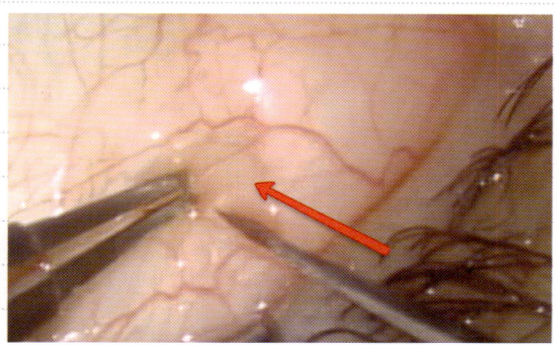

図13　結膜切開

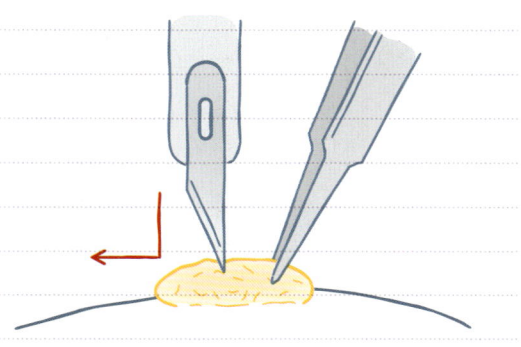

図14　切開の位置は脂肪を取りやすい場所

④ 両手を鑷子に持ち替えて，穿刺部より鑷子でテノン組織を引っ張り出す

引き出すのが難しい場合，穿刺部を広げるイメージでテノンを鑷子で鈍的に剥離してもよい。綿の中にある宝物をより分けて探しあてる感じである。

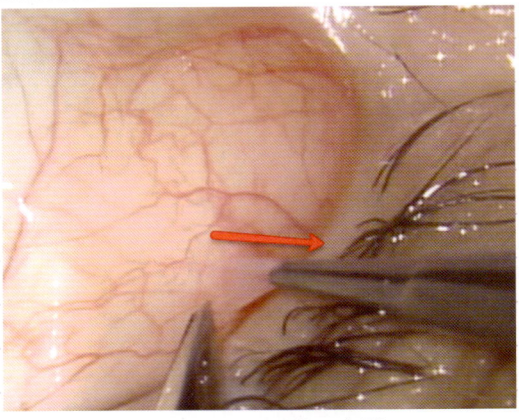

図15　テノン嚢の牽引

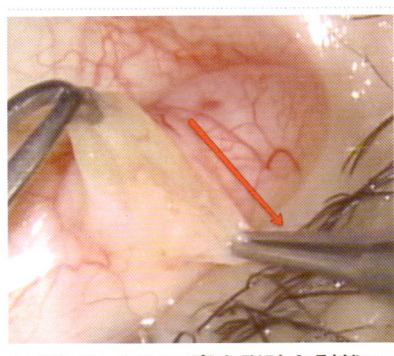

図16　テノン嚢を脂肪と剥離

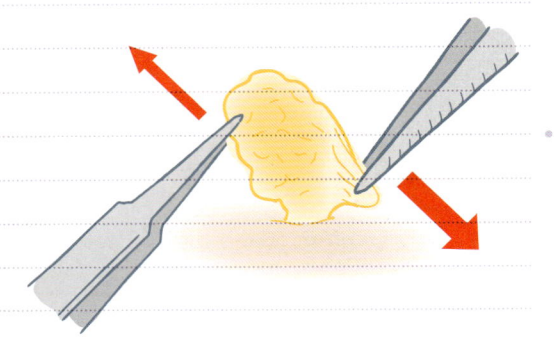

図17　テノン嚢を引き裂くときは反対方向

⑤ 鑷子で引き出した組織を把持し（脂肪でもテノン組織でもいい），脂肪周囲の組織と引き剥がす

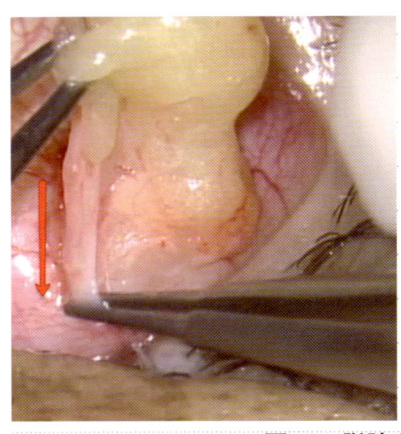

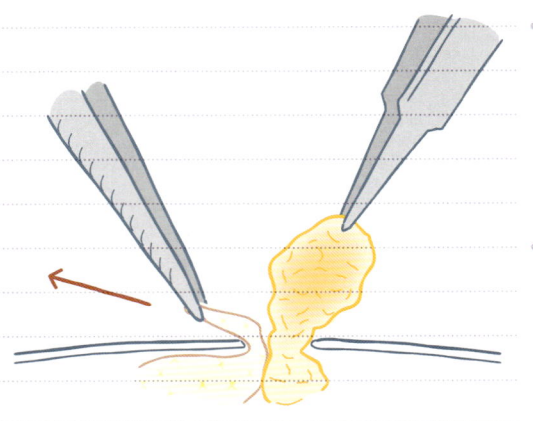

図18　脂肪をテノン嚢より引き剥がす

⑥ 脂肪をしっかり出したなと思ったら麻酔を注射し，ペアンで挟み，切除して切断部を焼灼する

できるだけ一塊に切除する。取り残したら，再度脂肪の牽引と，周囲組織の剥離を行いできるだけ出しきる。

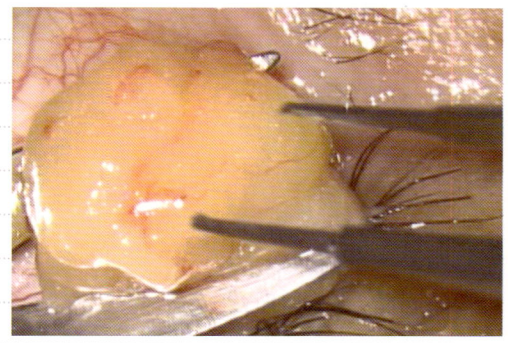

図19　ペアン，モスキートなどでクランプ

⑦ 終了時の結膜の損傷が，小さいものならば無縫合でよい

結膜切開創にテノン組織が残る場合があるが，テノン組織を切開部付近だけ切除すると結膜が寄りやすく，縫合糸がなくても程よい位の大きさになる。心配な大きさだと感じたら縫合する。この術式の有利なことは縫合をしないために，縫合による合併症を回避できるところである。小さな切開創と無縫合で十分な術後効果を得られ，5分位で終了するので，非常に好きな術式。

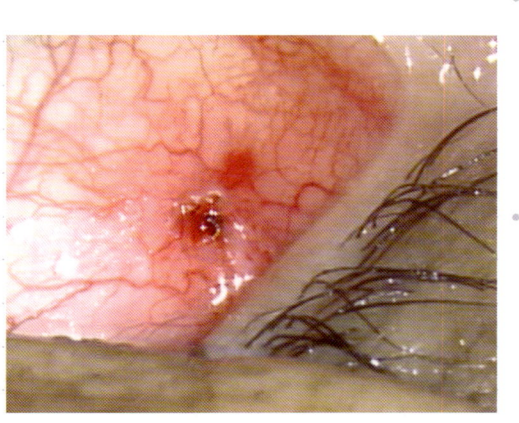

図20　術後の結膜
この程度の術創になる。

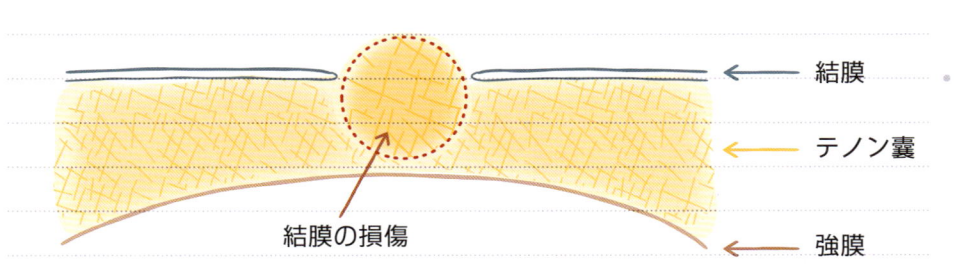

←　結膜

←　テノン囊

結膜の損傷

←　強膜

図21　テノン囊が邪魔であればこの程度切除する

これを始めてから，ヘルニア門閉鎖はすっかり止めた。簡単できれいに早く治る。

❸ トラブルシューティング

●ヘルニア門が見つからない

こだわらなくてもいい。縫わなくても再発しないとの意見もある。

合併症のリスクを考えると無縫合でよい。

●脂肪を引っ張ったら，ヘルニア門から新たに脂肪が飛び出てきた

ある所から急に続きが出てくるものである。それ以上は無理に引っ張り出さないで，そこで切断してよい。十分に治る。

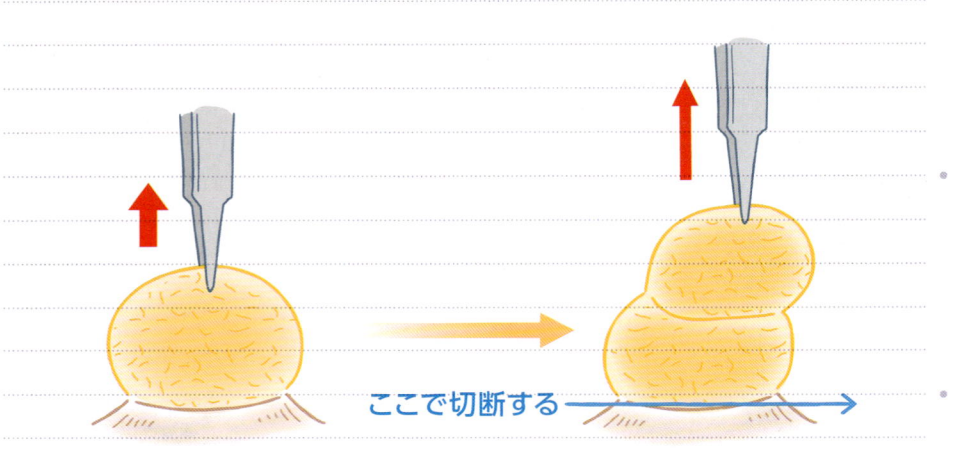

ここで切断する

図22　牽引した脂肪
多くの場合一段奥にある脂肪まで切除する。

脂肪の止血は確実に！

●脂肪の断端から出血したまま引っ込んだ

眼球の奥に引っ込んでしまった脂肪からの出血は，直接の止血が困難である。球後出血に準じ，眼圧上昇が認められたら外眼角切開などで対応する。術後はできるだけ寝ないで起き上がっていてもらう。

脱出している脂肪は，それほど血流が豊富ではないのであまり生じない合併症ではあるが，生じると大変怖いので気をつけたい。

● ペアンの端から脂肪が抜ける

脂肪を挟むペアンは，モスキートなど歯が細かいものがいい。

歯のない器械でも強力に挟めるならば使用できる。歯の山が大きいものだと，そこから脂肪が抜けてしまう。

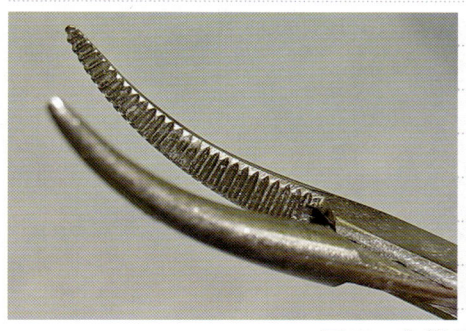 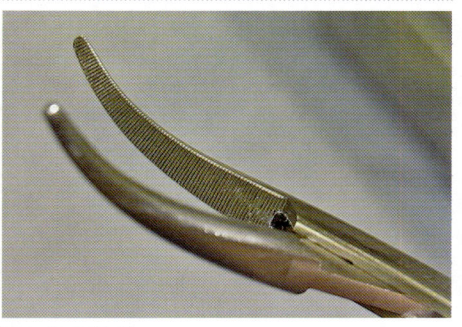

図23　先端の細かさの比較

歯が大きいペアン（左）は，脂肪をしっかり持つには適さない。歯の細かいもの（右）の方がいい。

● ヘルニア門閉鎖にて眼球運動制限が出そう

① 術中，しっかり内下転させる。外直筋，上直筋の位置を意識する。この状態でヘルニア門を閉鎖させれば，問題になることは少ない。

② ヘルニア門の縫合：強膜にかけない。完全に閉じようとしない。心配なら結膜だけにかける。

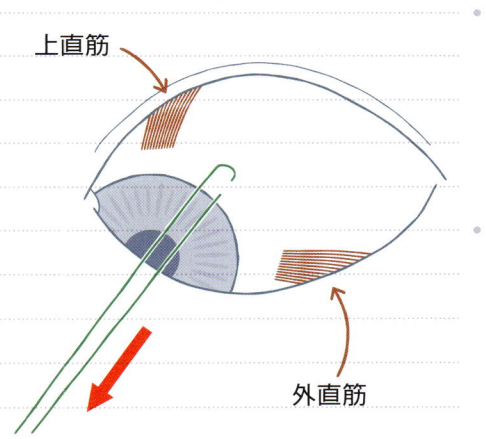

図24　牽引した際の外眼筋の位置

● 仰臥位では脂肪が引っ込んでしまい手術ができない

座位にしてから外眼部を押さえ，脂肪が引き込まれないようにしながらゆっくり仰臥位になってもらう。

押さえる場所は眼窩縁ギリギリで，眼球側に押える。また，開瞼器のかけ方によっても対処できる。

● 脂肪を引き出す時に結膜創が広がってしまった

広がっても5mm程度なら無縫合でよいが，気になったら8-0バージンシルクなどで縫合する。

❹ 経皮的脂肪脱摘出術

▶ 適応

下眼瞼の脂肪織は3つにわかれているが，加齢性変化で皮下を押し上げ膨隆してくる場合がある。

- 皮膚からつまめる場合
- 機能的に問題がある（下が見えない）の場合
- 甲状腺眼症で顔貌が変わってしまった場合

に適応。

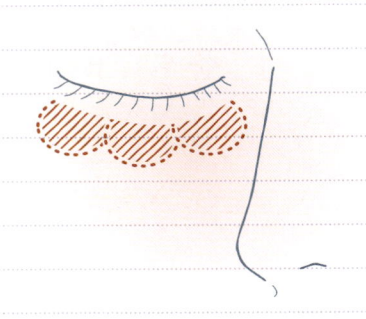

図25　下眼瞼の脂肪織

> どんなに気をつけても術後の皮下出血，腫脹がひどい。あらかじめお話しして理解していただく。

▶ 術式

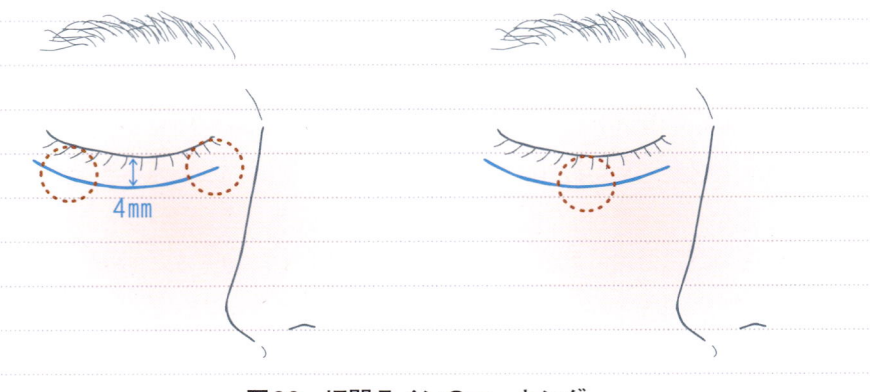

4mm

図26　切開ラインのマーキング

① **マーキング**：瞼縁より4mm離して切開ラインをマーキング。取りたい脂肪の部分だけでもいいが，連続して切開してもいい。

② **麻酔**：脂肪の位置と，切開ラインに1〜2mL。

③ 15番メスで皮膚切開。

④ 下方に釣り針鉤をかけて展開し，眼輪筋を切開。

⑤ 脂肪組織に到達しても無理に引っ張らずに，むしろ自然に出たがっている脂肪が出るくらい切開を広める。出てきたら一塊に切除する。

表面の脂肪は細かく，その奥に塊になっている脂肪を取る。

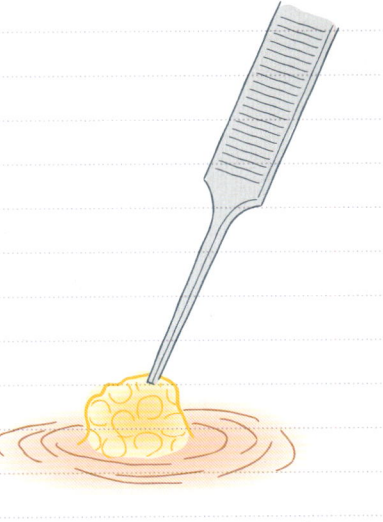

小さい粒

大きい粒

図27　脂肪断面のイメージ

表面の小さい脂肪は皮膚に不自然な陥凹を作らないために残しておきたい。小さい脂肪は切開し奥に進み，大きい脂肪塊を露出させる。

⑥ 取る予定の脂肪に麻酔を0.5mLほど注入して隆起させ，さらに取りやすくさせる。

⑦ 鑷子で脂肪を把持し軽く牽引する。引っ張りすぎないように注意する。

⑧ ペアンでクランプし，脂肪をペアンの上に少し残す感じで切断。

⑨ 残した脂肪をバイポーラで焼灼し止血する。

図28　鑷子で脂肪を引き上げる

小さい創からたくさん出そうとしないで，できれば大きめに切って無理な力をかけずに出す。切開を進めると，あるところで細かい脂肪の層が切れて，急に多くの出たがっている脂肪が出てくる。これを切除するのである。

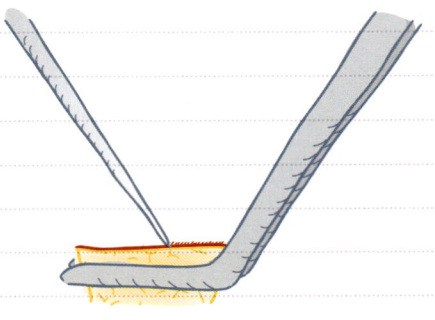

図29　焼灼止血

⑩　7−0ナイロンで皮膚縫合（5mm間隔程度）。

⑪　縫合部に丸めた圧迫眼帯をつける。

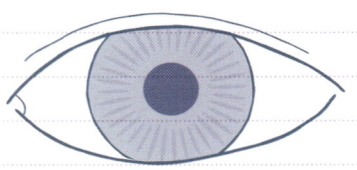

調子にのって取りすぎないこと。

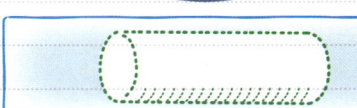

図30　圧迫眼帯

脂肪脱の都市伝説

石嶋くん　何ですか？　それ。

野田先生　脂肪の怖い話です。結膜下脂肪脱を引っ張っていたら，どんどん脂肪が出てきて，眼がひっこんだという話です。

石嶋くん　本当ですか？

野田先生　表面に出ている分から軽く引くと，もう一段階ぷるんと出てきますね。ここまでは大丈夫です。いつもここまで取っています。それ以上強く引いたことはないのでそんな合併症があるかどうか知りませんが，骨切りをして眼球の後ろからアプローチした時の印象から言うと，そんなにどこまでもズルズル出てくるような組織じゃないですよね。

石嶋くん　結膜下に出てくる脂肪って，皮下脂肪と同じ感じですか？

野田先生　これが！　筋円錐内脂肪独特のクリーミーなテクスチャーで，皮下から出てくるいかにもセルライトのもとみたいな感じとは違うんですよ！

石嶋くん　なんだか嬉しそうですね…。

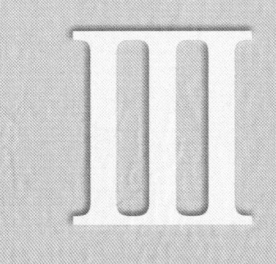

III

眼瞼下垂

挙筋腱膜縫着術：Anderson法

▶ イメージ

離れている瞼板と腱膜をくっつける手術。

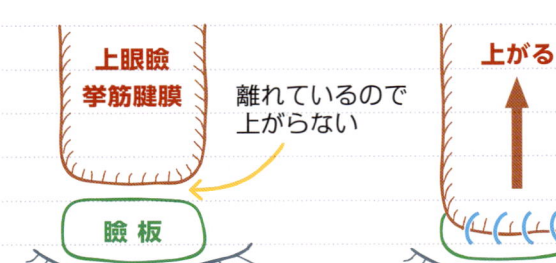

図1　挙筋腱膜縫着術のイメージ
眼瞼挙筋の働きは正常なのに，腱膜が弱ったために起こる下垂。
眼瞼挙筋機能検査を行い診断する。

▶ 準 備

● 重瞼線，眉毛の位置の観察

手術を含めた治療を検討する際に，重瞼線の位置や眉毛の位置をよく観察しておかなければならない。

重瞼線の幅は閉瞼した状態で計測する。高齢者では思ったより重瞼線が広いということがよくある。眉毛が上がっているかどうかは無意識に行われていることなので，手鏡を持たせて現状を確認させるのが望まし

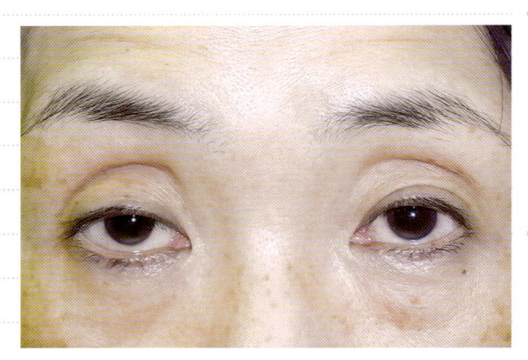

図2　重瞼線や眉毛の位置の確認

い。眼瞼下垂術後には，眉毛が下がることによって上眼瞼皮膚に余剰が生じ，シワができることが多い。このように，予想される眉毛の位置の変化にまで言及しておく必要がある。

● 記 録

デジカメで，正面，上方視，下方視を最低限記録し，その場で患者に見せて現状を確認させる。閉瞼時も記録するとなおよい。

❶ デザイン

▶ 線の選び方

　重瞼線は，目の形を規定する重要な要素である。また重瞼線で皮膚を切開すると創痕が目立たないため，通常は重瞼線や重瞼線を形成したい位置で皮膚を切開する。どこに重瞼線を置くかは悩むところである。一重瞼を二重瞼にすることは比較的容易であるが逆は大変難しいこと，年齢と共に重

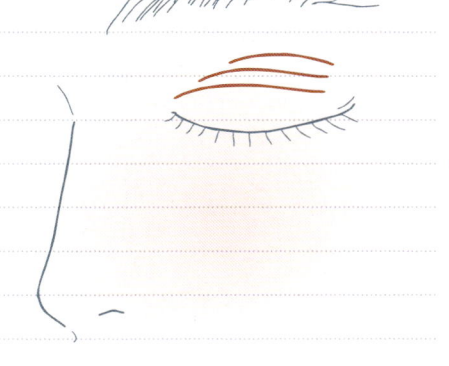

図3　複数ある重瞼線

瞼線は上方向に増えていくことなどを考慮して選択する。複数の重瞼線がある場合は，基本的には既存の重瞼線の中で一番上を選ぶが，一番上の線が浅かったり不自然なほど上方にあったりする場合には二番目を選ぶ。この選択がセンスの見せ所である。

　図3のようにいくつもの重瞼線のある症例では，真ん中の線を切開するべきであろう。一番上の線は短いので年齢と共に現れたと考える。すぐ下の線をメインの重瞼線に選べば一番上は消えると予想される。　そして一番下の線を選べば真ん中の線は残り，三重になってしまうことが予想される。

　手術の最後に，皮下組織を深部組織に縫合する中縫いをすると，その線に意図的な重瞼線が形成される。この中縫いをしなければ，元々の重瞼線が反映される。ただし高齢者では手術を契機にして重瞼線が消失することがあるので，全症例で中縫いを要する。

▶ マーキング

　消毒後，重瞼線に沿ってマーキングする。何度かまばたきをしてもらうと，薄くても必ず開瞼時の皮膚の折りたたみの起点となる線が存在する。何本か見えたら，その

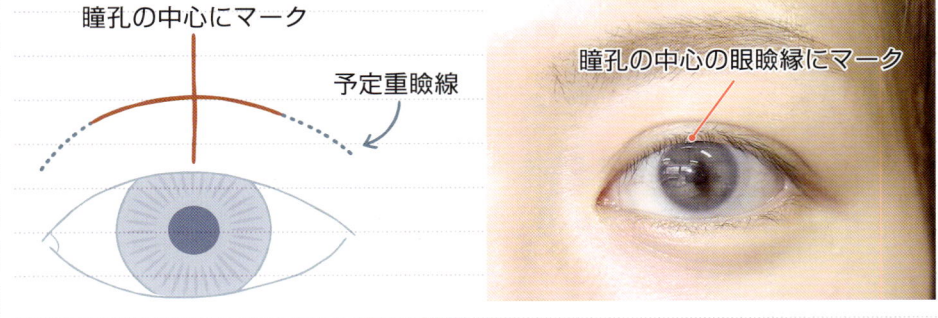

図4　眼瞼縁のマーク

開瞼時に瞳孔の中心に当たる位置の眼瞼縁にマークする。上眼瞼が最も開大しているのは瞳孔領であり，瞼裂横幅の中心ではない。

中で自然な重瞼線の位置にしたい所を選ぶ。正確な重瞼線は，麻酔をするとわかりにくくなる。整容面に要望が高い患者では麻酔前にデザインを決め，マジックペンなどでマークしてから麻酔する。

　次に開瞼してもらい瞳孔の中心に当たる眼瞼縁にマークする。手術では瞳孔領を中心として角膜の幅を目安に挙上を行うため，瞳孔を中心に最低16mmの切開線をデザインする。高齢者の場合は，重瞼線をコントロールするため耳側まで大きくデザインする。

● 迷いようのない重瞼線がある症例

　最もデザインに困らない症例である。重瞼線があればそれを切開すればよい。

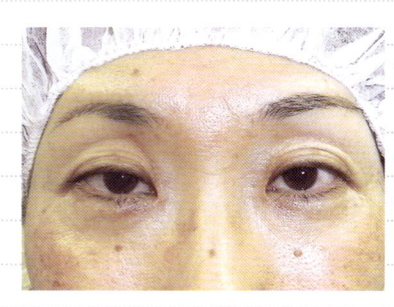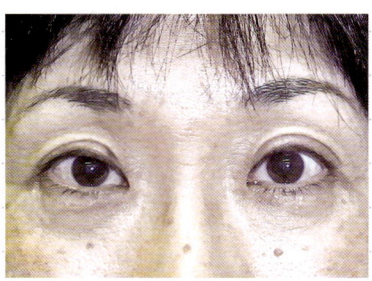

症例1　明らかな重瞼線がある症例
　瞳孔を中心とした最小限の横幅を切開すればよい。せっかくきれいな線があるのでそれを生かせば，目尻までわざわざ切るよりも自然な目尻になる。最もやりやすい顔である。この症例は平行型であり，重瞼線が高すぎるが，小切開で中縫いをしなければしかるべき線が現れるので楽である。

● 一重瞼の症例で一重のままでいたい場合

　瞼縁から6〜7mmが切開しやすく縫合も容易である。ただし，老人性眼瞼下垂では重瞼線を形成した方が睫毛にかかる力が軽減されて機能的に優れている。そのため，強い希望があったり，いずれ眉毛下皮膚切除をする予定がない限り一重瞼のままでいる選択には慎重になるべきであろう。

● 一重瞼の症例で二重になりたい場合

　最も難しい。重瞼線を新たに作成する場合は，座位で大まかな高さを決めておき，仰臥位になってからそれを左右に伸ばしてもよい。デザインで気をつけるべきことは，目頭側の線を内眼角に収束させることである。重瞼線が目頭で上に出ると，手術による顔貌の変化が明らかとなるため初心者にとってはデザインが難しくなる。

　日本人の重瞼線の高さは，平均で5mm程度と言われている。ただし一重瞼の高齢者では術後に上から必ず皮膚が降りてくるので，重瞼線が目頭から上に出ない上限

で形成する。8～10mm程度を目安にする。10mmを超える重瞼線を形成すると，中縫いの力加減によって不自然な重瞼となるため難しくなる。

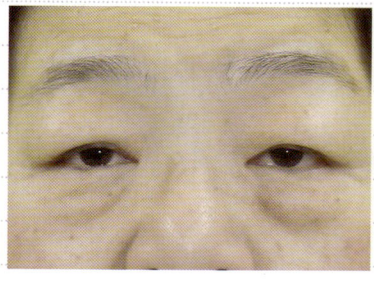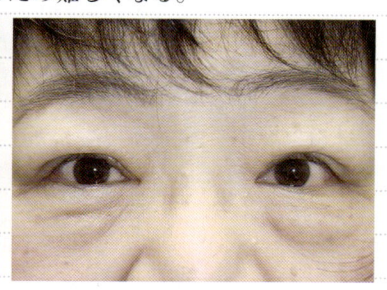

術　前 術後1カ月

症例2　厚ぼったい一重瞼の症例

　しっかりした重瞼線を8mmの高さで形成したところ可愛くなった。この症例のように，目頭で線が内側に入るようにデザインしても，耳側がぷにぷにした重瞼となってしまうことがある。このような場合，いったんこの状態で形成して様子を見て，不満がある場合は後日皮膚を少し切除することを検討する。初回の手術で目尻の線を自然に形成するのは難しい。あえて中縫いをしない選択肢もある。

● 重瞼線がいくつもある場合

　いわゆる三重，四重の症例である。いずれか一つに決めて，そこにくっきりとした重瞼線を作成することができる。その際，できれば最も深い線を選ぶ。選んだ線以外は浅くなる。瞼縁寄りの線は目立たなくなり，逆側は残ることがあるので注意する。

　重瞼線がいくつもあるということは，皮膚が何箇所かで上方に引かれていたということである。この力が一本の重瞼線に集約されると，多量の皮膚が余って上から垂れ下がってくる結果となることがある。瞼縁に皮膚が被さることを予防するため，設定する重瞼の幅は広い方がよい。

　また，あえて中縫いをせずに重瞼線をどこにも設定しないことで，ありのままにするのも自然でよい。問題があれば二期的に重瞼を形成すればよいであろう。

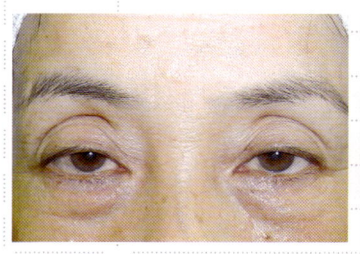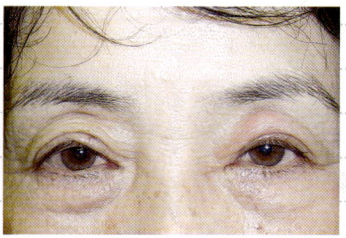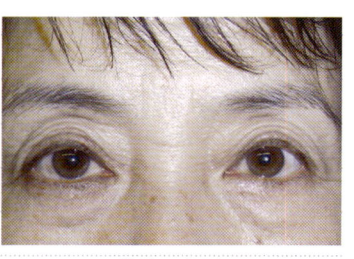

術　前 術後1週間 術後1カ月

症例3　上眼瞼が陥凹している症例・中縫いなし

　くほみに皮膚が引き込まれている。重瞼線はどの位置を希望するか相談したが，昔どのような顔であったか覚えていない，意図的な重瞼線形成を希望しないということ

であった。そこで挙筋腱膜を縫着した後に，重瞼線形成のための中縫いをせず皮膚縫合のみ行った。術後に上眼瞼の陥凹は改善し皮膚が下がって来たが，多くの重瞼線で支えられているため瞼縁に皮膚はかかっていない。

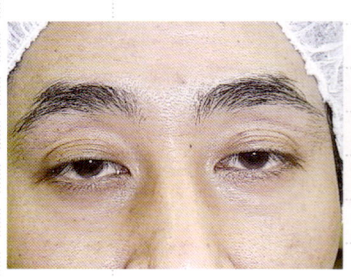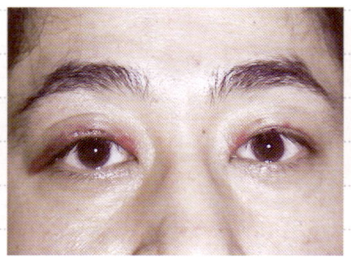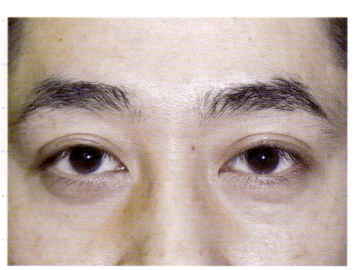

術　前　　　　　　　　　　　術後1週間　　　　　　　　　　　術後1カ月

症例4　重瞼線が多く，三重，四重になっている症例・中縫いなし

　自然な形を希望されたので，瞼縁から6mm程度の重瞼線を選んで小切開を行い腱膜を縫着した。一番上の線には手を加えていないので然るべき線が自然に出るであろうと考えた。しかし術後の腫脹によりしばらく重瞼線が乱れ，どうなることかと心配した。経過観察によって1カ月後の診察時には予想通りの線が認められた。まず，待つことである。このような切開創の置き方では創が重瞼線の奥に隠れにくいので丁寧な縫合と術後のケアが必要である。一番上の線で切開するのも創が目立たなくてよいが，瞼板までの距離が遠く，変に細工をすると生来の線がくずれるのではないかと思ってこのようにした。実際のところはどちらを切開しても同じような結果であったろうと思う。

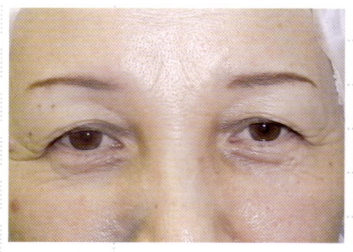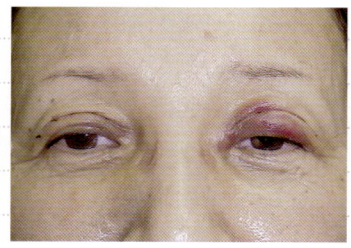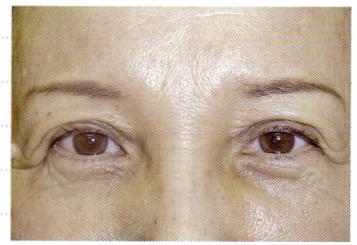

症例5　上方にできた重瞼線を希望される症例・中縫いあり

　重瞼線で平行型を希望された場合，うっすらと線があるならその希望はもっともなので受け入れるしかないであろう。重瞼線と瞼縁の間が広いと術後の腫れも多く心配になるが，医者と患者双方が耐えるところである。1カ月では腫れは十分には引かないことを告げておく。このタイプで外見に強くこだわりのある例は，美容外科に行くことも検討してもらう。

● 上方に不自然な重瞼線が生じている場合

挙筋腱膜が断裂しても挙筋の機能は正常であるので，同じ力で何らかの組織を引き続ける。その力のかかる先は元来の重瞼線より上方の皮膚であり，かなり上の方に生来なかった重瞼線が生じてしまうことがある。これは鼻側の一部にしか生じていないものならば生来の線で重瞼形成をすれば消失するが，耳側まで長くはっきりしている場合には打ち消せないことがある。その場合は，二つの重瞼線の間の皮膚を切除してしまうしか方法はないであろう。

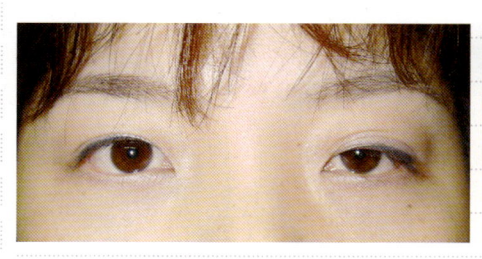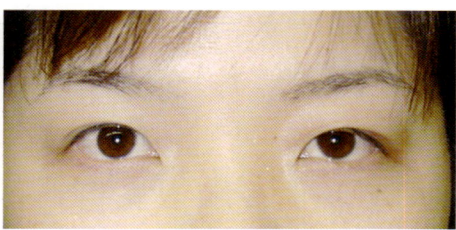

症例6　20代女性，左コンタクトレンズによる下垂

左下垂と共に上方に元々なかった重瞼線が生じている。鼻側の一部のみであり，この程度ならば元々の下の線で切開をして手術をすれば消失させることができる。もしこれより広くて深かったならば，生来の線を選んだとしても術後に上の線まで残り三重になることがある。残るかどうかわからなければ，2回目の手術として二重と三重の間の皮膚を切除するとよい。メインの重瞼線として上方の三重の線を選ぶと，往々にして広くなりすぎる。

❷ 術 式

麻酔は切開予定線にする。

① 麻 酔

　できれば麻酔は先に行い，十分に時間を置いてから施術を始めるとよい。ただし，1mmの誤差も許されないデザインを必要とする症例では，時間の無駄を承知の上で，ドレープしてデザインしてから麻酔することもある。切開予定線に刺した方が，腫れたりマーキングがとれたりした後でもデザインを確認する助けになるのでよい。

　初心者の場合，または挟瞼器を用いる場合には，円蓋部麻酔も行う。

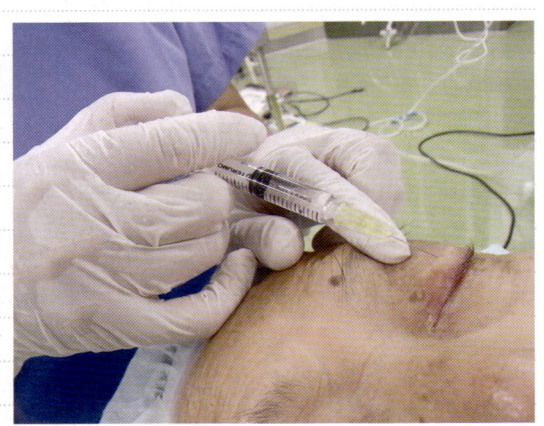

図5　繊細なデザインを必要としない症例
マクロでの局所麻酔を行う。切開予定線に合わせて注射針を刺す。この針跡から切開すべき線を類推できる。

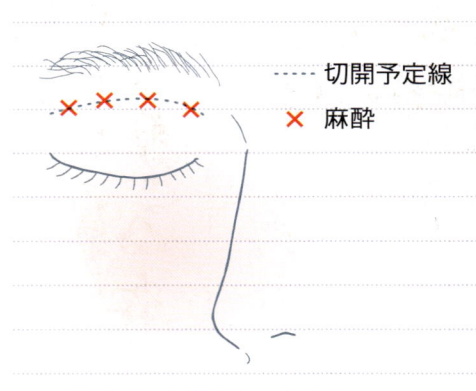

- - - - - 切開予定線
× 麻酔

麻酔で刺した場所

(a) 予定の切開線上に麻酔をかける　　(b) 実際には予定の位置よりずれている

図6　初心者の麻酔15分後
十分に皮膚割線がよみがえっている。ただし，麻酔で刺した場所が予定重瞼線の位置と異なっていたため，改めてデザインをし直さなければならず時間がかかった。もしデザインが重要となる症例であれば，5分以上濡れガーゼで冷やしてから始めなければならない。

② デザイン

　仰臥位にした患者に「私のおでこを見てください」と声をかけて正面視させ，瞳孔にあたる部分をマークする。この操作は，顕微鏡下で行わずに顔全体を見ながら行うのがよい。

　瞳孔のマークを中心に，12mmの角膜径より左右2mmずつ広く16mmの切開線をデザインする。重瞼線の幅は前述の要領で決定する。

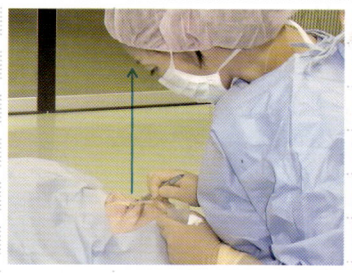
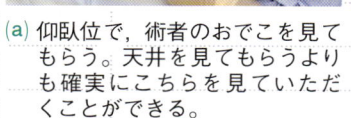

(a) 仰臥位で，術者のおでこを見てもらう。天井を見てもらうよりも確実にこちらを見ていただくことができる。

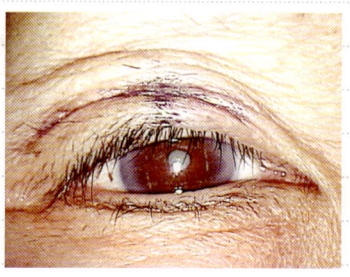

(b) デザイン後

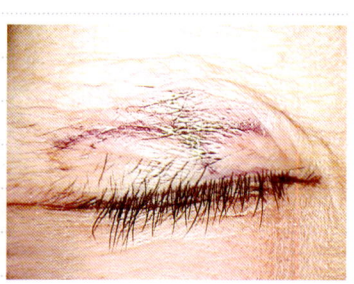

(c) 閉瞼

図7　瞳孔にあたる部へのマーク

開瞼時に中心に見えた瞼縁のマークは，鼻側に偏位する。したがってもし閉瞼状態でデザインすれば，中心が開瞼時に耳側に偏位する結果となる。デザインは必ず開瞼状態で行わなければならない。

③　皮膚切開

　皮膚にテンションをかけつつ，15番メスで切開する。左手の2本の指と右手の薬指か小指で放射状にテンションをかける。

　メスは寝かせた方が皮膚をきれいに切ることができる。しかし刃が埋まって切開予定線が見えなくなってしまうので，むしろ少し立てた方が思い通りの線を描いて切ることができる。

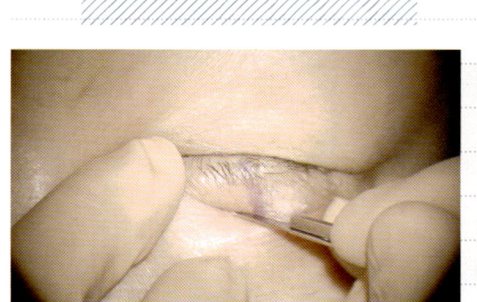

(a) 切り始め

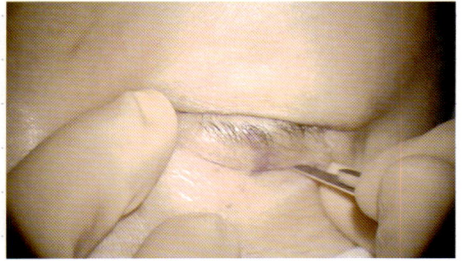

(b) 切り終わり

図8　皮膚切開

初めはメスを寝かせて入れ，最後は立て気味にしている。

④ 上方に釣り針鉤をかける

　かける強さはごく軽くに抑え，そこに「いらっしゃる」程度でよい。強く引き過ぎると，創が瞼板より上方に展開されることとなり，瞼板に到達しにくいばかりか挙筋腱膜を切開してしまうこととなる。初心者にありがちなのが，モスキートによって術野の近くで糸を強く張って固定してしまうことである（**図10**）。ほぼ全員がやると言っても過言ではない。上方のこの釣り針鉤は，挙筋腱膜前面を固定するまでかけ替えない。途中で変にかけ替えると，腱膜を引っかけてしまうからである。

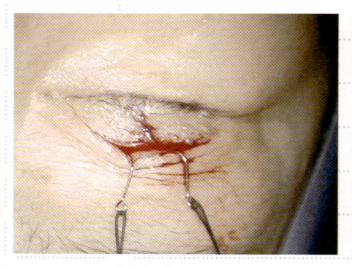 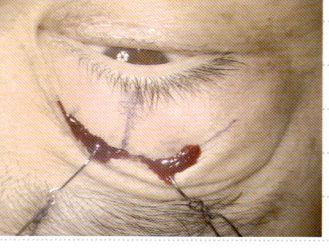 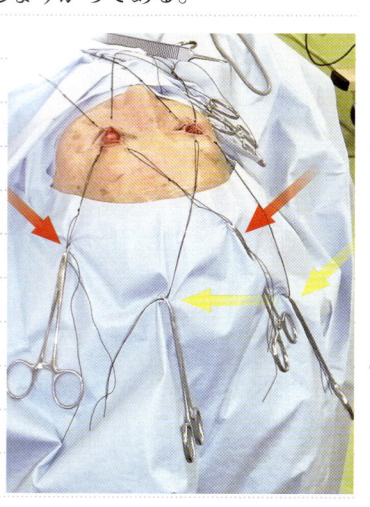

(a) 良い例　　　(b) 強くかけ過ぎた悪い例

図9　釣り針鉤のかけ方
上方の釣り針鉤は弱めにかける。

図10　手術での釣り針鉤の位置
右眼（黄矢印）を指導医が，左眼を初心者（赤矢印）が行っている。初心者が術野の近くにモスキートを固定しているのがわかる。

⑤ 瞼板へ到達

　「釣り針鉤は軽く，鑷子はしっかり」。創縁を釣り針鉤の牽引方向と反対方向に，鑷子で牽引して瞼板から浮かせるように開創する。

　瞼板の端は眼瞼縁である。瞼板の縦幅は10mm程度であるので，それを考慮して瞼縁を確認しながら，瞼縁から瞼板の3分の2の位置にたどり着くようにする。

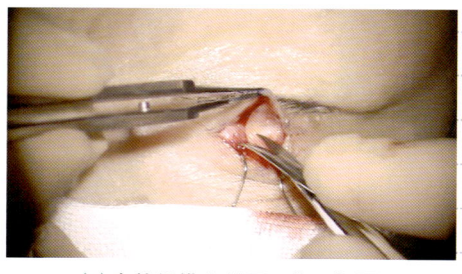 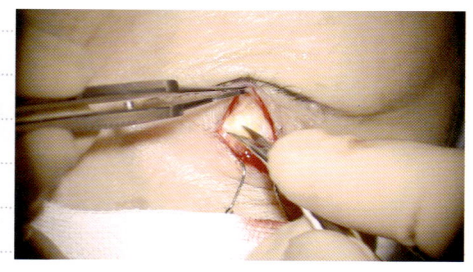

(a) 索状組織を剪刀の先で切開　　　(b) 瞼板直前の組織

図11　牽引しながらの開創
索状組織を剪刀の先で切開し，瞼板直前の組織へ到達するまでに，一度だけ鑷子を深い組織に持ち直している。

　十分に牽引をかけ，索状に残った組織をスプリング剪刀で少し切開すれば，創は無理なく鑷子の力で展開できる。最も意識すべきは鑷子の牽引方向と力の入れ具合で

あり，剪刀の動きではない。ところどころで剪刀の先で瞼板をつんつんして硬さを確認しながら，できるだけ最短距離で瞼板に到達する。最初に露出する瞼板の位置は，瞼縁から瞼板の高さの3分の2程度のところである。これより瞼縁側だと組織が密で出血が多く，逆側だと腱膜を切ってしまうリスクが増える。

　ある程度切開が進んだら，鑷子を深い組織に持ち替えることが重要である。ただし，頻繁に持ち替えるとせっかく開いた層がまたどこかへ行ってしまうので注意する。組織は浅く持って浮かせ，ぐじゃぐじゃになりそうな時は皮膚切開を広げるとよい。特に一重瞼の症例では，組織が厚ぼったいので瞼板にたどり着きにくい。また，皮膚を瞼板から浮かせるように鑷子で牽引をかけなければならない。

　このような切開では，剪刀の先は下に向ける。

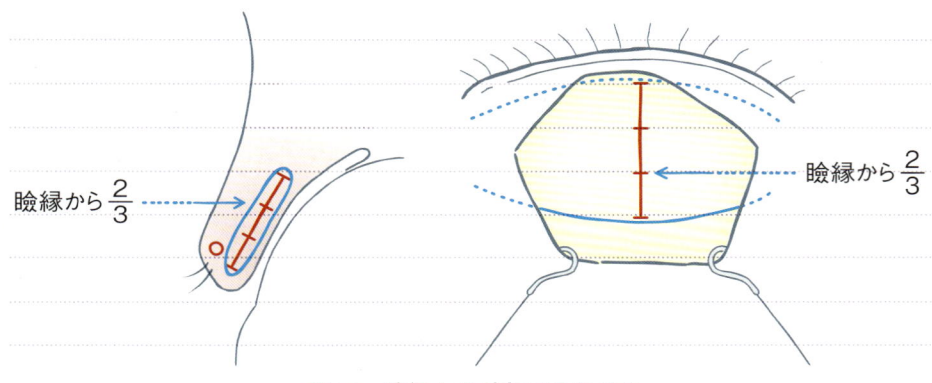

図12　瞼縁から瞼板の3分の2

挙筋腱膜の瞼板への付着部位は，瞼縁から瞼板幅の半分程度である。その上はつるつるである。したがって，皮膚切開してから瞼板を露出する際は，瞼板の3分の2の位置を狙い，さらに上方に剥離していくと最短でできるのである。

⑥ 麻酔の追加

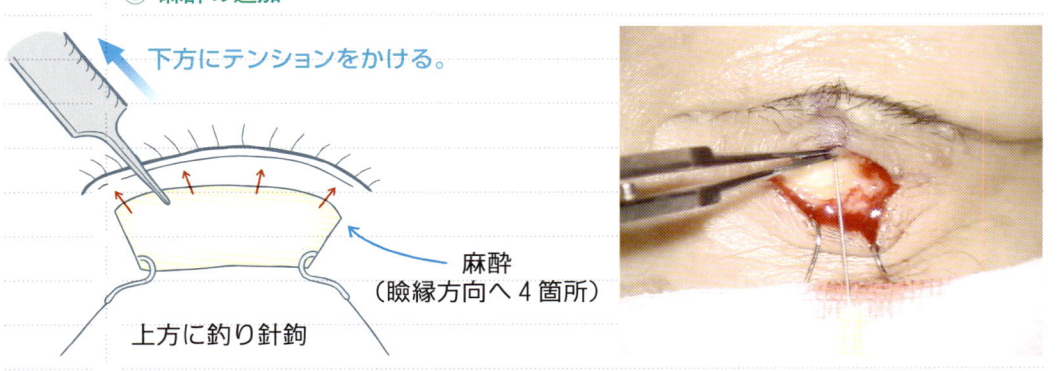

図13　麻酔を追加する箇所
瞼板直上に4箇所注射する。

　瞼板が露出されたタイミングで麻酔を追加する。ここまでは皮下にしか麻酔が入っていなかったので，瞼板への通糸などで痛みが生じることになる。そこで先手を打って麻酔を追加するのである。深いほど意味があるので，瞼板直上に注射する。

⑦ 下方に釣り針鉤をかける

　一部でも瞼板が露出したら，すかさずその層を開くように下方に釣り針鉤をかける。この辺りは層が多く，一度手を離したらすぐに埋まってしまうと考えた方がよい。

　両眼の手術の場合は，下方に釣り針鉤をかけたまま濡れガーゼを被せてもう片方に移る。ここまでの出血を止め，バイポーラをかける前に麻酔を十分効かせる，という効果がある。釣り針鉤で開創してからの方が，開放創になるので濡れガーゼを被せれば血液をよく吸収できる。

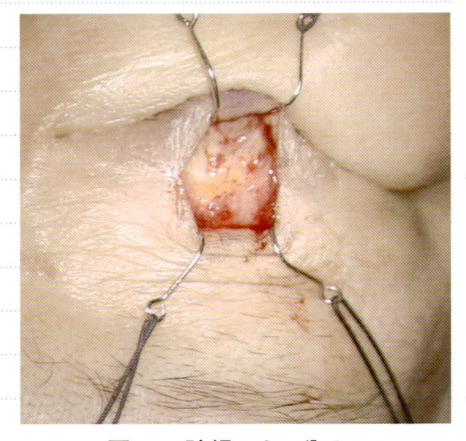

図14　瞼縁から3分の2
両眼の手術では，この状態で濡れガーゼを被せる。

⑧ 瞼板を露出

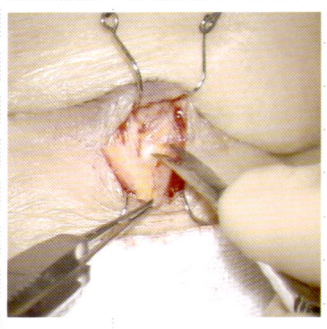 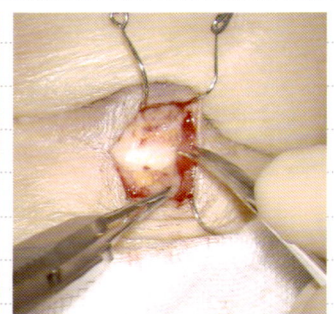 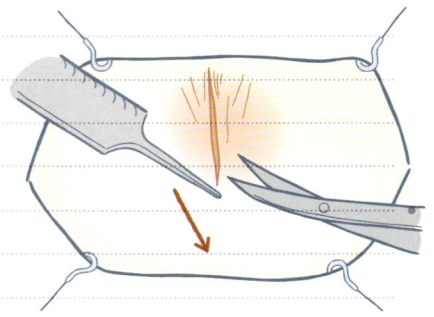

図15　剪刀で切開
下方には釣り針鉤をかけ，鑷子で上方へテンションをかける。

　瞼板に到達したらさらに左右の瞼板を露出させる。瞼板表面にある組織を剪刀で切開し，瞼板の上縁をしっかり出す。瞼板の上縁のヘリが露出されると，急に術野が展開される感じになる。挙筋関連の組織が離れてくれるからである。

　瞼板の硬さや位置に未経験の術者は，眼瞼を貫いて眼球を傷つけることを恐れ，つい皮下に沿って瞼縁に進んでしまう傾向がある。一度やればわかるが，瞼板はいつの間にか切れてしまうようなものではない。

　瞼板の見分け方には，以下の方法がある。

- 剪刀の先でつんつんしてみる。硬く，ふわ感がない。
- 剪刀の先を組織に立てて左右にずらす。組織が動くならまだ瞼板ではない。

今日のコラム

オススメ —挟瞼器を使う

挟瞼器を使ってみよう！

▶ 皮膚切開

挟瞼器を用いる際には，必ず脱血しながら行う。瞼板に到達するまでは挟瞼器を使うことを初心者には勧める。挟瞼器を使うと縦横方向への指での牽引を必要とせず，正確な切開を行うことができる。

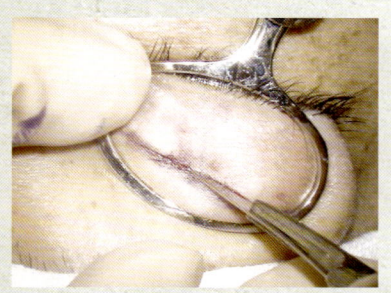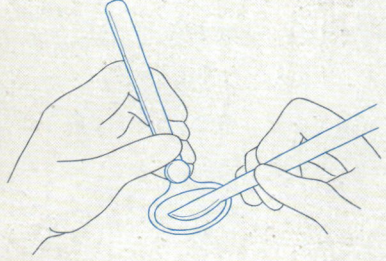

挟瞼器を使用して切開

挟瞼器を使いながら，さらに皮膚を開くように左手を添えているが，本来はこれは挟瞼器の柄を支えるべきものであろう。

▶ 瞼板の露出

挟瞼器で血流が遮断されているため，かけている間は出血しない。また瞼板に到達するまで組織がずれないので瞼板を見失いにくい。瞼板が露出されたら挟瞼器を外した後で出血が予想される箇所を予防的に焼灼し，挟瞼器を外して釣り針鉤をかける。

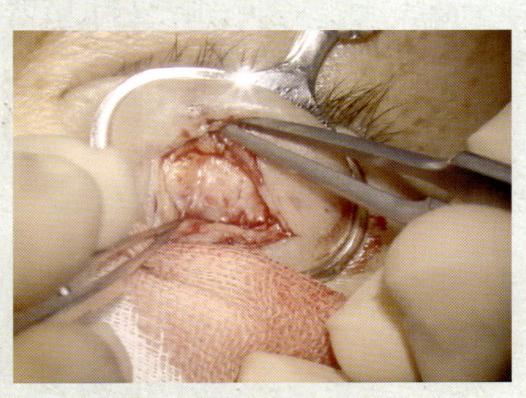

創の展開

組織がずれないので瞼板を見失いにくく，出血も防げる。

⑨ 上下方向に引く

下方の釣り針鉤を強く引く。瞼板前ぎりぎりの組織に深くかけなおすだけでかなりの牽引力となる。釣り針鉤をかけなおす際に，モスキートの位置は基本的に変えなくてよい。瞼板の上縁が反って浮く位引っ張ってよい。この後，上方の上眼瞼挙筋腱膜を同定する作業に入るため，上下方向にピンと張る力を働かせておく。

術創の横径と縦径が同じ程度になるように整えるために縦が狭ければ強く引き，横が狭ければ糸の牽引が放射状になるように，必要に応じてモスキートの位置を変える。

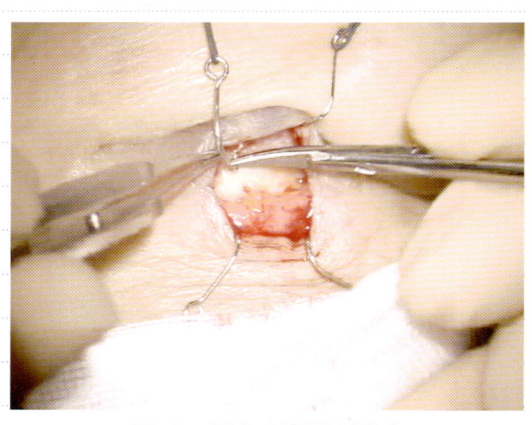

図16　下方の牽引を強く
釣り針鉤を深くするだけで，かなりの牽引力となる。

下方の牽引は強くてよい！

⑩ 挙筋腱膜を裏から剥離

瞼板の上縁をしっかり露出して上下に開創すれば，腱膜裏面は勝手に出てくるものである。単純にガーゼで組織を上方に撫でつけただけであるが，すでに右側の一部に腱膜の裏側が露出されている。次に瞼板上縁から全ての組織を綿棒で上方へ擦り上げる。または綿棒で瞼板を下方に引き，組織を鑷子で反対の上方に引き，鈍的に裂くように展開してもよい。いずれにしろ鈍的に瞼板と腱膜の裏面を

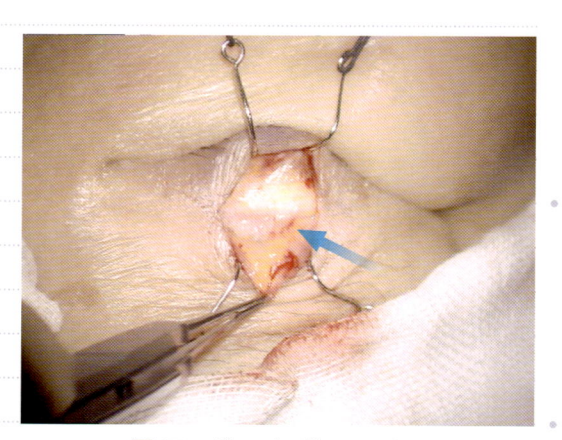

図17　ガーゼで撫でつける
六角形になった術野の右側に腱膜の裏側が見えている（矢印）。

引き離すのである。ここでは手前から眼輪筋，挙筋腱膜前層，後層，ミュラー筋の順に認められる。ミュラー筋以外は鈍的に剥離される。この操作は引っ張られる感じはあるがあまり痛くないようである。

　瞼板付近にある脆弱した上眼瞼挙筋腱膜を上方に剥離していると，上方にいった組織の裏側に白くてしっかりした挙筋腱膜裏面の組織を見つけることができる。これは非常にしっかりとした組織で，縫着に適している。ある程度剥離したら綿棒を剪刀に持ち替えて，白い組織を裸にするようにして組織を削ぎ落す。

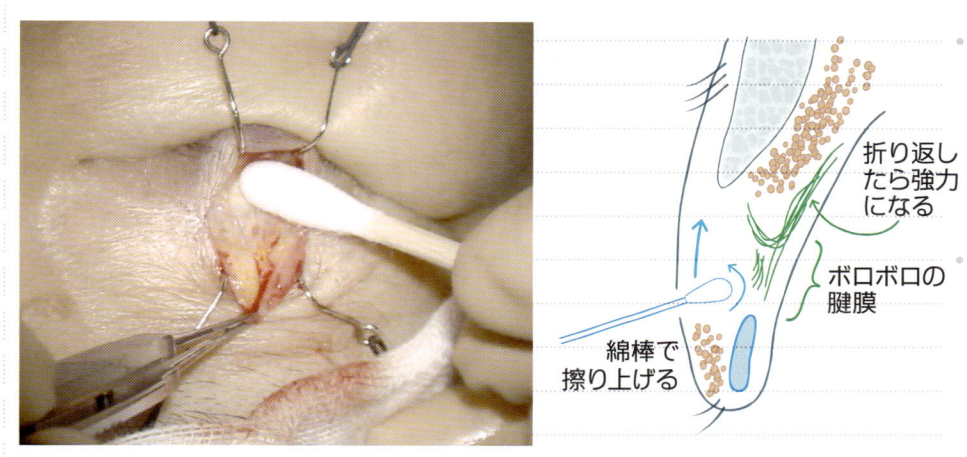

図18　綿棒で擦り上げる
瞼板上縁からすべての組織を上方へ擦り上げる。

綿棒で鈍的剥離が可能！

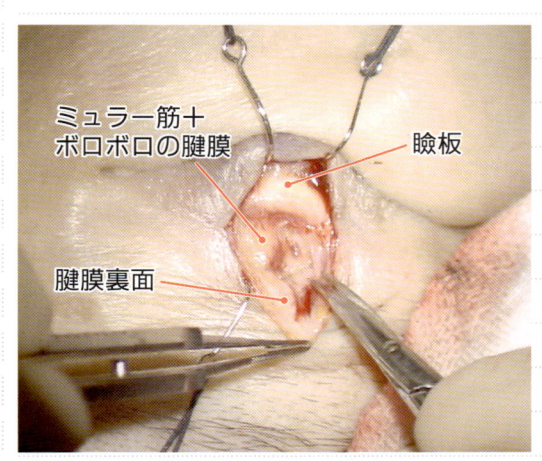

図19　鈍的な展開
白い組織（腱膜が露出されているところ）をしっかり把持する。

⑪ 挙筋腱膜を表から剥離

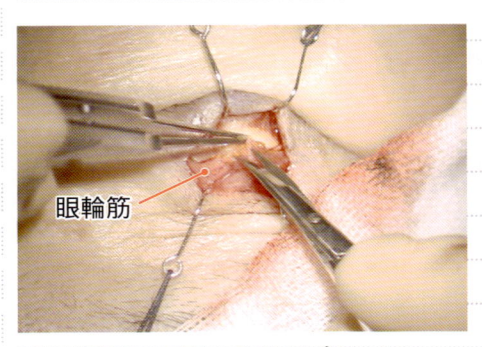

図20　手前からのアプローチ
鑷子でしっかりと牽引し，切開を開始する。

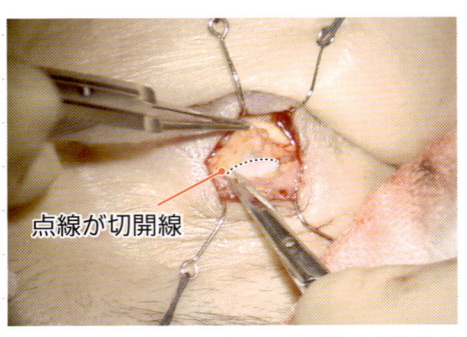

図21　眼輪筋の切開
カーブを描くように行う。

　しっかり白い組織を把持したら，そのまま下方に引っ張る。この把持は「死んでも離さない」つもりで行う。続いて手前の面からアプローチする。こちらは処理をしていないので，表面に眼輪筋がある。鑷子の少し手前側から切開を開始すると，ほどなくつるつるした腱膜の前面が露出される（**図21**）。眼輪筋の切開は，図中の線の如く，牽引していることを考慮してカーブを描くように行う。すると腱膜の前面側が出る。

　腱膜の表面を最も簡単に露出するためには，白い組織のしっかりしたところを把持することが非常に重要である。自分の鑷子でそれを掴んでいれば，見失うこともない。腱膜に穴を開けるのがこわくてつい掴むところが浅くなりがちである。迷って腱膜の端のひらひらしたところを把持してしまうと，表側から切開を入れたときにすぐに穴が開いてしまう。

　しばしば腱膜を見失うことがある。ひるんで鑷子で把持するところを変えたり，最初から白いところを把持しなかった場合である。中途半端に持つよりしっかり掴んだ方がよい。

　一重瞼で組織が厚い場合など，往々にして間違った位置の組織を把持してしまうことがある。すると前面の感じが十分に疎でない組織しか出てこない。そういった場合は患者に上方視を指示し，腱膜の引きを確認する。腱膜の前面は驚くほど疎で，一箇所が開けると一気に広がる感じは，網膜剥離の手術の際に強膜の表面を露出したときの疎な感じの比ではない。一度経験すると忘れないであろう。この腱膜表面の「疎」感は，高齢者でも再手術例でも変わらない。

腱膜は把持したら離すな！

250

⑫ 腱膜裏面の剥離の仕上げ

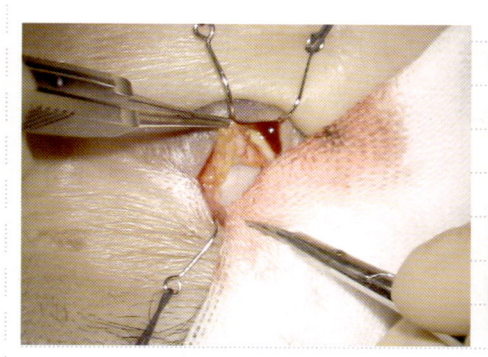 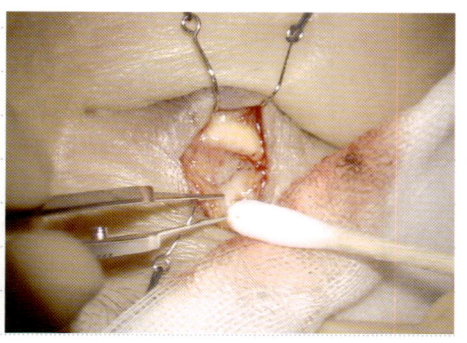

(a) 表面の剥離
組織を傷つけないようにガーゼを介する。

(b) 後面の剥離
綿棒を使って鈍的に裂くように展開。

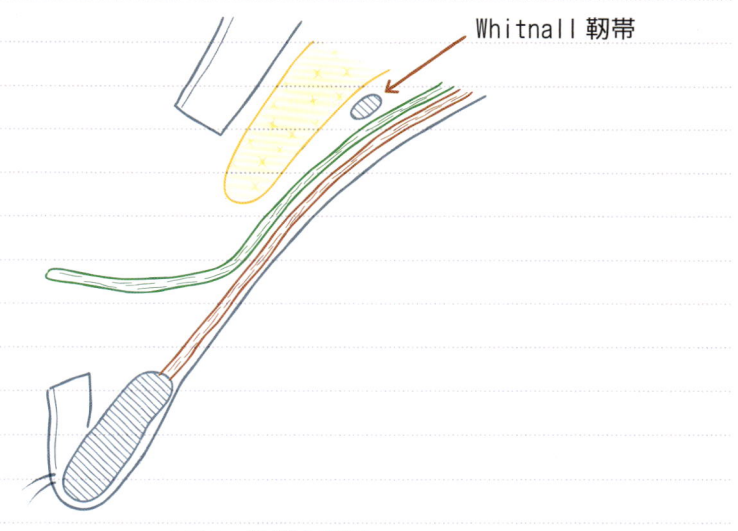

Whitnall靱帯

図22　腱膜の剥離

　前面は，Whitnall靱帯が見えたらこの面で正解ということである。毎回の手術でこれを露出する必要はない。図22(a)のように，ガーゼを介して引くと安全である。

　後面は，表面を剥離し終わったらもう一度剥離し直す。めいっぱい剥離する位でちょうどよい。

⑬ 腱膜を瞼板に1針縫着

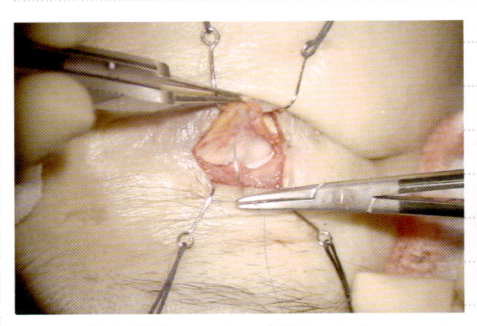

①腱膜をつかんで手前から奥へ

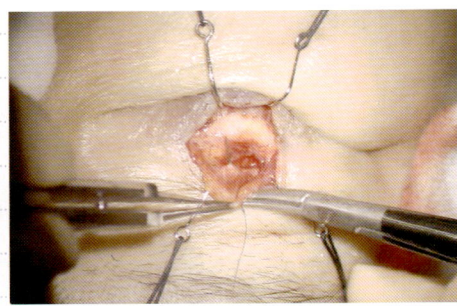

②瞼板の裏も白い部分が露出されている

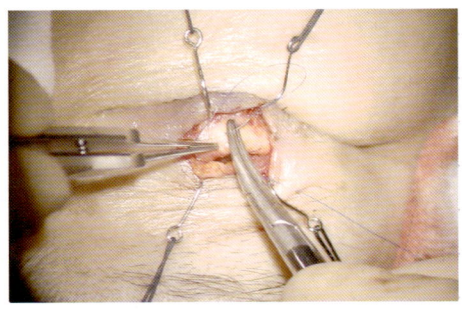

③瞼板に通糸

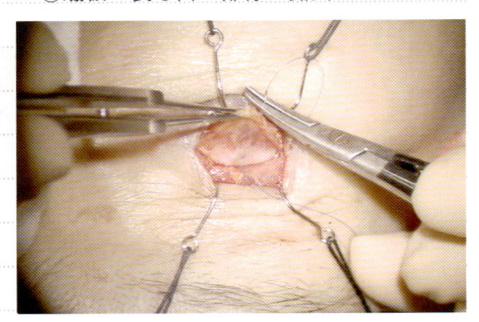

④腱膜を再度持ち上げ奥から表へ通糸

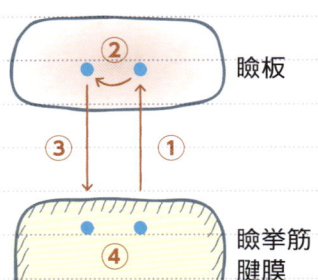

瞼板

瞼挙筋
腱膜

≪縫着する手順≫

① 腱膜をつかんで手前から奥へ
② 瞼板を通糸
③ 腱膜を再度持ち上げ奥から表へ通糸
④ 1回結紮し仮縫合

図23 縫着する手順

　下方に強く引いていた牽引を弱め，術野を上方に移動させる。腱膜の「折り返し」の位置から2mm近位寄りに通糸する。折り返した位置には細い血管が通っていることが多い。わからなければ，通糸しても問題なさそうなしっかりした質感の遠位端を探し，そこから2mm近位端に通糸する。

　図23②では針で貫いた裏側の組織もきちんと処理され，腱膜の白い部分がよく露出されているのがわかる。ここに余計な組織が残っていると，瞼板との癒着が思う通りに作れなくなると考えられる。瞳孔をマークした位置で，瞼板上縁から2mm程度の位置に，注意して半層で通糸する。この際，コンタクトなどで眼表面を保護してい

ない場合は，瞼板を眼表面から浮かせて通糸する。丸針の扱いに慣れていないと少し難しい操作である。強彎の針を少し短く持って弱彎のようにして運針する。

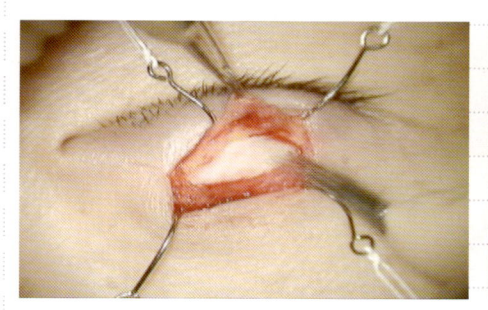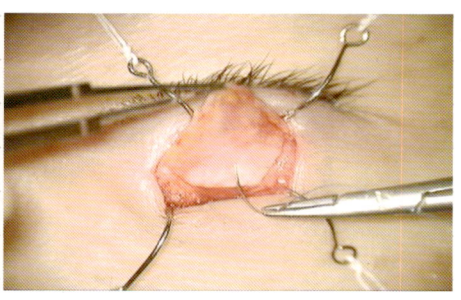

図24 折り返しがはっきりしている例
折り返しを伸ばすと右のようになる。

⑭ 仮結紮

結び目は片蝶結びにする。

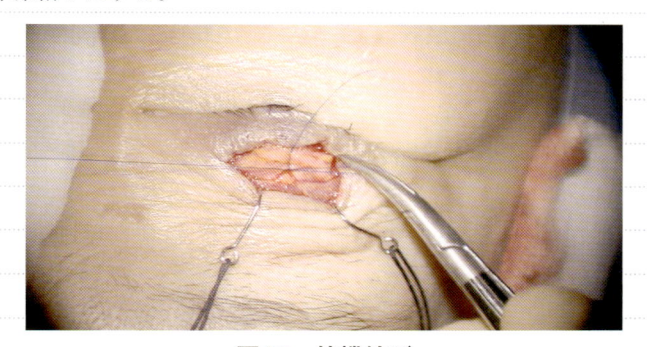

図25 片蝶結び

⑮ 座位で確認

釣り針鉤をすべて外し，患者を座位にさせ，希望に応じて鏡を持たせて一緒に確認する。近視のため裸眼で顔が見えない場合は，デジカメで撮影してその場で見せる。

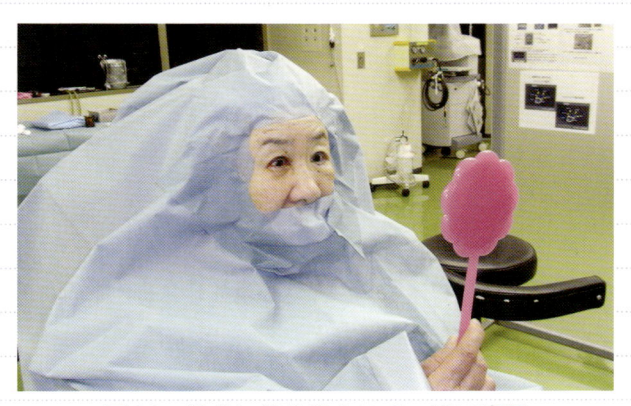

図26 患者に鏡を持たせて一緒に確認

⑯ 3針通糸

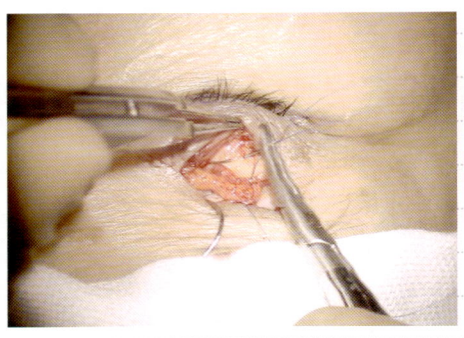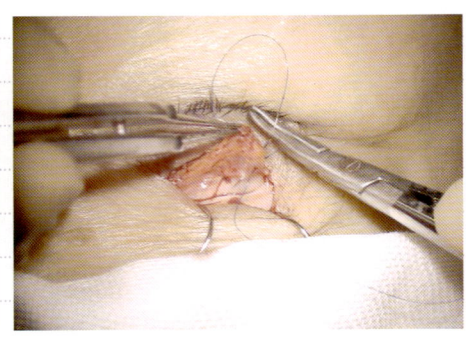

図27　ストレスを吸収する通糸
左右に1針ずつ補助的に糸を置く。

⑭の仮結紮の糸を本結紮する。⑭の糸に腱膜の位置を合わせて左右に1針ずつ通糸する。中心の1針の挙げ方を変えないように，補助的に置く糸である。中心が水戸黄門なら，左右は助さん格さんである。方針（高さ）は中心の糸で決め，腱膜にかかるストレスは左右で吸収し，御大には負担が及ばないようにするのである。

特に耳側の通糸にて，過度に挙上してしまうことが多いので注意する。耳側は鼻側より白目の量が多いので，目立ちやすい。美容外科の世界ではこれを「三角目」と呼ぶらしい。鼻側は内眼角靭帯に近く線維の接着が多く動きも少ないからか，他の2針とは少し勝手が違う。また瞼板の縦幅が少し狭いことも影響して，通糸がしくい。

⑰ 瞼縁組織切除

組織が豊かな症例では，切開創瞼縁側の皮膚直下の眼輪筋または瞼板前の組織を幅2mm程度で除去する。これを行わないと重瞼の間が腫れぼったくなり，いかにも何かした，という感じになる。切除量によって重瞼の雰囲気が変わるので，取り方に注意する。厚ぼったい一重瞼が二重瞼になるには，どこからか組織を切除しなければうまくいかない。少しの量でよければ切開創から瞼縁側を切除するが，多い場合には上方の脂肪を含む組織を切除しなければ不自然になる。創のどちら側に多くの組織が振り分けられるかは，自分が皮膚切開をした後でどのように瞼板にアプローチしたかによるであろう。

瞼縁側の切開創の
下の眼輪筋を
2mm 幅程度で切る

図28　組織が豊富な症例

⑱ 重瞼形成

瞼板に縫着した眼瞼挙筋の遠位端の組織と皮膚直下の組織を，6-0バイクリル®で縫合する。重瞼線は切開線ではなくここで糸を通した位置に形成されるため，皮下への通糸の位置は瞼縁寄りにならないよう注意する。つるきり形成・皮膚科の鶴切一三先生は，ここで皮下ではなく眼輪筋に通糸して自然な重瞼線を形成している。

余った挙筋のできるだけ遠位端で縫合した方が，重瞼線から瞼縁までの皮膚にたるみができ，より自然な重瞼線が得られる。また，皮膚を思いっきり瞼板に貼付けるように縫合すると，重瞼線が過度に引き込まれて上から皮膚が被さり，垢がたまってしまうことがある。目の際を綿棒などで清拭する習慣は通常ないため，ただれるなどして軟膏を求めるようになることもある。

腱膜がどれだけ余るかは，自分が腱膜のどこから切開を入れたかによって異なる。もちろん長い方が選択の余地があるのでよいであろう。このあたりは少し慣れてきたときに考えればよい。

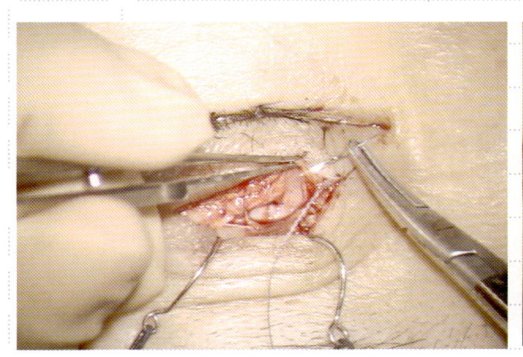
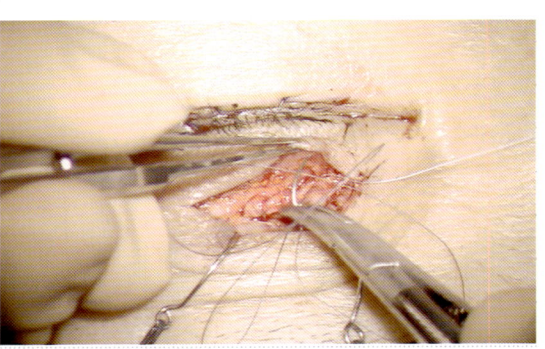

(a) 腱膜の遠位端に通糸

(b) 皮膚直下
逆針で鑷子より右から通糸する。

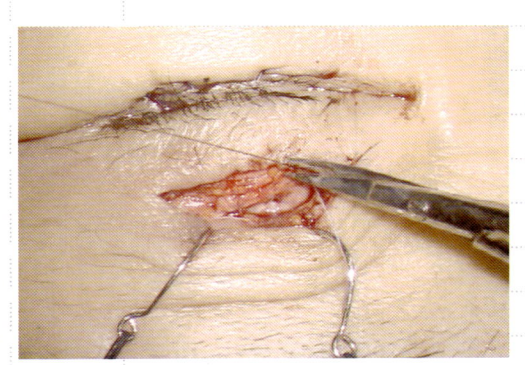
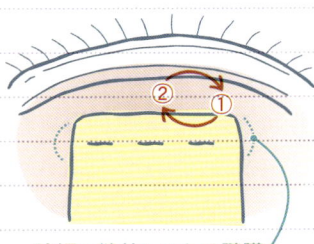
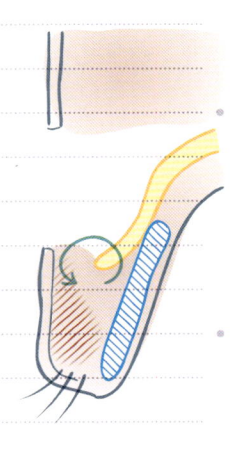

(c) 結紮は1-1-1，合計3〜5糸

瞼板に縫着してある腱膜

① 腱膜の余りに1糸
② 皮膚直下に1糸
③ 結紮は1-1-1
④ 合計3〜5糸

図29　重瞼形成のための通糸

⑲ 皮膚縫合

皮膚は通常3～5針縫合する。針糸は7－0ナイロンかポリプロピレンがベストであるが，6－0プロリーン®が余っていることが多いので，これを流用することがほとんどである。若い女性などの場合は，もったいなくても7－0糸を追加で使用する。

6－0バイクリル®が埋め込まれたのとほぼ同じ位置で皮膚を縫合するとよい。眼瞼手術の感染の原因は，ほとんどがこの皮下に埋没させた編み糸である。これが露出しないように注意しながら縫合する。

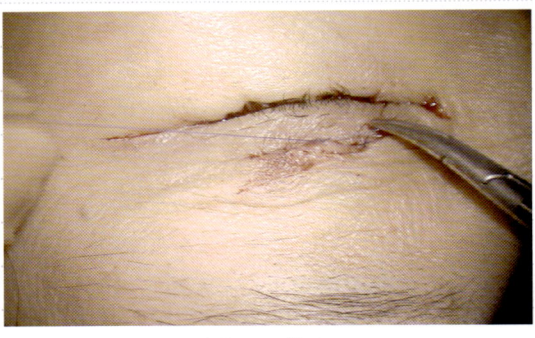

図30　縫合
重瞼線が形成される，皮下への通糸の位置と同じ箇所で皮膚縫合を行う。

今日のコラム

針糸は何を使うか

針糸は，6－0ポリプロピレン糸が10～13mm程度の強彎の丸針についたものを用いる。私達はジョンソン・エンド・ジョンソン社のプロリーン®またはプロノバ®や，より安価なクラウンジュン社のアスフレックス®を用いている。

以前は非吸収糸を埋没させておくのが何となく気がかりで，吸収糸のバイクリル®を用いていたが，そのスパキュラ型の針の形状から瞼板が裂けやすく，術後早期の再発が時々見られた。丸針を用いるようになってから，縫合糸の問題による早期再発はほとんどなくなった。また，一般に吸収糸の方が癒着力が強いと思われがちであるが，大切なのは術後1カ月の間に形成される癒着であるので，なによりも丸針であることが重要である。再手術をする際に吸収糸では瘢痕が多いのに対し，非吸収糸では糸も周辺の解剖もそのままである。経過が良好なので吸収糸は使わなくなった。

糸の種類は，ナイロンではなくポリプロピレンを用いている。ナイロンは透明だと術中見えにくく，黒いと何となく人様の体に埋めるのが申し訳なく，そんな理由で避けている。また6－0の太さでは，ナイロンよりポリプロピレンの方がしなやかに感じる。結紮時にも結び目がしっかりと締まり，つるんとほどけることが少ないように思う。

● U字縫合・anchoring suture

　皮膚縫合時に，皮膚に通糸したあと挙筋腱膜の残りにも通糸する方法。はじめからくっきりとした二重瞼の若い人は，下手に埋没縫合して重瞼線を形成するよりも自然な重瞼線を形成できる。

　もともと重瞼のない人や60代以上には不十分であるため，必ず埋没縫合による重瞼形成を行う。

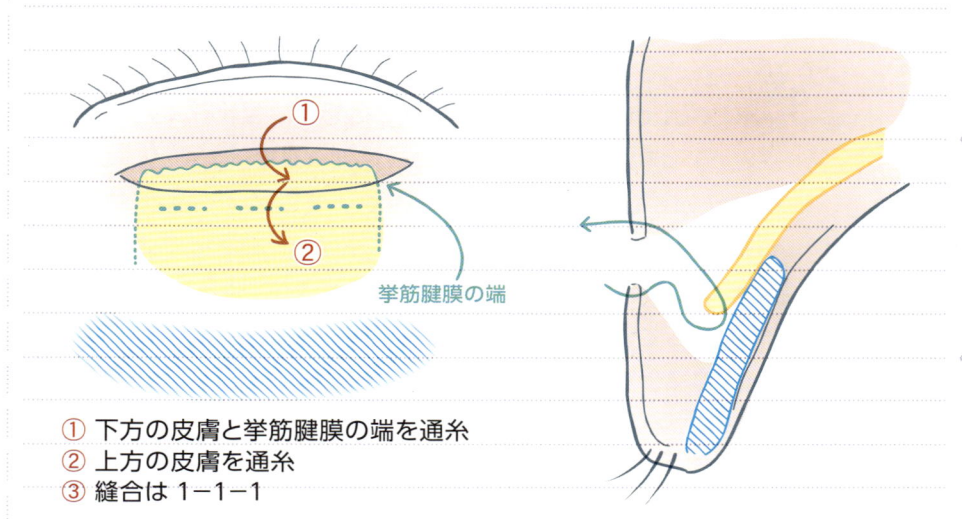

挙筋腱膜の端

① 下方の皮膚と挙筋腱膜の端を通糸
② 上方の皮膚を通糸
③ 縫合は 1−1−1

図31　U字縫合・anchoring suture

⑳ ドレッシング

　軟膏を塗布し，ガーゼを当てて終了。当日2〜3時間後か翌日診察する。自分で翌日ガーゼを外して固まった血を拭けるという患者の場合は，そのまま帰宅させる。抜糸は5〜7日後を目安に行っている。

　最後の縫合をしている間に，術後の諸注意をあらためて口頭で伝える。すでに注意書き

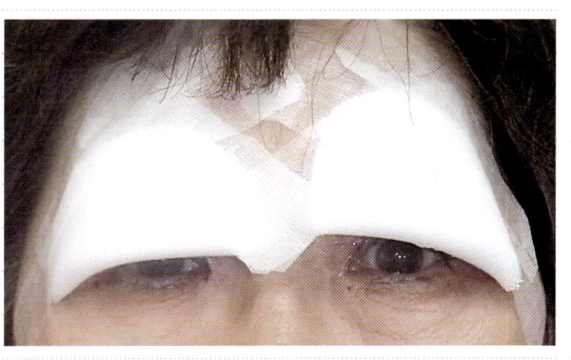

図32　ドレッシング

（p.43参照）を渡してあるが，術後の冷却，水で洗顔していいこと，石鹸は使わないことなどを確認する。

㉑ **処方**

　全例にタリビッド®眼軟膏を処方し，抜糸までの期間，1日2回程度使用するよう指示する。傷をきれいにしたければ，抜糸まで常に軟膏で濡れた状態を保つように指示する。希望者にのみ痛み止めの内服を処方する。麻酔が切れるときに少し痛む方がいるようである。術中の様子で緊張が強い方には，お守りの意味で持たせる。痛み止めの希望者は多いが，あまり使用していない様である。

● 術中患者さんに見せるときのポイント

① 見せられる状態か，確認する。

　　→血で汚れていないか→創は開いていないか→左右のバランスはいいか

　　→胸の前にバイポーラなどを置いている場合は固定する

② 「起き上がって，今の状態を見てみましょう」と声をかける。明日以降の方がもっと腫れるので，まだマシな状態である今のうちに確認してもらう。

③ 「遠くのテレビを見るような感じで力を抜いてください。それから手鏡を持って自分で確認してください。二重の形は縫合後変わります。黒目の出具合を見てください。楽に見えますか？」などと確認してもらい，納得も得られるためなるべく見せた方がいい。手鏡は自分の手で持たせる。

　特に女性の場合，鏡を見せると急に大きく目を見開いて見ることが多いため注意する。遠くに指標をおき，テレビを観るつもりでリラックスして見てもらうかデジカメの画像を見せて判断させる。

❸ 症 例

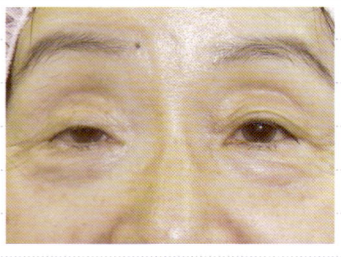 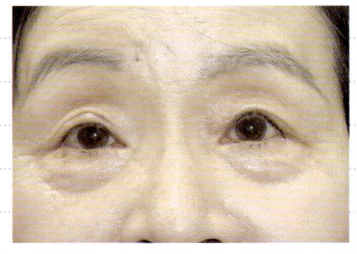

術 前　　　　　　　　　　　　　術 後

症例7　左右差のある症例

　元々，幅も重瞼線の位置にもかなりの左右差があった症例。下垂の程度だけでなく重瞼線の位置が違う。どうしても左右が同じになるように仕上げることは難しい。患者はあれだけ左右差があったにも関わらず，術後の状態を左右差があると訴える。術後に左右差の残りそうな症例では特に術前の様子は必ず写真におさめておく必要がある。

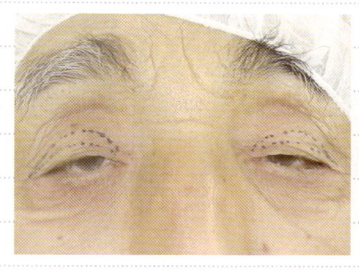 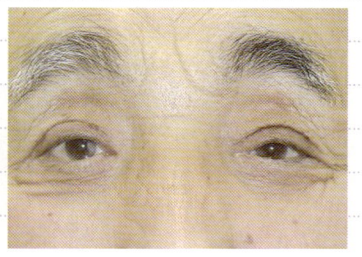

術 前　　　　　　　　　　　術 後

症例8　高度な下垂の高齢男性

　おそらく一度で治してほしいだろうと考え，皮膚を少し切除し，広めの重瞼線を形成した。この程度の重瞼線では，術後に眉毛が下がってくるため目立たなくなってくるが，ときに眉毛が上がったままの症例がある。これは予測がつかず，対応は難しい。本人が楽になったようであればいいであろう。

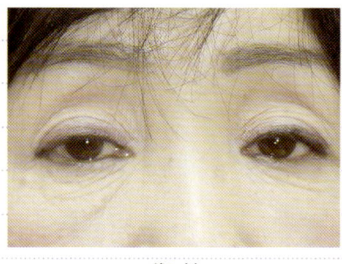 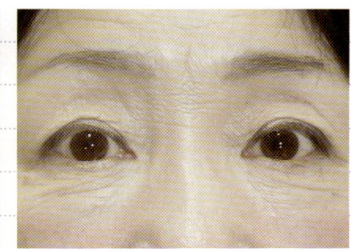

術 前　　　　　　　　　　　術 後

症例9　迷わない位置に重瞼線がある症例

　化粧の上手な中年女性。明らかな重瞼線が，広すぎない位置に認められる，やりやすい症例である。ただし，手術をしたら何となく雰囲気が変わって色っぽさが減ってしまった。アイシャドウのテクニックも必要なくなってしまった。元々この顔だったはずであろうから慣れてもらうよりない。挙げすぎないでほしい症例もあるため，術中に十分本人の確認を得る必要がある。この症例では元の顔に戻ったことを喜んでくださった。

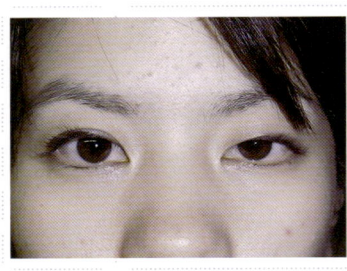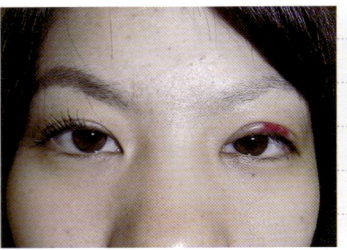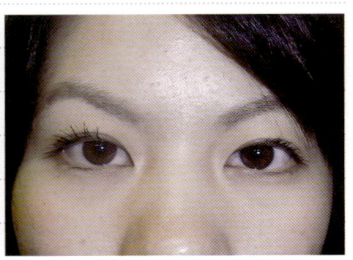

術　前　　　　　　　　　術直後　　　　　　　　　術後1カ月

症例10　左コンタクト性下垂の若い女性

　左側のみ下垂になり，重瞼線が上方に薄く形成されている。右眼の重瞼線の距離を閉瞼時に計測して，左眼の同じ位置に形成する。

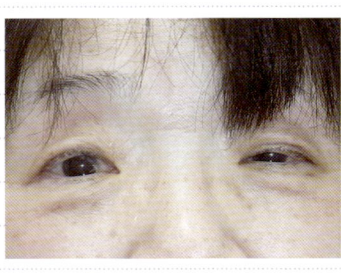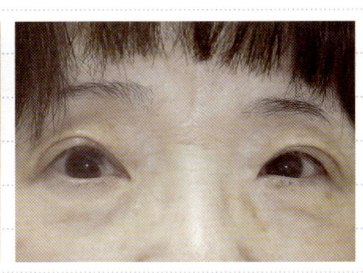

術　前　　　　　　　　　　　　術　後

症例11　70代女性

　元々一重瞼。左にうっすらと重瞼線があり，ぎりぎり目頭で入り込みそうであったため，少し高めであるがその線を提案したところ喜ばれた。目尻でぷにぷにが目立つであろうことは術前からわかっていたが，むしろはっきりした二重瞼となり喜ばれた。この年代の方は，明らかな重瞼線を好む方が多い。

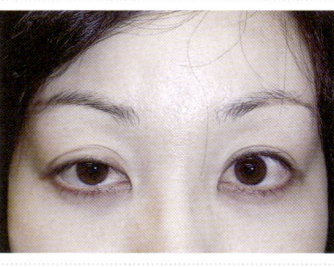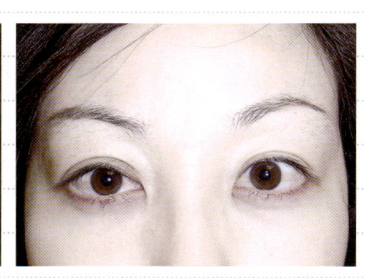

術　前　　　　　　　　　　　　術　後

症例12　40代女性　右下垂

　右目頭の上方に三重が形成されている。この程度の深さ，横幅であれば，その下のメインの線で切開縫合するだけで簡単に消失する。

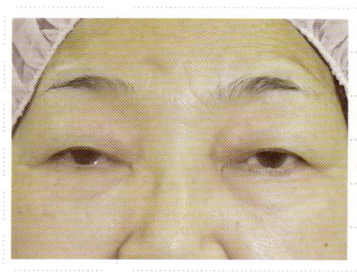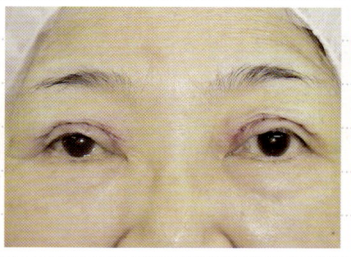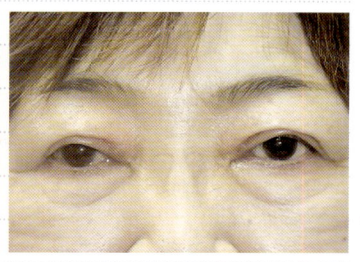

| 術 前 | 術直後 | 術後3カ月 |

症例13　70代女性

　二重瞼になることを希望された。デザインすると，どうしても目頭で線が入り込まない顔であった。その顔の成り行きに従って手術を行い，気に入らない場合皮膚を少量切除しようと考えていたが，明らかな重瞼線はお気に召したようである。

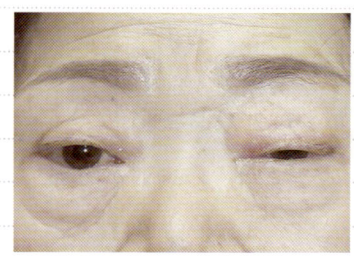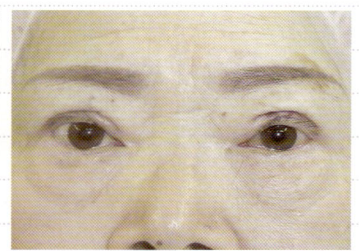

| 術 前 | 術直後 |

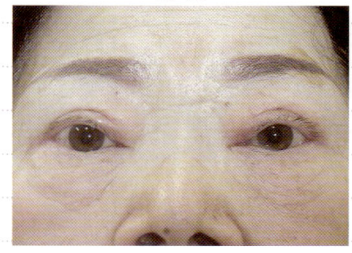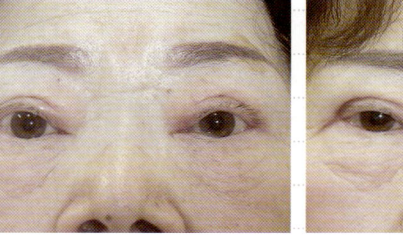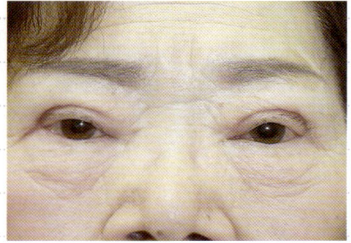

| 術後1週間 | 術後1カ月 |

症例14　70代女性

　30代の時に手術を行っている。動機ははっきり聞き出せなかったが，おそらく美容目的である。その瘢痕がまだ残っているくらいであるので，よほど明らかに残る重瞼線を形成されていたと思われる。以前の瘢痕に従って手術した。術後かなりかわいくなったと思うが，要望はとどまるところを知らない。左目頭の重瞼線をもっとくっきりさせ，目尻が入り込んでいるので重瞼線を広げ，右眼頭の脂肪が目立つので切除したいとのことであった。術中鏡で一緒に確認するも，「目尻がもっとシュッとなるのかしら？」などどうにでも取れる言葉が多く，またそれを示すために術野を指で触ろうとするため，外来で相談した通りに仕上げた。整容面での希望を医師に言う場合，遠回りに遠慮がちに言う方，店で買い物をするように当然の権利のように言う方など色々ある。左右差がある限り整容的希望には応じたいが，どこかで線引きをしなければならない。

▶ 幅の広い重瞼線

　下垂によって重瞼線が広がっている場合は，術中の説明に苦慮することがある。理論的に選んだ重瞼線でも，仮縫いの際には驚くほど腫れて広がってしまい，しかも眉毛が下がってきて，凹んでいた上眼瞼に膨らみが生じ，「誰これ？」という感じになってしまう。これでいいですかと言われても，患者さんは返事に困ってしまうであろう。そこで，特に目頭側の皮膚が被さりやすいのでそれを挙上した上で，瞼縁の形が滑らかであることと，角膜の露出の程度が術者や周囲の看護師と同じくらいであることを確認していただくと，平均的な範囲に収まっているという理解が得られやすい。

　術者自身の眼瞼を正常者のモデルとするためにも，普段から眼周囲や眉毛の形のケアは怠らないでおきたい。

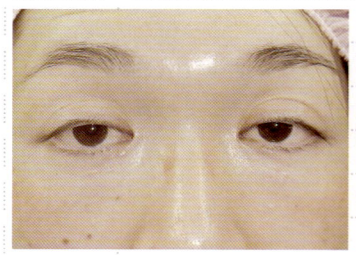 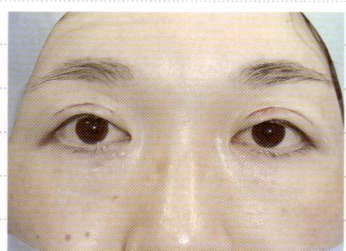 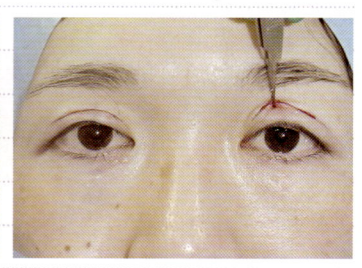

症例15　幅広の重瞼線

　かなり幅広の重瞼線が認められる。術中の確認の際には目頭に腫れた皮膚が被さって瞼縁が上がっているかどうかわからなかったため，鑷子で組織を引き上げて確認した。とはいえ直視するのは怖いであろうから，術中にデジカメで撮影して見せて納得していただいた。

❹ 術中のトラブル

▶ 脂肪との戦い ── 術式の ⑧ ⑨ ⑩

できるだけ脂肪は取らない。術中に脂肪が出てくるのはテクニックの問題である。出てきたからといって取っていると陥凹することがあるので，よっぽど術前に突出していたわけでもなければ取らない。広めにバイポーラで挟んで通電すると，表面が縮まる。どうしても切除する場合には，脂肪の茎部と思われる所にペアンを挟んで，バイポーラで凝固しながら切除する。

どこの脂肪かわからないときには，脂肪組織の一部を鑷子で把持して患者に上方視をしてもらう。下方向きの釣り針鉤がかかっているので当然上方を見ることはできないのであるが，挙筋に関連する組織であれば強い牽引を感じるので見分けることができる。

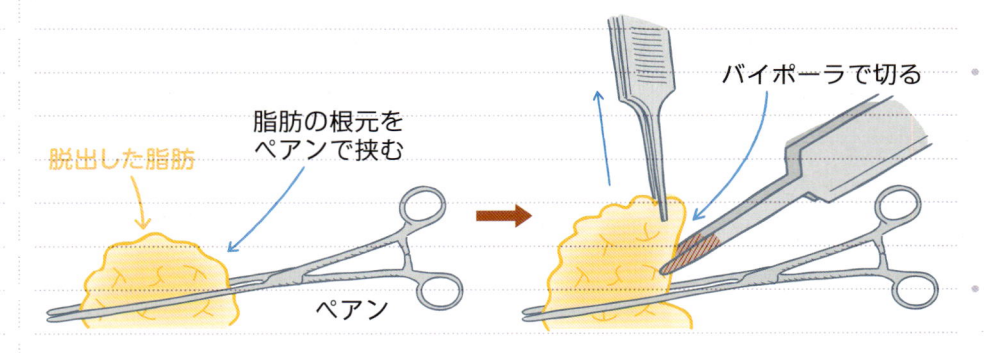

図33　脂肪が出てくるトラブルの対処法

● 脂肪は大きくわけて3箇所で悩まされる

① 腱膜前脂肪

大きな塊で出てくる脂肪。鉤などで引いてもそのすぐ横からもりもりせり出してくる脂肪を見て，普段よりさらに脂肪が嫌いになるものである。どうしても術野にあふれてくる場合，皮膚切開を左右に広げて脂肪の脱出を左右に逃がす。術野が長方形になっている場合，釣り針鉤の横方向の距離をもう少し広げて，創の横径と縦径が同じくらいになるようにするとよいであろう。

術野の工夫で脂肪を克服できなければ表面を焼灼して縮める。焼灼では脂肪の容量を変えず，出てくるのを単純に抑えることができる。どうしてもコントロールできない場合には，注意しながらモスキートでクランプし，焼灼してから切除する（図33）。

この脂肪が出るということはその奥に腱膜の前面があるということであり，堂々と上方に避けて構わない。

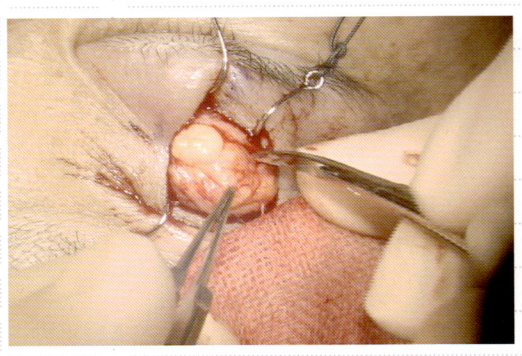 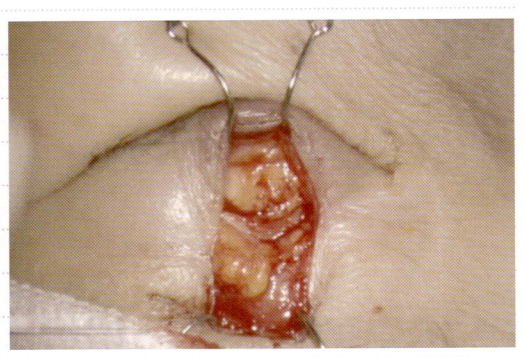

図34　術野に脂肪があふれてくる場合
皮膚切開を左右に広げる。

図35　術野が長方形になる場合
鉤の位置を横方向に広げてみる。

② 瞼板前

特に鼻側で瞼板に密着した脂肪が多い。これは線維膜や血管を多く含む。通糸したい位置にあることが多く，しかも術野の端なのでしばしば扱いに困る。瞼板前の組織を切除してしまった方が，かえってすっきりして通糸も楽になるのでよいであろう。動脈出血が起こることもあるが，切除した後の平たい術野から出るのでコントロールしやすい。この焼灼には疼痛を伴いやすいので，前もって麻酔を追加する。

③ ミュラー筋前

腱膜の後方の枝が，脂肪変性していると考えられている。腱膜ともいくらか密着しているので，剥離すると出血する可能性もあり難しい。大量の脂肪を放置すると，それらを乗り越えて腱膜を瞼板に縫着することになり，何ともすっきりしないが仕方がない。これを処理しようとすると麻酔を注射する必要がある。凝固する場合，向こう側の角膜に損傷を与えないように上手に結膜を浮かせて行うか，角板を用いる。

● Lipocoagulation

脱出した脂肪へバイポーラの先端を両方当て，スイッチをONにする。始めは距離があり通電しないが，脂肪に当てたまま距離を縮めると通電した時点で急に表面が収縮する。これを何箇所か行い縮小させる。特に縫合などは必要ない。

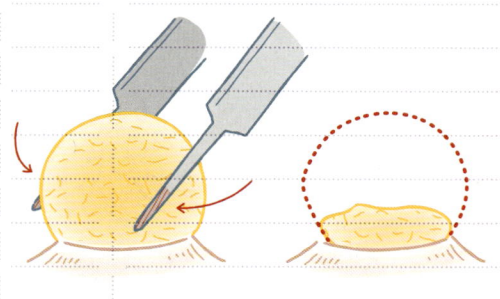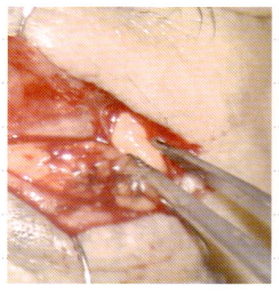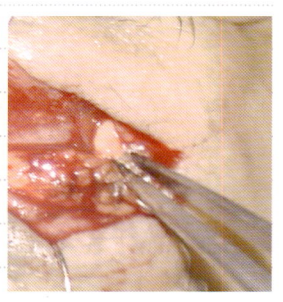

図36　Lipocoagulation
脂肪組織にバイポーラの先を開いて当てがう。そして通電すると表面が凝固されて脂肪組織が縮小する。

▶ 腱膜の裏がうまく露出できない —— 術式の⑩

　下方の釣り針鉤をかけ直して，上下方向の牽引を強める。特に上方より下方の牽引を強くし，術野が瞼板付近を中心に露出されるように移動させる。

　牽引を強めると（**図37**(a)）腱膜の裏がしっかり伸ばされて露出され，剥離が容易である。また少しの切開で層が勝手に広がり，出血点が見やすいので止血に苦労しない。牽引がかかっていないと（**図37**(b)）むにゅむにゅしていて，剪刀を入れても組織の中に埋まって行く感じになり，どこまで切ったかわからないままとなる。

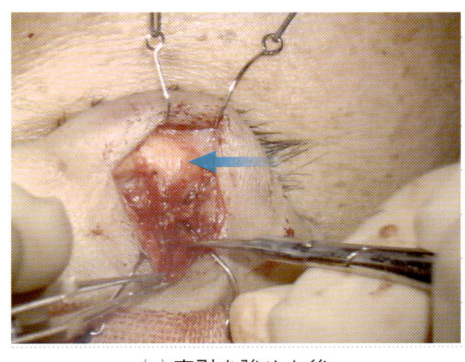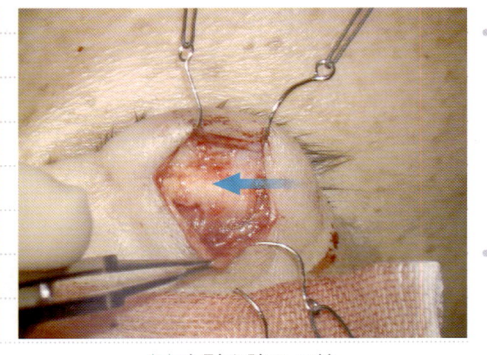

(a) 牽引を強めた後　　　　　　　　　　　(b) 牽引を強める前

図37　牽引
瞼板（矢印）が下方に牽引され，そのほかの組織が広く展開されている。

下方の牽引は瞼板が
浮くくらい強くていい。

▶ 腱膜が見つからない ── 術式の⑩

　把持している組織が腱膜なのかどうかわからない場合は，把持したまま上方視を指示し，引っ張られ具合で判断する．腱膜が含まれているならば，遊びのない強力な引きを感じるであろう．

　挙筋腱膜が見つけにくい症例は存在する．ふっくらして脂肪の多い症例，一重瞼，または元一重瞼，挙筋腱膜が加齢性変化で脂肪に置き換わっているような症例である．表からアプローチするとわけがわからないが，裏側から白い腱膜を見つける方がよほど確実である．

　どうしても腱膜の前面が露出できないとき，中途半端でなくしっかりと把持し，その中に腱膜があると感じたら，剥離をせずに瞼板に縫着しても何とかなる．その場合，戻りが多いことを予測しておくことと，閉瞼不全，下方視時の瞼裂開大がないか気をつける必要がある．

▶ Whitnall靭帯のようなものがたくさんある

　腱膜の遠位端近くにあるものは，多くが下横走靭帯である．これに対してWhitnall靭帯は上横走靭帯とも呼ばれている．横走する腱膜の帯のようなものが現れたら，それと腱膜の折り返し部との関連を確認する．独立しているようであれば，特に重要な役割は果たしていないので，腱膜から剥離したり，どこかで縦に切開を入れてしまっても問題ない．Whitnall靭帯は，横方向に強いテンションのある組織であり，やみくもに切らないようにする．もっとも，かなり奥にあり，ふらっと出てくるようなものではない．

　もしこれらの靭帯を巻き込んで縫合をしてしまうと，後述のような閉瞼不全が生じる可能性がある．心配なら座位で下方視をさせて確認するとよい．

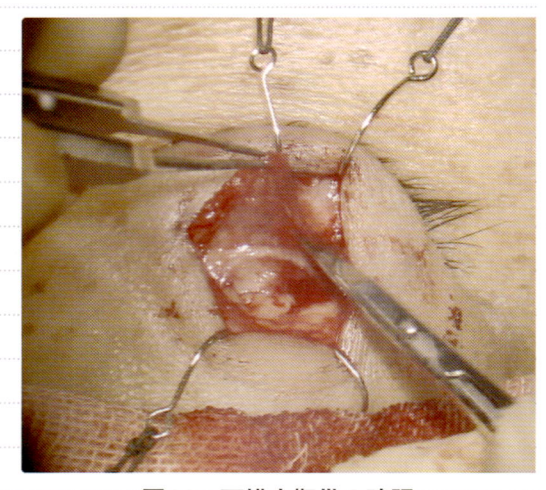

図38　下横走靭帯の確認
横方向に強いテンションがある組織である．腱膜から独立しているようなら剥離してよい．

▶ 思うように挙上できない

　手順通りにやっているつもりが，どうしてもうまく挙らないことがある。その場合は，次の手順で奥の手を加える。

① 腱膜の近位側に通糸し直す

　明らかに挙上が不十分な場合にまず行う。腱膜の白くしっかりした部分には限度があり，高齢者ではこの範囲が狭いこともある。これを越える範囲で糸をかけようとすると，薄過ぎて頼りなくなることがある。あくまでも白くしっかりしたところにこだわって通糸する。

② 瞼板の瞼縁側に通糸し直す

　わずかな調整の場合に行う。あまりに瞼縁側で縫合すると瞼板が浮いて瞼縁にノッチが生じる原因となるので限度がある。

③ Lateral horn, medial hornを切開する

　腱膜の白いところを左右に引き，術野の端で縦方向に切開を入れる。するとジョリジョリという音と共に，腱膜がかなり多く引き出されてくる。これによって腱膜の縫着というより前転ができるようになり，多くの挙上効果が得られる。厳密にはlateral horn, medial hornはもっと眼角に近く，術野に出るものではない。ここでは挙筋腱膜が内・外方向に分布する線維を示す。

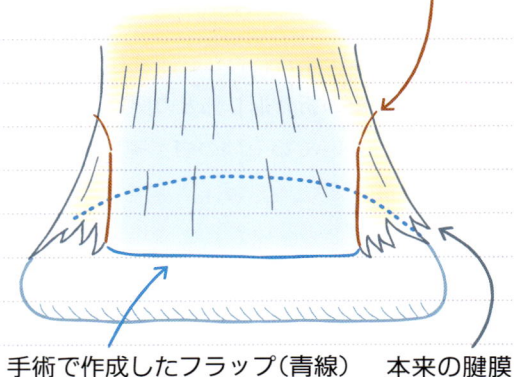

Lateral horn, medial horn 切開

手術で作成したフラップ（青線）　本来の腱膜

図39　Lateral horn, medial horn

④ ミュラー筋と共に前転する

　挙筋腱膜短縮術と同じような術式となる。麻酔を追加してミュラー筋を剥離し，挙筋腱膜と共に前転する。これでも挙上が不十分ならば，吊り上げにコンバートするしかない。しかし挙筋腱膜縫着術が適応となる患者では，多くの場合がこの術式で満足する。

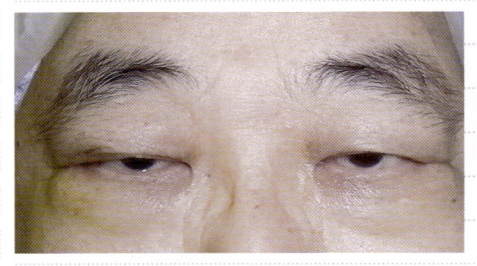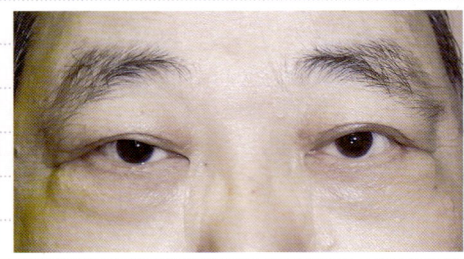

症例16　術中に手を尽くしたがあまり挙上しなかった症例

　術前に下垂の程度が強いほどよく挙上しない傾向にある。しかしそのような症例では，なぜか角膜反射が出る程度に挙上すれば満足してくださるのでありがたい。この症例でも挙上が不十分で術者は悩んでいるのにもかかわらず，本人は「ずいぶん大きくなった。よく見える」と喜んで下さるので嬉しい。

▶ 閉瞼不全になる

　局所麻酔のため眼輪筋の機能が下がり，術直後は多くの症例が閉瞼不全のように見える。徒手的に閉瞼できたら問題ないという説もあるが，定量性のある基準は特にない。

　まず正面視で角膜の上に強膜が露出しているならば，当然過矯正である。注意したいのは下方視をさせた際に，

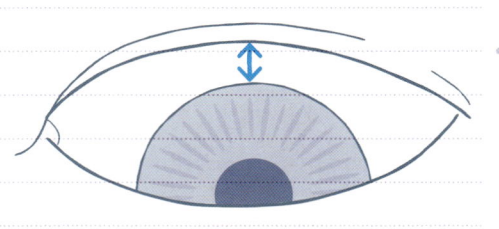

図40　兎眼
下方視時に強膜露出があったら閉瞼不全となるため，直ちに縫合糸を解除する。

角膜上の強膜が目立つ場合である。挙筋腱膜縫着術では，もしWhitnall靭帯などに関連する組織に通糸してしまった場合に，下方視時の強膜露出を伴う兎眼となる可能性がある。閉瞼時に兎眼かどうかの判断に自信がなければ，下方視をさせるとよいであろう。

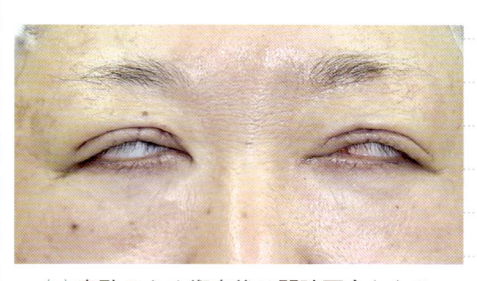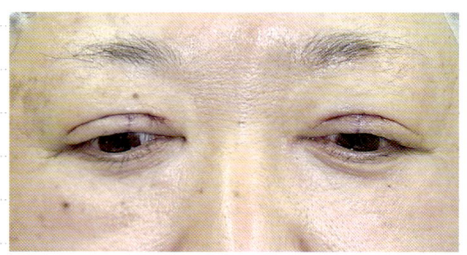

(a) 麻酔のため術直後は閉瞼不全となる　　(b) 座位で下方視時に角膜上方の強膜露出がなければ安全である

図41　局麻による閉瞼不全
下方視時に角膜上方の強膜露出がなければ問題ない。

▶ 過開大になる

● Hang-back suture

　座位で確認した際にも過矯正なら修正が必要である。0.5～1mm程度の量でまぶたを下げたい時に有効な方法（hang-back suture）を紹介する。

　仮結紮を解いた後，助手に組織と縫合糸の間に鑷子を入れる様に指示する。

　そのまま本結紮に入る。鑷子を抜く。すると鑷子を入れていたスペースが延長になる。埋め込む糸は小さな結節ではなくQ字型の糸となるが，この程度で感染のリスクが増える等の問題は起こさない。眼瞼の位置調整は本来であれば縫合部の位置変更が理論的ではあるが，挙筋腱膜が菲薄化していて通糸位置を変更したくない時，瞼板を何度か通糸してしまい位置を移動したくない時などに有効である。

　最後の結紮まで鑷子は入れっぱなしで行い，最終の結紮までしっかり力を入れて閉めれば緩むことはない。

　さらにこの術式は「挙筋腱膜延長術」にも使用できる。例えば，挙筋腱膜縫着術でまぶたが上がり過ぎた場合の再手術などは，既に余った挙筋腱膜が切断されていることも多い。その際は縫合部を変更するだけでは挙筋腱膜が足りないことがある。

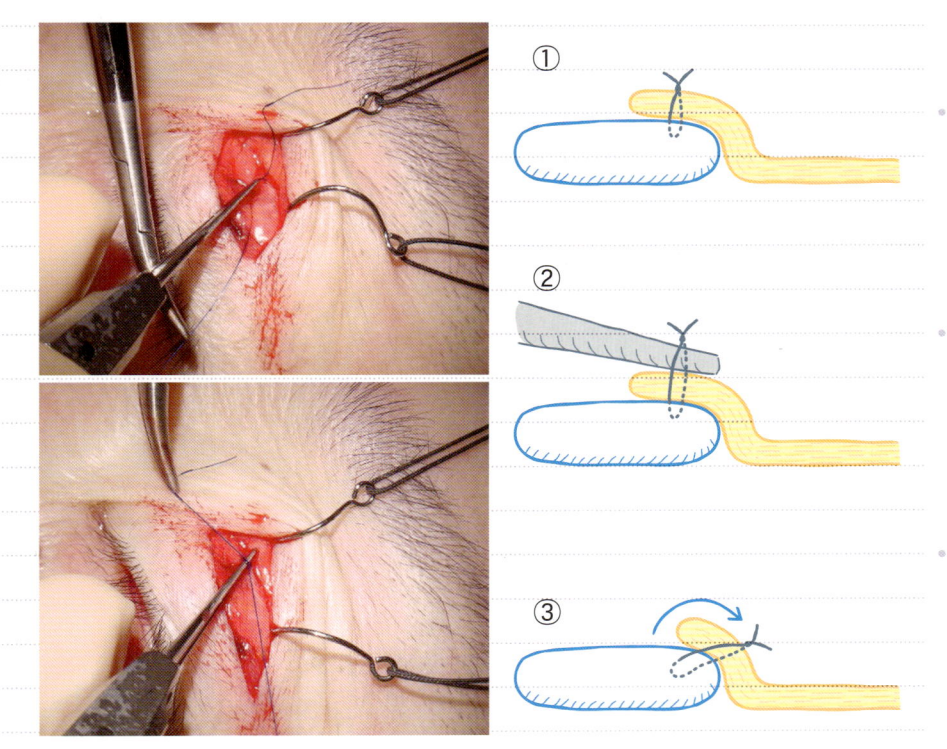

図42　Hang-back suture
鑷子を入れていたスペースが延長になる。

269

　助手の鑷子を有鉤ピンセットなどの先端の大きな物にすると，1回の縫合で2mm程度の延長効果があり，縫合部の変更と合わせるとかなりの延長効果が期待できる。

　高度近視の症例では，腱膜の遠位端と瞼板の上縁を縫合しても過開大となる症例がある。このような場合にも，hang-back sutureは有効である。疼痛などで通糸し直すのが苦痛になる時にもよい。

▶ 眼の横方向が小さい症例

　外眼角靭帯が緩んでいる症例では，瞼裂の横方向が狭くなり，黒目がちの「かわいい目」となっている。すると瞼裂高のピークが鼻側にずれる。このような場合でも，瞳孔を中心に挙上すればよい。

▶ ノッチができる

　多くが耳側の腱膜を鼻側に移動させて，そこで瞼板に縫着しているケースである。1針目からノッチが生じた場合，追加する次の2針目では是正できない。潔くほどき，もう少し鼻側の腱膜に通糸し直す。

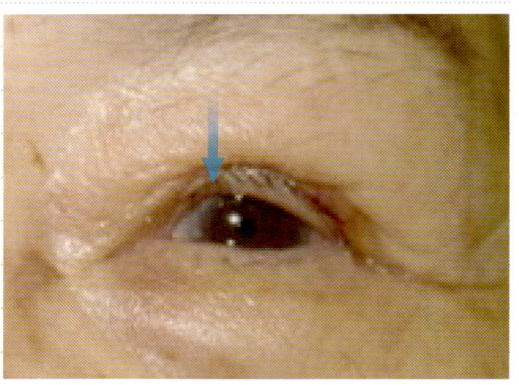

図43　ノッチができる（矢印）

❺ 術後のトラブル

▶ 下垂の再発

　2種類ある。比較的若い人に多いのが，術1カ月後から片眼に生じる「脱力」である。恐らく術前に過剰に力を入れていたのが術中の定量でも続き，術後に力を抜いたので下がって来たと思われるケースである。再手術のときに，縫合糸と腱膜は前回の手術と同じ状態にあり，外れてはいないことが多い。これを防ぐために，眉毛の脱力トレーニング（**図44**参照）を術前日からしていただくと少しはよいであろう。

　もう一つは縫合糸の問題である。結紮が緩むことはあまりなく，むしろ瞼板が裂けてはずれることが多い。腱膜は，丸針で通糸した場合に裂けるようなものではない。

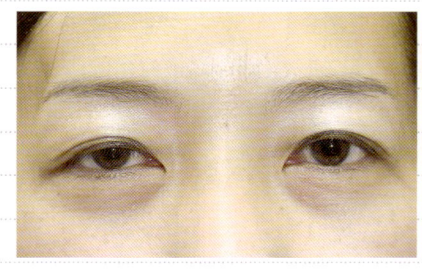

右術前　　　　　　　　　　　　　右術後1カ月

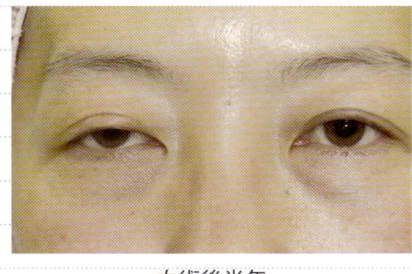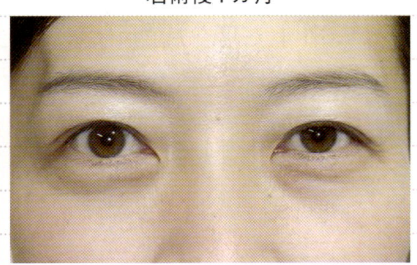

右術後半年　　　　　　　　　　　右2回目術後

症例17　右下垂の若い女性

　手術で問題なく治療できたが，半年しないうちに下垂が再発し再手術となった。しかし手術中に確認しても腱膜は瞼板にしっかり縫着されていて問題がない。さらに挙上するように縫着し直したところよく治った。若い人にときどきあることで，術前に力が入り過ぎており，術後に楽になったためにかえって脱力するのではないかという説がある。しかし写真を見るかぎり，眉毛が挙上しているわけでもなく判断できない。

● 脱力トレーニング

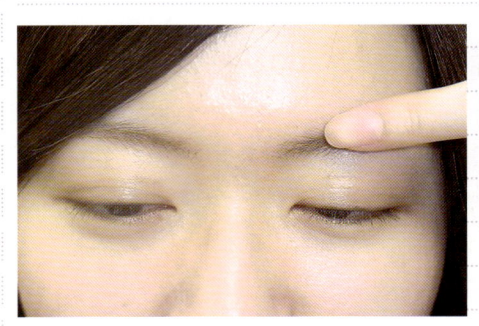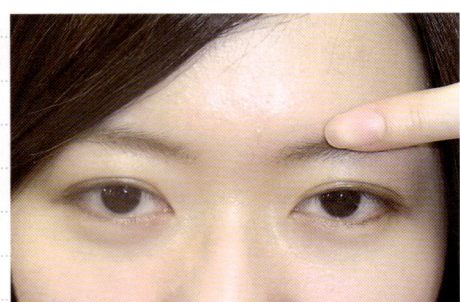

図44　眉毛の脱力トレーニング

　若い人の下垂手術の際には，術前に眉毛の脱力トレーニングをしていただく。目を閉じて眉毛に指を押さえずに軽く当てがいセンサーとする。眉毛を挙上しないように意識しながらゆっくりと開瞼させる。これにて挙筋以外の余計な力をかけずに眉毛を挙上する訓練ができる。前日に何度かやっていただければ問題ない。これを始めてから若い人での同様の再発はないが，奏功しているかどうかはまだわからない。

▶ 閉瞼不全

　実際に生じた合併症を呈示する。座位での確認ではちょうどよく開瞼できたため，少し閉じにくいかなとは思ったが手術を終了した。後日患者さんが来院した時，右眼のみ閉瞼不全で手術後帰宅途中からずっと涙が出て辛かったとのことであった。しかし瞼裂高に左右差はなく，決して過矯正とは言えない結果であった。ところが下方視をさせたところ，右の瞼裂が左より開大していた。腱膜を縫着する際に何らかの組織に通糸してしまった結果と考えたが，ビデオを見直すもよくわからない。ただ，下方視時に瞼裂が開大しているということはビデオの中でも見てとれた。

　追加手術を行い，腱膜を瞼板から剥離し，丁寧に単離して縫着するが，どうしても治らない。そこで仕方がなくミュラー筋の前後を剥離してミュラー筋前転術（タッキングではない）を行ったところ，やっと満足の行く高さとなった。1回目の術中に下方視をさせて確認し，術中に修正していればもっと簡単に是正できたであろう。2回目の手術までに瘢痕が形成されてしまったので治療が難しかった。

　なお，これはミュラー筋タッキングでは生じにくい合併症と思われる。それでも挙筋腱膜縫着術には重瞼をコントロールできる，戻りが少ない，理に適っているなどメリットが多いのでやはりこの術式を選択するのである。

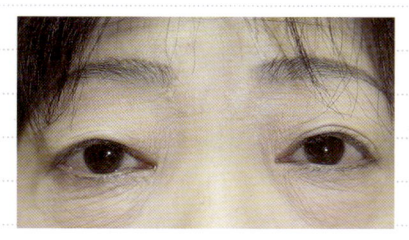
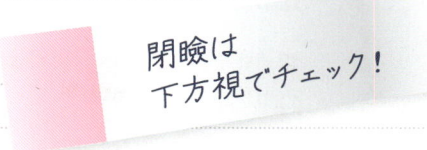

閉瞼は
下方視でチェック！

後日の来院時

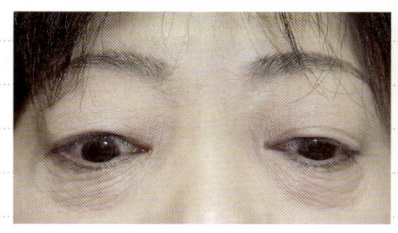
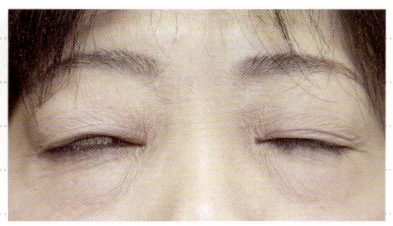

下方視時 閉瞼時

正面視時では過矯正には思えないが，下方視すると角膜の上に強膜がわずかに露出されていることがわかる。

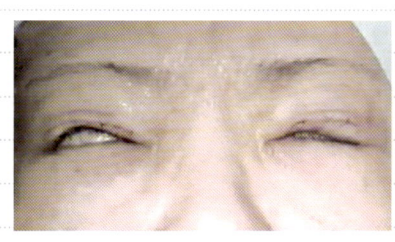
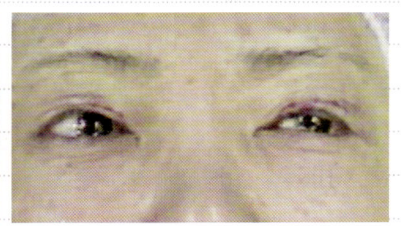

下垂術終了時の閉瞼時 下方視時

ビデオで見直すと右眼が閉瞼不全となった。左は問題なかった。術直後は麻酔の影響により左も多少閉瞼不全になっている。術中のビデオに写っていた画像で少し下方視をしている時でも，右眼が左眼より開大していることが後からわかった。

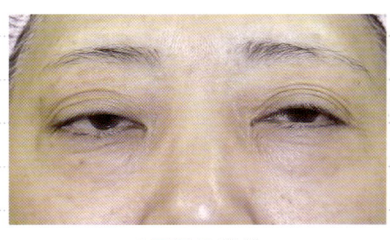
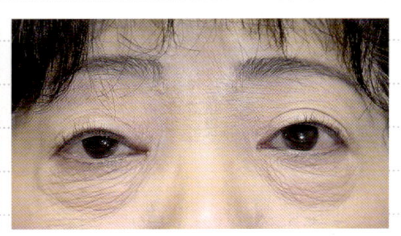

1回目の術前 最終形

それほど満足に挙がったわけではないが，術前の下垂が高度だったためか納得していただけた。

症例18　右眼の閉瞼不全例

▶ **過開大であった**

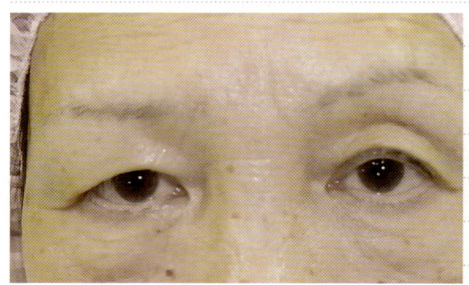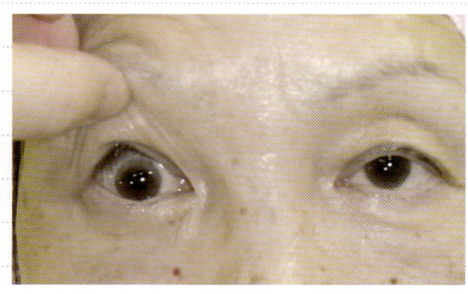

図45　右眼の過開大

　術終了時にはわからなかったが，術後に患者がずいぶん異物感を訴えるため観察したところ過開大であった，ということが散見される。残念なことにほとんどの担当医が問題を大きくとらえずに睫毛抜去で済ませたりして経過観察してしまい，術者が発行する紹介状を持って他院を訪れることはまずないのが現状である。速やかに縫着部位を修正するべきであろう。手術まで日程が空くようなら，ソフトコンタクトにて角膜を保護して待たせて欲しい。

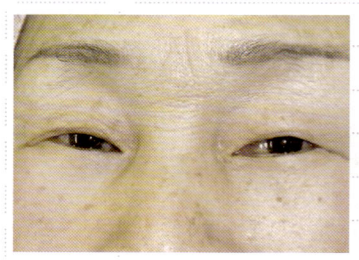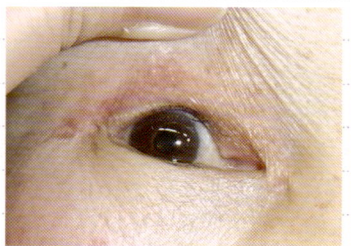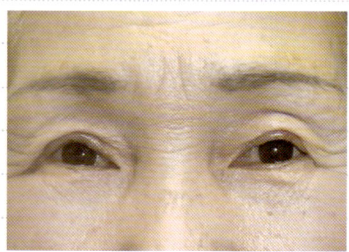

術　前　　　　　　　　　　　　　　　　　　　　　術　後

症例19　右眼の過開大の症例

　一見して問題なさそうに見えるが，皮膚を持ち上げてみると過開大で皮膚が荒れてしまっている。重瞼を作らなかったことも症状を助長しているため，瞼裂高を修正し，重瞼線を形成して治った。

▶ 重瞼線に左右差がある

　つまるところ，人が普遍的に気にするのは左右差のようである。しかしどうしても生じてしまう合併症である。美容外科の市田先生によると，左右差1mm以内は許容範囲として欲しいと伝えているとのことである。まずは6カ月経過観察していただくと，皮膚のたるみによってかなりのものが隠される。これが高齢者のいいところである。それでも目立つ左右差については，できる限り望む形に整えたい。通常，内反症手術切開法（K217-2　2,160点）で算定し，細かい修正術を行っている。

症例20　重瞼の左右差がある症例

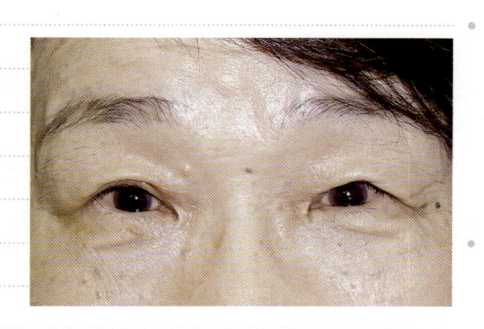

　右眼は問題ないが，左眼では目頭側の重瞼線がうまく形成されていない。皮膚が瞼縁にかかり，さらに瞼縁の線がガクガクしている。設定する重瞼線の幅が狭過ぎたか，目頭側で重瞼線形成のための中縫いが奏功していなかったか，下垂の過矯正かと考えられる。特に皮膚の厚い症例や一度皮膚切除をしてある症例に生じやすい。十分時間が経ってから，左の鼻側の重瞼を広げる小手術などを行うことを検討する。

▶ 重瞼の間の皮膚が多い

　明らかな余剰ならば，術後1カ月経過すれば外来処置室で切除できる。
　鼻側に生じることが多い。不自然な過剰組織が生じることがある。重瞼線に沿って舟型に皮膚を切除し，縫合すればよい。

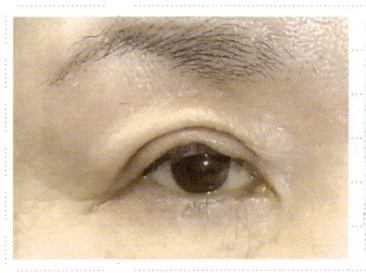 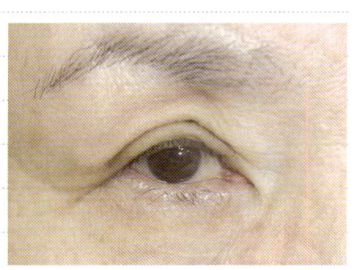

術 前　　　　　　　　外来処置室での皮膚切除　　　　　　切除直後

症例21　重瞼間の過剰組織

　下垂術後に右目頭の重瞼に余剰皮膚があり，皮膚切除を行った。この患者はこの処置で満足された。

▶ 変なシワができた

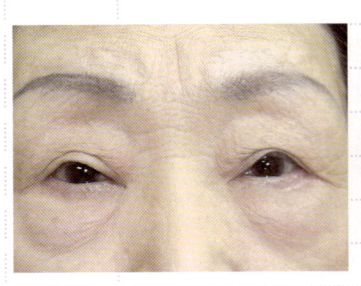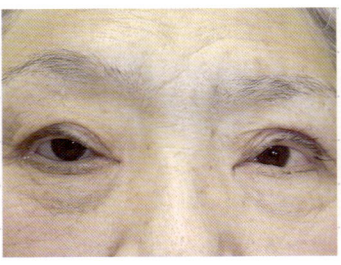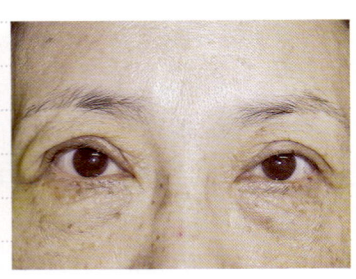

症例22　目頭にシワができた3症例

左：目頭に確かに変なシワが数本ずつできている。これが時に大変な不満の元になることがある。できやすいのは，目頭で重瞼線が並行型になっている症例である。修正はできるが，また皮膚切開を伴う手術となる。重瞼線の幅を減らすために皮膚と皮下組織を少し切除し，創をはさんだ皮膚同士をシワが減る方向にずらして縫着するのである。こういうことを回避するために，初心者は目頭で重瞼線が蒙古ヒダに入り込むような症例を選択するべきであろう。もしこの手の処置をしなければならないとしたら，術後に修正術をすることになるであろうことを最初に告げておく。

　1回目の手術で目頭までコントロールしない理由は，人によって眉毛の下がってくる度合いが異なるため，どんなシワができるのか予想がつかないからである。2回目の手術は規模が小さいためもあり，内反症（K217-2　2,160点）で算定することが多い。

中央：他院の症例なので詳細は不明であるが，目頭側での挙上が不十分でさらに目頭のみ広めの重瞼線を設定されているためか，不自然なシワと重瞼線になっている。術中に何度も開瞼させて確認するより他に防ぐ方法はない。

右：自験例である。p427症例19の症例であるが，文句たらたらであった。やはり気になるのは目頭のシワである。修正術を行った。

▶ ほんのちょっとだけ挙がり過ぎた

　0.5〜1mm程度の過開大ならば，術1カ月後からマッサージで是正させることができる。下方視をし，睫毛をできるだけ多くつかんで下向きに引いたまま，急峻に上方視をする。これで腱膜と瞼板との癒着を緩めることができる。特に角膜より耳側など，一部だけほんの少し下げたいときに有効である。半日これをやっていると，満足な位置にまで下がってくるようである。気に入る高さになったらやめればよい。

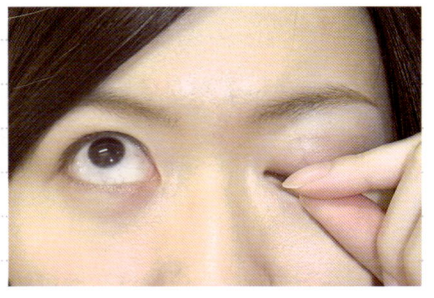

図46　0.5〜1mm程度の過開大

▶ 腫 脹

　一様に目頭側が腫脹し，最後まで残る。リンパの流れが耳側に向かうからなのであろうと考えられる。

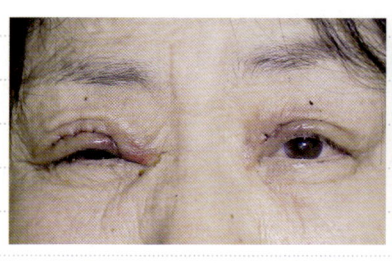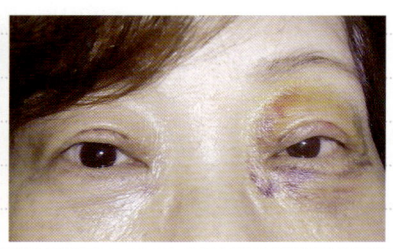

症例23　心配される程の腫脹

　術1週間後。これほどに腫れると患者さんも心配になるものである。術中に鏡を見せておけば通常これよりずっと腫脹が少ないため，術後にこのようになっても少しは心配を和らげることができるであろう。内出血は眼輪筋に沿って黄色く広がって吸収される。

▶ 皮膚の傷

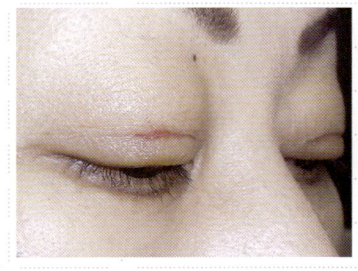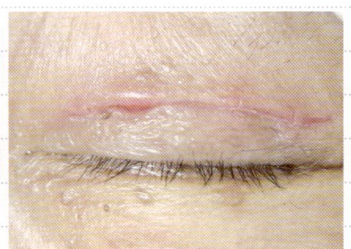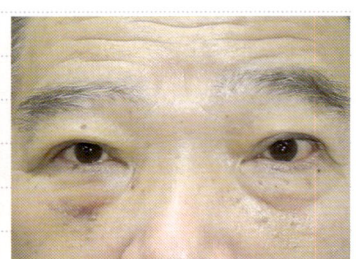

症例24　切開創の瘢痕

　左：創はどうしても残る。若い人では，目尻まで切開を入れないようにするとかなり目立たない。

　中・右：皮膚縫合がずれたため切開創が強く残ってしまっている症例。それでも開瞼すればわからない。

▶ 知覚低下

　術後，瞼縁皮膚の知覚が低下することがある。気づかない人が多いが，アイラインを引く女性は気づくようである。回復には3〜6カ月かかると伝える。この知覚低下による睫毛脱落の心配は要らない。

▶ 感 染

　眼瞼手術に生じる感染は，皮下に埋没したバイクリル®を介して起こることが多い。皮膚縫合する時に表に出てこないように配慮する。また，糖尿病のある患者ではリスクが上がる。それでも術後の創の扱いは水道水による洗浄で十分であり，こまめな消毒などは必要ない。

▶ 再手術

　明らかな機能不全（閉瞼不全など）は，1カ月以内に再手術を行う。そうでなければ6カ月待つ。術後の腫脹は，1週間で何とか治まって見られる程度になり，1カ月で8割程度消失すると説明する。一重瞼，糖尿病や腎不全の方は腫脹が引くのが遅い。術後1〜3カ月の間が最も創が硬くなる。その後だんだん軟らかくなり，6カ月でほとんど将来的な形となる。細かい修正であれば6カ月，待てなくても3カ月は待ちたい。

❻ 代わりとなる術式

▶ ミュラー筋タッキング

　挙筋腱膜縫着術は，挙筋腱膜の前面を露出する過程がやや困難で敬遠されがちであるが，ミュラー筋タッキングは，この過程をふまえなくてよい術式である。

　挙筋を上方に剥離したら，その後面に出て

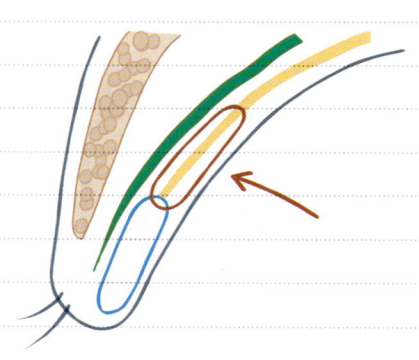

図47　ミュラー筋タッキング

来たミュラー筋を瞼板側に引き下げて縫着するため，解剖で迷うことは圧倒的に少なくなるであろう。なぜミュラー筋タッキングで眼瞼が挙上できるのかであるが，一説には付近にある挙筋が一緒に前転されてそこで癒着しているのであろうと言われている。

　この手術は簡便であり，専門の先生方の努力によって徐々に普及してきている感がある。しかし眼形成を専門としている術者で，これを行う者がわずかしかいないのにはそれなりの理由がある。まずは挙筋腱膜の上層をコントロールできないため，重瞼線が広がった症例ではそのままになってしまうということである。またミュラー筋を短縮したいのならば，結膜側からやればよいと考えるのは私達のみであろうか？

　この本のコンセプトとしては，初心者が読んだだけで60点以上の手術ができるようになる，というものであるので，重瞼線にこだわる必要のない症例であれば適応があ

ると考える。私達には多くの経験がないため，良書を下記に紹介させていただく。合わせて，結膜側から行うミュラー筋タッキングで，ほとんど切開を必要としない方法もあるので紹介したい。

【眼瞼の退行性疾患に対する眼形成外科手術】

◆ 上眼瞼の退行性（加齢性）疾患　眼瞼下垂症　結膜円蓋部ミュラー筋の利用を主体とした眼瞼下垂症手術（解説/特集）

- Author：江口 秀一郎（江口眼科病院）
- Source：PEPARS（1349-645X）51号 Page13-20（2011.03）

◆ CO_2レーザーを使用したMueller筋タッキング法による眼瞼下垂手術（原著論文）

- Author：宮田 信之（岡田眼科），金原 久治，岡田 栄一，水木 信久
- Source：臨床眼科（0370-5579）60巻13号 Page2037-2040（2006.12）

◆ 眼瞼下垂に対する通糸法による簡便な瞼板筋短縮術（原著論文）

- Author：小田島 祥司（小田島眼科），小笠原 孝祐
- Source：眼科手術（0914-6806）19巻4号 Page579-582（2006.10）

◆ 経結膜的挙筋腱膜タッキング術

- Author：清水 雄介（琉球大学形成外科）
- Source：眼手術学（2）眼瞼，Page309-317，文光堂，2013

選ばせるということ

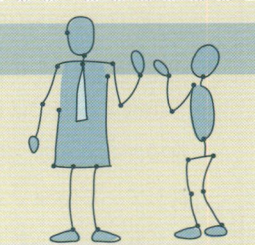

石嶋くん　先生，術中に瞼裂高を確認している時，患者さんに「これでいいですよね」って言わないで，むしろ「本当にこれでいいんですか？」とか言ってますよね。

野田先生　手術では，どうしても左右差や歪みなどが生じるものです。
それを不満として気にするか，自然界のものとして受け止めるかは本人次第ではないでしょうか。少しでも人に押し付けられたと思うと気になるものでしょうけれど，自分で決めると受け入れやすいだろうと思うんです。

石嶋くん　それにそういう人の術中の修正，何度もねちねちやってますね。

野田先生　またオペに持ち込むより，10分でも20分でもかかった方がお互いによいと思います。
それは白内障などの手術でも同じで，もう怖くて早く帰りたいとかそういう理由で，形に納得しないまま終了を希望する患者さんもいるかと思いますが，それも本人の選択ですから。

今日のコラム

苦いカルテ—保険診療と患者の要望

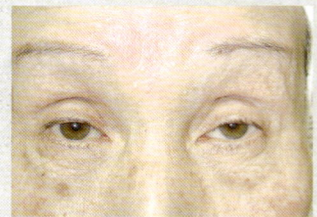
術前

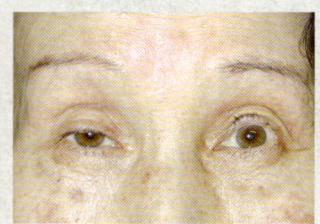
左術後

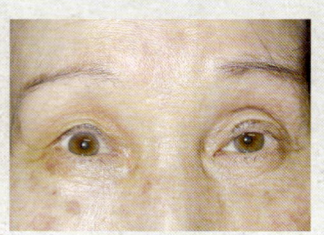
右術後

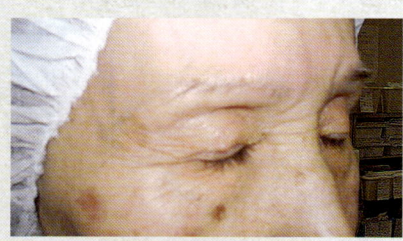
目尻と鼻根部のシワ

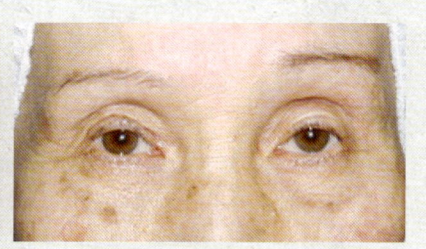
最終形

　私がかつて最も長期間にわたり悩むことになった症例である。80代の大変知的な女性の患者さんが眼瞼下垂を訴えた。上眼瞼の陥凹が深く，重瞼がどこであるかはっきりしない眼瞼であった。このような眼瞼では重瞼線は形成しにくい。日本人の平均的な重瞼線を作成するが浅くなること，片眼ずつ行うということで納得され，手術に踏み切った。

　1回目は左のみの手術であった。これは問題なかった。もう片眼を予定しているので，少し過矯正で終了した。重瞼線が形成され，以前と少し違う雰囲気になったものの喜ばれた。右を手術する際には目の上の窪みを治してほしい，うまく行けばそれを左にも行ってほしいと希望がふくらみ，術者・患者ともにノリノリであった。術者はこの頃ラーニングカーブが急成長している時期であり，技術を発揮することが人のためになると信じ込んでいた。

　1カ月をおいて，右眼の手術を行った。これが問題であった。術者は目の上の窪みを治すために眼窩脂肪をわざと出し，重瞼線は左と同じように形成した。結果，上から多くの皮膚が降りてきて，瞼縁にかかった。下垂は治療されているので眉毛が下がり，さらに多くの皮膚が瞼縁に集まった。術中にそれなりの量の皮膚を切除してあったが，それでは代償できない程の余剰があった。理論的には要望に沿ったつもりであったが，この状態でご本人は「シワが増えた」という愁訴を訴えた。目尻と鼻背にできたシワを取るために美容外科を訪れ，見積もられた高額の治療費を術者に請求した。そして埋没した糸の付近に膨隆が生じたためそれを取る手術を行ったが，手術日として術者が外来の最中の時間を指定され，外来は大混雑となった。シワが気になりだしてからは，眉をひそめた状態の写真し

か撮らせてはくれなかった。頻繁に訴訟するという内容の長文の手紙を病院事務に送付するようになった。何度か話し合いの場を設けたが，その頃には重瞼の左右差もかなりなくなってきており，同席した男性たちにはどのシワが問題なのかわからなかったようである。しかし本人の訴えは切実で，説得に応じることはなかった。そのうちある事をきっかけに外来にはおいでにならなくなったが，納得してのことではなかった。最後まで信頼を回復することはできなかった。

　このようなことが起こらないようにするために，左右で術式を変えるべきではないということは一つ言えることであろう。そして患者との意思疎通ができて，できるだけのことをやってあげたいという気持ちが生じても，冷静に考えるべきであった。保険診療での手術は美容外科ではないので，本人の思い通りに行かない点があることを一貫して伝えるべきであった。不満が生じたときの解決策として，話し合い，上司からの説得，訴訟，金銭的解決など様々な方法があるが，法律や金銭を介した解決方法を望まれるのならばそれはそうしていただくしかなく，回避するために過剰な要求に応えるべきではないだろう。

　現在ではこのようなタイプの方はある程度見抜けるようになり，最低限の変化が生じる治療を何回にも分けて少しずつ行うようにしている。

　私が下垂手術と皮膚切除術をできる限り分けて行うのは，この症例の影響が大きい。

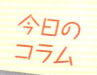

瞼板ってどんな感じの組織？

　実際に術中に瞼板をつんつんしてみたことのある先生達に，何に似ているかを表現してもらった。
- かんぴょう
- 子持ち昆布
- ホワイトボードにガーゼをかけたもの
- オレンジの皮
- ナンコツ揚げの中身をスライスしたもの
　おわかりいただけただろうか？
　弾性と硬さのある組織なのである。軟骨のような組成をしている。

挙筋短縮術

> 大山鳴動して鼠一匹。
> こんなに短縮したのにこれしか挙がらない。

❶ 挙筋短縮術＋Whitnall 靭帯吊り上げ術（小児）

　挙筋短縮術は，挙筋腱膜縫着術にミュラー筋の剥離を加えて大きく前転させるもの。ミュラー筋は挙筋から遠位側で分かれた組織なので，挙筋を大きく前転させる際にはこれも一緒に移動させなければ効果が低い。Whitnall 靭帯吊り上げ術は，手技的には挙筋短縮術に一手間加えたようなものである。小児の場合でも全身麻酔下で行われるため，術中の定量には注意を要する。先天性で小児期に手術が必要な程高度な症例には，この術式が第一選択になる。

● 術式比較

- 挙筋のみの手術 → 挙筋縫着術
- 挙筋＋ミュラー筋の手術 → 挙筋短縮術
- 挙筋＋ミュラー筋＋Whitnall 靭帯への通糸 → Whitnall 靭帯吊り上げ術

● 挙筋短縮の流れ（緑字：挙筋腱膜縫着術に追加する手技）

① 円蓋部麻酔：ミュラー筋を結膜と分離
② 皮膚切開，瞼板同定
③ 瞼板上縁をしっかり露出させる
④ ミュラー筋と結膜を円蓋部まで分離
⑤ 挙筋腱膜を同定し Whitnall 靭帯まで分離
⑥ Lateral horn, medial horn の切開
⑦ 瞼板，挙筋腱膜，Whitnall 靭帯仮縫合。瞳孔上縁より1〜1.5mm上が目標。
⑧ 本結紮
⑨ （重瞼線形成）
⑩ 皮膚縫合（抜糸ができないなら8−0バイクリル®）

> 挙筋腱膜縫着に慣れていれば，緑字だけを覚えておけば，ひとまず手術可能！

▶ 術 式

① デザイン

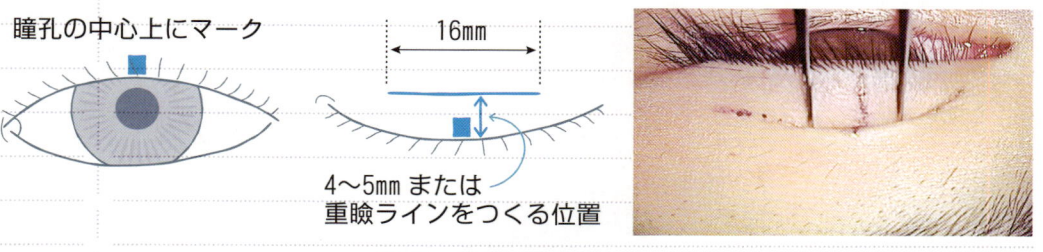

瞳孔の中心上にマーク

16mm

4〜5mm または
重瞼ラインをつくる位置

図48 平均的なデザイン
瞼縁から5mm程度を選択する。切開線が目頭で入り込むようにすると自然である。

　上眼瞼を指で開瞼し，瞼縁の瞳孔にあたる部分をマークする。この瞳孔のマークを中心に切開線をデザインする。

　重瞼線を形成しない場合は，16mm幅で，瞼縁からの距離は4〜5mmを選択する。線の延長が目頭に入り込むようにデザインする。自然な二重のラインで切開する。

　重瞼線を形成する場合は，目頭から目尻まで広めに，僚眼の重瞼の縦幅より少し狭くデザインする。同じ重瞼の幅では，患眼の方が挙筋の力がかからないため広めの幅に見えてしまうからである。挙筋の働きがないため，自然な重瞼線が形成されることはない。よって，目尻側まで皮膚を切開して重瞼線をコントロールする必要がある。

② 麻 酔

　キシロカインE入りを，結膜円蓋部と皮膚側より注射する。局麻の目的は，含まれるエピネフリンによる止血効果と，術後の疼痛対策である。E入りを用いることによって術中の出血を抑えることができる。E入りならば濃度は0.5〜2%までいずれでもよいが，一般眼科の先生が2%を用いるため，便宜上2%を用いることが多い。キシロカインの濃度にはこだわらなくてよい。

　また，術中の疼痛をコントロールすることにより全麻の深度を浅くすることができる。

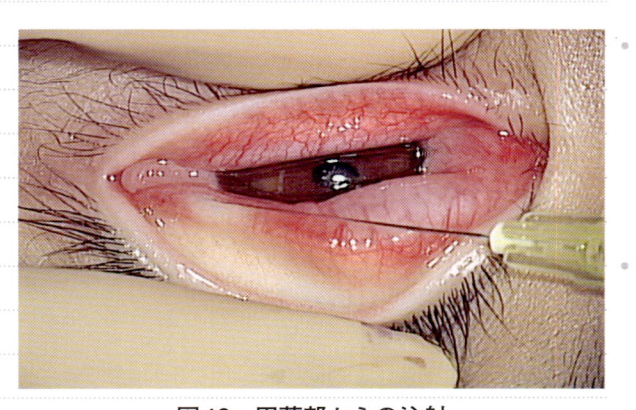

図49 円蓋部からの注射
結膜直下に行い，結膜とミュラー筋の剥離をしやすくする目的もある。0.5〜1mL程度を注入する。

③ 皮膚切開

　15番メスで，デザインに沿って切開を行う。上方と左右に皮膚を引いて張力を与えた上で行うとよい。小児は皮膚に張りがあるので比較的やりやすい。

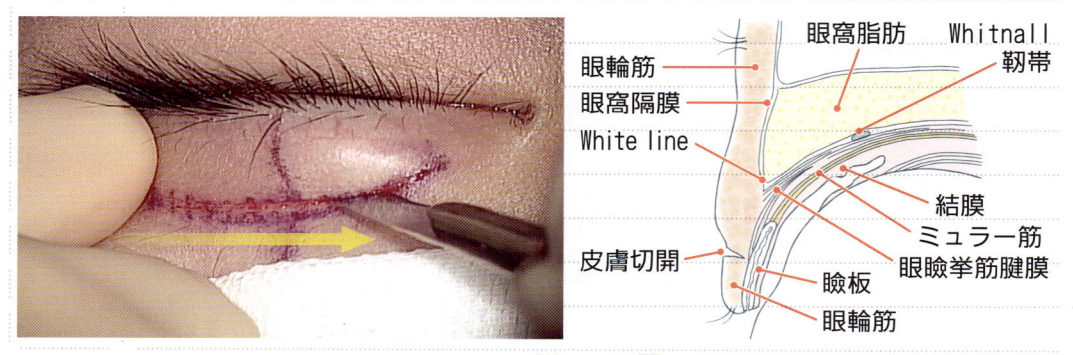

図50　切開
メスは，少し立てた方が思い通りの線を描いて切ることができる。

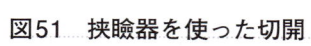

初心者は瞼板を露出するまでは
挟瞼器をかけるとよい。

図51　挟瞼器を使った切開
指による縦横方向への牽引を必要とせず，正確な切開を行うことができる。

④ 瞼板の露出

　釣り針鉤で皮膚創を上方に展開し，眼輪筋を分け，瞼板に到達する。老人の分離しやすい疎な組織と違って，小児の組織は「○○やの羊羹」のように水々しくねっとりとして分離しずらい。少しの切開で，術野が大きく展開できるようなことはあまりないと考えた方がよい。

　釣り針鉤で下方に牽引をかける。眼輪筋と瞼板に付着した組織を鑷子で上方に引き，瞼板との境を切開して瞼板を露出する。後の操作のために，この剥離は瞼板の上縁まで行う。皮膚創から手の届く限り，左右にわたって広く剥離する。

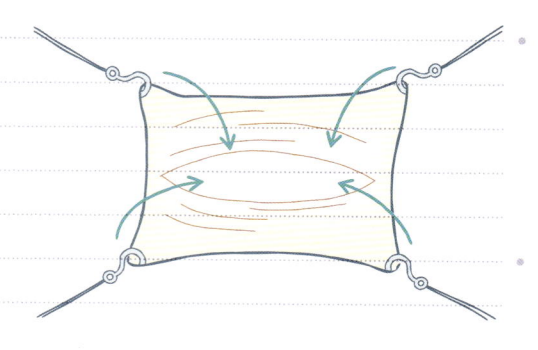

図52　釣り針鉤をかけ直し牽引を強化
牽引する力が働いている方が剥離が容易である。

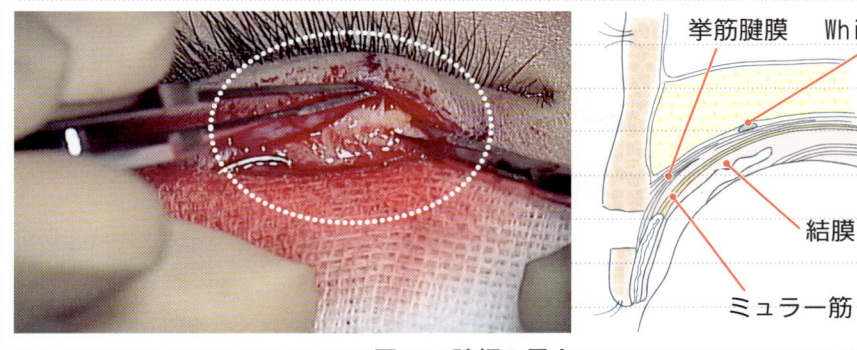

図53　瞼板の露出
組織を展開し，瞼板を露出する。

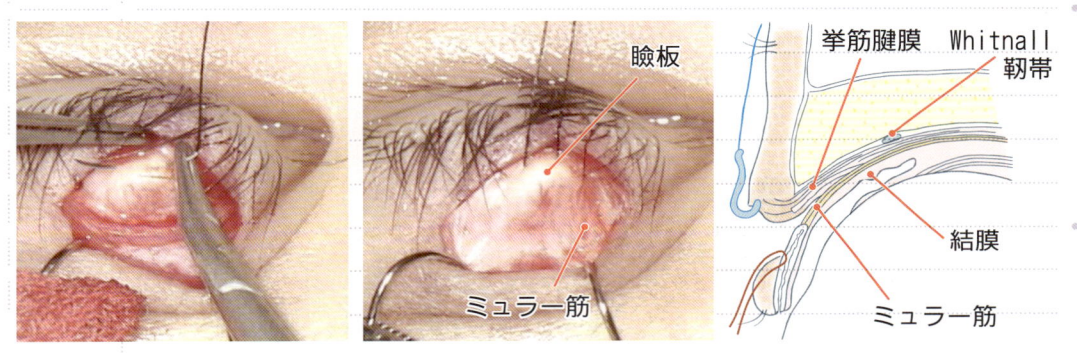

図54　ミュラー筋の露出
太いシルク糸を瞼板に通糸し，牽引を強める。

　瞼板前の組織をすべて剥離すると，挙筋腱膜と眼窩隔膜は瞼板側から離れ，ミュラー筋が露出する。

　瞼板の中央付近に，6－0以上の太いシルク糸を通糸するとよい。瞼板の半層に通糸するように心がけ，瞼結膜側に貫通しないように注意する。鑷子で瞼板を眼球から浮かせて行うか，角板を用いる。釣り針鉤を有効に用いて下方に牽引することができれば，この通糸は必要ない。しかし，ミュラー筋と結膜の剥離という困難な過程がある場合には，瞼板が強く下方に牽引されていると有利なので，初心者は当分この通糸を行うべきであろう。

> 瞼板が反り返るくらい
> 釣り針鉤で引くと有利！

　その糸を下方に強く引いて，布などに固定する。瞼板が歪んで浮き上がるくらいでちょうどよい。上方の釣り針鉤を展開した組織下に掛け直す。これで瞼板とミュラー筋が露出された。ミュラー筋は平滑筋からなり，顕微鏡で見ても筋肉とはっきりわからない。少なくとも今まで見てきた筋肉とは違う。同定するポイントは，結膜を剥離して手前に残ったもの，程度である。

⑤ ミュラー筋の剥離

　ミュラー筋をわざわざ結膜と剥離させる理由は，ミュラー筋を前転させるためである。この操作が少し煩雑である。

　ミュラー筋はこれといった見かけの特徴がない筋である。瞼板上縁から挙筋腱膜を全部はずしたら，その下に出ているのがミュラー筋のはずであるという程度である。逆の面では結膜と接している。結膜は薄くて角膜が透見でき，隆々とした血管がたくさんある膜である。これを分離して残ったものがミュラー筋である。

　ミュラー筋の剥離の方法はいくつかあるが，聖隷浜松病院の嘉鳥先生にご教示いただいた方法を紹介する。術野の右の方で組織に縦方向に切開を入れる。結膜まで切開を入れずに少し手前で左方向に方向転換し，結膜とその手前の組織をスプリング剪刀を開くようにして進めて鈍的に剥離する。この過程は熟練を要する部分である。組織の見分けが難しく，結膜に穴が開きやすい。結膜に穴が開いても1cm以上でなければ縫合の必要はない。

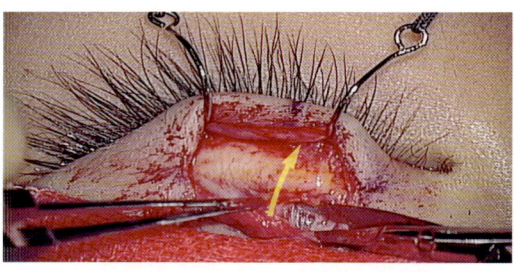 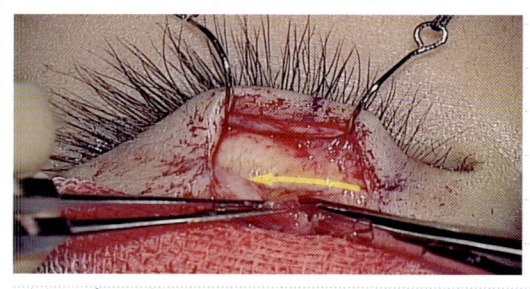 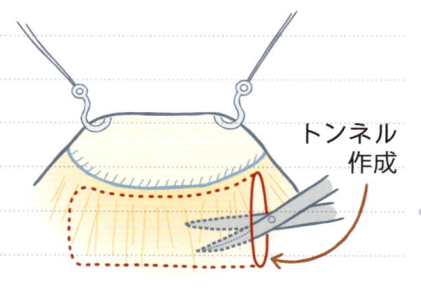 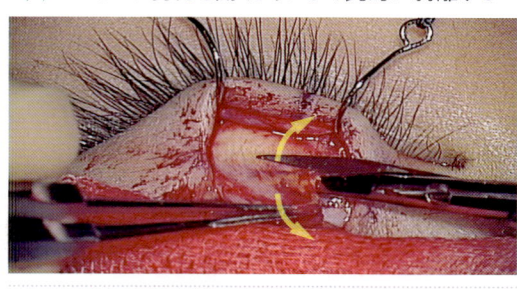 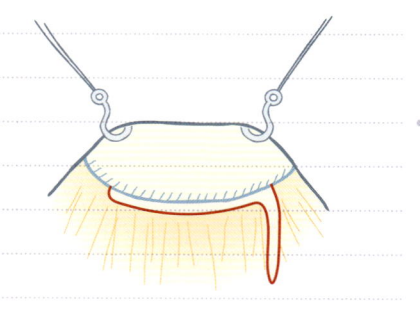

(a) 術野の右側で縦方向に切開を入れる

(b) スプリング剪刀を開くようにして鈍的に剥離する

(c) 瞼板上縁でミュラー筋を切り離す

図55　聖隷浜松病院，嘉鳥先生の方法

　結膜を同定する基準は①瞼板より上方を横に走る血管，さらに縦に多数走る血管を含む組織であること，②穴が開いた場合，向こうに眼球が直接見えることである。結膜の表面は見慣れた結膜の光沢をもつことであろう。結膜に穴が開いた場合，それ以上穴を広げないように別の場所から剥離を進める。通常，縫合する必要はない。むしろ，出血を眼表面に逃がすドレナージができたと思えばよく，あまり気にする必要はない。どうせ後でミュラー筋の前転によって結膜は寄せられるので，穴が広がることはない。眼球側に結膜一枚を残して鈍的に剥離したら，瞼板上縁に剪刀を押し付けるようにして組織を切離する。ミュラー筋が一塊にしてきれいに剥離できないこともある。しかしこれらはこの後で前転させて切断してしまうものなので，剥離のきれいさにこだわる必要はない。

　この過程で，瞼板が下方にしっかり固定されているとやりやすい。

　結膜の血管はできるだけ損傷しないように気を付ける。もし出血した場合には，そのまま放置すれば多くは勝手に止血される。バイポーラで凝固する必要があれば，すぐ向こうに角膜があるので，眼球から浮かせて短い時間で行うか，角板で保護するかしなければならない。

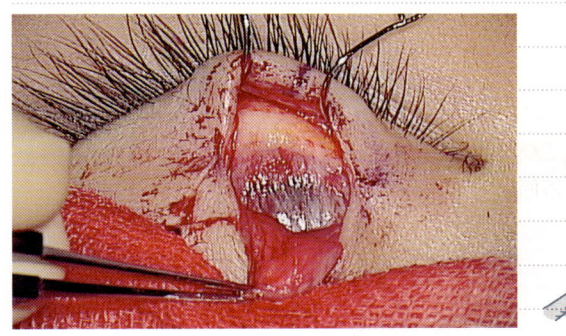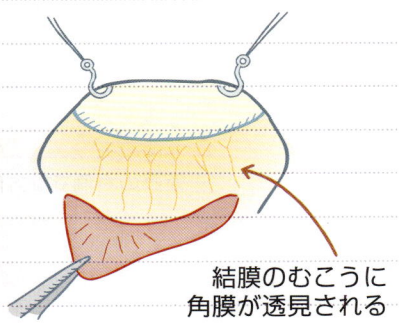

結膜のむこうに
角膜が透見される

図56　結膜の同定
ミュラー筋が剥離されて結膜が露出されている。
結膜の向こうの角膜が透見される。表面に隆々とした血管が見える。

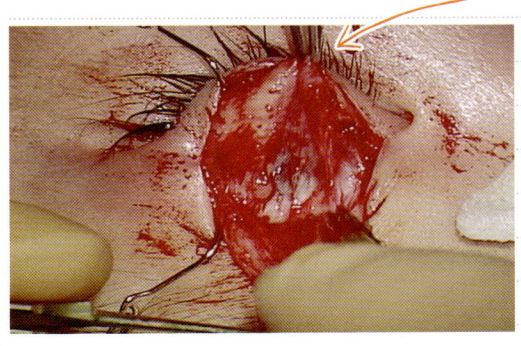

有鉤鑷子で瞼板直上の
組織を掴んで
引っ張ってみると
分かりやすい

図57　ミュラー筋
結膜を鑷子で下方に引くと，ミュラー筋の境がよくわかる。

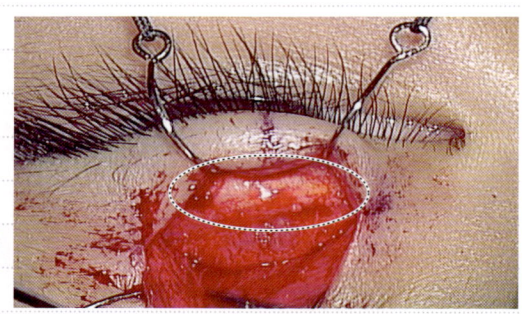

図58　結膜の隆起
円蓋部まで剥離されると，牽引を緩めた
ときに結膜が盛り上がる。

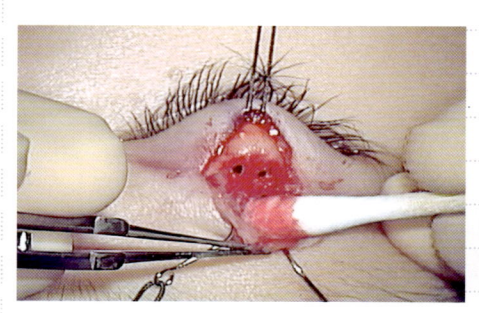 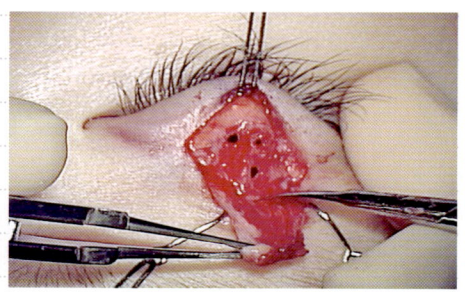

図59　綿棒を用いた展開
綿棒を使用した展開も有用。不十分な場合は，結膜とミュラー筋の境を剪刀で切開する。術
野で顔のようになっている黒い点は，結膜に開いた穴。

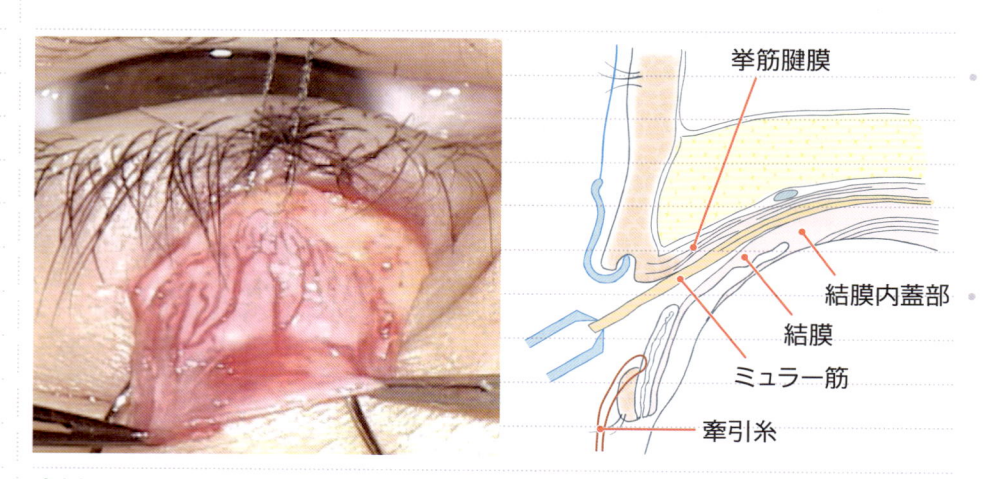

挙筋腱膜

結膜内蓋部

結膜

ミュラー筋

牽引糸

症例25　結膜の剥離
　結膜の隆々とした血管が認められる。瞼縁付近のみ横走し，他は縦方向である。腱
膜の中にも縦方向の血管があるが，結膜側の組織と全く密着しておらず鑷子で浮か
せることができるので見分けがつく。

　ミュラー筋の剥離を進めると，円蓋部結膜が折り返っている円蓋部が露出される。これまでミュラー筋を上方に引けばテンションのかかった結膜が，逆に膨らんでくるようになるので円蓋部まできたなとわかる。ここで結膜とミュラー筋が併走する箇所は終わるので，剥離を終了する。

剥離の終了は結膜円蓋部

　実際にはこの剥離は容易ではない。どうしたら結膜側を傷つけないでできるのかで戸惑うことが多い。助手は展開された結膜を下方に牽引し（**図57**），術者はすでに剥離した箇所を結膜から浮かせる方向で牽引する。その間を見極めて切開を進めるのである。

⑥ 挙筋前面の剥離

　ミュラー筋の端より少し上方を把持すると，一緒に挙筋腱膜枝を持ち上げることができる。これを強く下方に引くと，挙筋腱膜の遠位端，眼窩隔膜，眼窩脂肪が認められる。この面の眼窩隔膜に切開を入れて，眼窩脂肪と挙筋腱膜を分離する。切開の位置は，明らかに脂肪が見える場所と鑷子で把持した場所の中間位にする。位置が上過ぎると脂肪織に切り込むことになり，脱出した脂肪が術野の展開の妨げとなる。位置が下過ぎると挙筋腱膜を傷つけることになる。この術式では切断するので特に問題はないが，誤って挙筋腱膜の層間を展開してしまうことがある。

挙筋腱膜前面を出すのは
下垂の手術と同じ。

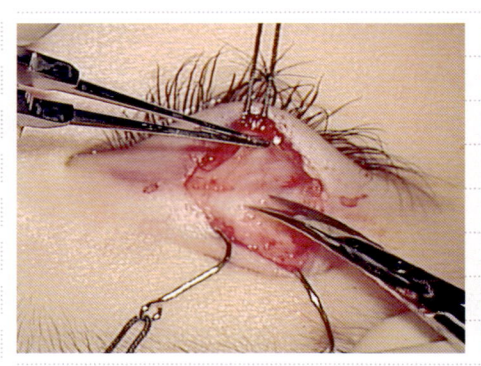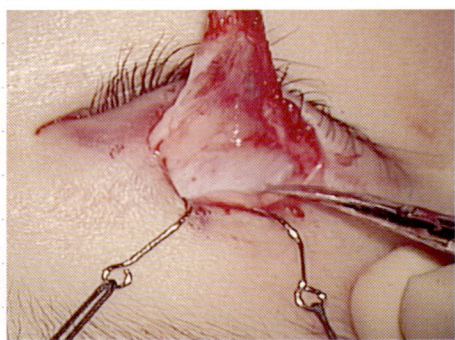

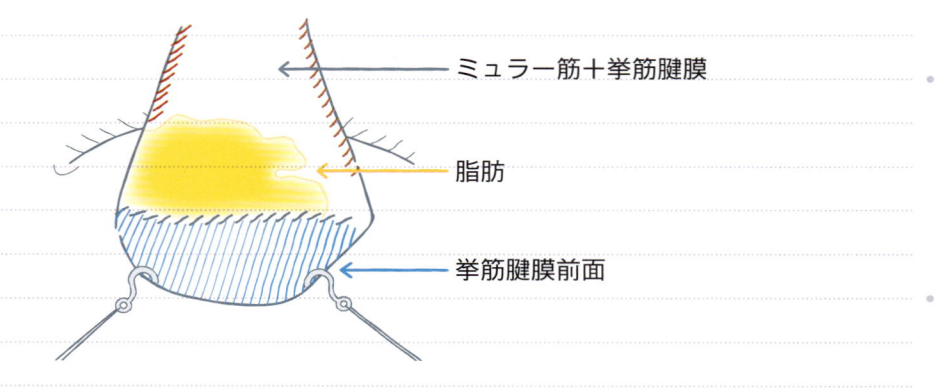

ミュラー筋＋挙筋腱膜

脂肪

挙筋腱膜前面

症例26　適切に把持している症例

　ミュラー筋を把持してそのまま下方に引いたところ。挙筋腱膜は少し手前に露出されてくる。把持する場所によって，その後の展開は大きく変わる。このように，あまり大きく把持し過ぎずに端を薄く持つ。手前側に出てきた挙筋腱膜前面に沿って，剝離するのがよいであろう。小児では脂肪が多少出ても，脂肪周囲の組織がしっかりしているので制御しやすい。

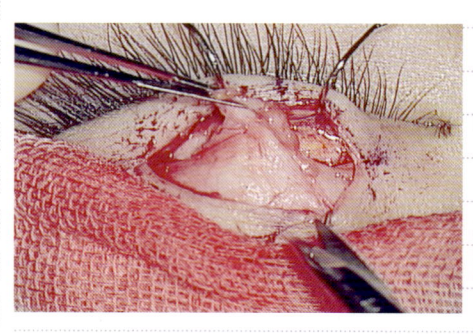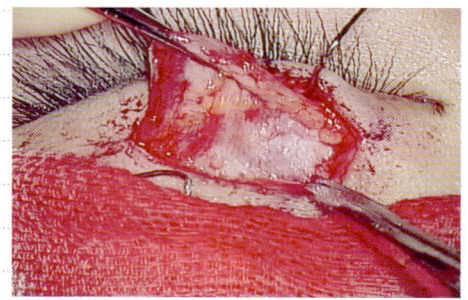

症例27　組織を過剰に掴んでいる症例

　ミュラー筋を下方に引いているが，眼輪筋を含む浅い組織を一緒に掴んでいる。そのためかなり切開を入れない限り挙筋が出てこない。これを避けるために組織の把持は結膜側に近い位置で行うようにする。

本当に残したいのは挙筋なのだから，わからなかったら組織の断端を把持する。

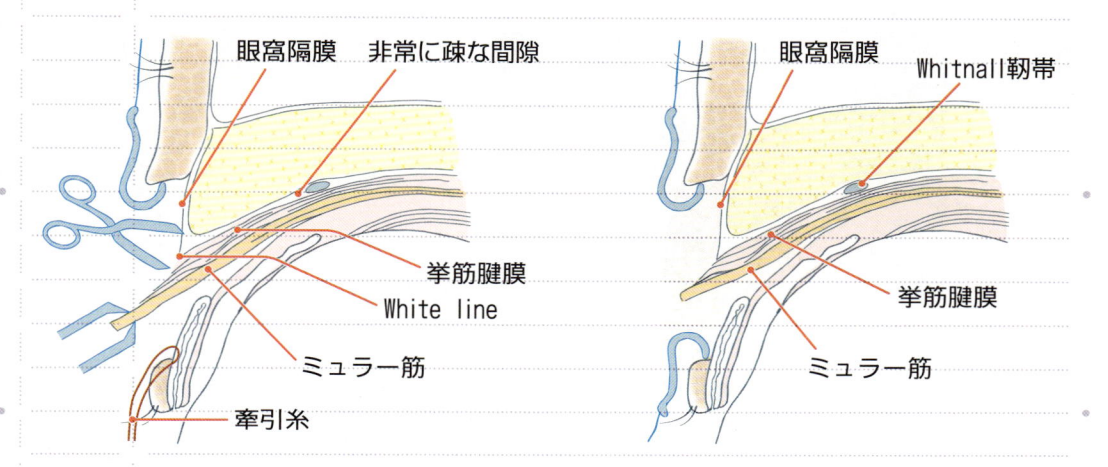

図60 Whitnall靭帯の同定
Whitnall靭帯を同定することで，展開している場所を確認できる。

図61 Whitnall靭帯は挙筋腱膜の上で眼窩骨縁に近い

　スプリング剪刀で鋭的に横方向に切開を入れ，挙筋と脂肪織の間の非常に疎な間隙に至る。その間隙を横方向に広げると，奥に認められる白い組織がWhitnall靭帯である。

　Whitnall靭帯は，横走する白い強固な組織であり，よく展開しない限り見えないくらい奥に位置する。ただし，小児では成人と比べて比較的露出させやすい。両側で眼窩縁の骨に接続しているため，鑷子で引くと横方向では強い手応えを感じ，縦方向に少し可動性がある。これを同定して，展開している場所が正しいとわかったら，確信をもって脂肪織と挙筋腱膜に切開を入れて分離する。

⑦ Lateral horn, medial horn の切開

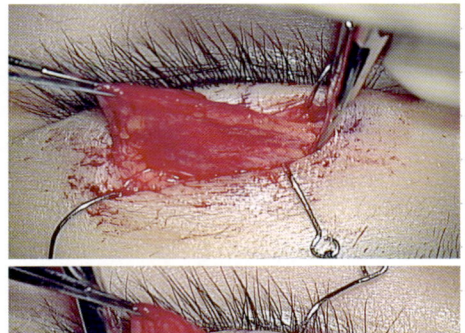
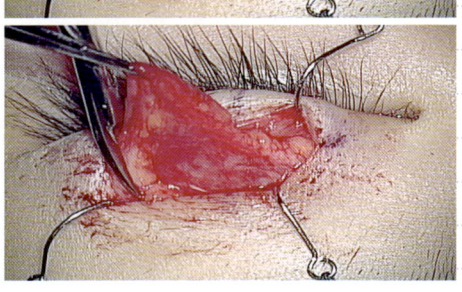
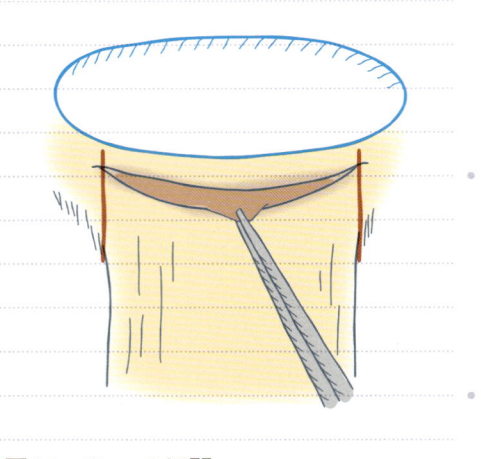

図62　Hornの切開
この切開により，腱膜をすんなり引き出すことができる。

　左右のhornを切開する。腱膜を目一杯左に引き，創の右端で切開を入れる。ジョリっという感じがして，力を入れて牽引していた腱膜がずるっと出てくるのがわかる。もう片側に同じことを行う。これを行わなければ，20mmもの長さで腱膜をすんなり引き出すことはできずに無理な力がかかるため，思うように挙上ができない。軽度の下垂ではこの操作をする前に中心で仮縫合を行い，挙上できるのかどうか試してみるとよい。

　Hornを切開すると，挙筋が長方形に引き出されるようになる。

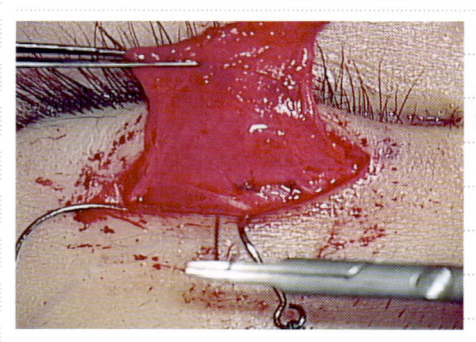
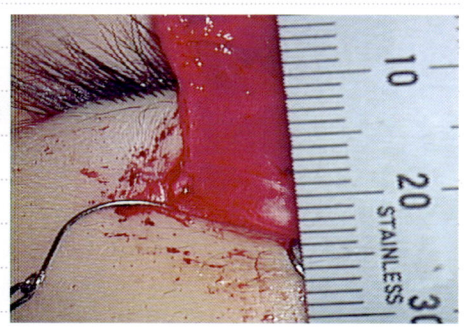

図63　挙筋の前転と計測
最大限結膜を剥離し，挙筋腱膜を把持。遠位端から計測すると18〜24mm程度となる。

> 厳密にはこれらはhornとはいえない。Hornはもっと内外眼角よりの部位のことである。

⑧ 瞼板への縫着

挙筋腱膜を引き，挙筋を前転させる。遠位端から計測して18〜24mm程度となる。というより，それ以上はできないのである。そもそも引き出した挙筋の断端は，どこで切開を始めたかによって位置が異なる。実際のところ，どれだけ短縮すればどれだけ挙上されるかという相関も曖昧である。どのような症例でも，一度で十分挙上できることの方が少なく，最初から最大狙いで問題ない。小児期に手術適応になるような重症の症例は，とにかく最大限結膜と剥離し，仮縫合して開瞼幅を見ながら調整する。定量は上眼瞼縁が瞳孔上縁から1〜1.5mmに位置するように行う。

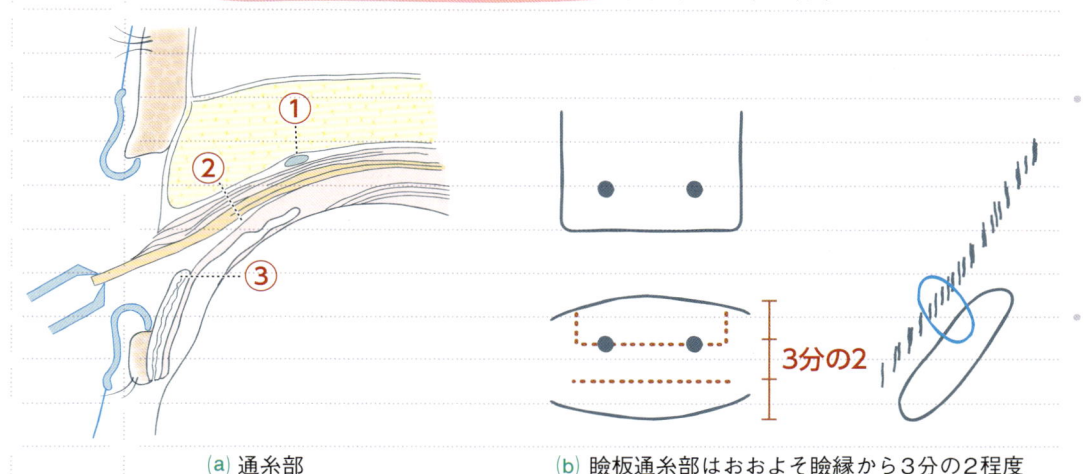

(a) 通糸部
①Whitnall靭帯，②予定短縮量で通糸，
③瞼板。この3箇所に通糸する。

(b) 瞼板通糸部はおおよそ瞼縁から3分の2程度
3分の2

図64　通糸の場所

挙筋が剥離できたら，縫合する位置を測定してマーキングする。全身麻酔下では，時に眼球が下転することがあるので，正位にある時に定量を行う。健側が二重瞼の場合は，術前にその幅を確認しておきそれに合わせる。

次に6−0プロリーン®を，貫通しないよう瞼板に通糸する。マーク部でミュラー筋と挙筋には貫通させて通糸し，さらにWhitnall靭帯に通糸する。両端針のもう片方を，先の通糸部から3mm程度離して通糸する。これも同様にWhitnall靭帯に通糸する。ここで仮結紮する（図65）。

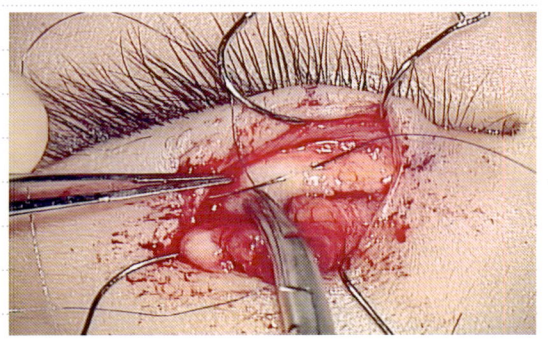

図65　Whitnall靭帯への通糸
6−0プロリーン®を，瞼板→ミュラー筋，挙筋→Whitnall靭帯へ通糸して，仮結紮する。

293

⑨ 挙上の定量

　中心の一針を縫合したら，下方の牽引を一旦外す。上眼瞼縁が瞳孔上縁より1～1.5mm上方にある状態を目指す。まるで正常のように十分に開瞼できている場合，過矯正による合併症を引き起こす。

　裏面の剥離，hornの切開，より上方への通糸と少しずつ手を加えていってやっと挙がるものである。挙筋腱膜短縮術では，20mm近く短縮してやっと数mm挙上される程度である。

　中心の縫合が決まったら左右に1針ずつ縫合するが，これによって瞼縁の形が歪むような心配はあまりないため，中心と同じような感じで通糸しても問題ない。ここではちょっとした縫合の加減が瞼縁の形に影響するようなことはない。

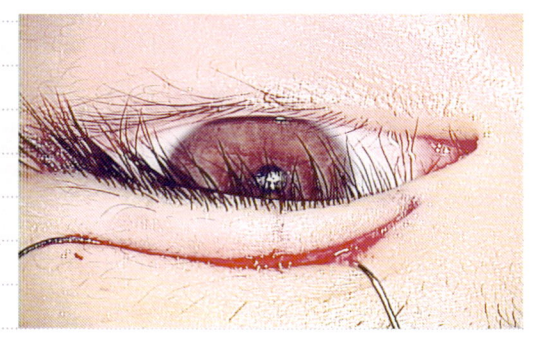

図66　開瞼での定量
上眼瞼縁が，瞳孔上縁より1～1.5mm上方にくるように挙上する。麻酔の深度によっては眼球が下転していることもあるため，正位であることを確認してから定量する。

釣り針鉤を外して，眼位が正位なのを確認！

⑩ 挙筋切除

　定量が終わったら本結紮し，左右に1針ずつ縫合を加えて計3針とする。前転された挙筋とミュラー筋に少し余剰があっても問題ない。ぎりぎりまで切ったために，縫合糸まで切ったりすることがないように注意する。切除して止血する。

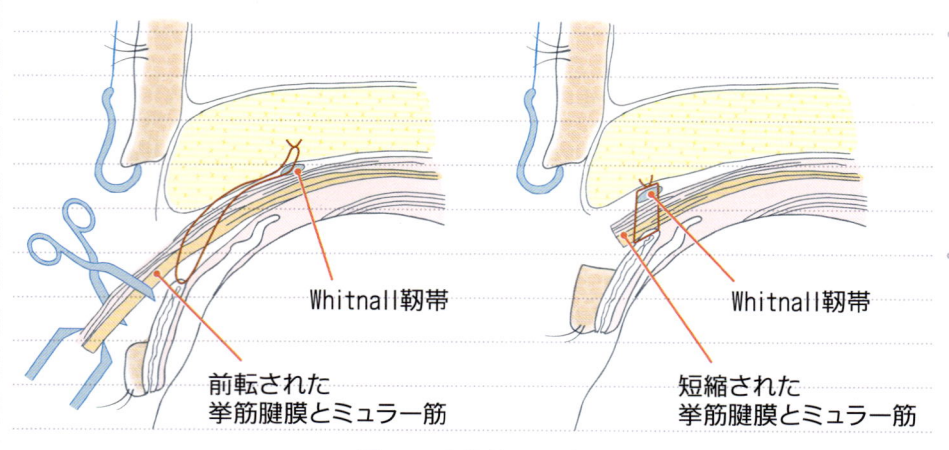

Whitnall靭帯　　　　Whitnall靭帯

前転された　　　　　短縮された
挙筋腱膜とミュラー筋　挙筋腱膜とミュラー筋

図67　定量後の切除
前転された挙筋とミュラー筋を，組織に余裕を持って切除する。

⑪ 重瞼形成

　手術が両側の場合や，僚眼が二重の場合は二重瞼を形成する。その方が睫毛内反になりにくく，機能的に優れているからである。しかし，先天眼瞼下垂は元来挙筋機能がないため重瞼線は形成されにくい。

　瞼板前で創の上下の眼輪筋を一層ずつ切除し，眼瞼を少しぺったんこ気味にして重瞼線ができやすいように処理する。腱膜の残りに通糸した後，皮下に通糸して結紮する。糸は6−0バイクリル®を用いる。

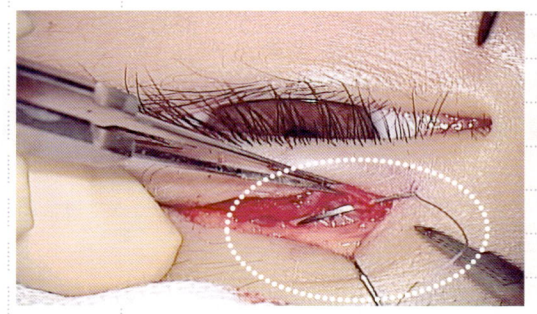

(a) 眼瞼を少し平らに処理して通糸を始める

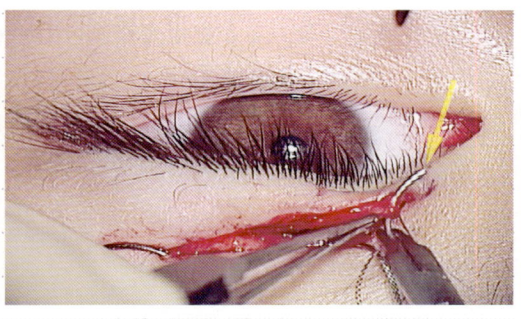

(b) 線が目頭で入り込むようにする

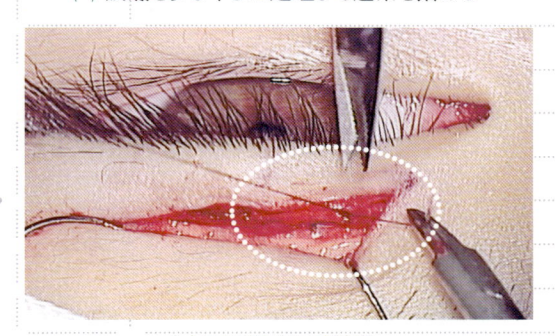

(c) 下に通糸して結紮

図68　重瞼の作り方

⑫ 皮膚縫合

　皮膚を縫合する。外来で抜糸ができる小児には，ナイロン糸やポリプロピレン糸を用いる。抜糸ができない小児では7-0か8-0バイクリル®を用い，3〜5針縫合する。術後に外来で抜糸ができそうかどうかは，前もって確認しておく。バイクリル®は1カ月程度で自然に脱落する。編み糸が皮膚表面から出て感染しやすい状況であるため，抗菌薬入り軟膏を処方して，創に1日2回程度塗るよう指導する。

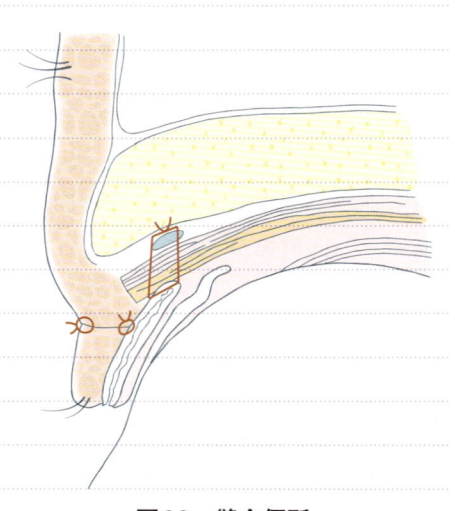

図69　縫合個所
術後に外来で抜糸ができるかどうかで縫合に使用する糸が違うため，確認しておく。

▶ 症 例

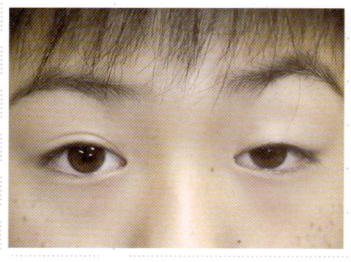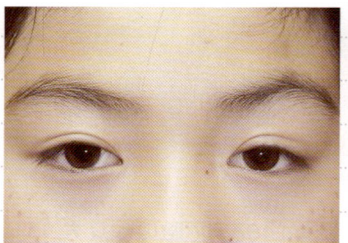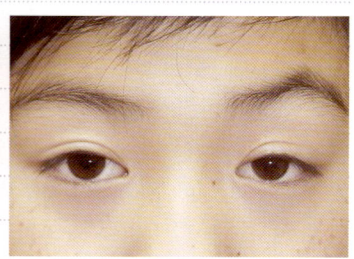

| 術 前 | 術後1カ月 | 半年後 |

症例28　左先天眼瞼下垂の症例

　僚眼とかなりよく揃っているが，時間が経つとどうしても目尻側の重瞼線は薄くなってくる。そして眉毛挙上で代償するため，重瞼線の幅はより広く見える結果となる。小児期にこれだけのために全麻下手術は憚られ，局麻ができる年齢まで待って本人の希望があればやることになる。

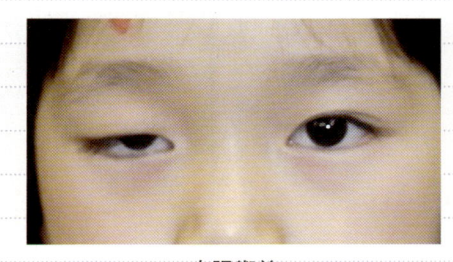
右眼術前

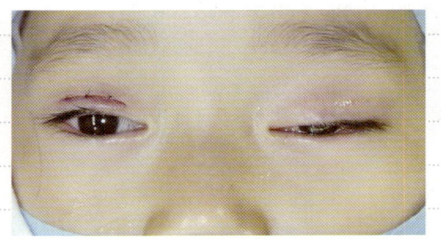
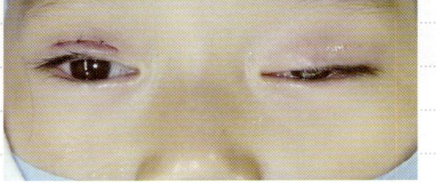
術直後全麻下

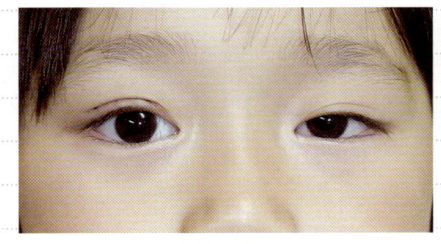
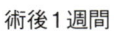
術後1週間

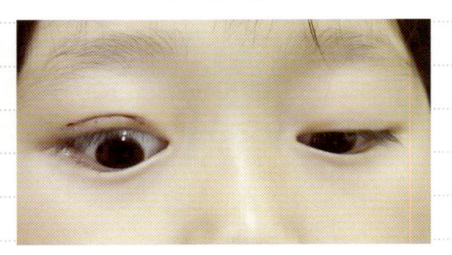
術後1週間で下方視

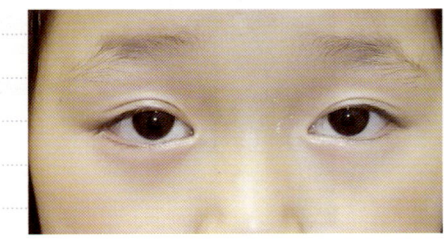
術後3カ月

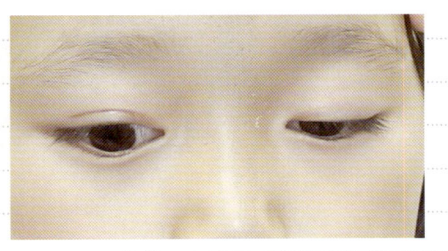
術後3カ月で下方視

症例29　右先天眼瞼下垂の症例

　術1週間後は，左より開瞼が大きく下方視時に強膜露出があったので心配したが，結果的によくなじんだ。術終了時がこの程度であれば大きな問題にはならない。

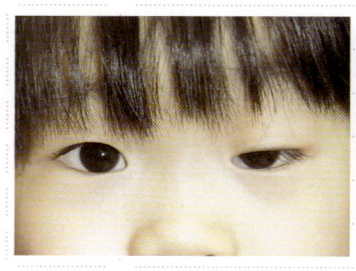 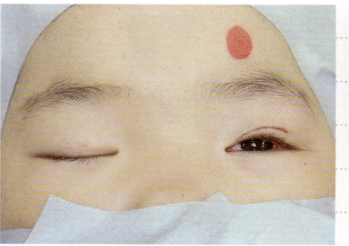 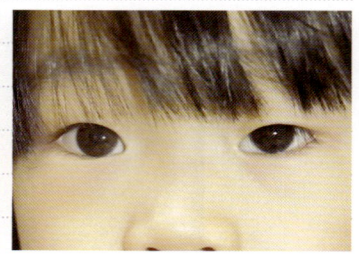

術　前　　　　　　　　術直後　　　　　　　　術後1カ月

症例30　一重瞼の症例

　一重瞼の症例は，重瞼線を作成する手間も必要なく，自然に仕上がるため初心者向きである。術直後は重瞼がそのままできるのか？と思うのであるが，まずできることはない。

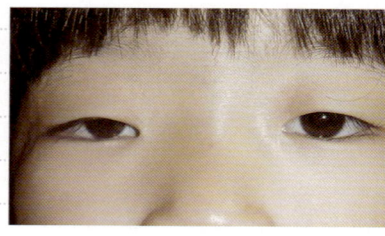 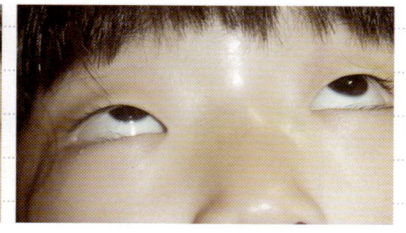

術　前　　　　　　　　　　　　　術前（上方視）

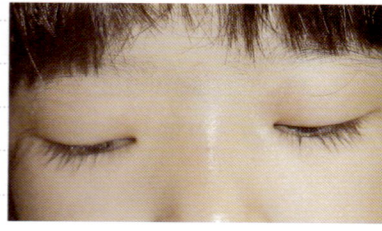 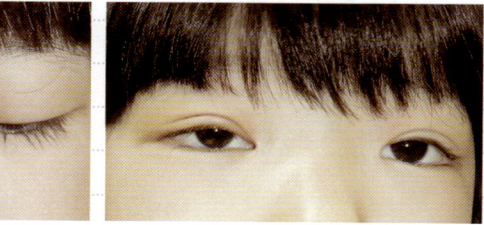

術前（下方視）　　　　　　　　　　　術　後

症例31　挙筋機能が良好な右眼瞼下垂の女児

　明らかに右は下垂であるが，なぜか挙筋機能がかなりよい。挙筋機能のよい症例は成人するまで経過観察することが多く，局麻下で行えるので調整がしやすいのである。しかし，幼少時に行うと全麻下のため細かい確認ができない。

　本症例は腱膜性下垂である可能性も捨てきれず，最も避けるべきことは過矯正だと考え，術中は挙筋腱膜縫着術を少し強めに行う程度で終了した。手術した効果を出すため，少し重瞼線を形成し，もう片眼も埋没法で重瞼形成を行った。術後1カ月ではちょっと美少女っぽくなってしまっているが，下垂はカモフラージュできているようである。本人には手術でアニメのキャラクターにすると言ってあったので納得しているようである。

剥離短縮はどのくらい……？

石嶋くん　明日の先天下垂の予習のために教科書をいくつか見ました。
ここの短縮量の定量は何mmにしますか？

野田先生　考えなくていいです。

石嶋くん　え？　でも定量はどうするんですか？

野田先生　瞳孔上縁と上眼瞼縁との距離を見ればいいです。

石嶋くん　え？でもおおよその短縮量ってものがあるじゃないですか。

野田先生　全麻で手術になるような子は，先生が目一杯がんばってやっと開くかどうかですよ。
私でも何度か剥離短縮を追加してやっと満足の行く挙上になるくらいですから。先生
はまずは結膜との剥離を頑張って，それからたくさん引き出して最大のところで縫い
付ければ，開き過ぎってことはないと考えていいですよ。

石嶋くん　でも手加減しないと閉瞼不全になったりしないですか？

野田先生　元々動いていない眼瞼なので閉瞼不全です。むしろベル現象で角膜を保護している
ような気がします。大人でやると問題なんだけれども，どういうわけか小児では問題
ならないんだよねえ。

石嶋くん　へえ，じゃあ，この15mm短縮すると何mm挙るとか，考えなくていいんですね。

野田先生　そもそも，どこから測っているか，どうやって把持して測っているかで全然違うと思う
し。それにとらわれなくていいですよ。

▶ トラブルシューティング

● 過矯正による内反症

つい大きく開き過ぎて問題になるのは，上眼瞼内反症である。特に一重瞼のままにした場合に症状が顕著になる。

それでも意外に，兎眼による角膜障害は起こりにくい。

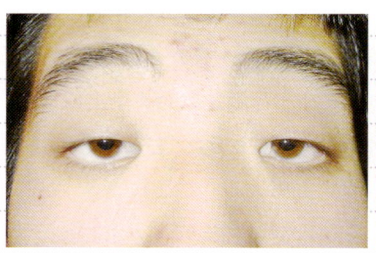

術　前	術　後

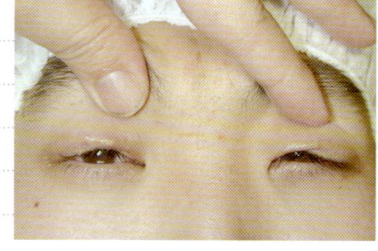

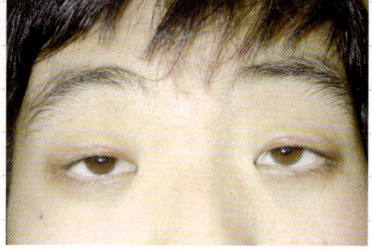

修正術中	修正術後

症例32　両眼先天眼瞼下垂の症例

挙筋短縮術にも関わらず，何を思ったか術中の定量で角膜上縁まで引き上げてしまった。また，せっかく両側であったのに，重瞼線を作らなかった。術翌日より疼痛を訴えた。一見してわからないが，上眼瞼が内反している。過矯正の合併症である。かわいそうなので数日のうちに修正手術を行った。もはやちょうどよい高さで調整する勇気がなく，低矯正で終了した。十分な開瞼とは言えないが，瞳孔領の露出が拡大したため，そして痛みから解放されたため本人はこれで十分と言っているが真意はわからない。

● 術後の就寝時の開瞼

　一様に親御さんが心配するのが，就寝時の開瞼である。うっすら白目が出ている程度から，目が合うほどまで程度は様々である。小児の場合，これが問題になることはまずない。また，よく聞くと術前から下垂の眼の閉瞼は不完全であったということが多い。

● 瞼裂狭小症候群

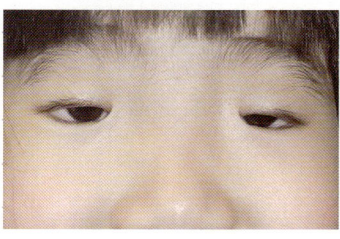
術　前

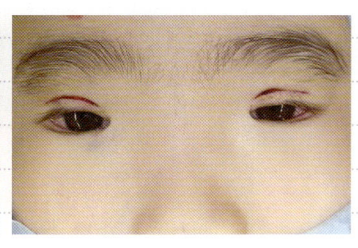
術　中

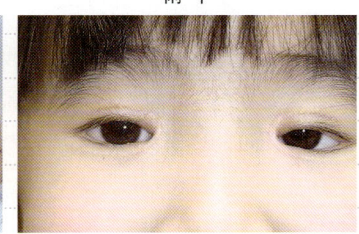
術直後　　　　　　　　　　　術後3カ月

症例33　内眼角形成，下眼瞼内反症手術を同時に行った症例

　内眼角形成と下眼瞼内反症手術も同時に行っている。瞬きをするということを知らなかったようで，術後は数週間にわたって全く瞬きをせず人形のようで心配した。自然に瞬きを習得して問題はなくなった。この症例では下垂と内眼角形成と内反との創をすべて連続させてしまっているが，形成外科の大御所の先生からは「忌むべき手術」だとまで言われてしまって落ち込んでいるところである。確かにつなげる必要はないと思われる。しかしつながってしまったのである。内眼角形成は，単純に横方向に切開をまず入れ，できた余剰皮膚の三角を切り取るだけの方法を用いている。簡単でよい方法だと思っていたのだが，ここでは詳述を避ける。

● 瞼裂からの結膜の脱出

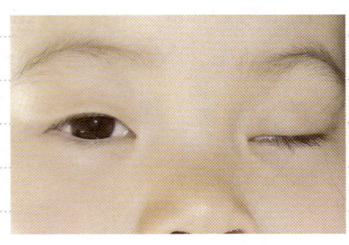 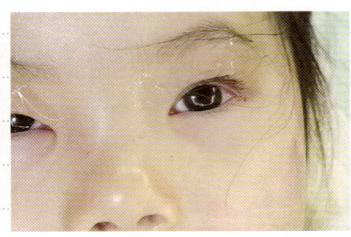

術 前　　　　　　　　　　　　術直後

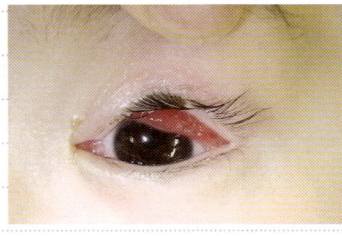 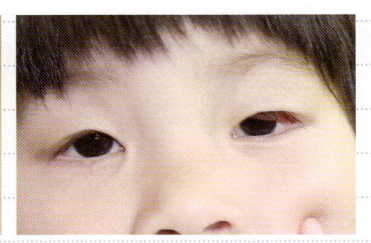

術後1カ月　　　　　　　　　　修正手術時

症例34　結膜脱出の症例

　両先天下垂術後。左が特に高度であった。術直後には問題なく，矯正も過不足なかったが，翌日から瞼裂から結膜が脱出しているのを認めた。円蓋部結膜までの剥離が過剰であった可能性がある。脱出したものを切り取るだけではこの子の将来にどのように影響するかわからなかったので，皮膚切開をしなおして結膜を元に戻して縫着した。

❷ 挙筋短縮術（成人）

　軽度の眼瞼下垂の場合，できれば成人するまで待ち，自らのモチベーションによって局麻下で手術を受けるのが望ましい。手術の対象になるのは，軽度の下垂の若者で容姿改善に関心のある者，高齢者で主に機能的改善を求める者である。

　術式は基本的に小児のものと同じであるが，18mm程度の短縮で十分な挙上を得られることが多い。術中に下方視時の開瞼の様子を確認しながら調整ができるので，大変満足の行く結果が得られる。

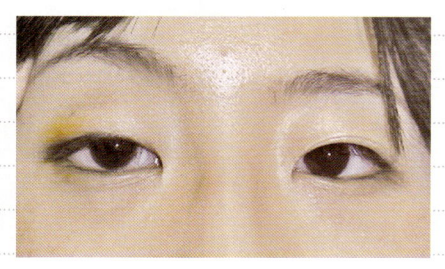

術前（右：下垂，左：アイプチ®）

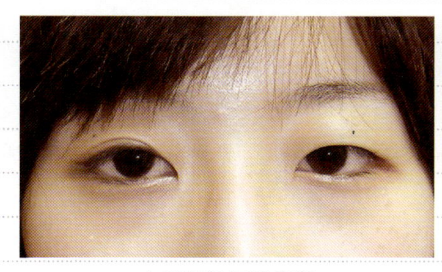

右眼挙筋短縮術後

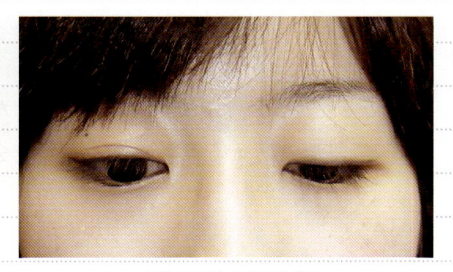

右眼術後の下方視

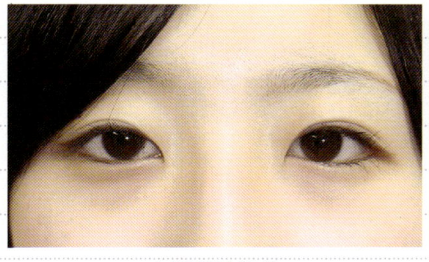

左眼重瞼術後

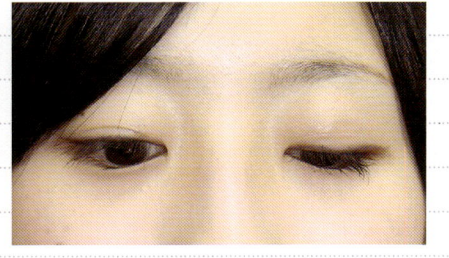

左眼術後の下方視

症例35　右先天眼瞼下垂の若い女性

　普段は二重瞼の化粧品を用い，目尻にアイシャドウを使ってうまく大きく見せていた。眼を大きく開かずに眉毛を挙上し，軽くchin upさせて一重瞼や左右差をごまかそうとする様子が見られる。まず右眼の下垂手術を行い，重瞼線を形成した。この線は，挙筋機能のある症例に比べて，広めに見える結果となりやすい。重瞼線が落ち着く右眼の手術から6カ月後に，左眼の重瞼術埋没法を施行した。重瞼線の幅は右眼よ

りも少し狭い位置に設定して，ちょうどよかった。埋没法では重瞼の幅は細かくコントロールでき，術中にもやり直しが可能なので，はじめはやり過ぎず後から追加した方がよい。右眼の眉毛挙上は消失しなかったが，ちょうど分け目を少し左側に設定する方だったので前髪を伸ばしていただき，いわゆる斜めバングを作るよう指示した。左眼は右眼の疾患に併せて行ったものであるので，保険（眼瞼内反症手術Ｋ217-1 1,660点）で請求した。結果として最初よりずいぶん可愛くなった。正面の写真もまっすぐに写るようになった。この症例は手術が2回で終了しているが，先天眼瞼下垂で重瞼線が耳側で浅くなってしまう症例では，重瞼形成術の追加も要する。

● 斜めバングの例

　前髪を非対称に分け，多い方につや感を持たせると，眼の左右差をカバーできる。どちら側に分けた方がよいかは症例によるが，白目が目立つ方や眉毛の位置に問題がある方に影を作るのがよいので，そちらに斜めバングを作る。

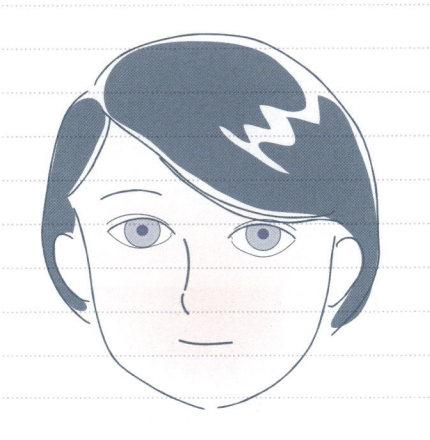

図70　斜めバング

NSチューブ内筒の使い方発見！

今日のコラム

　美容外科では重瞼線形成のシミュレーションにしばしば涙道ブジーが使われる。写真はNSチューブの内筒である。これまで何かに使えないか，とずっと思っていたが，ここで使い道を発見した。しかしクリップの方がさらに簡単ではあるが。

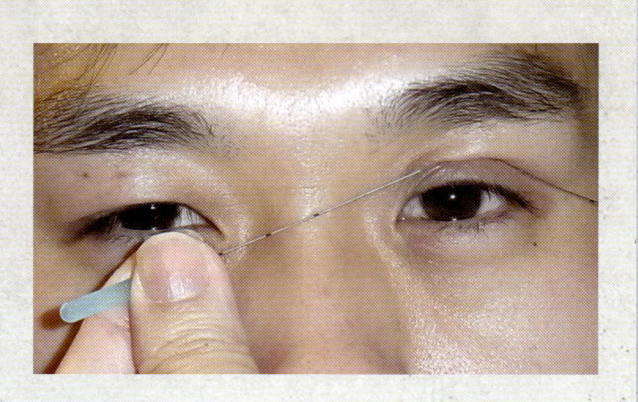

● 術前にアイプチ®を使っている症例

いわゆるアイプチ®（重瞼形成をする化粧品）でできることは皮膚を貼り合わせることであり，挙筋腱膜とは連動していないため深い重瞼線は形成されない。そのことをまず理解していただく必要がある。このような患者は自分の重瞼線について詳しく観察しており，0.5mmのレベルで希望する重瞼線を指定してくるので，むしろ本人の意見を尊重すれば大きな問題にはなりにくい。目頭で線が内側に入るとどうのこうのという話もよく理解していただける。ただし，アイプチ®ですでにあり得ないくらい広い重瞼線を設定している患者には，思い通りの線を再現するのは難しいことを伝え，美容外科を紹介する®。

近隣に紹介できる美容外科を知っておいた方がよい。

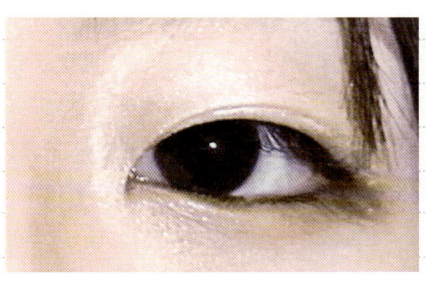 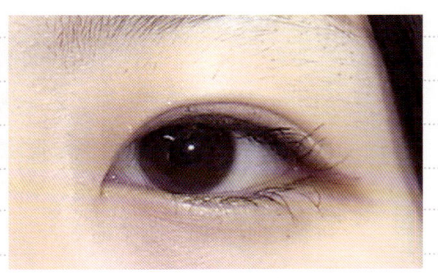

(a) アイプチ®使用中　　　　　　　　(b) 埋没法術後

図71　アイプチ®使用例
アイプチ®ではどうしても皮膚だけ貼りつける作業のため自然でない。

✏ **参考文献**
1) 久保田伸枝：眼瞼下垂，文光堂，2000.
2) Callahan MA, Beard C：Beard's Ptosis, 4th ed. Ophthalmic Leasing Co, Alabama,1990.
3) Gray H, Williams PL（eds）：Gray's Anatomy：The Anatomical Basis of Medicine and Surgery, 38th ed. Churchill Livingstone, New York, 1995.

前頭筋吊り上げ術

眼瞼挙筋の代わりに前頭筋等を使う。
眉毛で瞼を上げる。

▶ イメージ

挙筋での挙上能力がない場合に，眉毛の挙上力を利用して開瞼させる手術である。眉毛から瞼板までを何らかの物質で連結する。適応は眉毛を挙上できるということである。ベル現象がなくても危険はない。適応は広いが，眉毛の挙上が必要なため仕上がりは若干不自然になる。挙筋短縮では組織を短縮して捨てるわけであるが，吊り上げ術は物を加える手術であるため，想い通りの結果とならなかった場合のリカバーがききやすい。

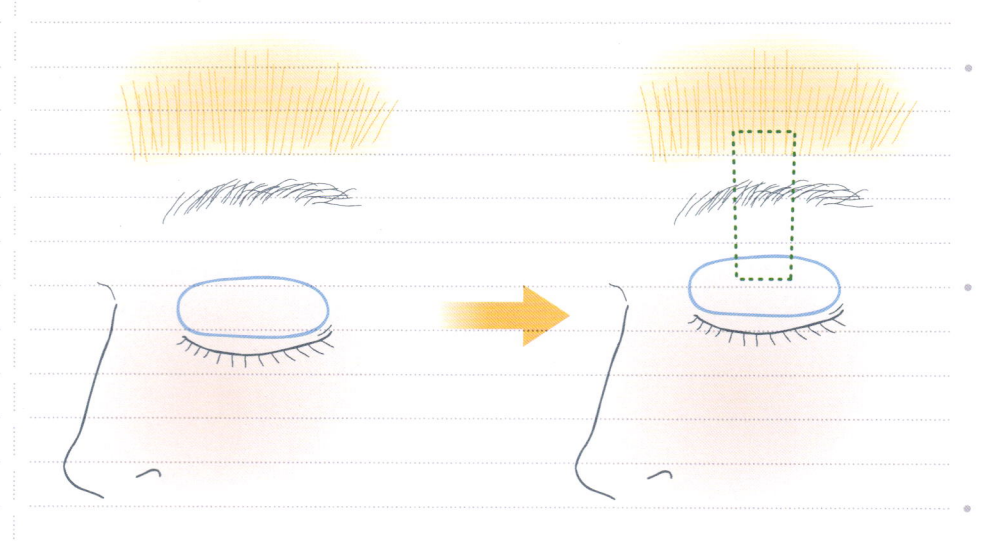

図72　吊り上げ術のイメージ
眉毛と瞼板の間に，仲介物質を入れ連結させる。

● ベル現象のない下垂

ベル現象とは，閉瞼した際に眼球が上転することである。両眼を閉じてもらい，検査者が徒手的にまぶたを開け，眼球上転を確認する。

挙筋機能のない症例に対して挙筋の短縮を行うと，多少の閉瞼不全が生じる。ここでベル現象があれば角膜は保護されて障害されにくい。特に小児では，きちんと閉瞼できていないのにどういうわけか角膜表面が何ともないことも多い。

ところがベル現象のない症例に挙筋短縮を行うと，角膜は上眼瞼に隠れることもなく露出され続けるため，たちまちのうちに角膜が障害され，潰瘍から穿孔に進展することもある。よってベル現象のない症例に挙筋短縮は禁忌である。動眼神経麻痺，慢性進行性外眼筋症（CPEO）では挙筋短縮は禁忌で前頭筋吊り上げ術が適応となる。

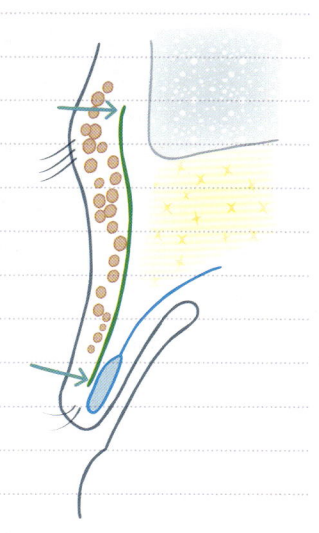

図73 切開
切開イメージは眉毛の直上より入り，眼輪筋の下の眼窩隔膜を鈍的剥離して重瞼線より入った創と合流させる。

動眼神経と顔面神経は3番，7番と離れているためか，同時に障害されることは稀である。よって動眼神経麻痺でベル現象のない下垂になったとしても，顔面神経が機能しているので吊り上げ術で治療できる。

前頭筋吊り上げ術は眉毛力を用いて開瞼するため，ベル現象の有無に関わらず安全に閉瞼できる。当然のことであるが過矯正では角膜が露出する。定量の際に閉瞼ができるのを確認すれば問題は生じにくい。

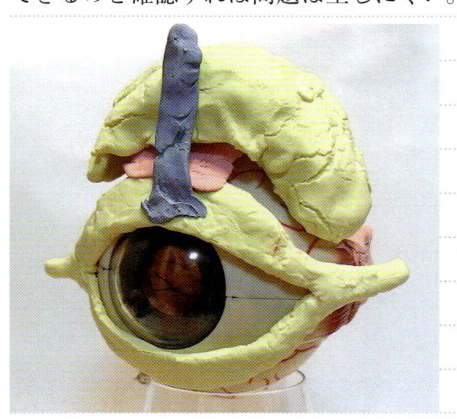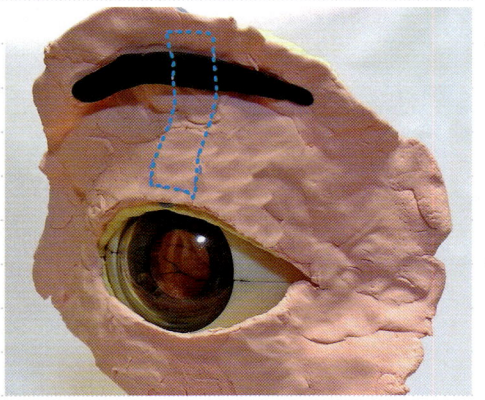

図74 前頭筋吊り上げ術のイメージ
瞼板にひもをつけて上方に引かせて開瞼させる。帯状のものを眉毛部までつなげ，眉毛力を利用する。開瞼の方向は挙筋の方向と異なり，開瞼の際には常に眉毛が挙上されることになるため，自然な開瞼とは多少異なる部分がある。

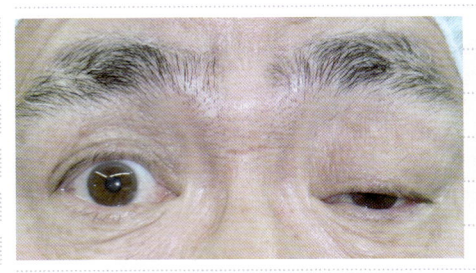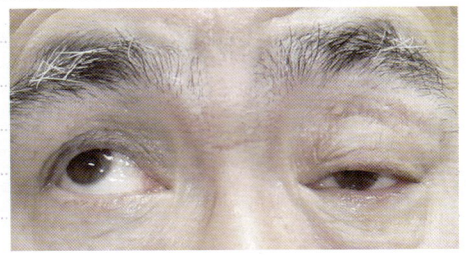

症例36　左動眼神経麻痺

　左眼は挙筋機能がほとんどなかった。また眼球の上転制限があるため，ベル現象も認められない。ただし眉毛の挙上は問題なく行える。下垂手術としては吊り上げ術より他にない。開瞼時の視野が気にならないかをよく確認しておく。

> 今日の
> コラム

ゴアテックス®シート新情報

　以前は脳外科で用いる人工硬膜（ゴアテックス®）を流用していた。しかし最近保険適用の製品が登場した。どういうわけか大変高い保険点数が割り当てられている（2016年現在）。高額療養費算定基準額を超えるため，患者に伝えるべき手術の費用はこの自己負担限度額となる。

【製品の情報】
＜品名＞眼瞼下垂用サスペンダー
＜主原料＞ポリテトラフルオロエチレン
＜サイズ＞5mm×50mm，20mm×20mm等
＜販売元＞USCIジャパン株式会社
＜製品について＞眼瞼下垂修復術等に用いる材料として開発された。主原料であるポリテトラフルオロエチレンは一般的に生体適合性に優れた素材だといわれており，心臓血管外科，脳神経外科等，様々な領域で医療材料として用いられている。
　現在のところ両面ともつるつるとした加工がされている。

❶ ゴアテックス®による吊り上げ術

▶ 手 順

- 前頭神経麻酔，皮下麻酔
- 瞼縁，眉毛上皮膚切開
- 瞼板露出
- 眉毛上から瞼縁まで鈍的剥離
- ゴアテックス®を挿入し瞼縁で縫合：ゴアテックス®を引いて位置確認
- 重瞼線を形成し瞼縁皮膚縫合
- 眉毛上部でゴアテックス®仮縫合，座位で確認
- 本結紮，皮下縫合，皮膚連続縫合

▶ 術 式

① 麻 酔

前頭神経麻酔（「局所麻酔」p.72を参照）を行う。ただしこれは省略してもよい。ついで眉毛上から瞼縁まで広範に麻酔薬を注入する。眉毛上では皮膚に垂直に刺し，逆血がないのを確認し，骨に到達する手前で骨膜と眼輪筋を分離するような感じで注入する。上眼瞼の中央部は，眉毛下あたりから刺入して注入し，皮下を這わせるように瞼縁に向かって進めながら注入する。このあたりにはあまり大きな血管はないので，長い距離にわたって針を進めても内出血のリスクは少ない。追加して何度か刺してもいいので，広範に注入する。

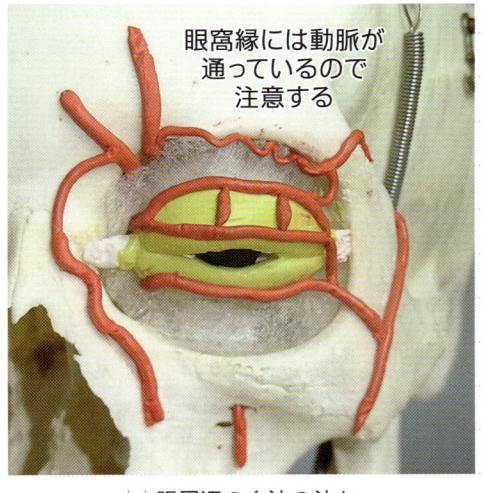

(a) 眼周辺の血液の流れ

眼窩縁には動脈が通っているので注意する

(b) 麻酔の順番

① 前頭神経麻酔
② 眉毛上の垂直な刺入
③ 上眼瞼中央部
④ トンネル部分

図75 麻酔

② デザイン

徒手的に開瞼させ，瞳孔領をマークする。予定する重瞼線に沿って横方向に16mmマークする。開瞼した瞳孔領の位置からまっすぐ上方に線を伸ばし，眉毛のぎりぎり直上で横方向に20mm程度マークする。**図76**ではまっすぐ上に引いた線が若干曲がって見えるが，開瞼した状態で瞼縁につけたマークが，閉瞼したため鼻側に寄っているからである。

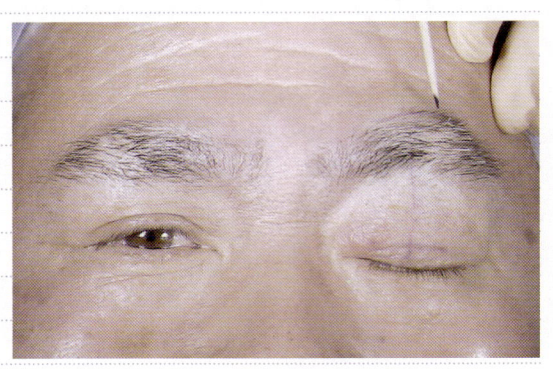

図76　瞳孔領のマーク

瞳孔領より眉毛上まで，まっすぐ線を引く。顕微鏡下ではなくマクロで行ったほうが真っ直ぐなラインが引ける。

③ 皮膚切開

瞼縁の皮膚切開は通常通りであるが，眉毛部の皮膚は大変分厚いのでいつもと違う。厚さだけで2mm程度あるので，一度の切開では全層を切ることはできない。しかも断面には脂腺がたくさんぶつぶつ見えていて見慣れないが，ひるまず切開する。特に創の左右端を皮膚全層まで切開する。深部への切開が難しければ，スプリング剪刀を用い

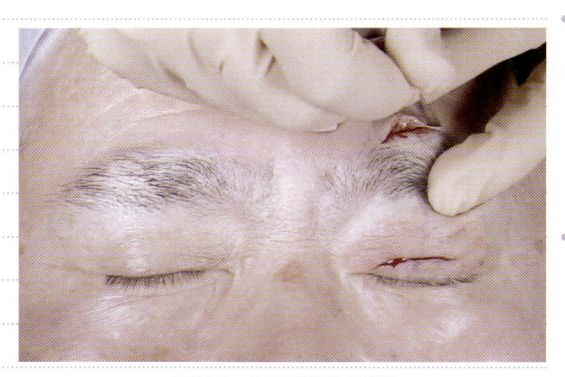

図77　眉毛部の切開

厚さ2mmと分厚いため，一度で全層を切ろうとは考えない方がよい。

てもよい。皮膚を最後に縫合するが，この傷跡はわりと目立ちにくいものである。眉毛は外下方に向かって生えている。よって，皮膚深部では毛根は上方まで位置しているのである。眉毛の流れに沿ってメス刃を傾けた方が毛根を障害しないと考えられるが，皮膚を斜めに切ると後の縫合が難しくなるため初心者には不向きである。あまり気にしないで皮膚に垂直に切ればよい。

④ 瞼板の露出

瞼縁では，通常の下眼瞼牽引筋腱膜縫着術と同様に，重瞼線に沿って皮膚を切開する。瞼板に到達して表面を露出し，縫着できる状態にしておく。一度釣り針鉤による開創を要する。

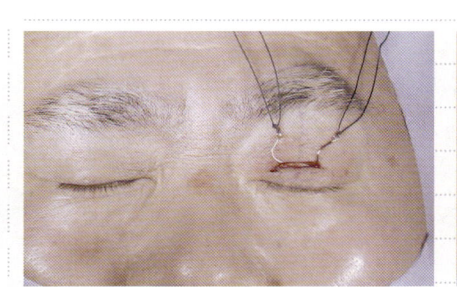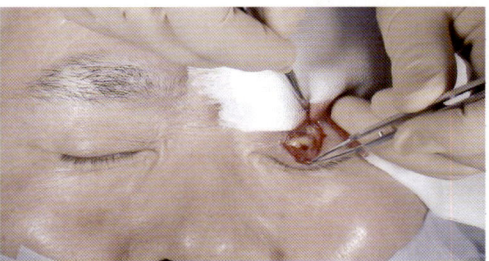

図78　露出

瞼縁を切開したら，釣り針鉤を2本を創の上部へかける。瞼板まで露出する。

⑤ トンネルの作成

　眉毛上部の創を，形成用曲モスキートで鈍的に骨に向かって剥離する。骨まで出す必要はないが，その直前まで出すつもりで開創する。皮下から骨膜までは，瞼縁よりはるかに隆々とした眼輪筋がある。

　眉毛上の創から眼窩隔膜に沿って瞼縁方向に剥離する。創を大きめの鑷子で浮かせるように持ち上げながら，モスキートの方向を変えて，開くときに組織を分けていく要領で瞼縁に向かい剥離を進める。眼窩縁を越えるまでは湾曲の方向を骨側に向け，越えたら皮膚側に向け直す。このように硬い組織の方向に湾曲を向けると，軟らかい組織の中に迷入してしまうことを避けられる。

　この操作は大変派手なため心配であるが，意外と難しい操作ではない。眼窩隔膜は鈍的な操作で剥離しやすい位置である。ここは出血が少なく剥離もしやすいため，研修医にやらせてもあまり失敗することがない。モスキートを進める方向とカウンター方向へ皮膚を引いておくとよい。

　後で幅1cmのゴアテックス®が通るのだと意識し，モスキートを目一杯広げながら広く剥離する。横幅に余裕をもってトンネルを形成しないと，ゴアテックス®が横方

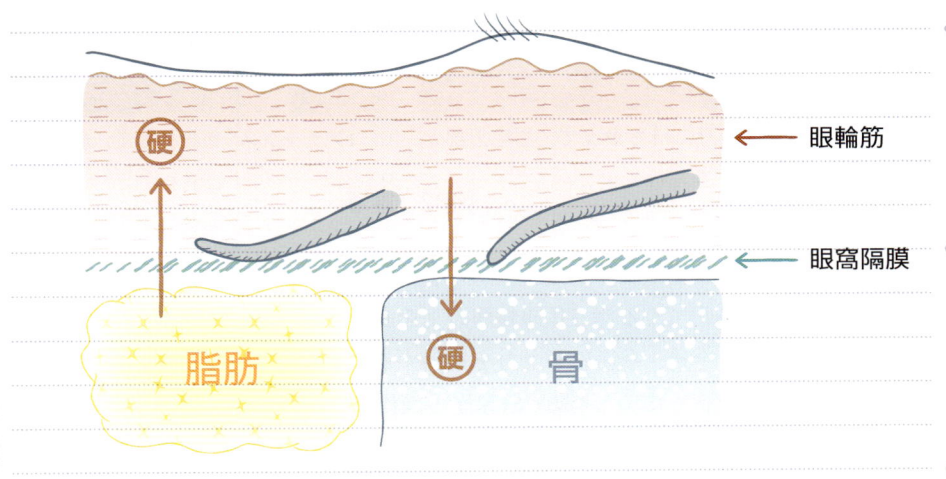

図79　鈍的剥離の刃先は固い組織へ向ける

向にたわんで死腔が形成されてしまう。

　瞼縁の皮膚切開を左右に大きく形成している場合は，特に瞳孔領に向かってトンネルを形成するように注意する。つい耳側にずれてしまいがちである。このトンネルは軌道修正できない。幅を広げることは一応できるが，かなり大きなハサミを使わなければならなくなり，眼科医にはなじまない。

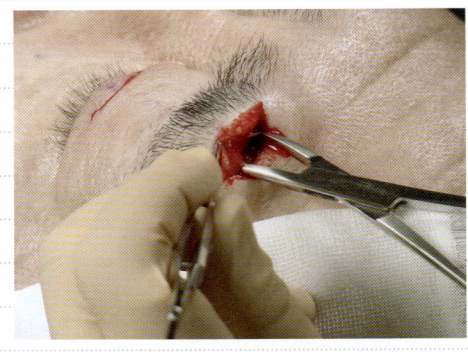

図80　曲モスキートによる剥離
大きめの鑷子を使い，創を浮かせるように持ち上げる。眼窩縁までは図のように曲モスキートの先を骨に向ける。

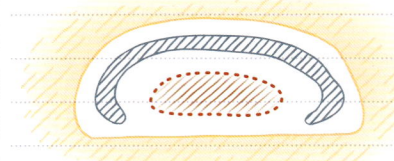

(a) 狭いトンネル　　　　　　　(b) 広いトンネル

図81　狭いトンネルは死腔ができやすい，広いトンネルの方が死腔ができにくい

⑥ ゴアテックス®の留置

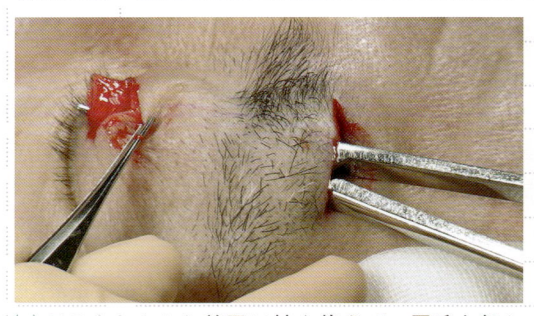

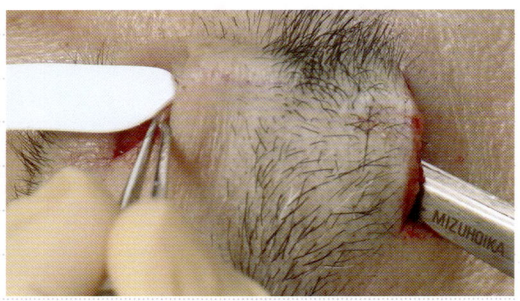

(a) モスキートから剪刀に持ち換えて，眉毛上部と瞼縁の創を貫通させる。

(b) ゴアテックス®を把持して，創口から引き込む。

図82　貫通

　眉毛上部より瞼縁に貫通する時だけ，モスキートから先端が鈍な剪刀に持ち換える。瞼縁から出てくる深さは眼輪筋の下を狙う。この際，挙筋との位置関係は心配しなくてよい。今後，挙筋に挙上力を期待することはないからである。また，挙筋は意外と深くに位置しているため，眼輪筋の操作にて傷つける心配はない。モスキートを通し直したらゴアテックス®を把持し，ずるずると引き抜く。この瞬間がとても楽しい。

　抵抗を感じたらトンネルをさらに広げる。

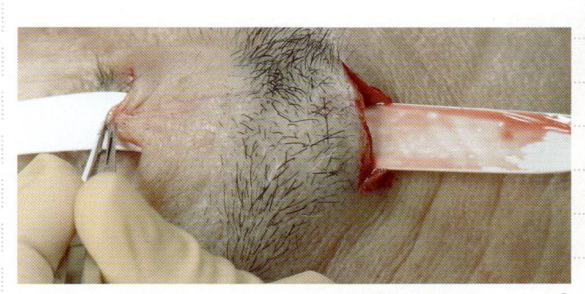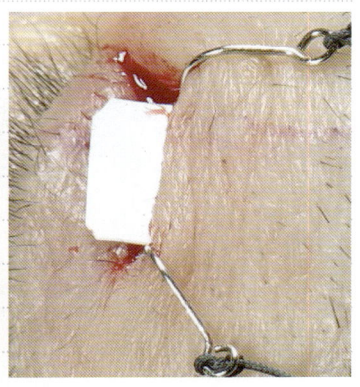

図83　ゴアテックス®挿入

瞼板側より差し込み，上部方向へ引く。ゴアテックス®端の瞼板側の角を落として鈍にさせておく。

⑦ 瞼板への縫合

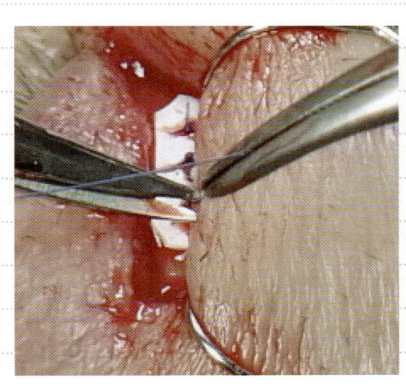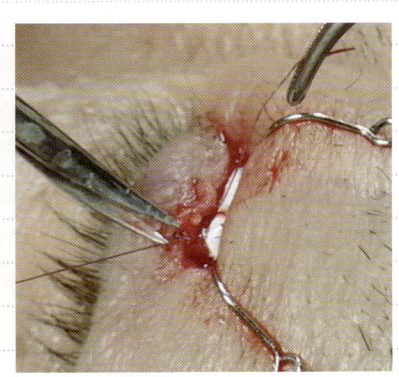

図84　ゴアテックス®の固定
ゴアテックス®は通糸をすると見事に穴が開く。

　釣り針鉤を傷口の上部側にかけて開創をしておく。

　ゴアテックス®を瞼板に6-0プロリーン®で1糸縫合する。眉毛の上の創から徒手的にゴアテックス®を上方に引き，開瞼・閉瞼が自然であるか，力が鼻側・耳側に偏ってないかを確認する。均等に力が働いていないようであれば，瞳孔領を意識して縫合をやり直す。同様にして瞼縁の形を確認しながら3針縫合する。

　後で重瞼を形成するため，瞼縁の組織がゴアテックス®より瞼縁側で露出しているとやりやすい。そのため瞼板の上縁付近に縫着するよう心がける。高さの調整は眉毛側で行うので，本結紮して構わない。

　ゴアテックス®は人工素材であり，通糸をするとそこにぽっかり見事に穴が開く。2度目以降のゴアテックス®への通糸は同じ穴に通すしかない。瞼縁側の縫合を修正したい場合は，穴の開いた部分をトリミングするべきであろう。

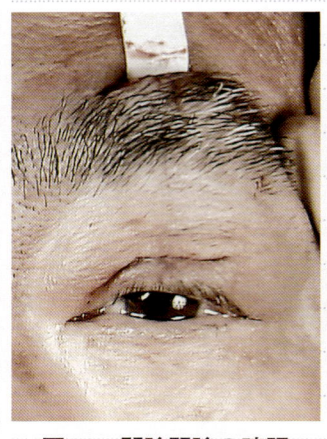

図85 開瞼閉瞼の確認
縫合したゴアテックス®を上方
へ引き，開瞼・閉瞼が自然かを
確認する。

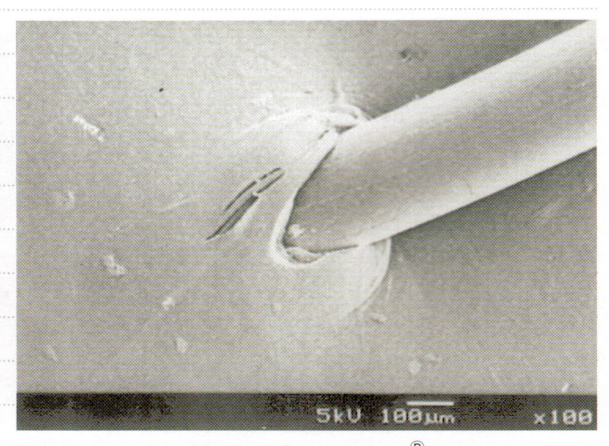

図86 ゴアテックス®
丸針で通糸された部分の電子顕微鏡写真。裂け目ができに
くい。通糸をし直す際にはここにぽっかり孔が開くので，
そこに通すようにする。

> バイクリル®は，できれば左右にある瞼板に連続した
> 組織と瞼縁に残った瞼板前組織に通糸する。

⑧ 重瞼線の形成

　次に6−0バイクリル®にて重瞼線を形成する。バイクリルはゴアテックスと皮下を
縫合する。ゴアテックス®そのものに通糸することはできるだけ避ける。それは異物
を薄い眼瞼に埋入させている事で感染や脱出のリスクがあるからである。

> ゴアテックス®を縫着したら
> すぐ瞼縁側皮膚を縫合する。

⑨ 瞼縁の閉創

　皮膚は最後に縫合する。

　よいようであれば，皮膚を縫合する。眉毛部
での調整をする前に皮膚を縫合するのは，後
からでは縫合しにくくなるからである。

　ゴアテックス®の前に血流のよい組織を置く
ために，眼輪筋を徒手的に何となく寄せてから
皮膚を縫合する。眼輪筋を縫合する必要まで
はない。

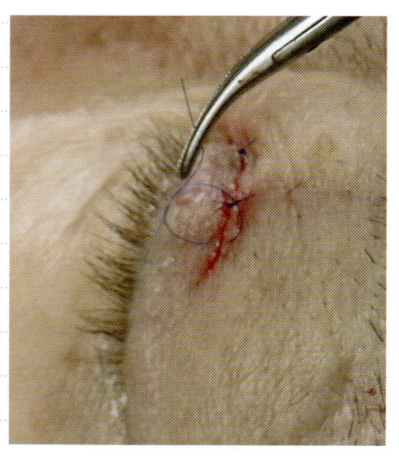

図87 皮膚の縫合
眼輪筋をゴアテックス®前に寄せてか
ら，皮膚を縫合する。

⑩ 眉毛部への縫着

　眉毛部の創からできるだけ深い眼輪筋に縦方向へ運針する。創から浅いところに通糸すると，ゴアテックス®が分厚い眉毛部の皮膚創に挟まれることになってしまう。さらに，万が一過矯正になった時のために，少しゴアテックス®を多めに残して埋没させておくのだが，浅い所に縫合してしまうと埋没できずやりにくくなる。

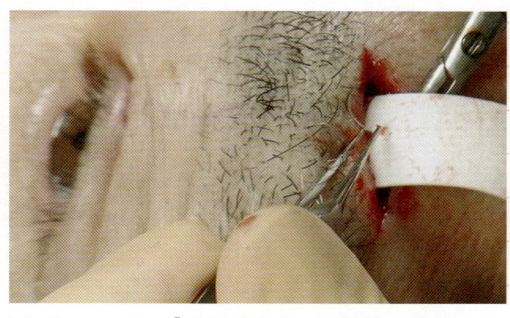

(a) ゴアテックス®を眉毛上方の眼輪筋に縫着
開瞼高がちょうどよい高さまでゴアテックス®を牽引して，その状態で創部に一致する所で，5－0プロリーン®をゴアテックス®に通糸する。

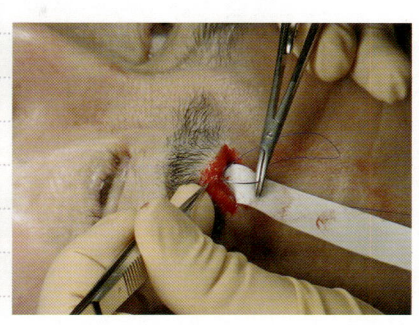

(b) 創の深部に当たるゴアテックス®上の通糸箇所を確認

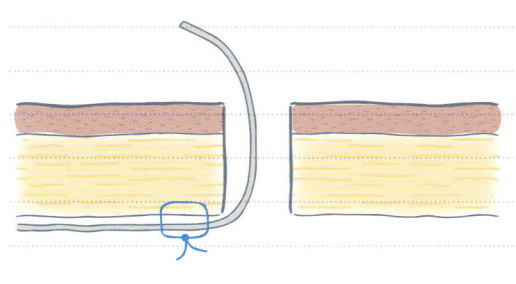

(c) 創から深い箇所にある眼輪筋に通糸

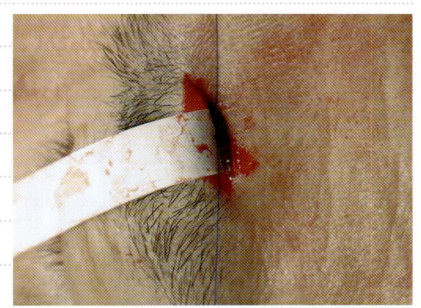

(d) 1糸仮結紮して確認を待つ

図88　眉毛部の運針

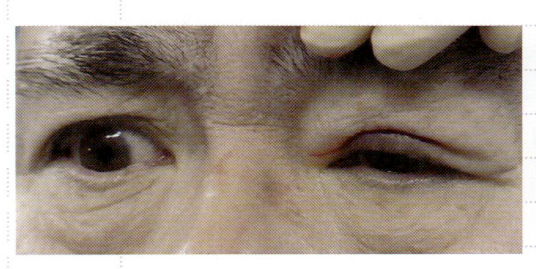

図89　座位で観察
何とも言えない光景である。ゴアテックス®が自分の皮膚創から突き出している有り様は，あまり見せるわけにはいかないので，指で隠す。

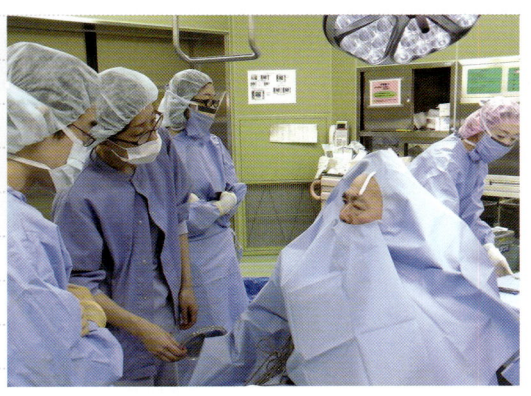

　1糸仮結紮し，座位にて確認してもらう。座位で十分開瞼できるか，閉瞼は可能か，眉毛に力を入れてもらい確認する。小児の症例で全身麻酔での手術の場合，正常の目

の開瞼高まで上げても多くの場合構わない。正常の眉毛の可動域内で徒手的に眉毛を下げ，閉瞼可能か確認する。術前に眉毛がどの程度動いているのか確認しておく。

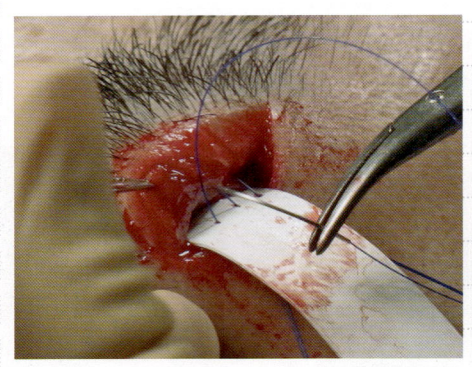
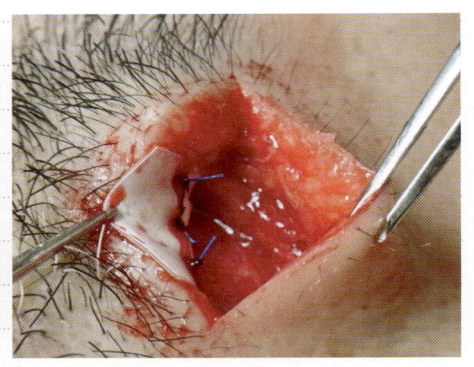

図90　5－0プロリーン®による通糸
全部で3糸縫合して結紮する。

確認後，1糸目は結紮せずにモスキートでとめておくだけにする。そうしなければ，2針目，3針目の針が回せないのである。よければ3糸通糸し，結紮した後，ゴアテックス®を少し多めに残して切断し，角を鈍的にトリミングしておく。過矯正に

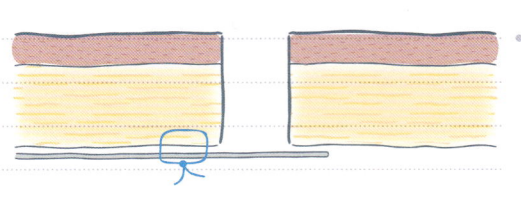

図91　縫合後のゴアテックス®の処理
修正の時のために少し残しておく。

よる兎眼修正の際に使用するため多めに残し，上方の組織も剥離し留置する。

⑪ 眉毛部の閉創

眉毛付近は皮下組織が厚い。できれば5－0 PDS®で数針真皮埋没縫合をする。皮膚表面は連続縫合でしっかり縫合する。
　皮膚の切除をしていないため，創はかなりきれいに直る。

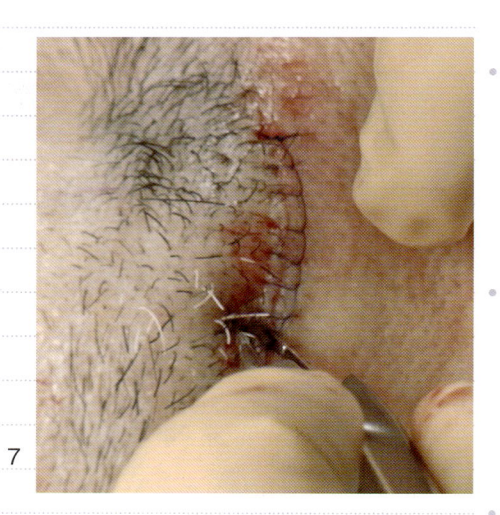

図92　眉毛部の縫合
5－0プロリーン®を使用し，7針程度の連続縫合をする。

⑫ ドレッシング

　俵状に丸めたガーゼを，伸縮性の有るテープで圧がかかるように貼る。これで術後の皮下出血を抑えることができる。

　眉毛の下も圧迫をすると，ゴアテックス®が引かれて開瞼してしまうため，眉毛以上の位置にしか圧迫しないようにする。瞼縁は，必要ならば別のかまぼこ型ガーゼをさらに当てがう。

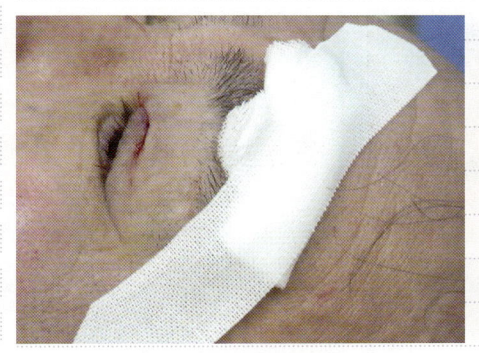

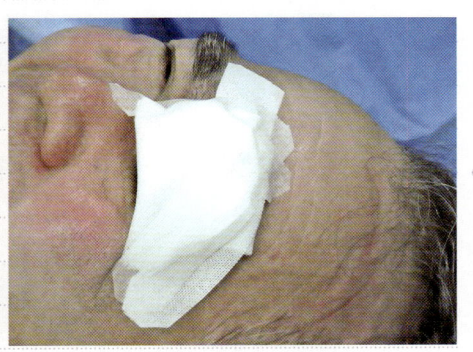

図93　皮下出血の制御
眉毛上の閉創部に，ガーゼで圧をかける。

図94　瞼縁へのドレッシング
瞼縁のガーゼは別に用意して上から当てがう。

▶ 症 例

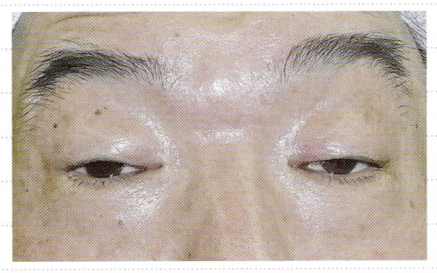

術 前

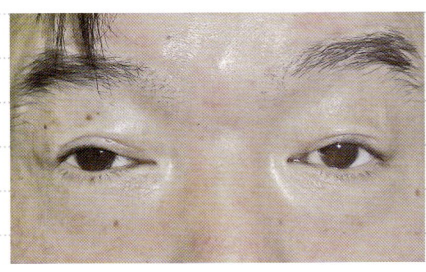

術後正面視

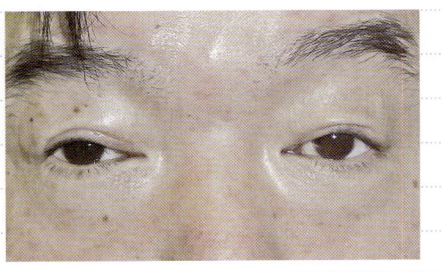

術後上方視

症例37　慢性進行性外眼筋眼症（CPEO）

　疾患の特性からか術後も表情に乏しいが，機能面整容面とも十分に改善されている。

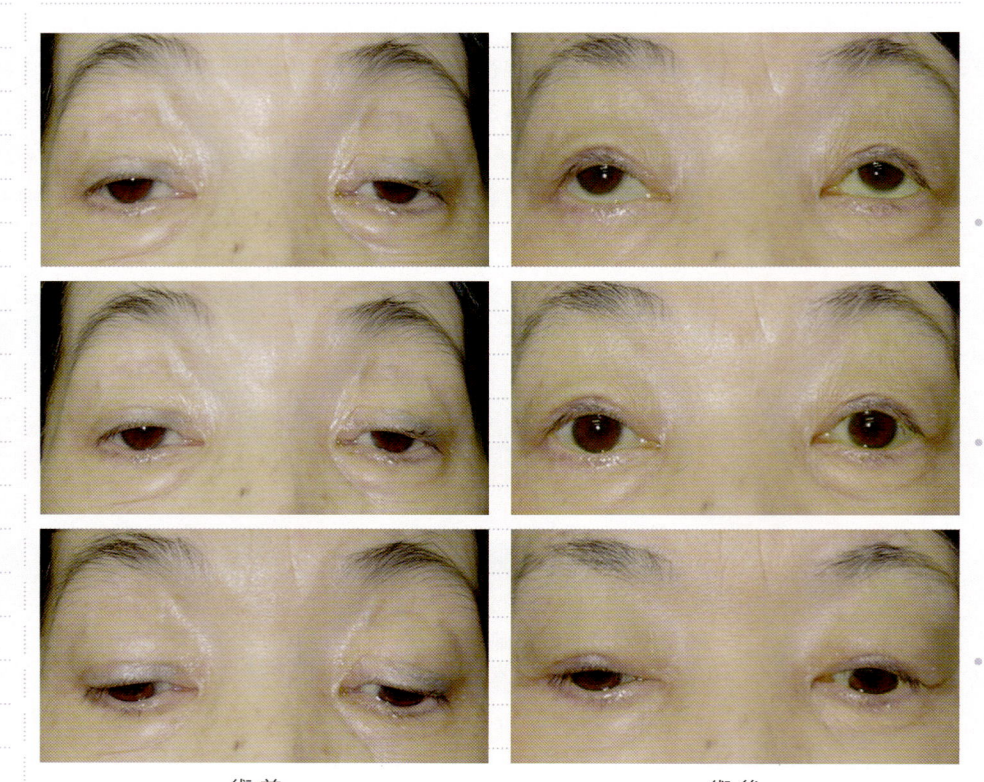

術　前　　　　　　　　　　　　　　　　　　　術　後

症例38　ゴアテックス®による吊り上げ術の術前・術後

　正面での瞼縁の形はとてもきれいである。ただし眉毛の挙上は解消されず，少し年齢を感じさせる見かけとなっている。眉毛を挙上しなければならないのが吊り上げ術の欠点である。

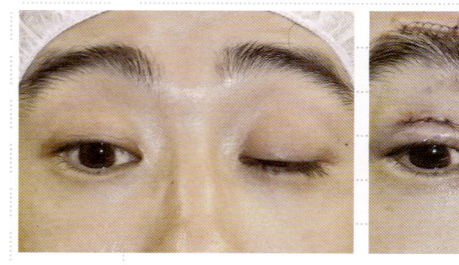 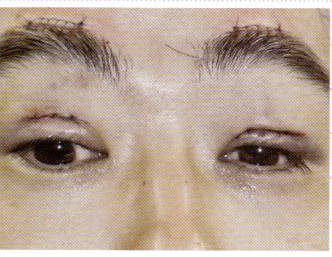 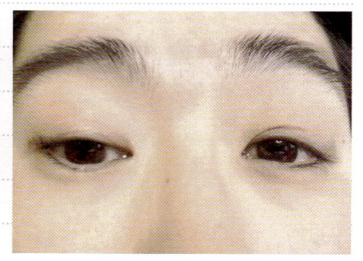

症例39　頭蓋内腫瘍術後

　動眼神経麻痺となり，眼球運動はほとんどない。開瞼させても複視の訴えはなかった。眼位が左右で異なるため，それぞれの瞳孔の位置に合わせて，右は控えめに吊り上げ術を行った。左側の視野が広がり，整容面も改善された。

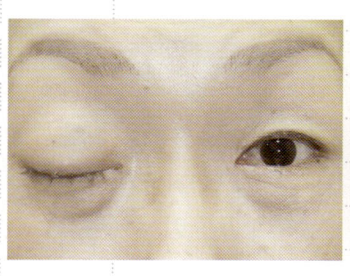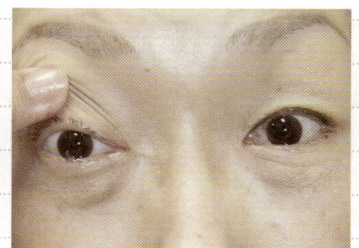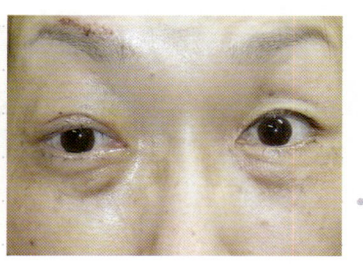

術前　　　　　　　　　　　　　　　　　　　術後

症例40　頭蓋内腫瘍術後

　動眼神経，三叉神経が麻痺しているが，幸い顔面神経には問題なかった。開瞼すると複視が生じるが，視力が0.04と低下しているため気にならないとのことであった。整容面改善目的に手術を施行した。

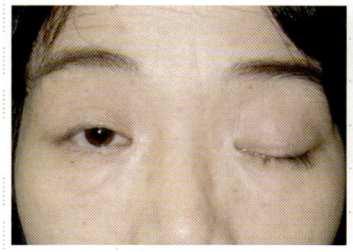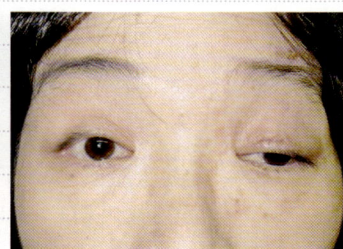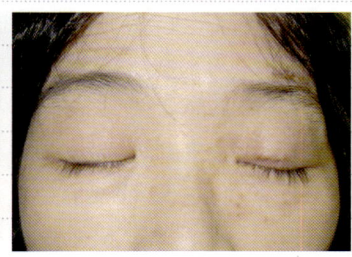

術前　　　　　　　　　　　　　　　　　術後

症例41　頭蓋内腫瘍術後の左動眼神経麻痺

　左視力は良好で開瞼させると複視が生じるため，基本的には適応ではない。しかし整容面改善目的での手術を希望された。しかも左眼が外転位固定しているため，あまりよく挙上させると整容面でもかえって問題になる。そこで大変控えめに挙上させ，普段は整容面では何とか左右差を改善させられる程度とし，人に会うときには複視を覚悟で大きく挙上してもらうということにした。術中に鏡を見てよく話し合った結果，一度で満足できる結果となった。

　片眼性の症例で術中の定量が困難な場合，健眼の開瞼時の眉毛から瞼縁までの距離を測っておき，それに合わせて挙上する方法がある。沖縄県立中部病院形成外科の石田有宏先生の文献を参考にされたい。

📎 **参考文献**

　　石田有宏：前頭筋つり上げ術．眼瞼下垂・皮膚弛緩症，眼手術学2，文光堂，274-282，2013．

❷ ナイロン糸による吊り上げ術

　もしも挙筋機能が改善した際でも元に戻しやすい，2−0ナイロンで吊り上げる簡易版の術式を紹介する。福島医療センターの八子恵子先生が小児に多く行っておいでである。著書があるので参考にしていただきたい。私達は吊り上げ術のシミュレーション，手術室へ入れない場合，など特殊な場合に用いている。

▶ 準 備

道具：

- 11番メス
- 2−0ナイロン切り糸
- 外科用などの弱彎で大きめの縫合針（丸針，角針は不問）
- 持針器

麻酔：前頭神経麻酔

皮下麻酔：糸が通る範囲を全体的に麻酔

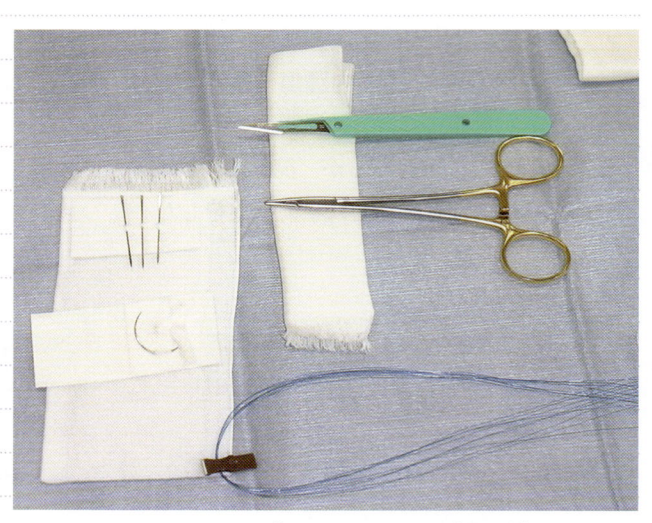

図95　ナイロン糸による吊り上げ術の道具
縫合針は眉毛上部より瞼縁まで通糸できれば何でもよい。腸針4号程度がよいであろう。直針でも構わない。

▶ 術 式

① 切 開

　眉毛上部を11番メスで3箇所切開する。切開の長さは2〜3mm程度，深さは皮下までなので2〜3mm程度になる。痕は残りにくいため，迷ったら大きめに切る。切開の中心は瞳孔中心のライン上で，左右の切開は中心から1〜1.5cm離して行う。

　瞼縁より4mm程度離して（眼瞼下垂手術では皮膚切開をするライン），瞳孔中心に一番作用するように2〜3

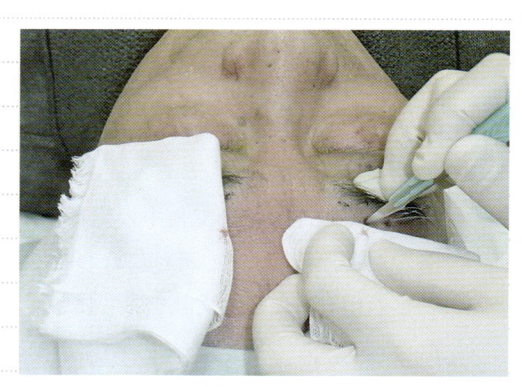

図96　切開

点切開する。幅2〜3mmで，深さは瞼板の前までなので1〜2mm程度である。

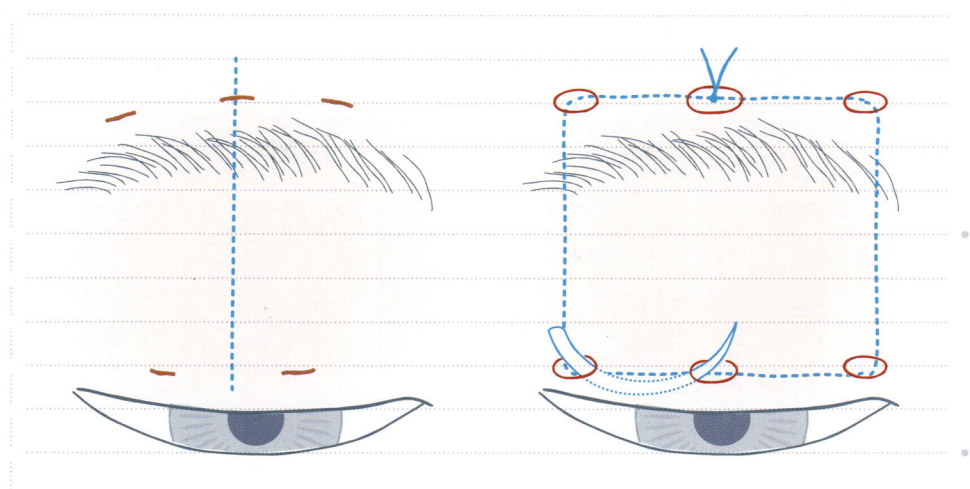

図97 切開位置
眉毛上部に3箇所，瞼縁側に2箇所。瞼縁は3箇所でもよい。

② 通 糸

　術者から見て，瞼縁の右手側から糸を1周させる。瞼縁での通糸は微細なテクニックが求められるため，常に順手で通糸する。瞼縁では瞼板の直前に通糸する。ここでは角膜保護のために角板やコンタクトの使用が望ましい。最大の合併症は眼球穿孔であるため，深さを常に確認しながら行う。

　次に瞼縁から眉毛の上に向かって通糸する。深さは眼輪筋の直下を通るような気持ちで，ただし骨膜にかかると動かなくなるので眉毛付近では気をつけて通糸する。

　眉毛の上では糸の断端が中央の創から出るように通糸する。

③ 結 紮

　閉瞼できることを確認し，縫合の強さを調整して糸を埋没させる。

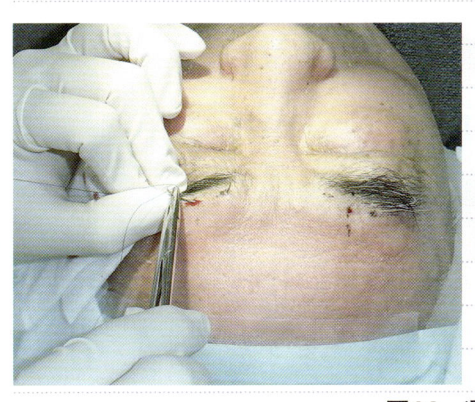 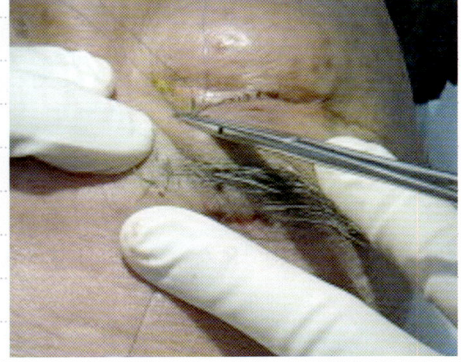

図98 運針結紮

▶ 症 例

ナイロン糸による吊り上げ術は，処置室での手術として適していると思われる。

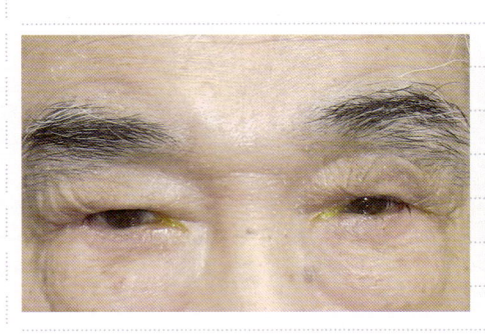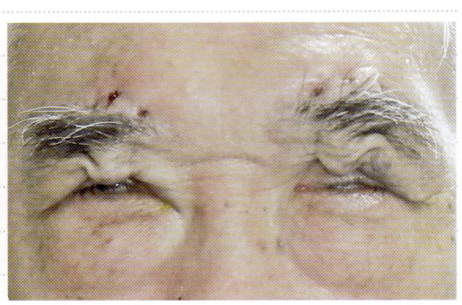

症例42　大掛かりな手術や入院を拒む高齢者
　閉瞼できる範囲で最大限に糸を締めた。術後はカメラを向けても開瞼を拒否されたが，帰宅後は明らかに日常生活動作の改善が認められたという。

　この症例は，易怒性が強く，手術室での手術や入院を受け付けない高齢者。眼瞼下垂により日常生活動作（ADL）が低下していた。処置室で通糸を行った。開瞼に協力しては下さらないので，閉瞼状態の範囲でできる限り結紮を強めて終了した。術後は不機嫌になられ，術後の効果を確認できなかった。しかし，その後独歩や介助なしで食事がとれるようになるなど著しいADLの改善が見られたと報告があった。ただしきれいな重瞼形成などあったものではない。整容面では受け入れられない手術であるが，中にはよい適応があるものだと思わされた一例である。

　同様に高齢者の多い施設で，場合によってはベッドサイドでもなんとかできる可能性がある手技である。

❸ その他の吊り上げ術

▶ 大腿筋膜移植

　異物ではないので身体的に安全であるが，10年程度で拘縮して過開大，内反を呈する症例が散見される。

　採取には経験を要する。方法についてはこの本の目的から外れるので敢えて割愛する。どうしても大腿筋膜が必要であれば，整形外科や形成外科の先生に依頼してもよい。

❹ トラブルシューティング

● 術後の下方視で強膜露出がある

　術前より眉毛挙上がある場合，術後はすぐに十分開瞼ができるようになる。すると，今度は力の抜き方がわからなくなるようである。下方視時には眉毛挙上は必要ないのに，力が入って強膜露出となることがある。力を抜く練習をしていただければすぐに問題はなくなる。手術による過矯正と間違えないよう注意が必要である。

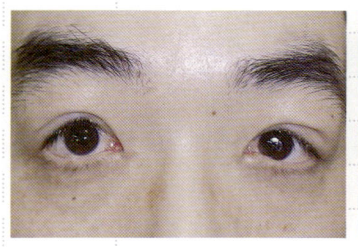 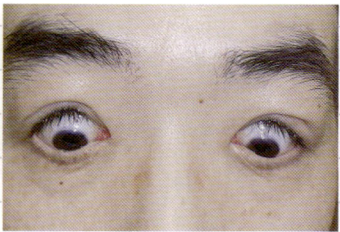 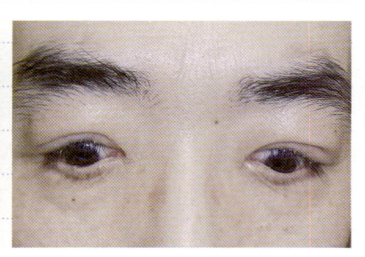

(a) 軽い眉毛挙上　　　　　　(b) 下方視の強膜露出　　　　　　(c) 練習後の下方視

図99　下方視時の強膜露出
術後，力を抜く練習を行うと眉毛の位置が下がって強膜露出はなくなる。

● 外斜

　眼球運動がない，CPEOなどの患者では，やや外斜して固定されていることが多い。この場合，機能的には外斜した瞳孔に上眼瞼のピークを持ってくれば最小限の眉毛挙上にて開瞼できるようになるわけであるが，これは外斜した外見をさらに悪化させる。ご本人の年齢，要望などをよく見極めて，挙上の中心となる位置を決めるべきであろう。女性で整容面での希望は強いが上眼瞼のピークなどの説明に理解が得られない場合には，術中に前述のナイロン糸による吊り上げでシミュレーションをして術中に鏡を見せながら相談することもある。

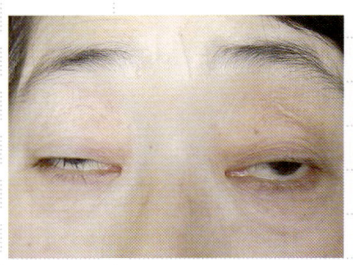 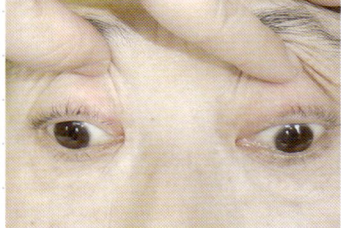 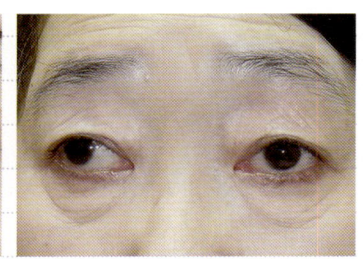

(a) 吊り上げ術前　　　　　　(b) 強制開瞼時　　　　　　(c) 吊り上げ術後

図100　外斜した瞳孔と眼瞼のピーク

上眼瞼のピークを外斜した瞳孔に合わせると，外斜視が強調される。しかし挙上量は最小で済む。**図100**は左からCPEOに対する吊り上げ術前，強制開瞼時，吊り上げ術後である。眼球運動は上下にわずかにあるのみでほとんど固定されている。右眼を能率よく開瞼するには吊り上げ材料を少し耳側に挿入した方がよいのであるが，手術中にざっくりと太いナイロン糸を通糸して挙上させて鏡で見せ，理解した上で耳側にずらすことを選択された。楽に開瞼できるようである。CPEOでは通常複視を訴えないため，十分に開瞼しても差しつかえない。両眼をできるだけ機能的に治療した方が望ましいであろう。

● 兎 眼

意外にも，術後に閉瞼不全を起こすことはほとんどない。特に伸縮性のないひもを埋め込んでいるだけであるので，座位で確認して問題なければ心配ない。麻酔の量が多く眼輪筋が麻痺しているために閉瞼力が弱っているが，座位でなんとか閉じれば問題ない。むしろ再手術になる例のほとんどが，さらに挙上を希望する症例である。長い間眉毛を強く挙上してきた力みが，術後には必要なくなり，かえって脱力してくるようである。

ゴアテックス®は術後2〜3カ月では再調整は比較的容易である。眉毛部で調節する。1年以上経過していれば癒着が起こり修正は難しくなる。

● 過開大による内反

大腿筋膜移植を行った場合に数年後から始まることが多い合併症である。また，術中に見積もりを間違えた場合にも生じ得る。

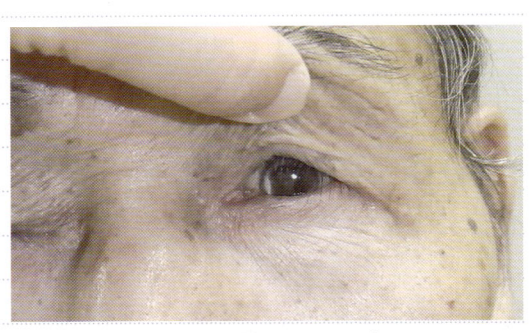

図101　過開大による内反

● 感 染

眼瞼手術の中でも数少ない，感染を起こしやすい手術である。大きな異物を入れていることになるので，ゴアテックス®が露出しない配慮や術後の抗菌薬内服にて予防する。もし感染が生じた場合，多くはゴアテックス®が露出しているため，その部分を切除して血流のよい組織で被覆する。

実践編

IV
皮膚弛緩症

瞼縁皮膚切除術

挙筋整復術と同時手術がよい適応。

▶ 適 応

- 瞼縁の皮膚が薄く，重瞼線が自然に形成できる
- 術後二重になりたい／なっても構わない場合
- 同時に下垂などの手術を行うとき

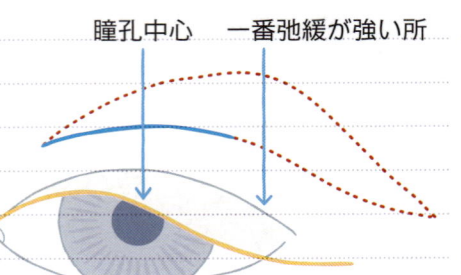

瞳孔中心 一番弛緩が強い所

図1 皮膚切除のデザイン

▶ 特 徴

　瞼縁の皮膚は薄いため，大量に皮膚を切除する必要がある。むしろ上方から下りてくる皮膚が睫毛にかからないようにする重瞼形成の方が重要で，機能的回復のためには重瞼線形成だけで用が足りてしまうことも多い。瞼縁からの皮膚切除は重瞼線形成の際に少し皮膚を切除する程度で，ある程度以上の治療効果を出すには眉毛下皮膚切除を選択する。

❶ デザイン

　デザインは座位で行う。目尻に余剰皮膚が多い症例で，症状の強い部分が最も幅広になるように，ガスキン鑷子で挟んでデザインするとよい。

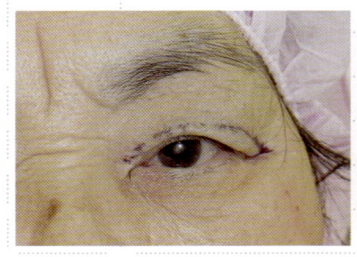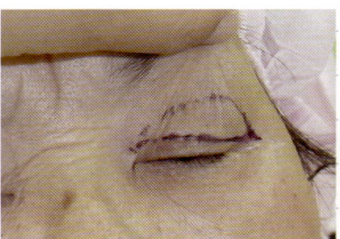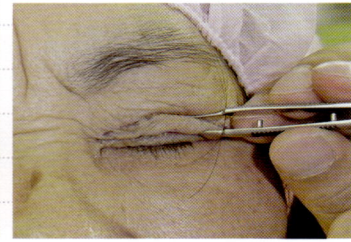

図2 目尻に余剰皮膚が多い症例

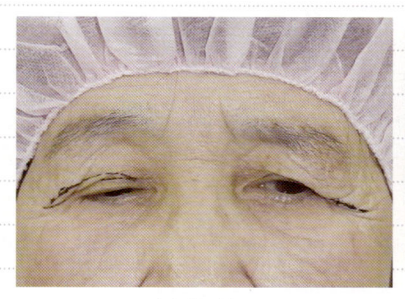

(a) 術 前　　　　　　　(b) 皮膚切除＋下垂手術デザイン

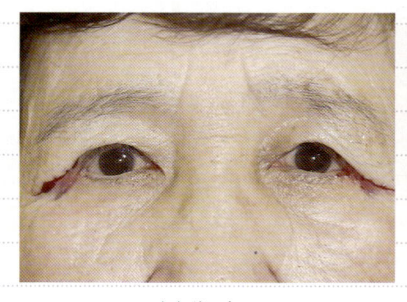
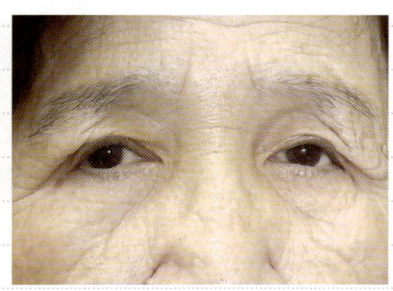

(c) 術 中　　　　　　　(d) 術 後

図3　下垂手術と同時に控えめに皮膚切除を行う

　下垂手術と同時に控えめに皮膚切除を行った。術後しばらくはよかったが，眉毛挙上をあまりしない方で，しばらくすると眉毛下の余剰皮膚が目立ち始めた。重さのため，あまりよく開瞼しないようになってしまった。

　術後の眉毛挙上の度合いは，人によって異なり予測は難しいことがある。

❷ 術 式

▶ 皮膚切除

切除するのは薄い皮膚なので，大量の切除が必要になることが多い。

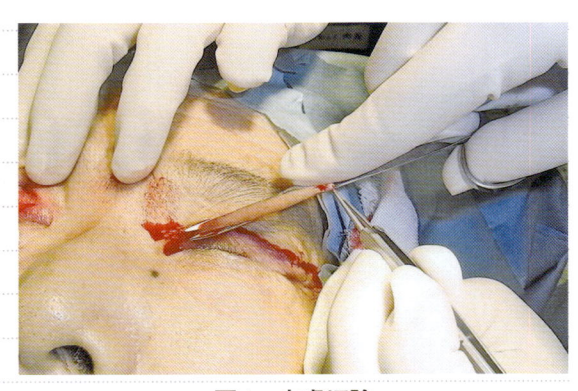

図4　皮膚切除

▶ 重瞼線作成：Hotz変法

　瞼縁皮膚切除には重瞼線作成は必須といっても過言ではない。瞼縁から切除できる皮膚の絶対量は少なく，瞼縁に皮膚が被さると症状はとれない。皮膚切除よりむしろ重瞼形成の方が重要である。

　睫毛側の切開線直下の組織と瞼板を6－0バイクリル®で5mm程度の間隔で縫合する。これが重瞼になる。合計5糸程度。

　（この縫合の詳細と重瞼線形成に関しては，重瞼線作成p.406を参照）

　上下の縫合ラインが合わずにdog earになった場合は，外側に切開を入れ皮膚切開を追加する。この際，指で切開予定ラインのあたりをつまみ，できるシワに切開線を合わせる。ガスキン鑷子がある場合，つまんでみると余っている皮膚が挟まれちょうどいい切開予定ラインがわかるので，ピオクタニンを付け挟んでみるといい。指でつまんでみて皮膚の自然なラインを出すのもいい。

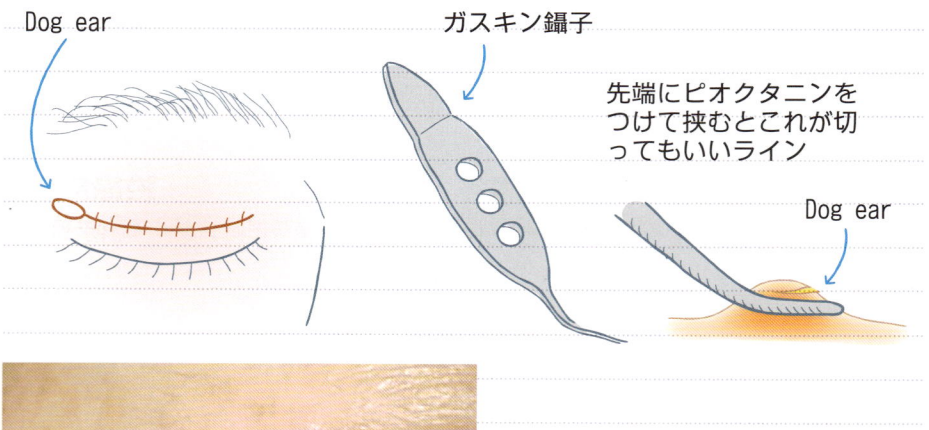

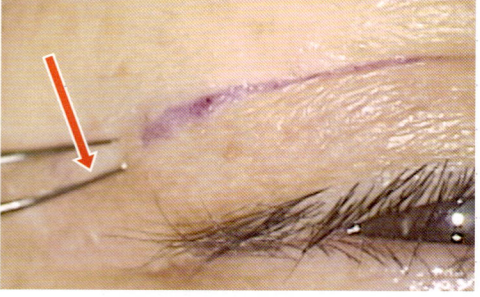

図5　上下の縫合ラインが合わずにdog earになった

❸ 症 例

▶ 挙筋整復術と皮膚切除術は単独か併用か？

　高齢者は皮膚弛緩症と眼瞼下垂を合併していることが多い。

　皮膚弛緩症と眼瞼下垂を合併している症例では，眉毛下皮膚切除・腱膜縫着術・瞼縁皮膚切除を組み合わせて施術する。例えば下垂が解消されると眉毛の挙上が緩和され，上から思わぬ量の皮膚が下がってくることもある。しかもこれがどの位下がってくるのかは人によって異なるため，やってみないとわからない。したがって細部にわたりデザイン性の高い結果を得るためには，同時手術をすることはできるだけ避けたい。

　症状や術後の状態，患者の性格などによって**図6**に示すように様々な組合せで対処する。

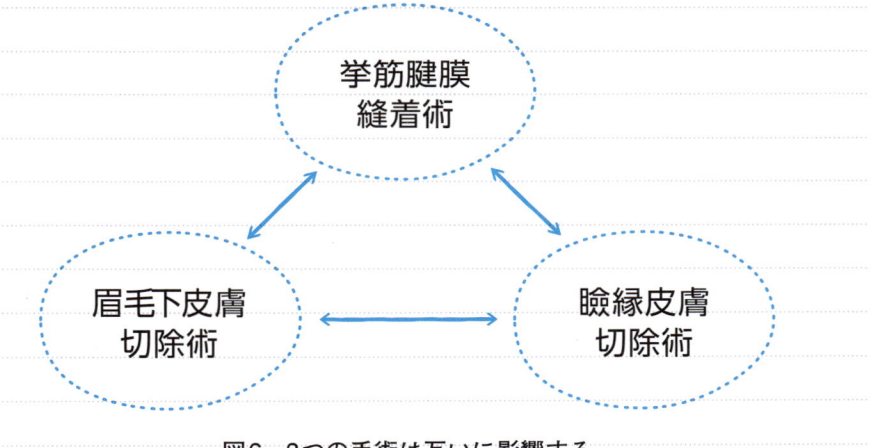

図6　3つの手術は互いに影響する

● 皮膚が厚く二重を自然に作れない，二重になりたくない場合

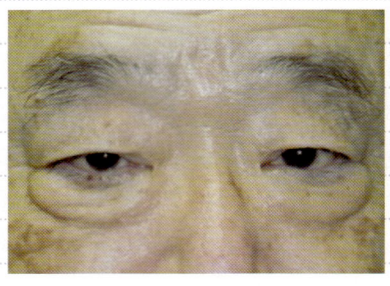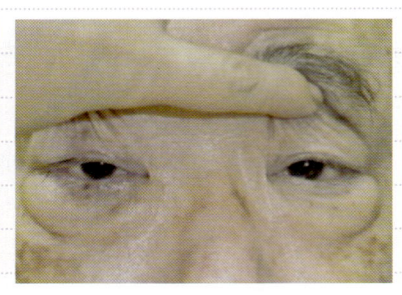

術 前

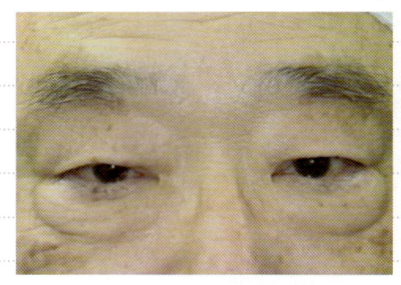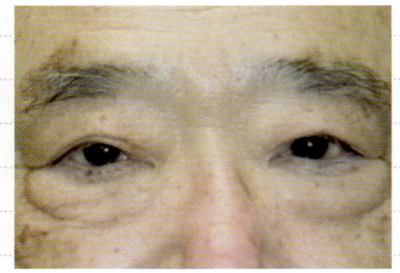

1回目：眉毛皮膚切除後　　　　　　2回目：下垂術後

症例1　眉毛下皮膚切除 ➡ 腱膜縫着術

　まず眉毛下皮膚切除を行い，3カ月以上あけて下垂の具合を判断し挙筋前転術を行う。眉毛下皮膚切除では大量の皮膚を切除できるため，これで満足する患者も少なくない。その後の患者の希望と症状をみて次の施術を判断する。

　メリットは，皮膚が厚い症例では整容面で最もよい結果を出すことができる。デメリットは，手術が2回にわたり費用も総額10万円近くかかることである。

● 皮膚が薄く二重が自然に作れる，二重になりたい場合

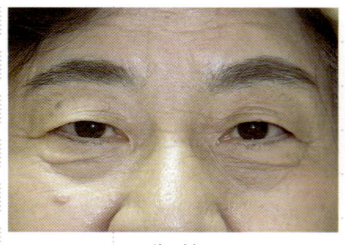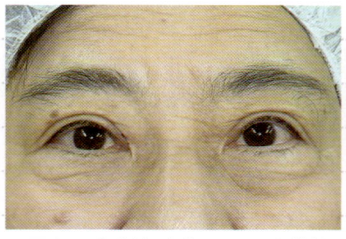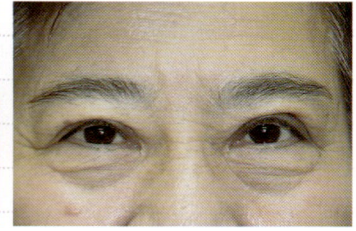

術 前　　　　　　1回目：重瞼線形成と上眼瞼挙筋　　　2回目：瞼縁皮膚切除術後
　　　　　　　　　　　　整復後

症例2　腱膜縫着術 ➡ 瞼縁皮膚切除術

　挙筋を整復すると，眉毛挙上が改善され皮膚がしだいに弛緩する。それを待って瞼縁皮膚の切除を行う。挙筋前転術を先に行うメリットは術後眉毛と瞼裂高が正しい位

置になり，二度目の手術時に純粋に皮膚切除量を定量できるので過不足なく切除できる。顔によっては自然さが失われるが，高い重瞼線形成にて1回で満足することもある。

一度目の手術で重瞼線を高く作った場合は，二度目の手術は重瞼線修正の目的となる。一度目の手術で重瞼線を低く作った場合は，二度目の手術は重瞼線の上の皮膚切除目的となる。

この症例は眼瞼縁が瞳孔にかかっており中等度の眼瞼下垂を示し，また皮膚弛緩もあり特に目尻側で睫毛にかかっており，目尻側が重い感じがするとの訴えもあった。

手術は重瞼線形成と上眼瞼挙筋を整復し，後日，目頭の高すぎる重瞼線と左眼の不自然なシワを解消するため，瞼縁皮膚切除を3mm程度行った。二度目の保険点数は内反症手術切開法（K217-2 2160点）で算定した。

● 一度の施術で終わらせたい場合

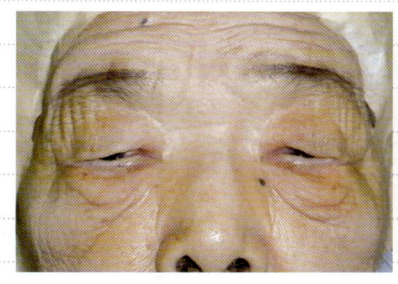 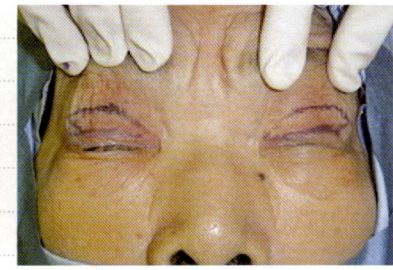

術 前　　　　　　　　　術 前

症例3　腱膜縫着術 ✚ 瞼縁皮膚切除術

明らかに両者が合併している場合で，一度で終わらせることにこだわり重瞼線の形にあまり強くこだわらない症例では，同時手術を選択する。遠方の高齢者，真に見かけにこだわらず，何らかの理由で一度で済ませることを強く希望する，主に男性に適応がある。

メリットは一度の手術で強い効果があること，デメリットは眉毛が下がってきたときの影響を十分に予測できないため，重瞼線に沿って変なシワができる可能性が出ることである。

形にこだわるのなら2回にわけさせていただくのがよい。気軽に2回に分けてオペできるのは保険医療ならではであろう。自費診療では患者が納得しない。

> 皮膚切除術は挙筋前転術と比較してやりやすい手技だが，これだけで下垂症をすべて治療できるものではない。

❹ 合併症

▶ 皮膚の過剰切除

皮膚の取りすぎは，皮膚移植以外に治療方法はない。

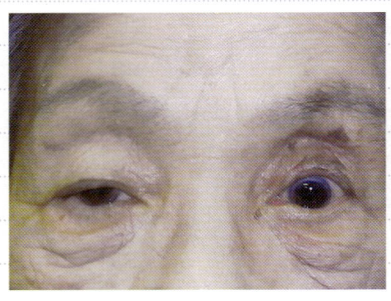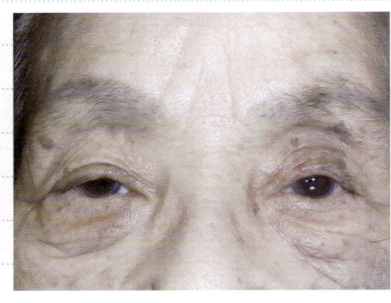

術 前   術 後

症例4　過剰切除による過開大

左眼過剰切除であった症例。右眼から皮膚を全層で移植した。どうしても元通りの自然な重瞼線は得られなかった。

▶ 腫脹

6カ月経過しても重瞼の腫脹が残存している。糖尿病と腎不全があるということ，目頭の黄色腫切除のため広めの重瞼線を設定したことの二つの要素が長いダウンタイムに関連している。

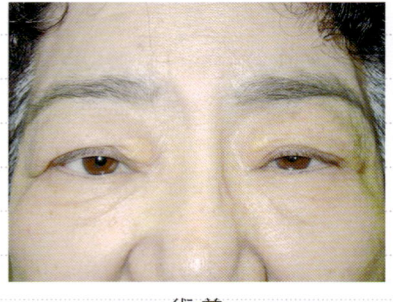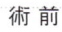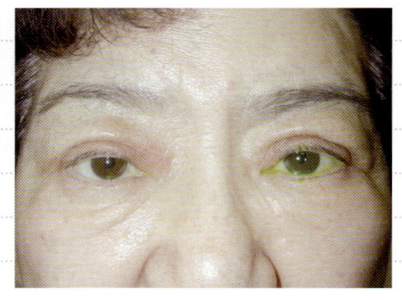

術 前   6カ月後

症例5　重瞼の腫脹

術6カ月後でもまだ眼脂が残存している。

▶ もったりした上眼瞼

　腫れぼったい一重瞼で瞼縁皮膚切除を行うと，分厚い皮膚が瞼縁にやってきて不自然なごつごつした瞼縁を呈することがある。高齢者では6カ月経過観察すればほとんどがなじむが，しばらくは我慢を強いることになる。瞼縁で重瞼線が自然に形成できないような皮膚の厚い例では，眉毛下から皮膚を切除したほうが自然である。

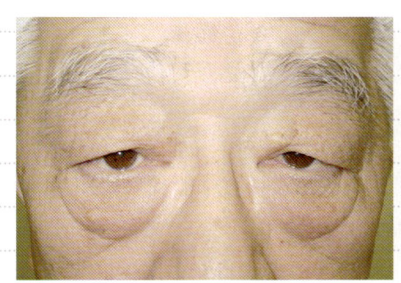
術　前

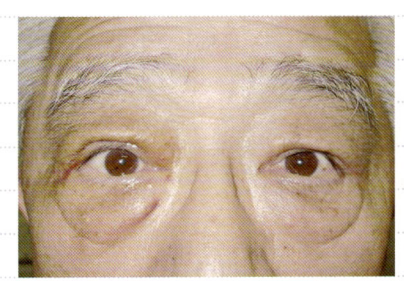
施　術

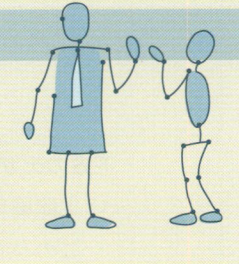
術　後

症例6　瞼縁皮膚切除例

瞼縁皮膚切除について

石嶋くん　瞼縁皮膚切除単独でうまくいく症例は多くないですね。

野田先生　余剰皮膚が多いほど瞼縁の切除で処理しきれないから眉毛下での皮膚切除になるし，下垂で挙筋整復術を選択している場合にこれを加えることのほうが多いから，単独でっていうのは少ないね。

石嶋くん　男性なら太い眉毛で眉毛下の創は隠れやすいし，瞼縁切除で男性の厚い皮膚が瞼縁に来るのは不自然ですし，ちょっとためらいます。下垂と同時がよい適応な感覚です。

野田先生　挙筋整復で皮膚切開するから，切開ラインを伸ばしてついでに皮膚切除する感じかな。

石嶋くん　切開創が最終的にひとつで済むのはお得ですし。

眉毛下皮膚切除術

> 厚い皮膚,
> 瞼縁の印象を変えたくない場合。

▶ 特 徴

　瞼縁の皮膚が厚い場合に選択される術式。瞼縁で皮膚切除すると厚い皮膚が瞼縁に寄ってくる。顔によっては重瞼線が重く不自然になるため, 眉毛下皮膚切除を選択するとよい。術後 1 週間は腫れるが, その後の目元の印象は変わらず一重は一重のまま自然な仕上がりになるためか, 特に一重の男性に好まれる。眼瞼下垂を合併している場合は, まず眉毛下皮膚切除を行い, 必要なら下垂手術を追加することが多い。

　私達はこの術式が大好きである。

❶ デザイン

> 高齢者の皮膚切除は眉毛下が第一選択!

▶ 曲線的デザイン

眉毛直下のデザイン：なりたい眉毛の形をふちどる

　上方のデザインは眉毛直下のラインにだいたい沿うように描く。

　~~皮膚割線を尊重する。~~

> 術後になりたい眉毛の形を優先する。

下方のデザイン：皮膚切除量に合わせる

① 上眼瞼縁に最も被さっている位置を見極め, 縦方向にマークする。

　この位置が切除の最大量となるようにするため, ここが横方向の中心となるようにデザインの横幅を調節する (**図7**)。

> まず, どこを最大に
> 治療すべきか決める!!

② 下方のデザインは，以下の手順で行う。片手でマーカーを持ち，眉毛直下の線に合わせて固定する。もう片手（指は2本）で眉毛を押さえる（**図7**(a)）。

③ マーカーを動かさないようにして，眉毛だけを挙上させる。瞼縁が十分露出し満足が得られるまで挙上する。すると動かさなかったマーカーは下方にずれているので，その地点をマークする。上下の線の間の幅は，10mm程度になることが多い（**図7**(b)）。

④ 同じことを数箇所行い，マークをつなげ切開線を決定する。横方向に3分割した中央の部分は，上の線と平行になるようにすると，より多くの量の皮膚を切除することができる。切開の形は紡錘形，舟型などとする。

> 中央部を紡錘形に膨らませると，
> 縫合のときに辻褄が合わせにくいので，平行にする。

目尻側はdog earが生じないように，端は直線的にデザインする。多くの皮膚切開のデザインと異なるのは，上方は術後の眉毛の形を意識した切開，下方は皮膚切除量に依存するため上下対照にはならない（**図7**(c)(d)）。

⑤ 目頭の上の皮膚は切り過ぎると鼻から眉毛にシワができてしまうため，狭めにデザインする。下のラインをやや上に凸にすると内眼角とのシワができにくい。

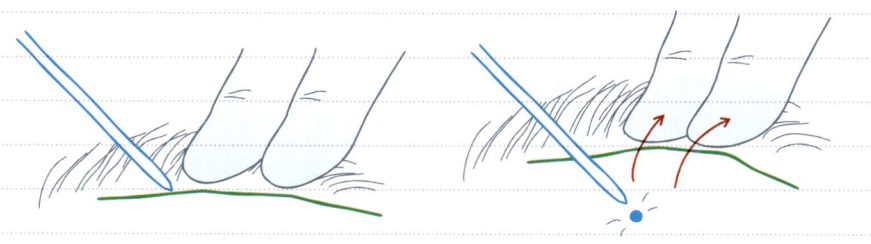

(a) マーカーを持ち固定　　(b) 眉毛だけ挙上させマーカーの地点をマークする

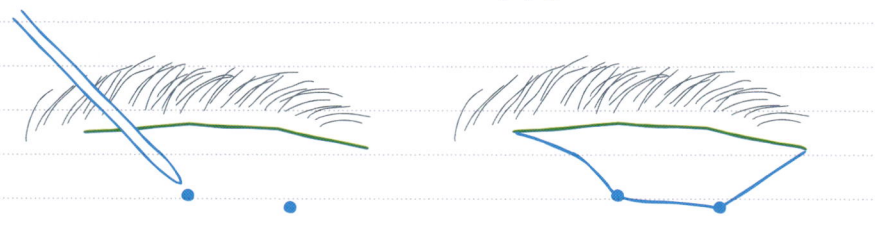

(c) 複数のマークした個所をつなげ切開線を決定　　(d) 目尻側は直線的，目頭側は狭めでやや上に凸，上方は眉毛の形を意識し，下方は皮膚切除量に依存する

図7　下方のデザイン

これは，美容外科の白壁征夫先生が提唱されている，dolphine shape designと呼ばれている方法で不要なシワを回避できる。注意点はあまり極端に上に凸にすると下の線が長くなり，あとで辻褄を合わせるのが難しくなることである。

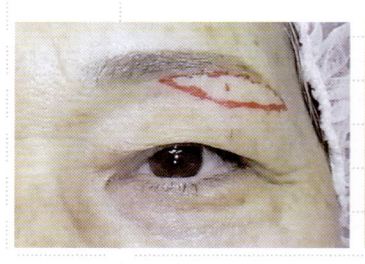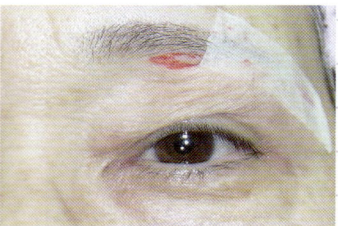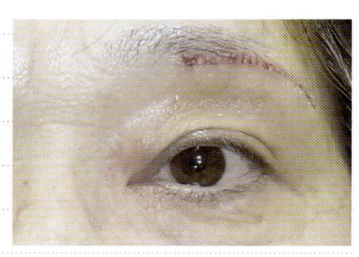

図8　切除量のシミュレーション

> 鼻と眉毛の間はシワが出やすいので予め回避する。

切除量が不安であればこのように上下の切開線を合わせ，テープで固定してシミュレーションする。座位で閉瞼させて，過剰でないかを確認する。この症例は切除にて瞼縁が露出すると予想される。術後の写真と比べると，斜め方向のシワ以外はよくシミュレーションできていることがわかる。

▶ 直線的デザイン

直線的にデザインする方法である。初心者向き。

切除ラインは3部に分けて考える。目尻の余剰皮膚が多い位置を中心にしてデザインする。中央部では上下が平行になるようにする。目尻と目頭側では上下の線の長さが同じになるようにデザインし，dog earができないように気をつける。初めのうちは眉毛の豊かな男性で，創がどんなものでも隠れてしまうような症例を選ぶ。

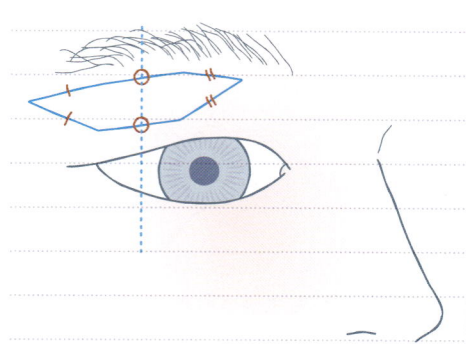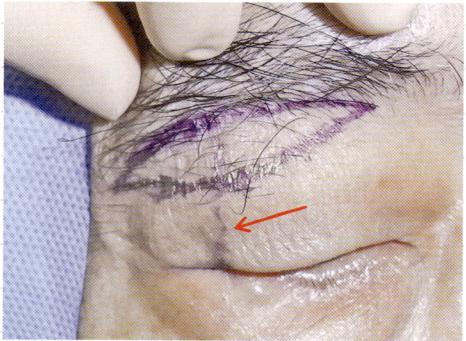

図9　直線的にデザインする方法
最も皮膚弛緩の強い位置（矢印）を中心にデザインする。

▶ なりたい眉毛・女性

女性の場合は普段の眉毛の手入れをしてきてもらう。その人のなりたいラインが重要。

眉の太い女性は，目尻側で下方と上方の余剰な毛を抜いて形を整えている。自分で手入れをしないという場合にはこちらでデザインする。私達は美容外科ではないので本来必須ではないが，眉毛のデザインがきれいであると満足度も上がるものである。

女性の眉は眉尻にむけてやや上がり，眉山を頂上にして眉尻で下がる。眉山の位置は多少流行や好みによる違いがある。長く目尻の位置が取られてきたが，少しピークを鼻側に置くと現代的で優しい感じになる。実際にはそう都合よく眉毛が生えているわけではなく，眉山を目頭側に設定するのは難しい。眉尻は小鼻と目尻を結んだ線の延長線上に置く。その中でまとまるようにデザインするのである。

まず眉山を含めて眉毛の上下の線を描画し，それを利用して皮膚切除のデザインとする。

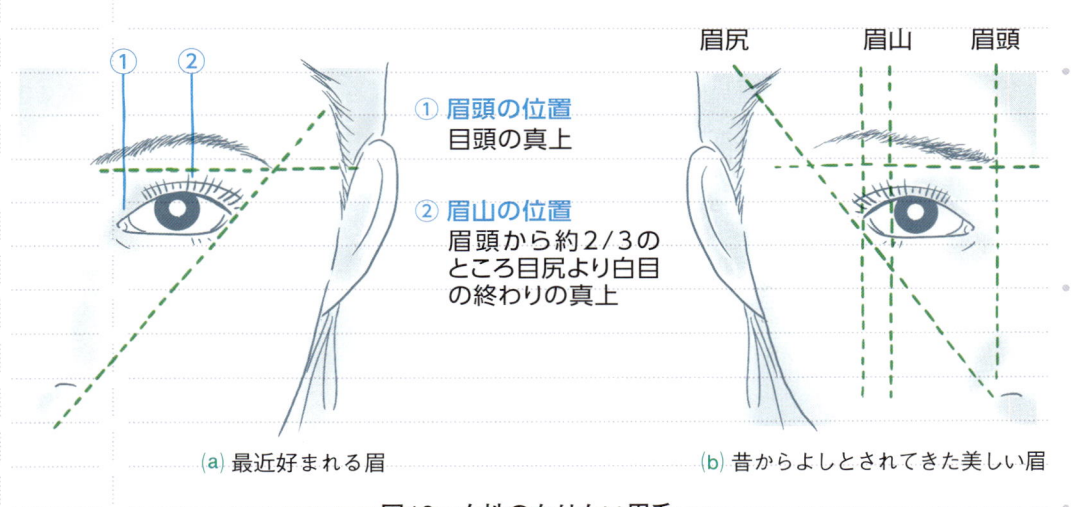

① 眉頭の位置 目頭の真上

② 眉山の位置 眉頭から約2/3のところ目尻より白目の終わりの真上

(a) 最近好まれる眉　　(b) 昔からよしとされてきた美しい眉

図10　女性のなりたい眉毛

自分で眉毛を整えたり眉墨を使用したりしている場合には，そのデザインを尊重するため手術当日も描いてきてもらう。そしてその線に合わせてデザインすれば，眉毛下方のむだ毛を処理する必要もなくなり，多少の傷は眉墨でごまかすことができるので，満足のいく結果となる。化粧をする女性はこだわりも強い分，よりよい理解が得られ，多少の難は

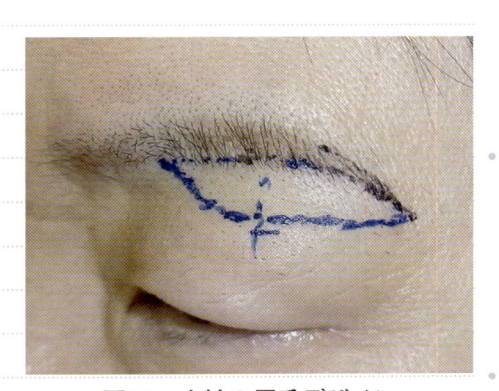

図11　女性の眉毛デザイン

化粧でカバーするテクニックがあるのでかえってやりやすい。

　ここでは眉尻だけ黒いマジックペンで上下の輪郭を描き，それを元に皮膚切除の線をデザインした。どうしても眉尻よりも切開線を延長することになり，ここが最も傷として目立ちやすくなるので，過度に上下に逸脱しないように，さらに縫合したときにdog earにならないように注意する必要がある。

　図11の縦のラインは最も弛緩が強い位置である。ここを皮膚切除の中心にすると最も効率的に皮膚切除ができる。

▶ なりたい眉毛・男性

　男性の場合は，~~通常手入れをしないのでそのままで来てもらう。~~

　　　　　　1週間以内に床屋さんで眉毛を整えてきてもらう。

　床屋さんでは目尻側下方の余剰な毛を剃ってくれるところが多い。また長過ぎる毛を刈り込んでくれるのでデザインがしやすくなる。

　男性らしい眉毛は，太く一文字で，眉尻が下がっている。眉山は女性ほど明らかではないが，目尻付近にある。眉頭から眉山に向かってあまり持ち上げると女性的になってしまい，この手術が適応になるような年配の男性にはふさわしくない。

　麻酔をすると皮膚弛緩に影響が出るため，入室したら一番初めにデザインを行う。青い油性のサインペンがよい。消毒後に消えることも多いため，麻酔はデザイン上に刺すと分かりやすい。麻酔，ドレープ後改めてピオクタニンなどではっきり描きなおす。

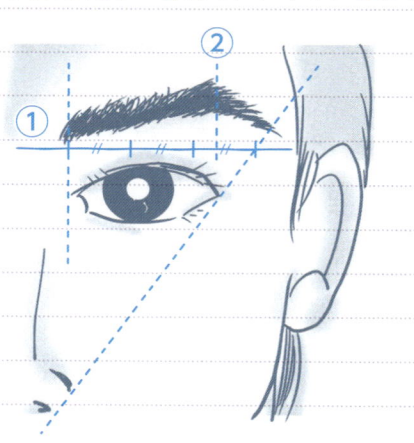

図12　男性のなりたい眉毛

▶ デザインの例

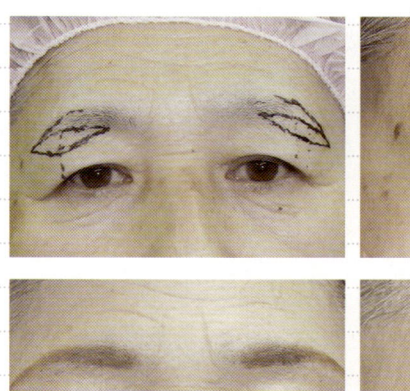
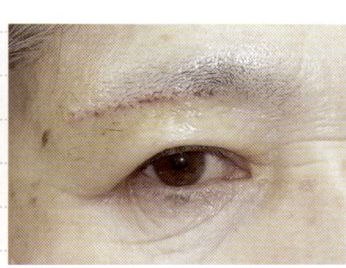
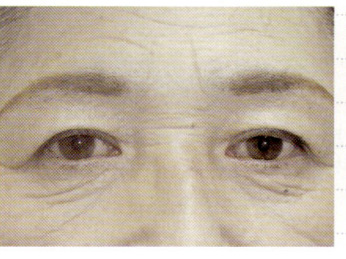
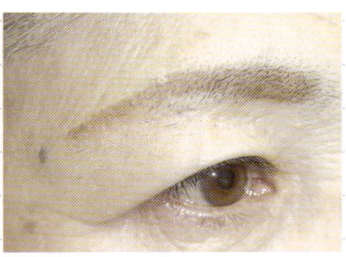

図13　術後1週間，3カ月

まず，なりたい眉毛の形を描く。その際，上の線も書き入れるとイメージがわきやすい。それを元に皮膚切除線をデザインする。切開創は抜いた眉の下縁となりごまかされるが，塗りつぶせるものではない。

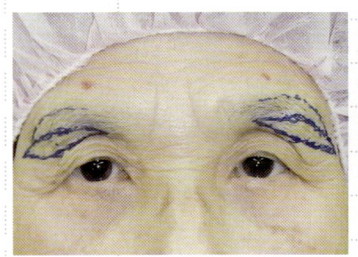
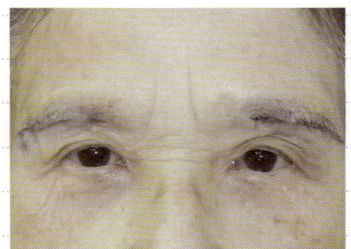
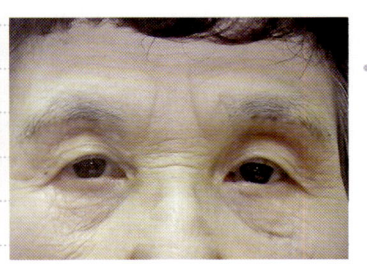

図14　化粧をする習慣のない女性のデザイン
眉を描かなくとも女性らしい形となるように丁寧にデザインしなければならない。

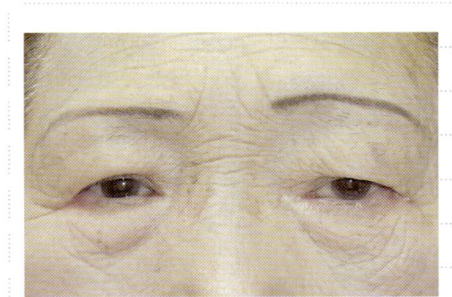

図15　手術適応のない症例
眉毛を抜去して細く描いている症例でこれほど眉の下にシワがすくないと，どんなにきれいに縫合しても創が前面に出るため勧められない。

下垂も伴っているため，高い重瞼線を形成しながら下垂手術をするのが望ましい。

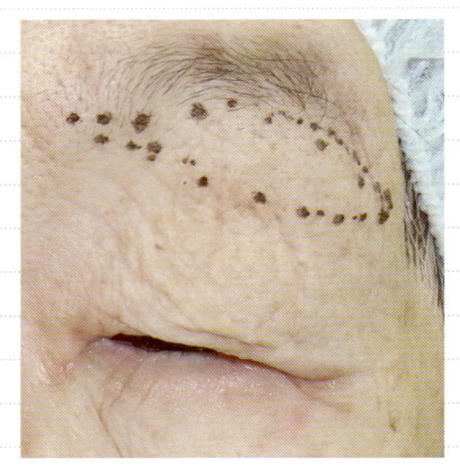
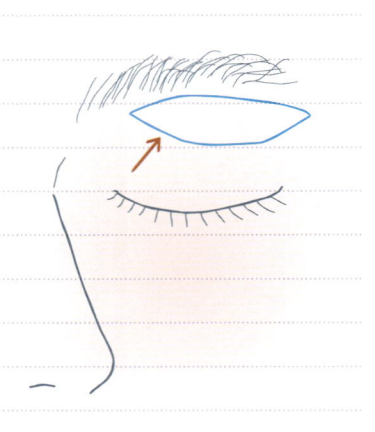

図16　目尻の弛緩の強い症例のデザイン

最大の皮膚弛緩は目尻である。上のデザインは眉毛のラインを尊重した。皮膚を持ち上げると目頭側があまり取れないことが分かる。目頭側は控えめでよい。デザインも縫合も難しくない。スタンダードな症例である。

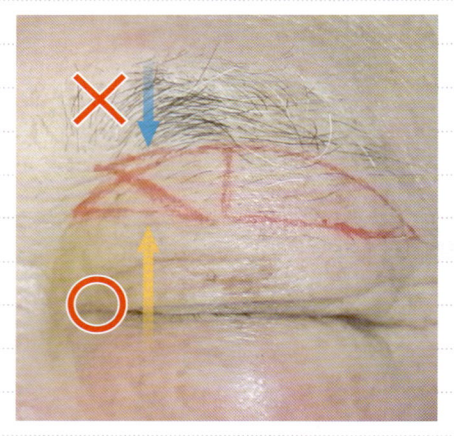

図17　目尻から中央までの弛緩の強い症例のデザイン

目頭側でのデザインでは眼窩縁に沿うシワを尊重したほうがよい。皮膚弛緩の最大となる部分はやはり目尻が多いが，ほぼ同じ幅で中央部まで皮膚の弛緩があるため同じ切除幅で中央部まで切除する。

目頭側では眉毛の流れが異なるため創を眉毛にブレンドさせにくい。目頭側で眼窩縁に沿うシワに合わせてデザインすると，創が目立たない症例もある（京都大学形成外科の辛島先生ご発表）。

上下の線の長さも合いやすくやりやすい。

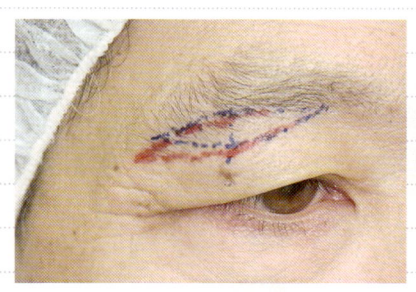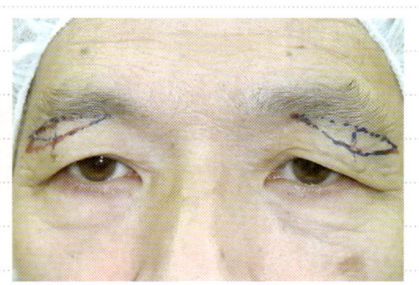

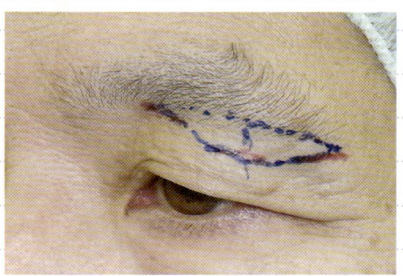

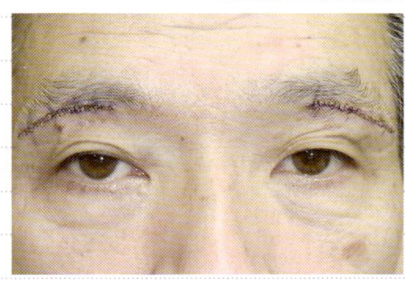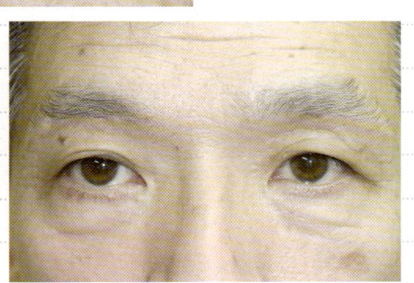

図18　青線は石嶋のマーク，赤線は野田のマーク
上級医の方が遠慮がない。

特に上の線を
直線的でなく曲線的にしながら
理想の眉の形に近づけるのが極意。

❷ 術 式

① マーキング，前頭神経麻酔，皮下麻酔

無影灯を用いてマクロで行うことが多い。

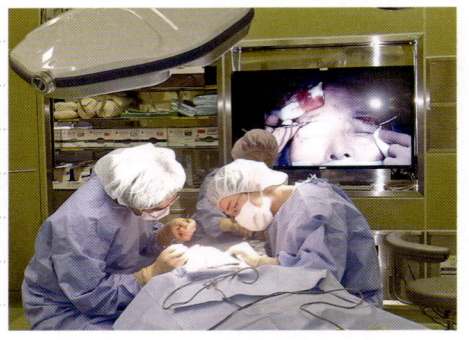

図19　マーキングし麻酔をかける

② 皮膚切開

　マーキングに沿って皮膚切開。深さは皮下までとする。瞼縁に比べてはるかに分厚い皮膚であるので，切りにくいところである。眉毛に沿うところは毛の流れにそってメスを傾けるという考え方もあるが，初心者は後の縫合がしにくくなるのであまり気にしなくてよいであろう。

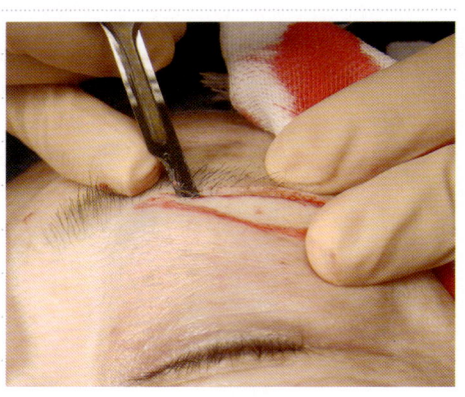

図20　皮下までの皮膚切除

③ 皮膚を剥離切除

　モスキートで耳側の皮膚を把持し，皮膚を強く反対に牽引しビリビリッと剥離する。ガーゼを用いてカウンターに皮膚に力をかけるとやりやすい。この方法で血管床が保たれ，出血が最小限に抑えられる。ビデオで見ると衝撃的で思わず目を覆ってしまうが，患者さんにとっては引っ張られる感じが強い程度のようで，あまり苦痛の訴えはない。剥離は必ず耳側から行う。鼻側は組織が強固なので最後はなかなか剥離できない。最後だけ剪刀で剥離してもよい。この方法は美容外科の白壁先生と，日本医科大学形成外科の村上正洋先生が広められているものである。

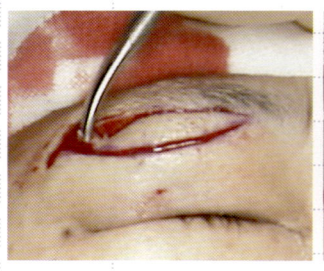
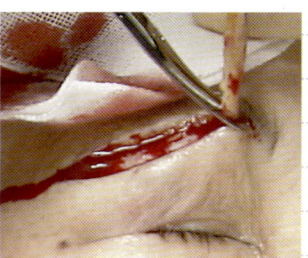
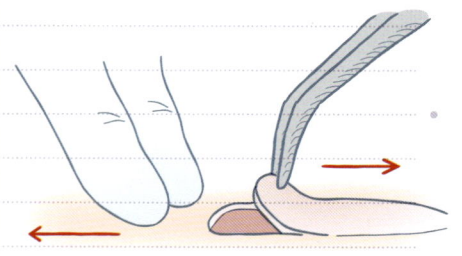

(a) モスキートで耳側皮膚を把持　(b) 反対側に皮膚を牽引して剥離する

図21　皮膚の剥離

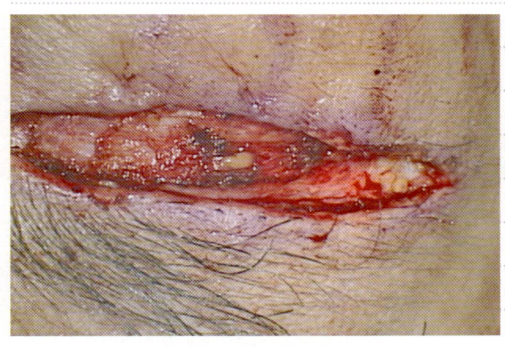

図22　剥離切除後
出血が鋭的剥離より少ない。

④ 止 血

　切開中の出血はバイポーラで止血する。そのままにすると術後腫脹のもとになる。瞼縁と違って展開がよいので，操作はしやすい。しかし複数箇所から動脈出血することがあり，最初はこわいかもしれないが，献血は400mLであることを考えれば，ゆっくり止血しても大丈夫だ。

> 抗凝固薬内服は止められたら止める。無理なら手術中のバイポーラで出血をコントロールできるので，全身合併症のリスクが気になるなら内服のまま手術する。

⑤ 6−0プロリーン®を用いて連続縫合（疎な縫合症例）

《縫合の間隔》

　埋没縫合：5〜8mm間隔

　皮膚縫合：2〜3mm間隔

　上下の皮膚の厚さは異なる。段差ができてしまいがちであるので，通糸時にきちんと創面が合うように通糸する。皮膚縫合時に修正できない段差はためらわず後述の埋没縫合から行う。

　連続縫合の最後はかけた糸を端から引っ張っていきたるみを取り結紮する。その後鑷子で創面を表に引き出す要領で外反させる。両端から大きめの鑷子でつまみ創部を盛り上げて終了する。

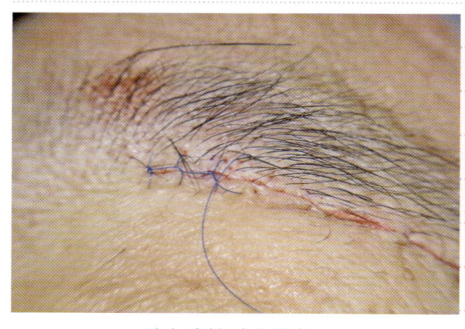
(a) 連続縫合開始

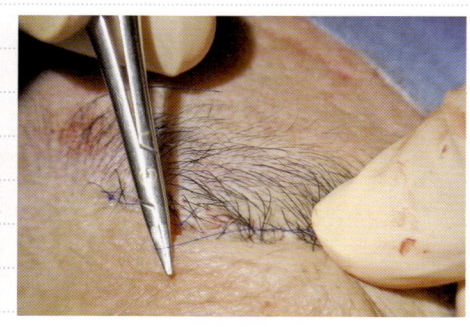
(b) 連続縫合終了後
縫合の1針目→最後に向かって持針器で糸の緩みをとっている。

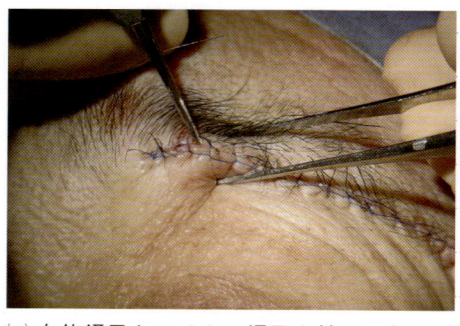
(c) 有鉤鑷子とマイクロ鑷子を持ち，創面が潜り込まないように外反。できれば，後述のようにロックをかけると締めるときのコントロールがしやすく，抜糸も痛くない。

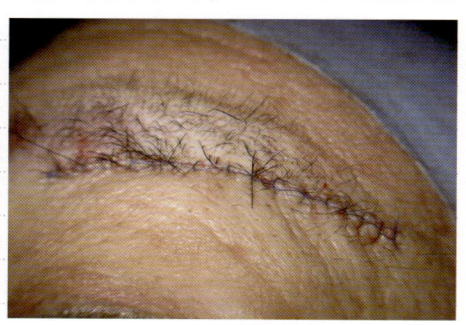
(d) 終了時
耳側の方は細かく縫った方が傷が目立たない。

図23　プロリーン®で連続縫合

⑥ 取った皮膚は一応「見ますか？」と希望を聞いて術後患者さんに見せる

「こんなに取ったんだ」と必ず驚いてくれるので面白くてやめられない。一度，縦幅2cm，横幅6cmを切除したときには，「ひっでえことするなあ」と笑われたが，そういう手術が大好きです。持って帰るか聞いたところ，これまで5人が持ち帰った。家族に見せるそうである。

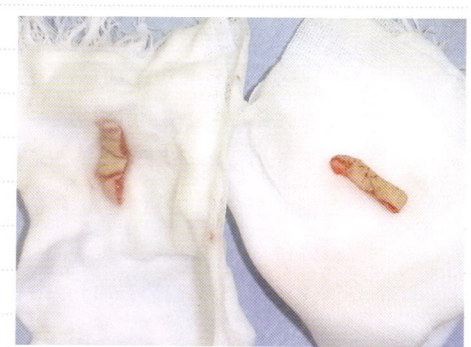
図24　切除した皮膚片

▶ 真皮埋没縫合

　皮膚の厚みがある症例は5-0PDS®紫で真皮縫合。両端をしっかり合わせて創面が盛り上がるようにする。

　縫合は，きれいにしたい両端から始める。耳側の眉毛より外1cm鼻側5mmをdog earにならないように縫合し，残りを耳側から縫合し辻褄を合わせる。

① 下方の皮膚に無理なシワができないように気をつけながら鑷子で引き寄せ，ピオクタニンでマーキングする。その際，瞼縁側の皮膚縁を多少眉頭側に引き寄せながら行う。耳側ほど皮膚が厚いので，ここは同じ長さ同士で合わせる必要がある。しかし鼻側では皮膚が薄いので，瞼縁側の皮膚をたぐり寄せて辻褄を合わせるとよい。これにて目頭側に向けて生じやすい変なシワを予防することができる。眉頭の端は傷が目立ちやすいので，1cm弱くらいはdog earを作らないように端から縫合する。

② 端より5-0PDS®などを用いて真皮縫合を行う。

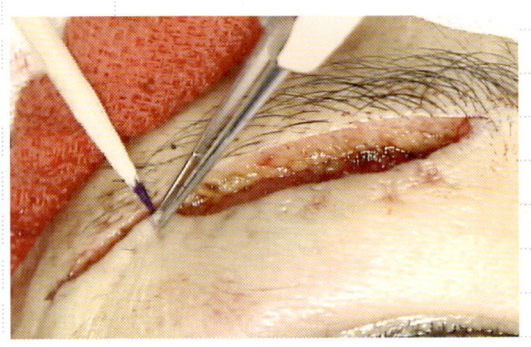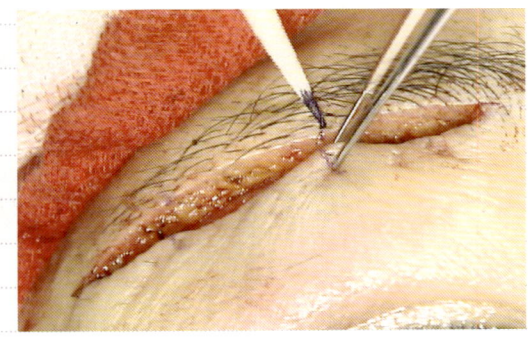

(a) 5～10針程度は必要
耳側，特に眉毛よりもはみ出た部分は目立つので細かく縫合する。

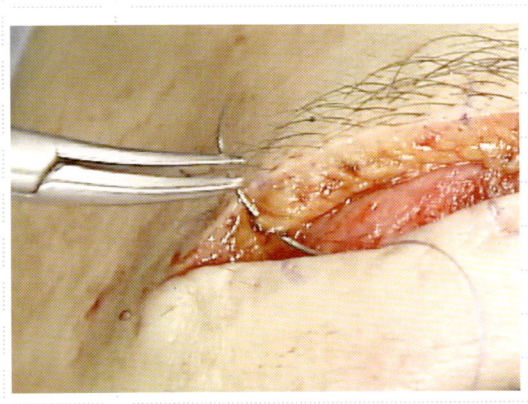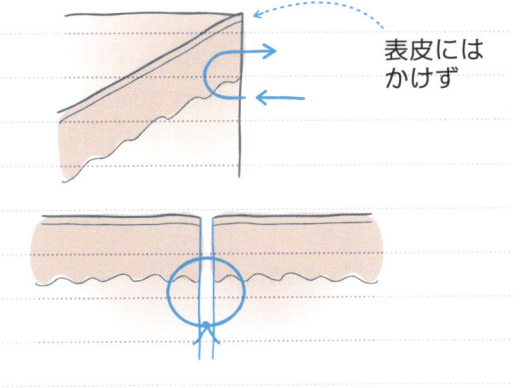

表皮にはかけず

(b) 1針目を下から上に通糸，対側を上から下に通糸し縫合を深部に持ってくる

図25　真皮埋没縫合

345

③ 埋没縫合が終了した時点で，皮膚に無駄なシワができていないかを確認し，シワの強いところの埋没は外し，皮膚に余分な張力がかからないように修正する。

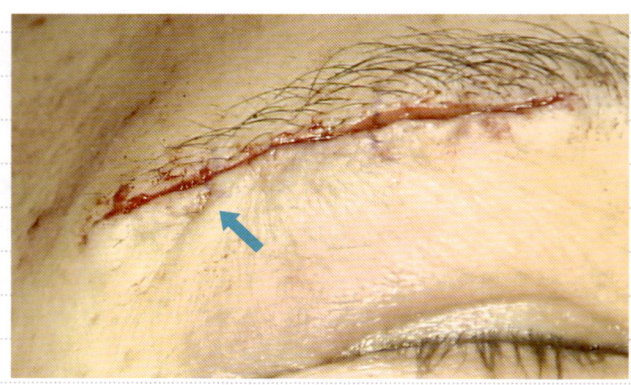

図26　下方耳側にシワができているので，この下の埋没縫合をかけ直した（矢印）

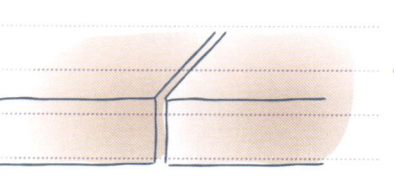

目尻1cmと目頭5mmは皮膚コンシャスで縫う。あとの間は下方の余った皮膚をなんとか収めるように縫う。

　プロは皮下縫合だけで十分なくらいきれいに縫って表皮は少しだけ縫うが，真皮縫合は眼科医には難しいのでそこまではお薦めしない。ここでは表皮縫合に重きを置く方法を示す。

● 真皮埋没は必須か？

　縫合終了時に皮膚が平坦な場合，創部は拘縮し必ず引っ込む。これは分厚い皮膚で，さらに皮膚を伸ばす方向にテンションがかかる部位であるほど生じやすい。

　よって，拘縮による陥凹防止のため創部を盛り上げる必要がある。しかし眉毛下の分厚い皮膚を1本の糸で全層に通糸して過不足なく盛り上げるのは，一般眼科医には大変難しいと思われる。そこで，深部と表面を分けて縫合することを勧める。

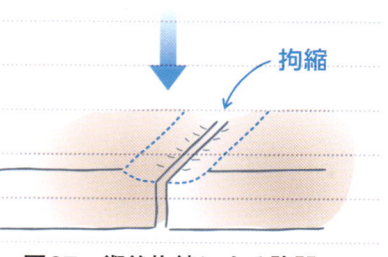

手術終了時にこの形

拘縮

図27　術後拘縮による陥凹

① 運針は円の軌道を描くので，創部を盛り上げようとバイトをとってしまうと，自然に深すぎてしまう。そのため上下に分けて縫合する。

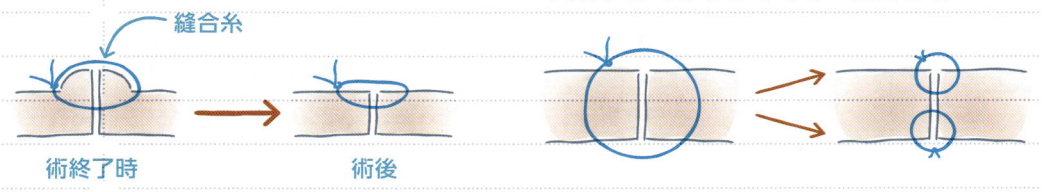

図28 創部は浅深に分けて縫合する

② 埋没縫合は欲張らない。ちょっとかける程度で十分。これが終了した時点で皮膚が平坦になっていなければいけない。多くすくってしまうと，縫合で周囲の組織を深部側へ引っ張ってしまい，dimpleをつくってしまう（その後の連続縫合は盛り上げるのが役目）。差がある時は埋没が原因であるので切り，修正する。

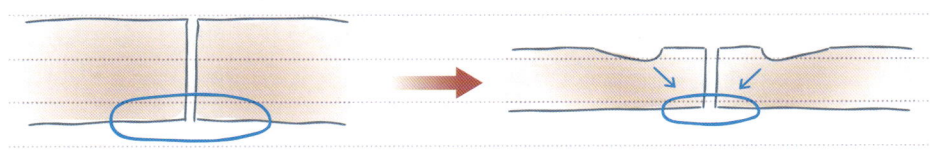

図29 埋没縫合は欲張らない

③ 連続縫合で創部に均一に力をかける。上から下方向に通糸した。第1糸の結紮は1−1−1。6−0プロリーン®C-1を使用する。

④ 上に戻って通糸する。

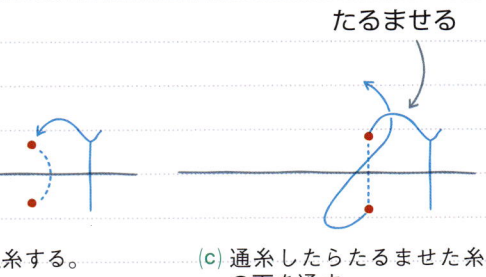

(a) 端の一方に一糸をかける。　(b) 上から下に通糸する。　(c) 通糸したらたるませた糸の下を通す。

図30 通糸

⑤ 通糸する際，直前の糸を引っ張らずに，たるませておく。ここに通糸した糸を通す。ここでロックがかかる。

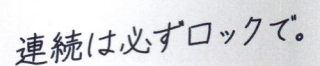

連続は必ずロックで。

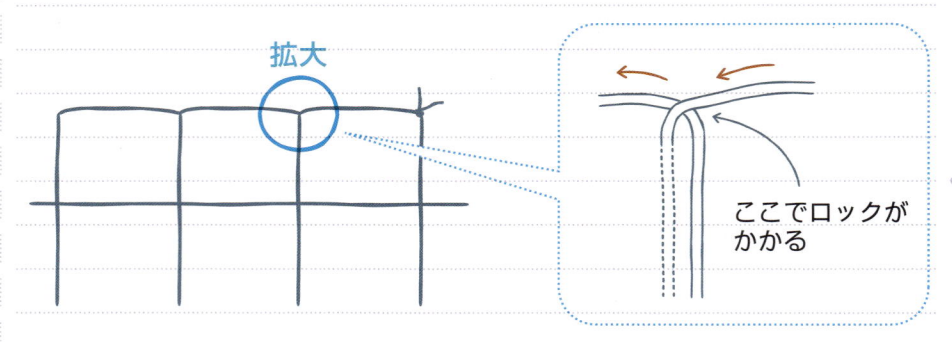

図31　ロックのかけ方

⑥ 糸のたるみを取り，最後は残した糸をループ状に利用し，○の部分同士を結紮縫合する。この時点でテンションを決定する 。力がかかってきちんと盛り上がっているかチェックする。

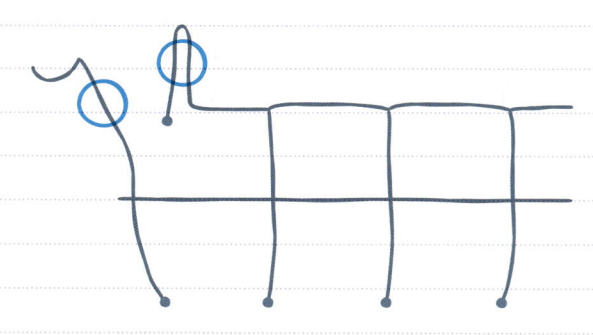

図32　糸の端の○の部分同士を結紮・縫合

● ロックをかける時の動きを少し詳しく説明する

　通常のように組織に通糸し，持針器を持ち替えて抜針する。通常はこのまま糸を引くが，ここでは針が組織から抜けたら持針器より離し，刺入点側の糸の下を通して針を拾う。糸を傷つけないように引き抜くとロックのかかる運針になる。

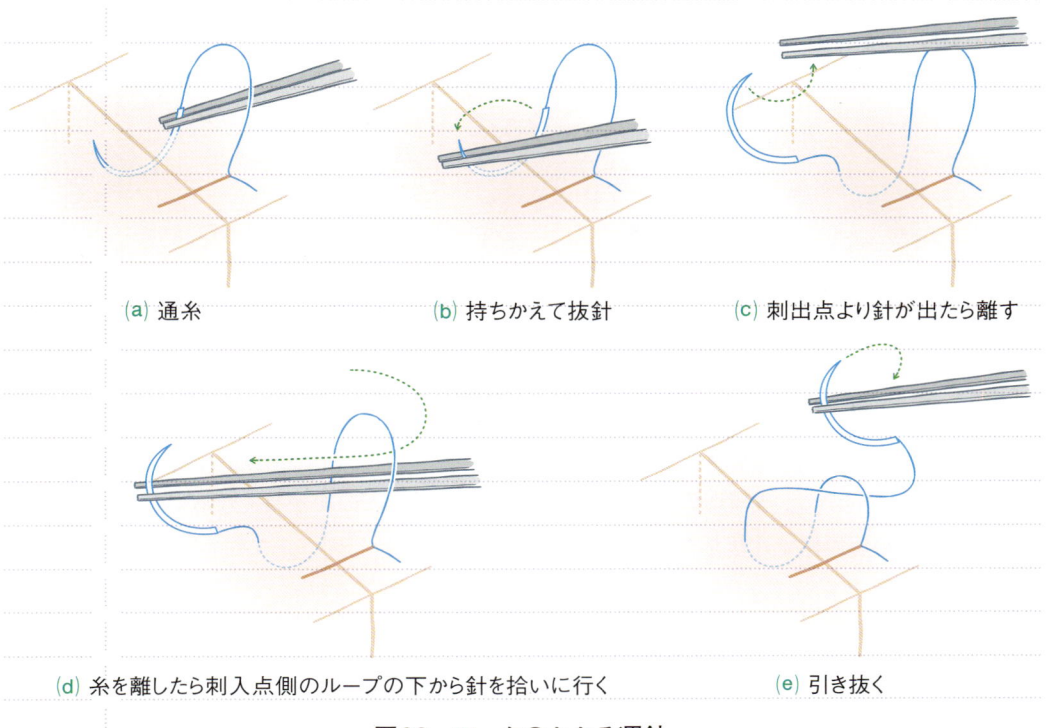

(a) 通糸　　　　　　　(b) 持ちかえて抜針　　　　(c) 刺出点より針が出たら離す

(d) 糸を離したら刺入点側のループの下から針を拾いに行く　　　　(e) 引き抜く

図33　ロックのかかる運針

　　眉毛下の縫合は，瞼縁の縫合よりずっとテクニックを要する。盛り上げるのがこわくて平坦に縫合すれば陥凹するし，盛り上げようとしても運針が不適切だと上皮同士がずれたり内陥して合わせられる結果となり強い瘢痕を形成することがある。縫合がうまくなるまでは，眉毛の濃い高齢の男性で，真に機能障害を訴えている症例のみを適応とし，粛々と縫合の鍛錬を積むべきであろう。女性や眉毛の薄い男性の手術ができるようになるまでにはざっと20例程度の経験を積んで，手術痕が最小限であることを確認してからにする。

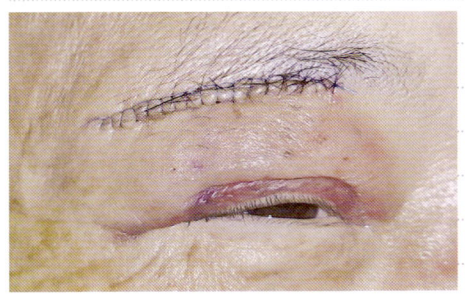
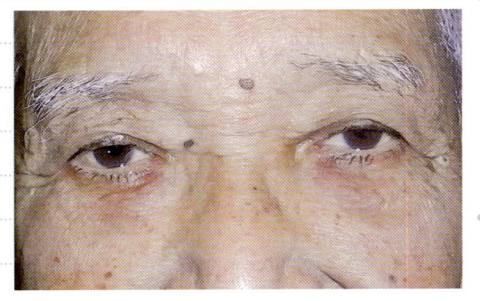

図34　術終了時にはこの程度の盛り上がりを目指す

　　眉毛の豊かな一重の高齢男性が最もよい適応。**図34**の症例のように眉毛付近までシワがある症例は大変傷跡が目立ちにくい。この症例は初期の頃であるが，縫合が上手なのではなくて顔がよいのである。

❸ 症 例

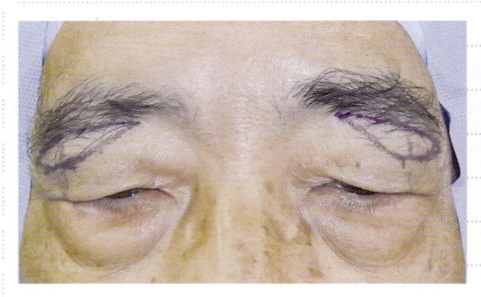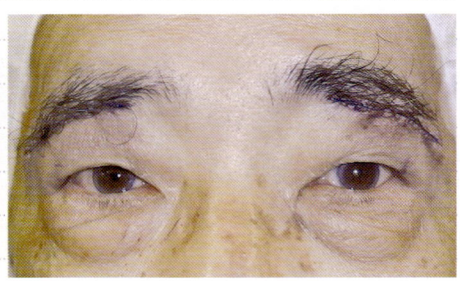

症例7　眉毛の太い高齢者

　一重瞼で眉毛の太い高齢の男性という，大変よい適応であり，傷が目立たない。眉毛の形から，皮膚切除の上の線が直線的になり，下の線が長くなってしまった。そのため眉頭側で辻褄を合わせるのに少し苦労した。

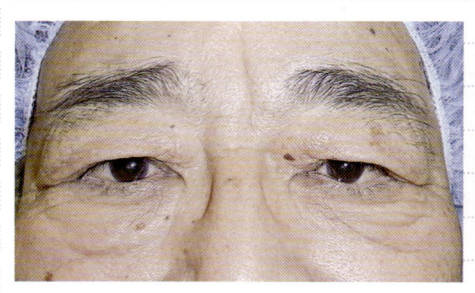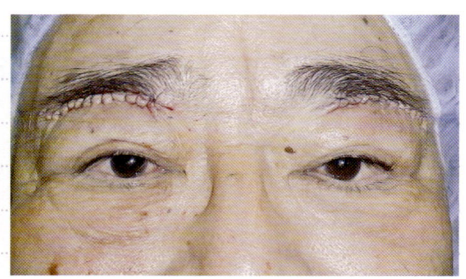

症例8　眉頭側まで切開創が広がる

　この方本来の重瞼線がよみがえっている。デザインの横幅が広いと眉頭側まで切開創が広がる。眉頭では眉毛の生える方向が変わり，創を隠しにくくなるので注意が必要である。なお，この縫合は少し盛り上げ過ぎである。それでもこのような眉毛の症例では創は目立ちにくい。

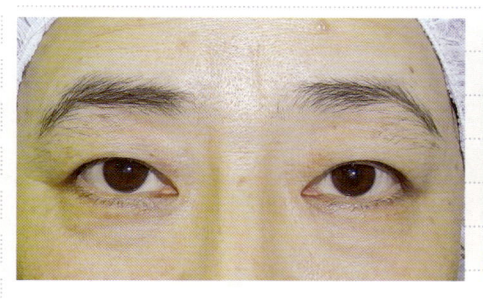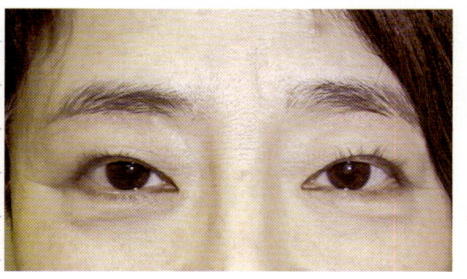

症例9 術後の手入れ不要な眉毛

　若い女性で，二重になることを好まない人が増えている。その人の眉毛の手入れの仕方をよく知り，それに合わせてデザインすると大変よい結果が得られる。この女性は眉尻のデザインをよく相談し，無駄な毛を一緒に切除することによって，手入れの要らない眉毛となった。細心の注意をはらって縫合したため，創も目立たなかった。このような若い女性（といっても50代だが，まだきれいすぎる）の眉毛下手術ができるようになるには，20～30件程度の経験が欲しい。

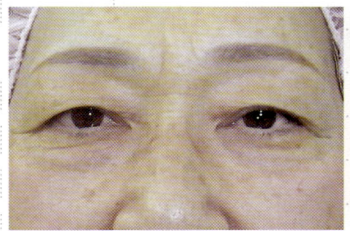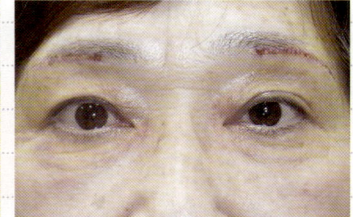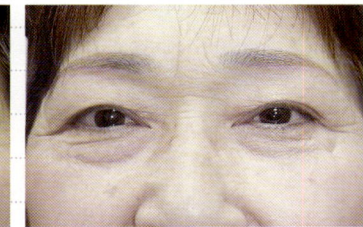

術 前　　　　　　　　　抜糸直後　　　　　　　　術後1カ月

症例10 70代女性

　眉毛の手入れの仕方が大変うまい。手術当日には眉毛を手入れして眉墨でのメイクをした上でおいでいただいた。描いた眉毛の下のラインを用いてデザインしたところ，化粧でぎりぎりカモフラージュできる位置となった。実は術後1カ月の時点ではまだ満足されなかった。創は眉毛の毛がないところにできるからである。このような方は求めるものも多いが，きちんと手入れしてくださるし，ラインについては理論的に考えてくれるので，慣れてくれば手入れは楽なようである。

❹ 合併症

症例11　不自然なシワ

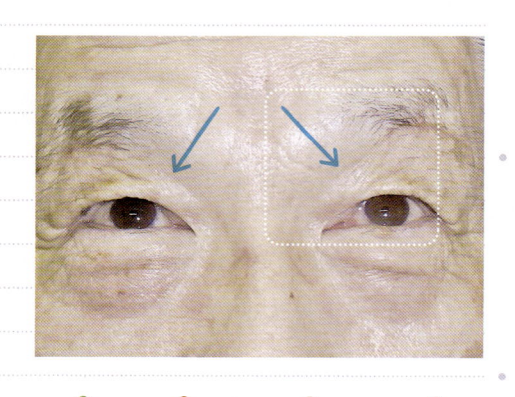

　目頭から眉毛へ向けてのシワが見られる。原因として目頭側での皮膚のとりすぎ，埋没縫合通糸の位置が遠すぎるなどが考えられる。

　対策として，デザイン時に目頭側での皮膚のとりすぎに気をつける。

　具体的には，

① dolohine shape を作る。

② 創の下方の皮膚は，耳側から鼻側に少しずらして，目頭に皮膚を多めに寄せるようにする。

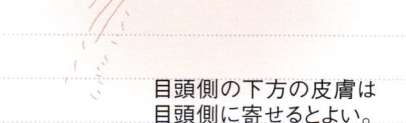

目頭側の下方の皮膚は
目頭側に寄せるとよい。

　次に埋没縫合でシワができないか確認し修正する。下方への牽引がかからないように調整する。

　イラストでは，赤の通糸点では下方皮膚の右へ引っ張る力がかかってしまったためここでは縫合せず，緑の位置へ通糸点を変更した。

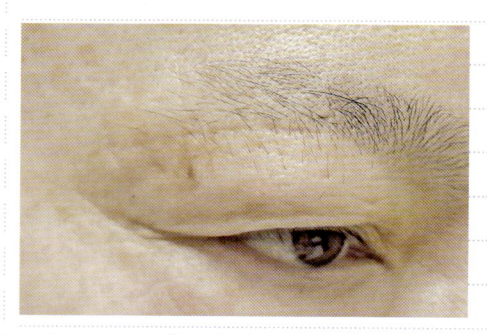 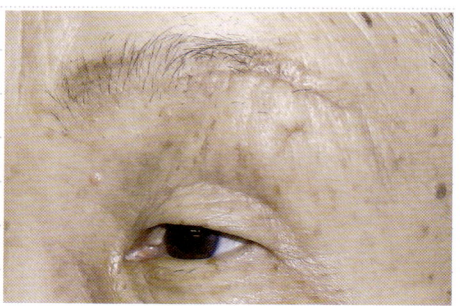

症例12　眉毛下皮膚の瘢痕

　特に眉尻で眉毛の乏しい男性。どのようにデザインしても創が表面に出てしまう。平坦に縫合してもひっこんでしまうため，盛り上げて縫合する。この位置は，正面から鏡を見る分にはあまり気づきにくいようで，特に男性はほとんど訴えに上がらない（言えないだけかもしれない）。

症例13　術後の一過性眼瞼下垂

前頭神経麻酔は挙筋にまで作用してしまうことがある。術直後に開瞼ができなくなることがあるが，数時間で消失する。

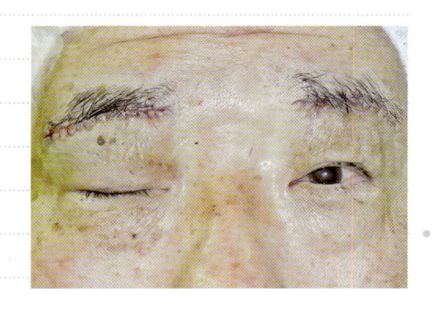

症例14　皮下血腫

初期はこのような症例が相次いだ。右眼はCO_2レーザーを用いており，左は用いていない，それでもこれだけ腫れてしまうのを覚悟していただける方に対して施術するべきであろう。その後，術後の圧迫眼帯をするようになってから血腫は劇的に減少した。

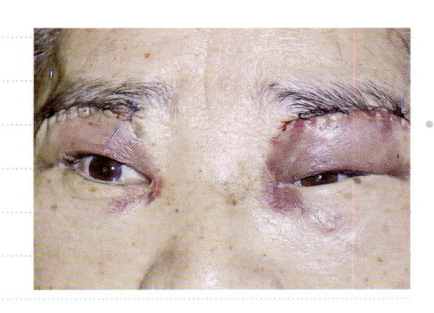

症例15　皮下縫合糸の脱出

5−0PDS®が脱出している（矢印）。透明な糸を用いると糸が脱出しているとは分かりにくく，患者はずいぶん垢がつくなあと思って様子をみるようである。紫であれば比較的わかりやすい。

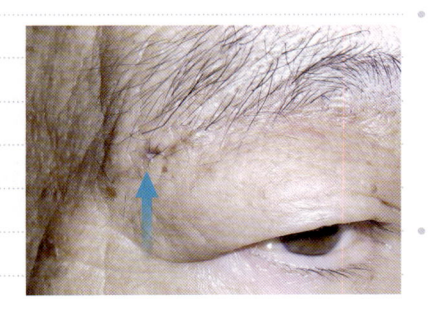

● 術後のケア

抜糸は7〜10日後に行う。瞼縁より少し長めに置く。

抜糸は通糸された間を切開する。ほとんど痛みのない抜糸である。

眉毛下は，瞼縁と違ってテープを貼ったりして瘢痕形成を抑える努力ができる場所である。別項「術後管理」（p.121参照）を参考にし，気にしそうな患者は術後1週間，1カ月，3カ月，6カ月で診察して，その時に必要なケアを提供する。

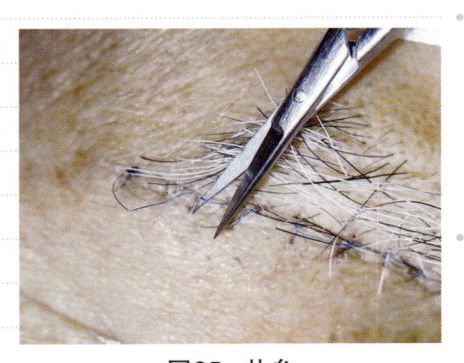

図35　抜糸

出血はどのくらいなら許される？

石嶋くん　今日の手術，出血いっぱいでしたね。

野田先生　そうだね。でも，抗凝固薬を中止できない患者さんだって大勢いるんだから確実に出血量をコントロールしたいね。

石嶋くん　術当日の術後診察では意外に出血していない患者さんが多いですよね。バイポーラでしつこく止血するのがいいんですか？

野田先生　術後の出血量はバイポーラでやってもなかなか完璧にはコントロールできないよね。それは術中の目に見える出血だけでなく，小さな血管からも出血していて術後じわじわ出てくることと，止まったなと思っても再開通して出血するものもあるから。

石嶋くん　それはある程度しょうがないですね。

野田先生　昔はそう思っていたんだけど，どうにかコントロールできないかって考えて，しつこい位の冷却と圧迫ガーゼに行き着いたのよね。やってみると術後出血が目で見えるくらいはっきり減ってきたので，今はルーチンでやってるの。

石嶋くん　完成したかなって思ってることでも改善する余地はあるんですね。手術がうまくいくと安心してしまってそこまで頭がまわらないです。

野田先生　術後診察で出血するのはある程度許容できるけど，1週間後の抜糸の時に目がパンダみたくどす黒かったら，なんだか悪い事した気になるのよね。

石嶋くん　あれ，眼球摘出後の患者さんのほうが目の周りパンダにならないですね。出血量は多そうなのに。

野田先生　出血の原因は，直筋の断端，脂肪などの周囲の血管，眼動脈などが考えられるでしょ？でも術野が眼窩だから出血量が多くても素直に前方に移動するだけで，眼輪筋にそって眼瞼の周りにはなかなか来ない。ドレーン入れても数日で出血しなくなるので，多くても2日程度でおさまる量なんだと思うな。

石嶋くん　先週の眼球摘出で視神経を切断して摘出したらみるみる血のプールみたくなって驚きました。

野田先生　あれは視神経をしっかり掴んでないからだよ！

石嶋くん　掴んだと思ったのになあ。

野田先生　掴んだと思って掴みきれていない場合はいくつかある。一つは初めから視神経を結紮してなかった場合，二つ目が視神経結紮のペアンがずれて外れた場合，三つ目が眼動脈の枝が早く分岐して結紮した場所では効果が低い場合。視神経と眼動脈は並走するけど分岐しながら走ってるので全部が全部おさえられる訳じゃない。ある程度はしょうがないのよ。

石嶋くん　俺無罪の可能性がでてきました！

野田先生　ある程度と言っただろうが，ある程度！

V

眼瞼内反症，外反症

Jones法

弱った下方向の牽引を強くして
内反を治す。

▶ イメージ

　下方向の牽引をターゲットにしている術式はこれのみである。理論的には大変理に
かなった術式である。眼形成専門家は，第一選択にしていることが多い。ただし内反
はこれだけで生じるわけではなく，他にも多くの要素が重なっているのである。第一
選択であるが，ほとんどの症例でこれに何か（水平短縮術，眼輪筋短縮術など）を加
えて施行している。

垂直方向の手術はこれのみ。

❶ 術 式

▶ デザイン

　下眼瞼の睫毛根より約4mm（睫毛の先端）ほど離して，涙点から目尻までマーキン
グ。横幅は，術中に何かやりにくいと感じたらどんどん広げてよい。下眼瞼牽引筋腱
膜は上眼瞼挙筋とは付き方が異なるので，中心にとどまらず，広く切開を行う。また
再発は耳側に多い。そのため目尻まで切開をすべきであろう。

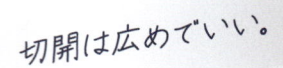

切開は広めでいい。

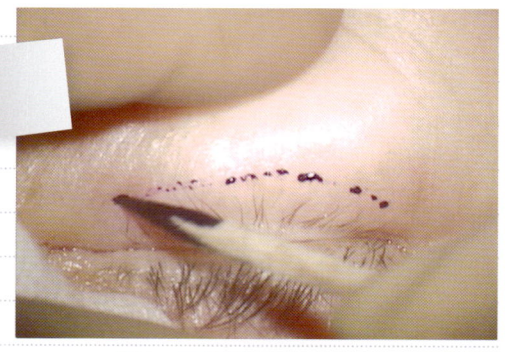

図1　下眼瞼上のデザイン
中心は気にせず，広く切開を行う。

▶ 切開と展開

● 挟瞼器を用いない場合

皮膚を切開する。下眼瞼は固定しにくく切開は比較的難しい。**図2**でもメス刃が組織にめり込んでおり，切開予定線を切開できているのかどうかわかりにくい。初心者には挟瞼器の使用を勧める。皮膚切開を行ったら，下方向に釣り針鉤をかける。ここから瞼縁に向かう。下方への牽引は，釣り針鉤を少し強めにかける。瞼縁方向は，鑷子で強めに牽引して切開を進める（**図3**(a)）。

縫着予定部位である瞼板下縁は，きれいに露出させる。下眼瞼瞼板は上下の幅が5mmであるので見失わないようにしたい。しかし，これが元々内反しているせいもあ

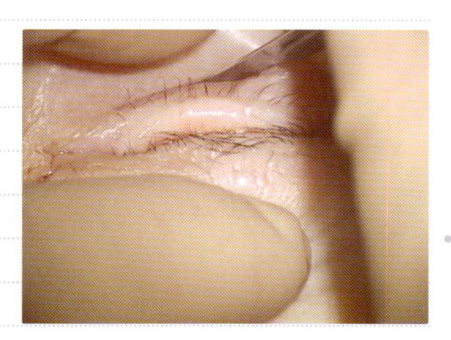

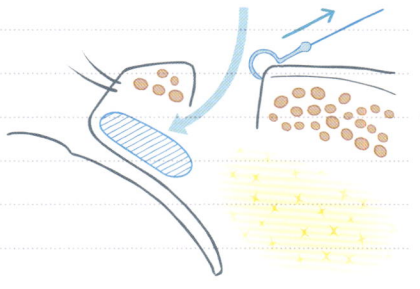

図2　挟瞼器のない皮膚切開
切開予定線がきちんと切れているのか，わかりづらい。

り，しばしば見失いやすい。刃先の曲がりを瞼縁側へ向けて切開を進めるくらいでちょうどよい（**図3**(b)）。瞼板の下縁まで完全に露出すると，すぐ下の結膜が勝手に露出される。**図3**(c)の程度まで露出したい。

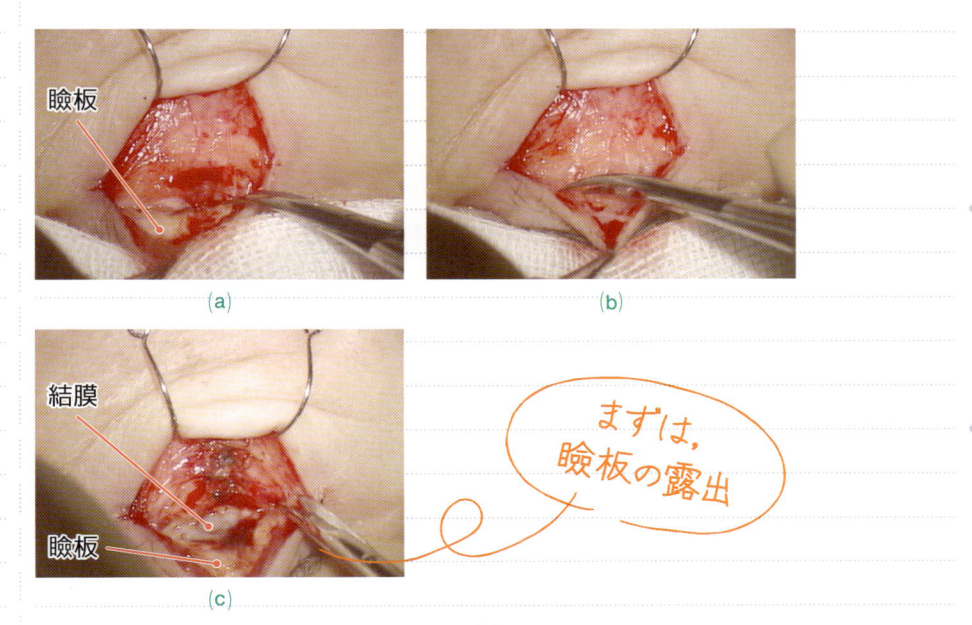

図3　瞼縁の展開
下眼瞼瞼板は上下の幅が5mmしかないので，見失いがちである。

まずは，
瞼板の露出

● 挟瞼器を用いる場合

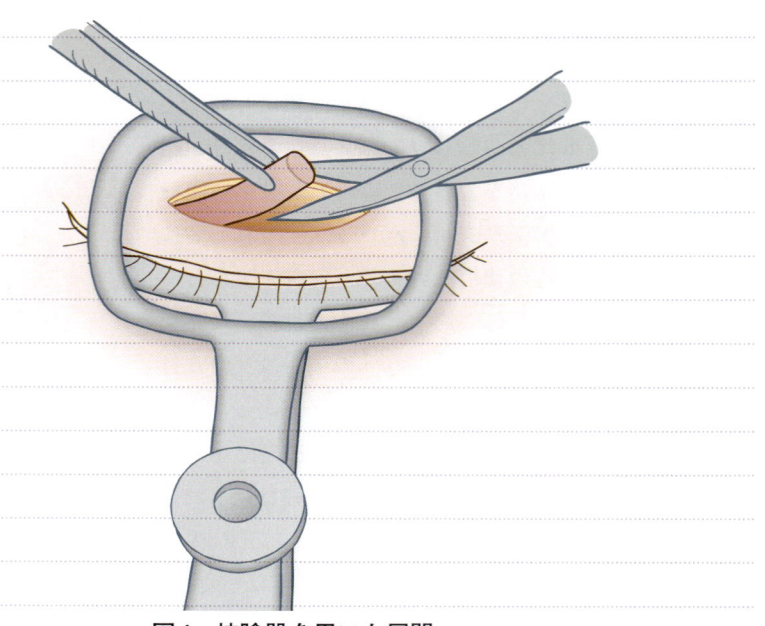

図4　挟瞼器を用いた展開
眼輪筋組織を1層切除すると瞼板は簡単に露出される。

　挟瞼器で下眼瞼を挟み，マーキング部位を15番メスで切開。スプリング剪刀で瞼板を目指す。瞼板が固定されているため，挟瞼器がない時と比べるとはるかにやりやすい。メスで切開すると，皮膚の張力で創が勝手に開く。創の中の皮下にある組織なら何でも，瞼板が露出するまで切除する。挟瞼器をかけてあると，組織を見分けるのも容易である。ここでは眼輪筋の見分けは必要ないが，こういうときに見分ける練習をしたい。

　鑷子で皮下組織をつまみ，感触で瞼板の存在を確認したら，スプリング剪刀を瞼板に押し付けるようにして切除すると，例えばミミズのように眼輪筋組織が切除され，すぐに瞼板が露出する。牽引筋腱膜はもっと深くにあるので，ここで取りすぎて困ることはまずない。挟瞼器を使っていて楽なのは，すぐに見失う瞼板をがっちり捕まえることができ，組織を少し切除すればすぐに表面に到達することである。瞼板下縁の露出ができて止血した時点で挟瞼器を外し，下方に釣り針鉤をかける。

▶ 腱膜の同定

下眼瞼牽引筋腱膜を同定する。上眼瞼と異なり，下眼瞼では綿棒は活躍しない。下眼瞼で腱膜は鈍的に剥離しにくい。解剖学的には上眼瞼の挙筋腱膜と同じような仕組であるが，下眼瞼の牽引筋腱膜ははっきりとせず同定しにくい。重力に逆らって作用しなくてはいけない上眼瞼とは，役目の重みが違うからかもしれない。

特に遠位端が白くはっきりとはしておらず，内反になるような組織の多い症例では，脂肪などが多いため到達するまでに不安になることが多い。

腱膜は見つけにくい。

▶ 腱膜裏面の剥離

① 瞼板下縁より，剪刀で鈍的に剥離する

瞼板下縁の組織を瞼板から離し，そこを取っ掛かりにして鈍的に剥離する。

先の鋭利な眼科用剪刀を，片方を瞼板下縁に，片方を結膜以外の組織にかけ，思いっきり「ぎゃーっ」と開く。するとそれらの組織が鈍的に剥離される。これによってある程度の当りをつけたら次の操作に進む。

出血が少ないし動きが大きくて面白いが，この操作をせずに最初から②を行ってもよい。

この鈍的剥離は
初心者にはおすすめ。

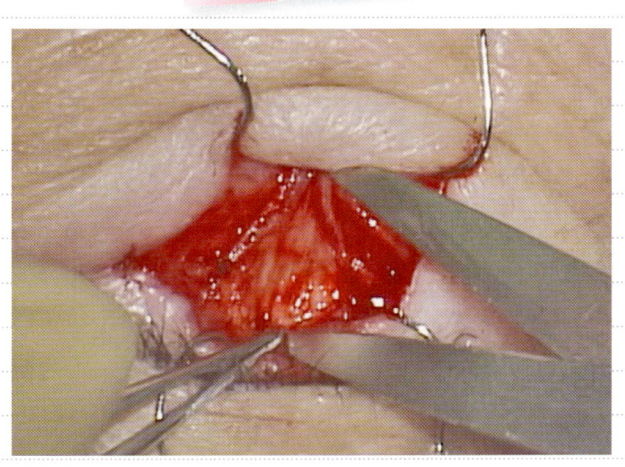

図5　瞼板下縁からの剥離
先の鋭利な眼科用剪刀で，思いっきり「ぎゃーっ」と開く。

② スプリング剪刀で地道に剥離する

　瞼板下縁を露出した時に出てきた結膜を，裸にするように切開を進める。結膜の前にある組織との間を切り進むようにする。結膜の向こうに角膜が透けて見えることから薄さを確認する。下眼瞼では，腱膜を露出するというよりは結膜を裸にして，残ったものの中に腱膜が含まれていると考える。

結膜を露出させたら残りが腱膜。

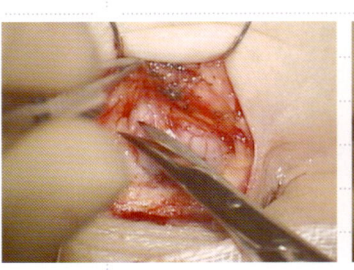 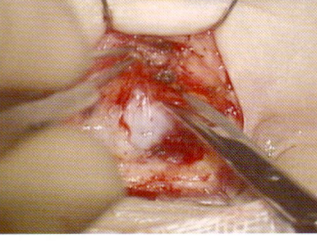 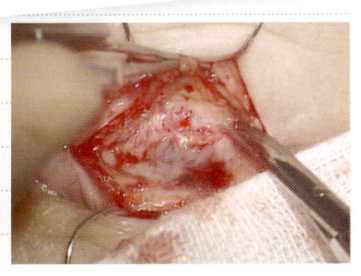

(a) 下方に剥離　　　　　　(b) 鑷子で牽引　　　　　　(c) 組織が露出された

図6　地道な剥離
結膜の前にある組織はすべて切り離す。

　結膜一枚にできているかどうか心配ならば，確認してみるとよい。結膜と思われる組織に剪刀などの器械をあてて，円蓋部方向へツンツンと押す。裏側から鑷子で皮膚をひっくり返して，組織がテント状に盛り上がれば結膜だけということである。

　結膜を裸にする際に，穴が開いてしまうのが怖くて組織を残してしまうことがある。穴が開いたとしても，確実に結膜一枚と確認できるし，ドレナージとなって腫れないのでちょうどいい，くらいのポジティブさで行きたい。

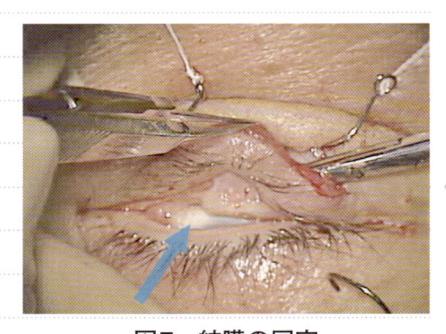

図7　結膜の同定
あてている器械の形状が出ていれば，結膜がうまく展開できたということである。

結膜にあいた穴を縫合する必要はない！

▶ 腱膜表面の剥離

　裏面を剥離したら，手前にある組織の遠位端を鑷子でしっかりと把持して頭側に引く。下垂の時のように眼窩隔膜に切開を入れると，白く光沢のある組織が確認できる。上眼瞼と異なる点は，白くしっかりしたところが瞼縁側より少し離れたところから始まるということである。

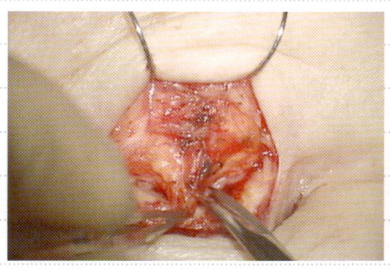
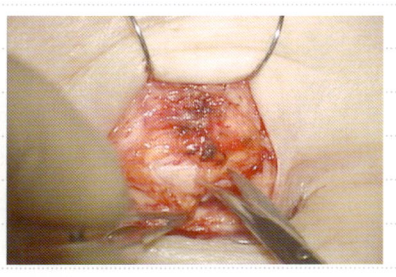

図8　縫着すべき組織の同定

腱膜だと思われる部位を把持しながら，患者さんに上方視，下方視を指示し，牽引されるのを確認する。高齢者ではしばしば指示の意味を理解されないことがある。

腱膜であると思われるところを鑷子で把持しながら，患者さんに「上を見てください，下を見てください」と声をかけ眼球を動かしてもらう。ずっと閉瞼している状態からの指示であるので，一度上を見ていただいてから下を見てもらった方がよい。下眼瞼牽引筋腱膜は下直筋と中枢側で接続しており，下方視でピーンと引っ張られる感覚がある。この感覚を確認できたら縫着すべき組織として正解である。

ここで切開しているのは眼窩隔膜であり，奥の脂肪を抑えているもの。この切

図9　下方視時の腱膜の牽引

開によって脂肪が術中術後に出てくる恐れがないではないが，横方向に広く切開を入れればあまり問題にならない。むしろ脂肪が出るということは正しいところを切っているのだという自信につながる。切開した眼窩隔膜を縫合する必要はない。

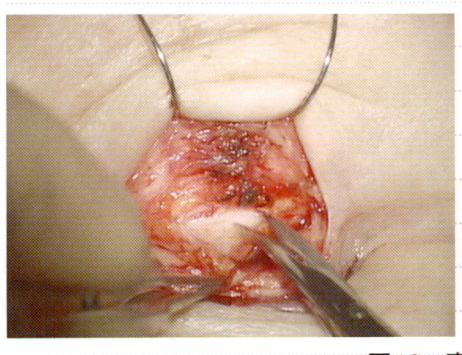
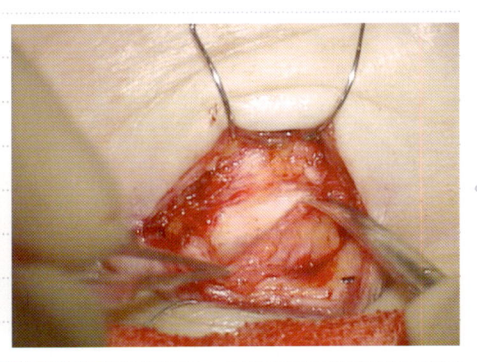

図10　牽引筋腱膜

牽引筋腱膜は白色調の組織なので目安になる。鑷子で腱膜を牽引しながら剪刀で眼輪筋と分離する。

▶ 通 糸

　下眼瞼の牽引筋腱膜は上眼瞼と同じように，白いしっかりした腱膜成分に通糸するとやり過ぎで，いわゆる三白眼になる。通糸の目安は腱膜成分の延長の組織である。強度は十分あるが白い組織ほどではないところがある。高齢者でしっかりと治療したい場合，多少三白眼になってもいいから白いところに通糸することはある。これと外反とは異なる。

腱膜の白いところには通糸しない。

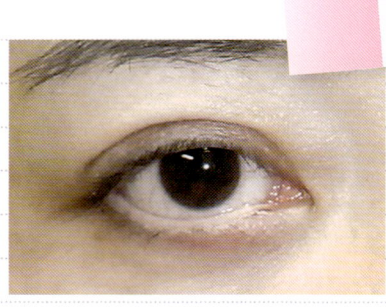
(a) 三白眼

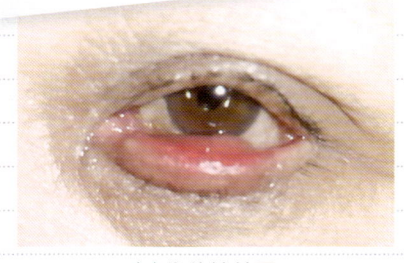
(b) 術後性外反

図11　術後の状態

　通糸後，開瞼・閉瞼させ，さらに座位になってもらい，外反になっていないか確認する。それでも術後外反が見られることがある。正面から見て眼瞼結膜が見える外反でも1mm程度であれば術後正常に戻ることが期待できる。それ以上ならば，縫着糸を一度除去してやり直す。

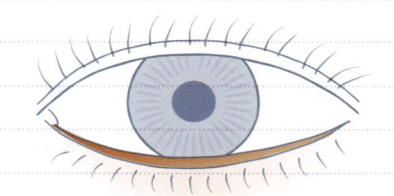

図12　眼瞼結膜

正面から見て結膜が見えてよいのは1mm以下。多少浮いている感じなのは，麻酔が切れて眼輪筋が力を持てば元に戻る。

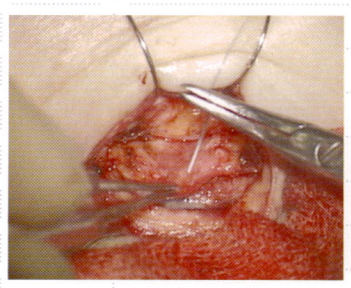
(a) 腱膜への通糸

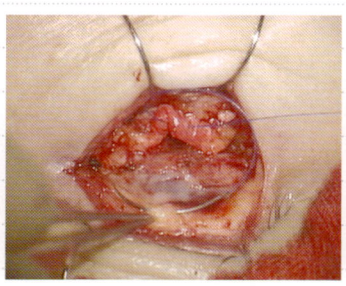
(b) 瞼板への通糸

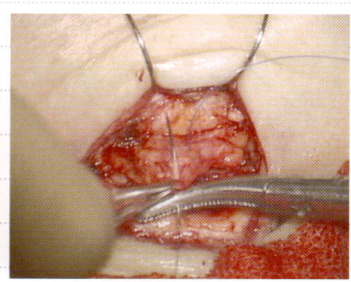
(c) 再び腱膜への通糸

図13　下眼瞼瞼板の下縁への通糸

牽引筋腱膜を奥から手前側に通糸する。糸はプロリーンC-1®。瞼板下縁に確実に糸を通すことが重要である。

下眼瞼，瞼板の下縁への通糸は，瞼板下縁を持ち上げてしっかり確実に通糸する。図14では右から左へ通糸している。最終的にマットレス縫合にする。

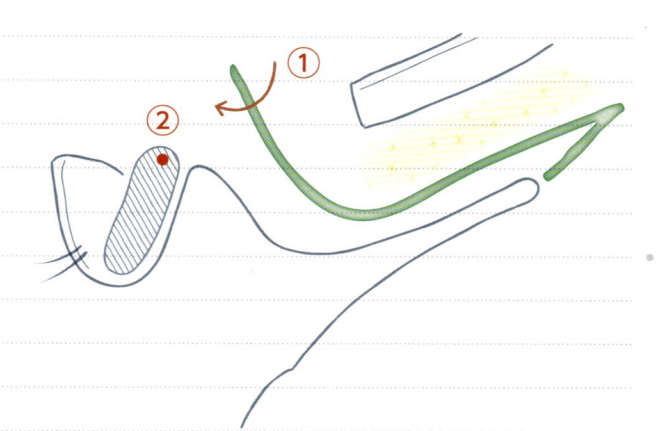

図14　瞼板下縁
瞼板下縁を持ち上げるとしっかり下縁に通糸できる。
数字は通糸の順番。

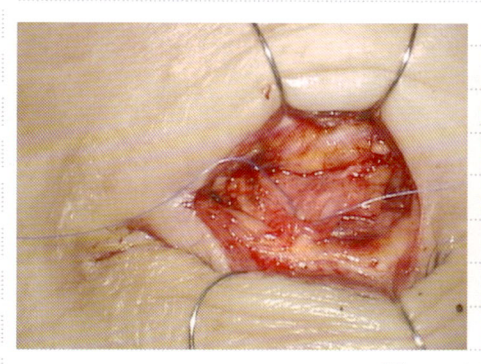 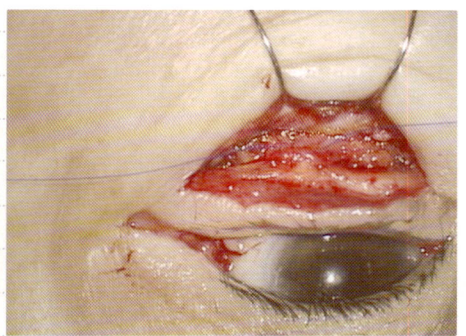

図15　3糸の強さ
内反，外反の有無を確認後，メインの糸の両側に補助の糸を通して強化する。

メインの黄門様を助さん格さんの二人でサポートするから強いんだね！

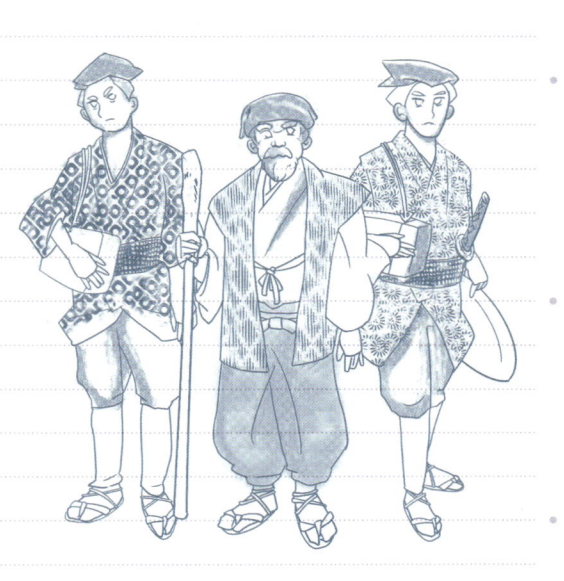

　1糸かけたところで開瞼し，内反が消失していること，外反になっていないこと，縫合部の左右の内反の程度を確認する。この左右に糸を追加して合計3糸になる。1糸目が問題なければ腱膜の通糸部も同じ位置関係でよい。内反の消失が弱かった場合は腱膜の通糸部をより中枢側へ変更し，逆に強過ぎて三白眼になる場合は遠位側に変更する。ここで外反するようならば，問題は腱膜の通糸部位が悪いのではなく瞼板の通糸部位の問題である。より瞼板下縁ぎりぎりに縫合し直す。それでも外反してしまう症例は，横方向の弛緩が強過ぎる症例である。外反する場合は，自分の縫合では逆効果だと考えてJones法に従った縫合は軽くするにとどめ，水平短縮または眼輪筋短縮で何とかおさめることを考える。

　仰臥位で問題ないようにみえても，座位になると外反になってしまうこともある。術中の座位の確認を怠ると，翌日ガーゼをはずしたときに初めて外反に気付き大変困ることになる。

必ず術中に座位で外反になっていないか確認。

　1糸1糸追加するごとに開瞼し，外反になっていないか確認する。面倒ではあるがこれで外反になっているようであれば，直前の糸の通糸場所が原因なので即座に外す。表面をプロリーンC-1®で縫合した後，座位にして最終的な確認を行い，軟膏を塗布してガーゼを当て終了する。

　図16はごく軽度に外反している。これが大丈夫かどうかは，座位になってみないとわからない。

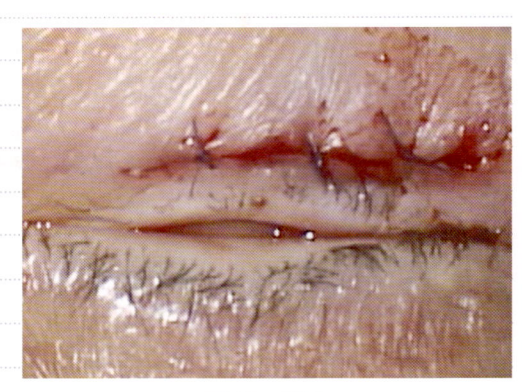

図16　縫合
表面をプロリーンC-1®で縫合する。

❷ 症 例

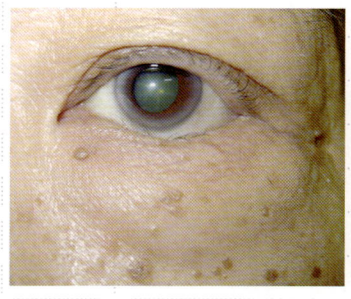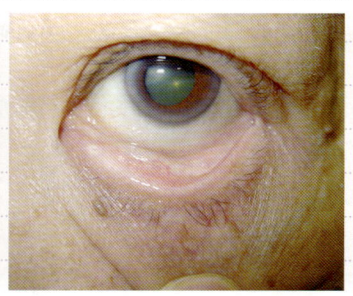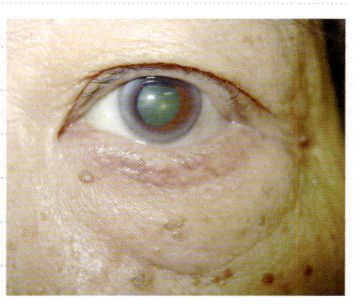

術 前　　　　　　　　　あかんべー　　　　　　　　　術 後

症例1　70代男性

　横の弛緩性はいくらかあるが，あかんべーして溝が見えるのが一部であることから軽症に分類される。この程度だったらJones法単独でも構わない。ここではHotz変法を追加してあるため術創がはっきりしている。三白眼が軽快している。

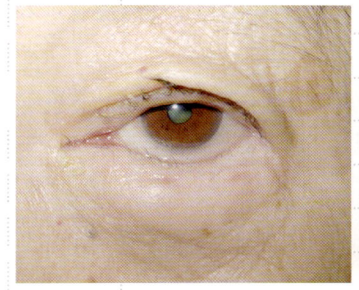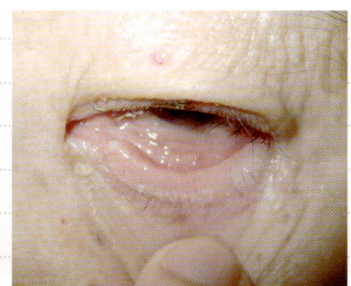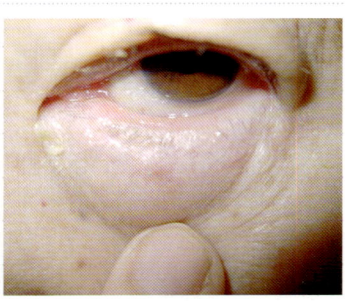

術 前　　　　　　　　　あかんべー　　　　　　　　　術 後

症例2　80代女性

　高度な内反である。あかんべーの溝は非常にはっきりしている。術後はあまり創も目立たない。下垂も伴っているが，患者の訴えは内反のみであることも多い。

❸ トラブルシューティング

▶ Jones法手術後，外反症になった

Jones法で術後外反になることがある。

できる限り術中に発見して対処する。術終了時に座位にして確認する習慣をつける。翌日眼帯をはずしたら，あかんべーだったということはできるだけ避けたいものである。術後に瘢痕化してから手術するとなかなか難しいことが多いだけでなく，誰の目からも手術の失敗に見えるので評判を落とすことになりかねない。

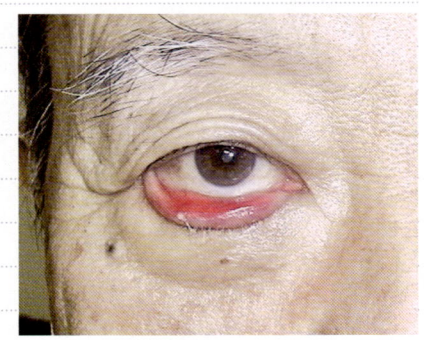

図17　あかんべー
術中の確認を怠ると術翌日に困る。

① 下眼瞼牽引筋腱膜と瞼板を縫着する際に「瞼板の下縁に通糸できず，前面に通糸してしまった」場合。術中であればやり直し。このため術中の座位での確認が有用である。

② 横方向の弛緩が強い症例では，下眼瞼の内反症術後の外反が起こりやすい。瞼板を短縮する「水平短縮術」，または眼輪筋を短縮する「眼輪筋短縮術」を追加して同時に行う。

▶ 腱膜が見つからない

内反になるような症例では前面の組織が厚く，下眼瞼牽引筋腱膜は見つけにくい。

まず瞼板下縁を露出し，結膜一枚とその他の組織を分離する。分離された組織の中に腱膜が存在するはずである。そのあたりは上眼瞼と似通っている。上眼瞼と異なるのは，白くしっかりした組織が瞼板からかなり離れた位置から始まるということである。白くしっかりした組織に通糸すると三白眼になりやすいため，白い部分より遠位端側に通糸するとよい。

見た目で判別できない場合は，結膜側から分離された組織を多めに把持し，「上を見てください。下を見てください。」を繰り返し，下方視時に強い牽引を感じることを確認する。確認できればその組織の中に腱膜が存在する。前面に切開を入れ，腱膜の表面を露出する。その展開がうまくできない場合は，とにかく最も牽引の強い層をみつけて通糸する。あまり深い組織に通糸すると三白眼になるため注意する。

▶ 結膜が盛り上がった

　左眼の症例である。内眼角側で膨隆が強い。下眼瞼牽引筋腱膜が断裂している症例ではしばしば円蓋部結膜を牽引する枝も外れている。眼瞼に脂肪が多い症例では，腱膜を瞼板に縫着すると結膜側の豊富な組織をそのまま持ち上げることになり，円蓋部結膜下に組織があふれることがある。横方向の弛緩が強い症例で生じやすいようである。よって水平短縮術を同時に行うか，少し難しいが

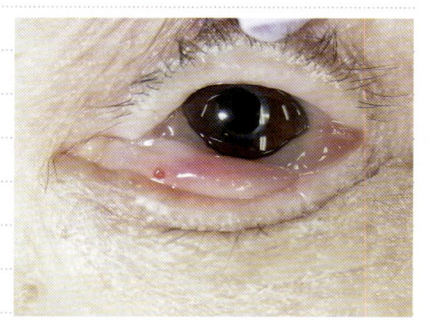

図18　結膜が盛り上がった

腱膜より結膜側にある余剰組織を切除して対応するのがベストである。術後であれば，数カ月経過してから結膜下組織を切除するか円蓋部形成をすればかなり収まる。見かけが大変悪いため，患者の心配も強い。

▶ 再 発

　まずはめげないこと。再発の多い疾患なのである。
　初診時に再発が多いことをお話ししておくと，術後変化があるとすぐに来てくれる。

▶ 下眼瞼皮膚切除

　皮膚切除はごく簡単であり，広く行われている。量を取りすぎないように注意が必要である。下眼瞼にセロテープを貼って内反を軽快させている高齢者をよく見かけるが，それと同等の効果がある。

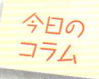

マットレス縫合

　マットレスmattressという言葉は，衝撃を受け止めるものという意味のアラビア語を語源としている。現在では専らベッドに置くものという意味で使われているが，テトラポッドや河川敷のように，衝撃を受け止めて海岸線や川岸のラインが崩れないようにするものという意味もある。マットレス縫合の特徴は，手術創の皮膚縁を傷つけることなく十分な力で創を寄せられることである。結果として創縁を守るというわけで使われたのであろう。
　腱膜縫着で使われているのは水平マットレス縫合で，水平短縮術で使われたのが垂直マットレス縫合である。

皮膚切除の際に多く切除し過ぎると，術後であれば皮膚移植しか対処法がないので，術中の皮膚の見積が非常に重要である。「座位で口を開けたまま上方視させ，つまめる量」が最大量である。迷ったら皮膚は切除しない。

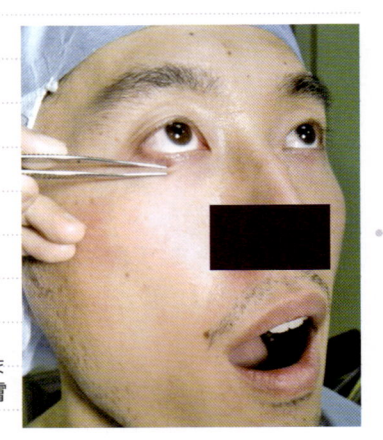

図19　皮膚切除の方法
「座位で，口を開けて，上を見た状態でつまめる範囲」しか取らない。取り過ぎは皮膚移植となるため，迷ったら切除しない。

● 皮膚切除の合併症

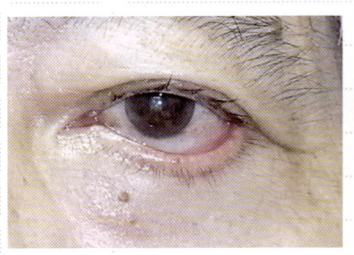 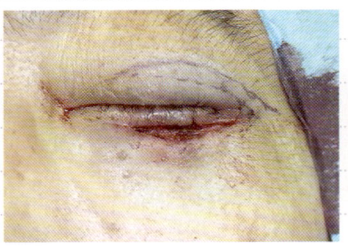 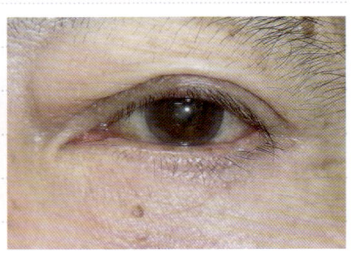

術　前　　　　　　　　　　　術　中　　　　　　　　　　　術　後

症例3　過度の皮膚切除をされた例

　下眼瞼たるみ除去目的の美容外科手術後に皮膚の過剰切除により外反を呈している。前医は経過観察を指示するのみであったが，術後半年を経過しても治っていない。上眼瞼から皮弁にて皮膚を補い治療した。

　間違った見積もりで下眼瞼から皮膚を切除すると，皮膚移植以外に手段のない難治性の外反となるため，絶対にやめてほしい。

症例4　老人性内反症の治療目的に皮膚切除を施行され，その結果外反が生じた

　術中では気づかず，翌日ガーゼを外してから外反症を呈していることが発覚したという。

　下眼瞼の皮膚切除では定量を慎重に行うべきである。

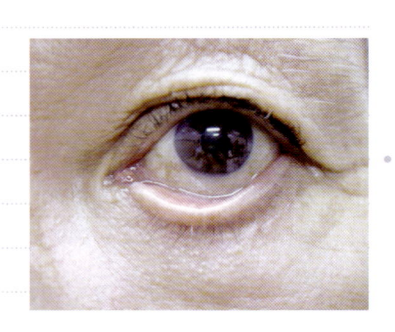

皮膚切除で起こる外反は難治！

眼輪筋短縮術

手技的には簡便である。

　眼瞼を乗り越えてきた眼輪筋によって内反症が起こる。眼輪筋を1cmほど短縮し瞼板の下に収めると内反しない。

❶ 術 式

① 皮膚切開のデザインはJones法などと同じ

② 眼輪筋の表層側と深層側を剥離

　表層側（皮膚と筋肉）の剥離が難しい。容易に筋肉を割いたり，皮膚を破いたりしかねない。皮膚を意識して刃先を進める。筋肉と皮膚の剥離は挟瞼器の範囲でできるところまで，または骨の位置まで。

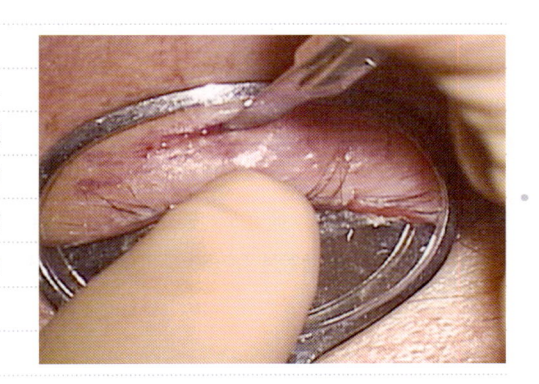

切開は
皮膚を意識

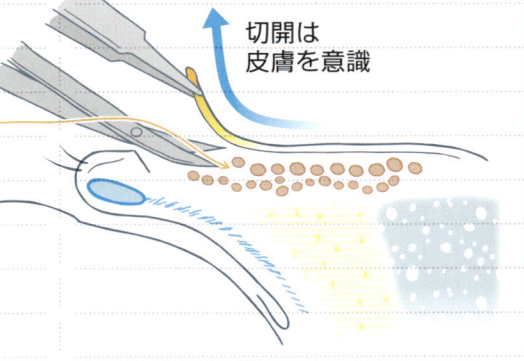
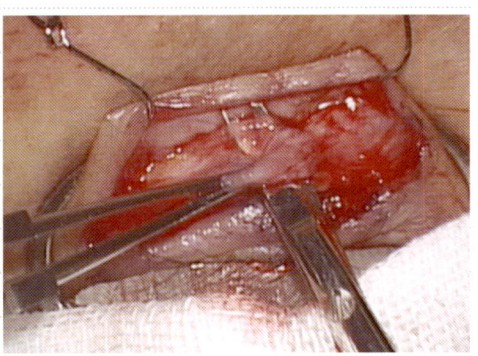

図20　眼輪筋の剥離
眼輪筋単独で手術するならもっと多く分離する。

369

③ 短縮量を見積もる

眼輪筋フラップを作成し，重ね合わせてみる。

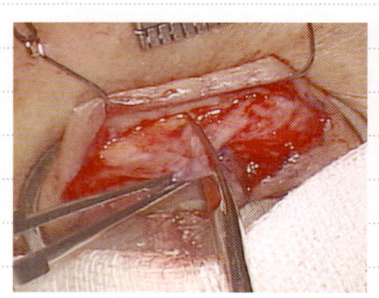 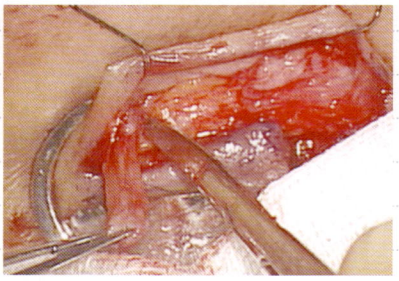

図21　短縮量を見積り眼輪筋を切断

眼輪筋を切開する。その後横方向にも切開線を入れ短縮しやすくする。

④ しっかりバイポーラで止血

　この後，縫合する。縫合後は止血が難しくなるので切開が終了した段階で挟瞼器を外ししっかり止血する。

　ガーゼを創の手前に置き，出血を吸収させながら行う。

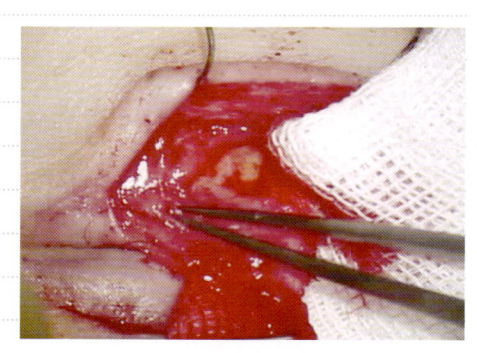

図22　止血後に縫合する

⑤ 眼輪筋を縫合

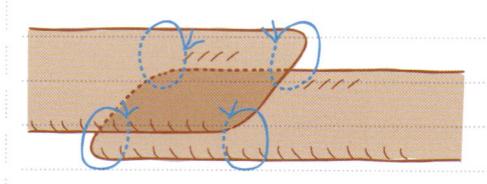

縫合は4糸

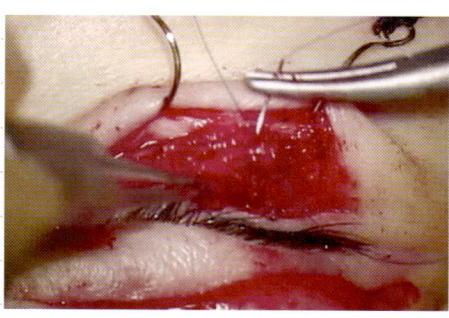

図23　縫合は4糸，結紮は1−1−1

⑥ 皮膚を縫合

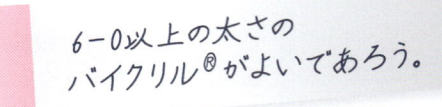

6−0以上の太さの
バイクリル®がよいであろう。

❷ トラブルシューティング

▶ 再 発

　眼輪筋短縮術は，おそらく最も広く頻繁に行われている内反症手術であろう。「この手技のみでも内反症はほぼ問題なく治療できる」とする意見と「再発率が高い」との意見が聞かれる。多くのバリエーションがあり，中央の眼輪筋を掴み，3−0程度の太い糸で大きく縫合して終了する術式もある。眼輪筋に切開を入れない分出血も少なく安心して行えるであろう。ただし眼輪筋を全く剥離していないため戻りも多いと予想される。

　成功例の理由は，理論的に横方向の張力（眼瞼を左右に貼る力）の回復と，短縮による眼輪筋の瞼板の乗り越えの抑制が得られるためと思われる。

　再発率が高い場合，まず最初から手術の効果が出ていないことが考えられる。

① 眼輪筋フラップの周囲の剥離ができていないため，戻りやすい場合

② 縫合糸のみで張力が保たれている場合

③ 眼輪筋フラップが細い，短いために張力が弱い場合

などがあげられる。

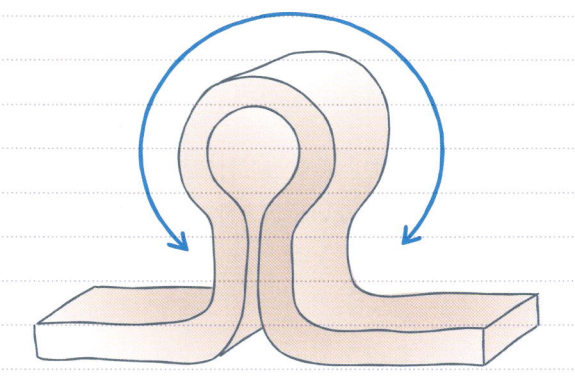

図24　眼輪筋をつまみ上げ通糸するだけの術式
タッキングというべきであろう。

水平短縮術：
Kuhnt-Szymanowski法

下眼瞼を部分的に全層で切除する方法である。大変よく効く。

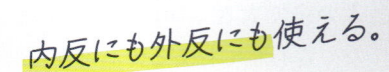

内反にも外反にも使える。

▶ 適 応

● **横方向の弛緩の強い，内反症と外反症**

水平短縮は第一選択にはならない。

横方向の弛緩なら
内反症，外反症のどちらも適応

❶ 術 式

▶ 切開のデザイン

　睫毛より4mm下方で，涙点から外眼角まで，縦切開は外反の一番強いところで，縫合した時に角膜に触れない位置とする。角膜の鼻側か耳側となる。切除幅は約3～5mmを予定。

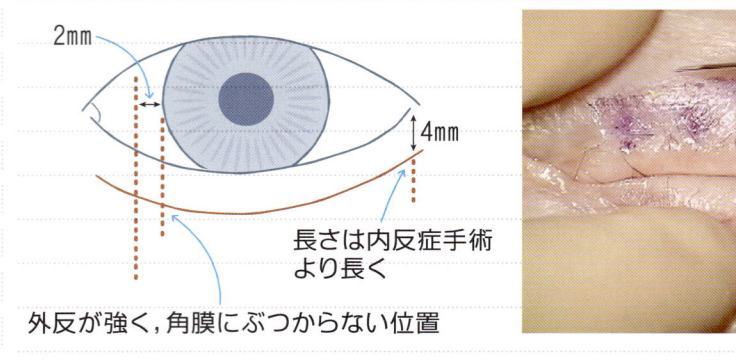

2mm

4mm

長さは内反症手術
より長く

外反が強く，角膜にぶつからない位置

図25　切開のデザイン

▶ 切 開

① 皮膚切開

瞼板を左右に引き，弛緩の程度を確認し，おおよその短縮必要量を想像するトレーニングをする。

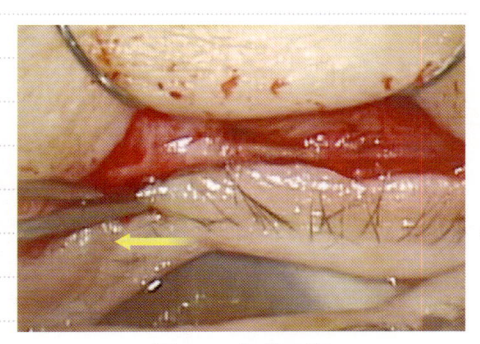

図26 皮膚切開

② 垂直方向に眼瞼全層切開

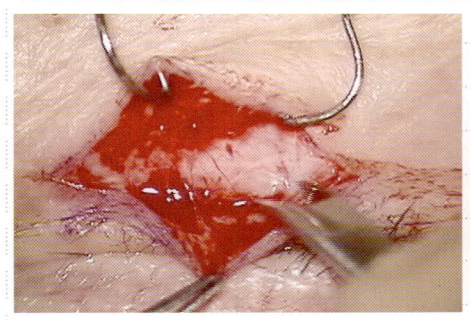

(a) 皮下組織剥離

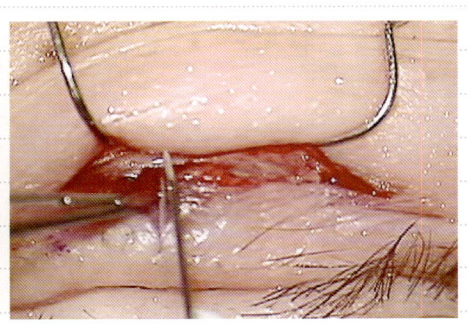

(b) メスでの皮膚切開

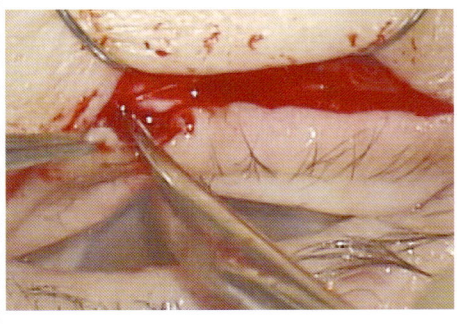

(c) 剪刀での全層切開

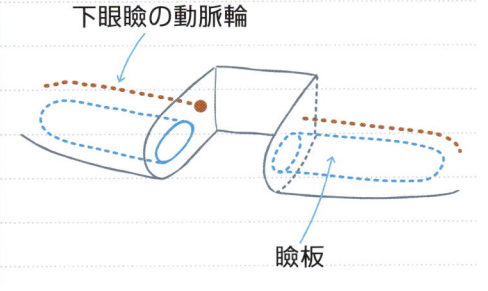

図27 剪刀で全層切開

瞼縁方向に切開をすすめ瞼板下縁に到達する。次に瞼板を全層で切除する。教科書的にはメスで皮膚に切開線を入れ，剪刀で切開する。しかし**図27(b)**のようにかなり恐い操作であるので剪刀で全層切開の方が安全。切開線は瞼縁と垂直にする。健常な瞼縁にハサミを入れることは，眼科医にとって大変抵抗のある瞬間である。

下眼瞼は瞼板の下方に動脈輪が存在するので切断時には出血は必ず起こると思ってよい。挟瞼器をかけた状態で上記の作業を行うと止血が楽である。

切開する位置は，症状が最も強い位置とする。内反では目尻側，外反では目頭側になることが多い。できるだけ角膜に触れないような位置に創を作りたい。涙点に注意する。

③ 瞼板下縁切開と切除量の見積もり

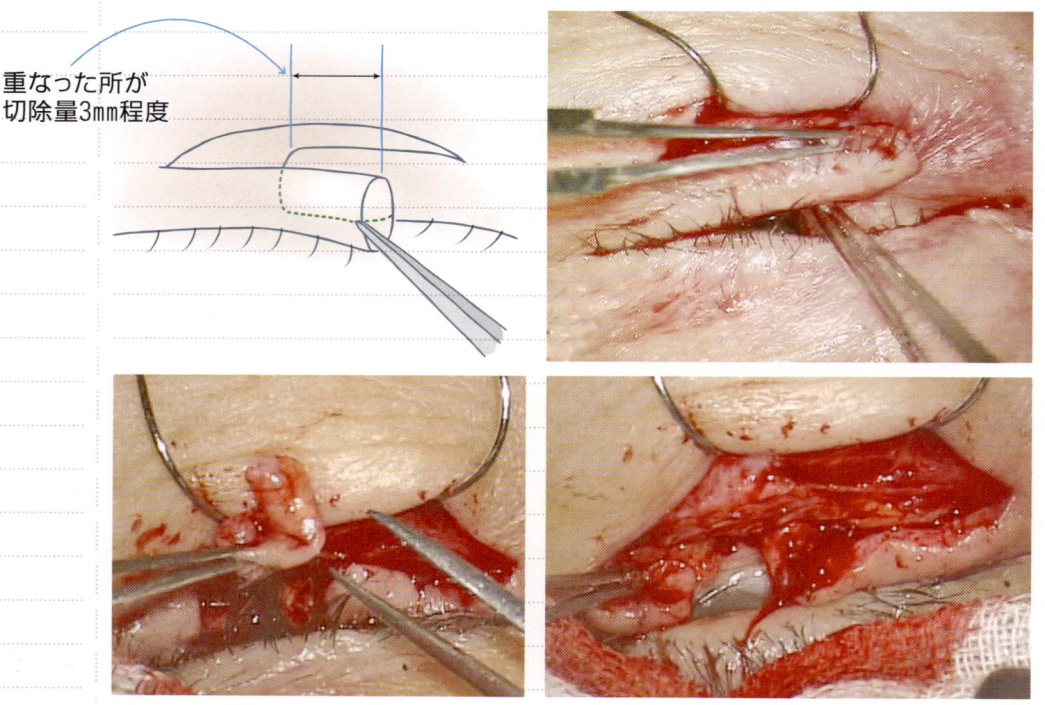

重なった所が
切除量3mm程度

図28　切除量の見積もり
無理なく重ねられる量を切断する。

　瞼板下縁を結膜ごと左右に切開する。この後で瞼板を短縮して縫合する際に無用なひきつれをなくすためである。ただし瞼板への血流が悪くならないように，切り過ぎに気をつける。切開したところからの血流はないので，もはや瞼板には横方向からしか血流供給がないから，注意する。

　眼瞼を牽引し重ねる。重なった部分が短縮可能な長さである。内反では3mm，外反では5mmから始める。最初は少しずつ追加するつもりでよい。多くの場合，初心者は最初はびびって2mm程度しか切れない。切除は追加できるし方向を間違えた時にトリミングすることもあるため，少しずつ切り足していけばよい。

▶ 通 糸

● 通糸1　瞼縁に糸が出る方法

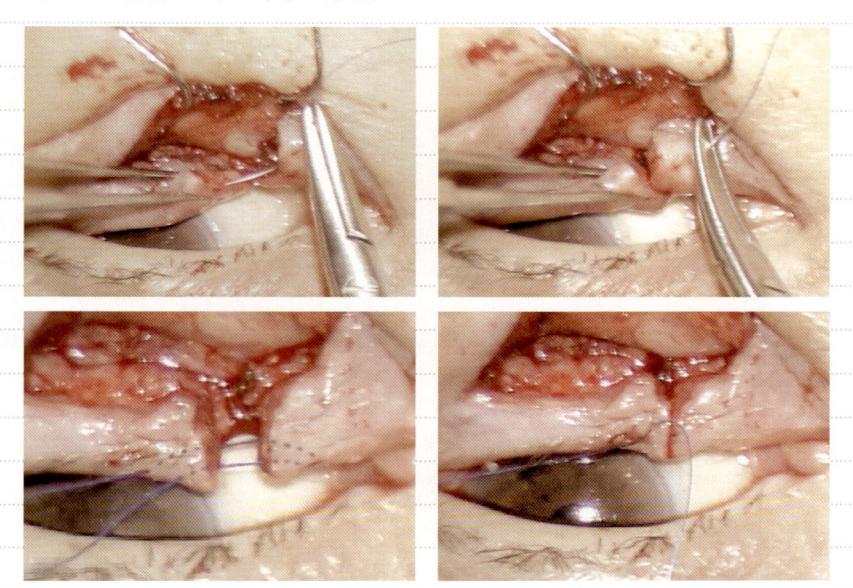

両端針で遠々近々の通糸をする。結紮して創が盛り上がる程度でちょうどよい。

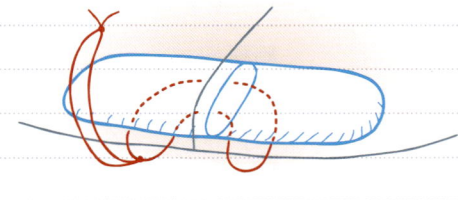

図29　瞼縁に糸が出る通糸
遠々近々通糸とし，糸は皮膚創の縫合と一緒に縫い込む。

　すべての通糸が瞼板内で行われる。両端針の片方をグレイラインから6－0プロリーン®で通糸し，瞼板の断面から出す。対応する位置で反対側の瞼板に通糸する。両端針のもう片方を浅いところで通し，遠々近々での通糸とする。結紮した際に創部が盛り上がる程度がちょうどよい。結び目がグレイラインの直上にくるため糸を短く切るわけにはいかない。糸は皮膚創の縫合と一緒に適当に縫いこんで切る。

　この方法ではグレイラインがずれにくいため初心者向き。抜糸は7〜10日後。念のため瞼板下方に次項の方法でもう一針追加する。

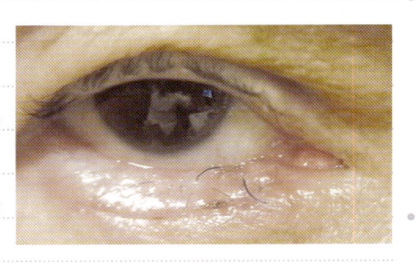

図30　瞼縁に通糸した糸を抜糸し忘れて1カ月経過したもの
縫合部は皮下に埋まっている。出ている部分だけを抜糸した。強く結紮するため埋まったのであろう。

● 通糸2　埋没法

通糸は創内の操作である。6−0プロリーン®で瞼板の下方から刺入し瞼縁の結膜側に刺出する。反対側の瞼縁側から入り，下方より刺出させる。

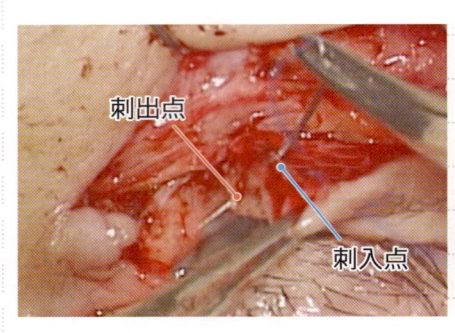
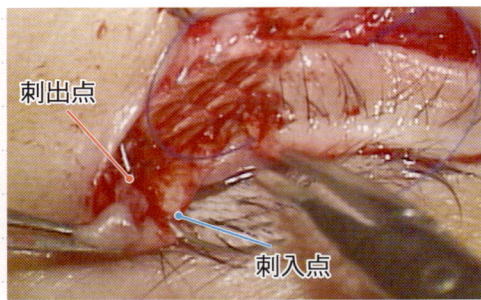

瞼板は斜めに通糸する。瞼縁側はぎりぎり糸が出ないくらいの深さに縫合する（1−1−1）。この時点で瞼縁の形が決定する。瞼縁の連続性が悪かったらためらわずやり直す。

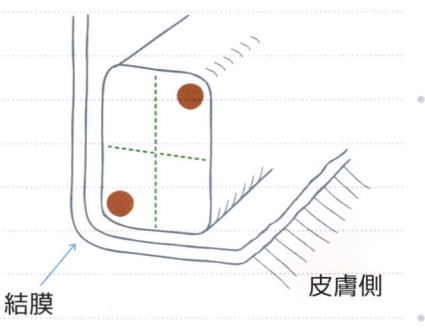

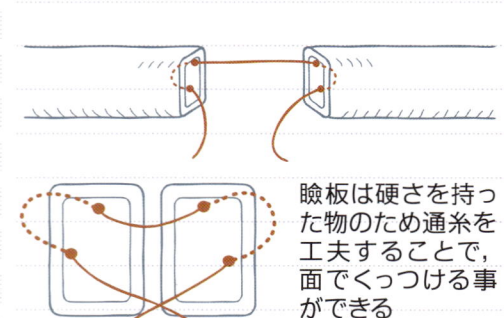
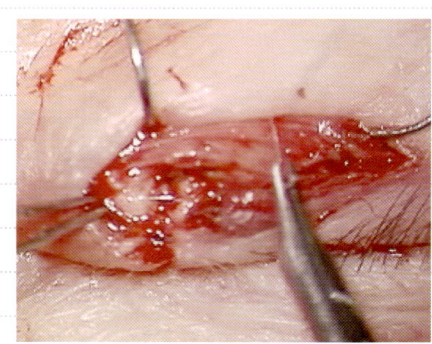

瞼板は硬さを持った物のため通糸を工夫することで，面でくっつける事ができる

図31　埋没法による通糸
瞼板は斜めに通糸し，結膜側に刺出させ，反対側の瞼縁側から入り，下方より刺出させる。

分かりづらいので模型で示す。ひもで縛って片方のボックスだけを持ってもらった。瞼板を箱に例えると，通糸場所は**図32**のように斜めを意識する。

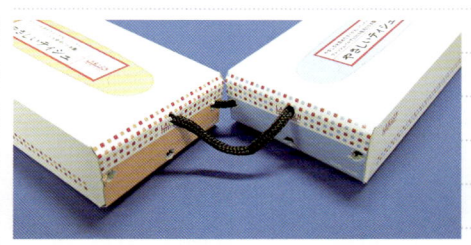
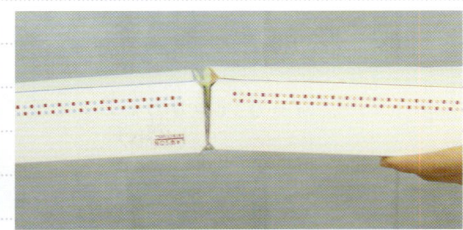

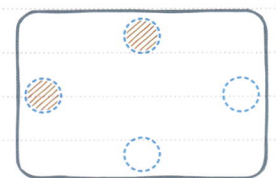
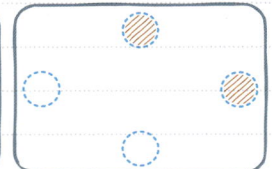

図32　模型による通糸の場所

上下の箱の開きは少なくくっついている。

縦でも横でもいいが，一方向だと弱い方向が出てしまう。

瞼板のようなある程度の硬さを持ち，しなやかな組織の断面には斜めに通糸する方法は有効だと思われる。

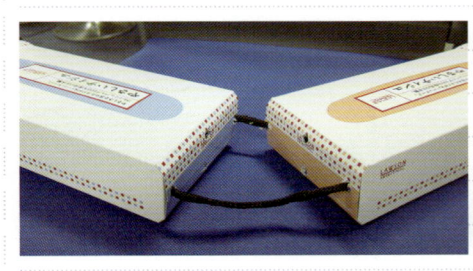
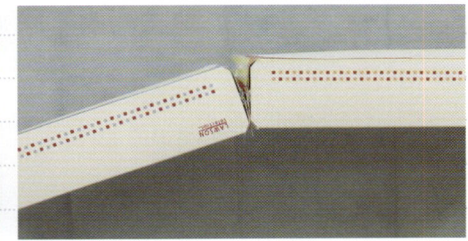

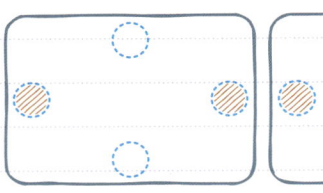
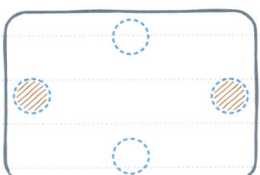

図33　同一方向への通糸
通糸面がぴったりと接着しない。

瞼板下縁に通糸（瞼縁がなめらかでなければ再度，切開の③からやり直し）

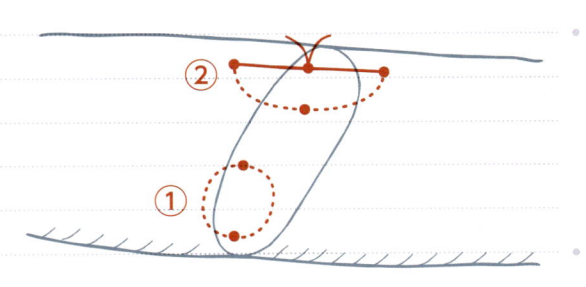

図34　瞼板下縁の通糸

▶ 閉 創

① 7－0，6－0のモノフィラメントで皮膚縫合

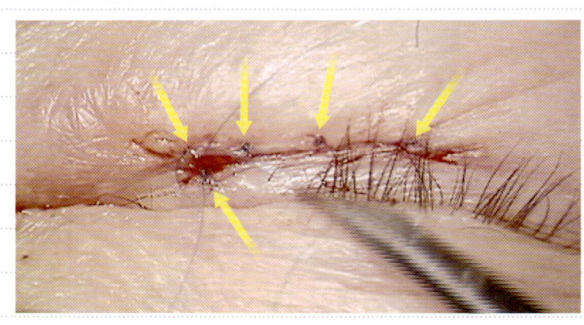

図35　皮膚縫合

② 軟膏を塗布し終了

❷ 症 例

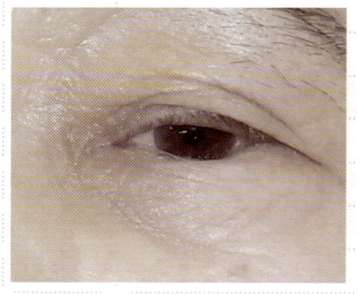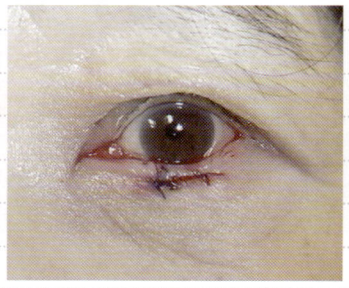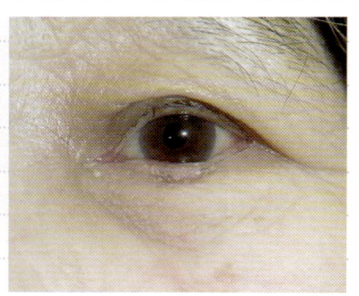

症例5　内反症に対する手術としての水平短縮

　内反症のときにつく横方向の創に加えて縦方向に切開が入っている。術後は思うほど目立たない。

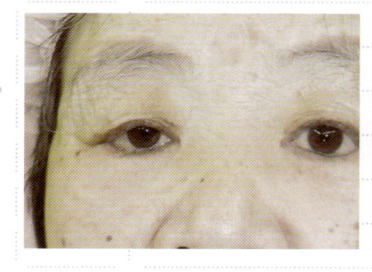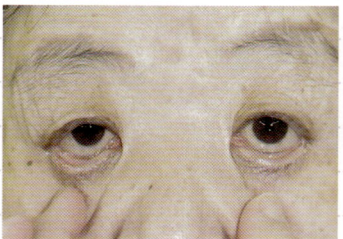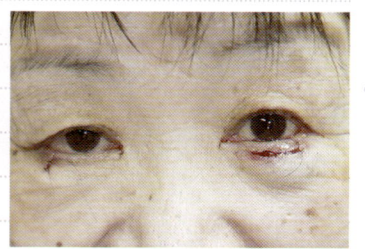

症例6　70代女性

　縦方向の切開を耳側で行っている。術2時間後であるが，それほど目立たない。

❸ トラブルシューティング

▶ 縫合不全

　瞼縁に埋没した縫合が外れてしまうと修正が必要となる。これが心配なら大切な縫合は埋没でなくてグレイラインに通糸する方法を選ぶ方が，安全であろう。

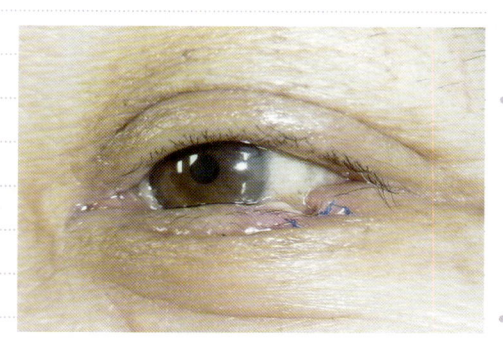

図36　埋没縫合の不全

▶ 縫合のずれ

　グレイラインがずれていると睫毛乱生の原因となる。部分的に睫毛切除をすればよい。

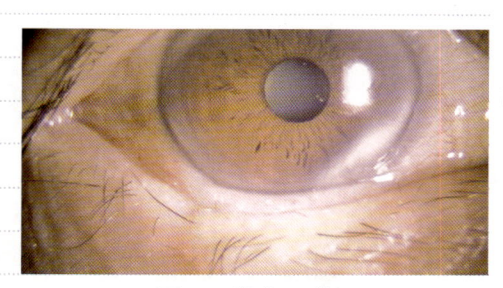

図37　縫合のずれ

瞼板は頼りになる

石嶋くん	横方向の弛緩のみって感じの患者さんっていますよね。今回やってみて手術時間の早さに驚きました。
野田先生	瞼縁切開，眼輪筋切除なんかやっていないんだけど，瞼板という信頼できる組織の短縮だから効果は強い。しかも術時間も短い。
石嶋くん	皮膚のシワが心配だったんですが，不自然にならなかったですよね。
野田先生	不自然なシワができたら，皮膚切開や切除でも十分対応可能。もともと小さい切除なんだし。
石嶋くん	高齢者は縦方向も横方向も弛緩がある場合が多いので，適応が限られるのですが，この手術は短い時間で出来るので他に手術があっても出来るかなあとか思いました。
野田先生	瞼縁をいかになだらかにするかが術後の違和感に影響するから，縫合は慎重にね。

▶ 瞼縁に段差ができてしまった

瞼縁側の通糸の時に瞼縁の合わせがうまく行っていないのが原因なので，瞼縁側の縫合糸を外し，再度縫合する。難しければ，水平短縮の章の縫合法（p.375参照）を参考にして，結び目が外に出る簡単な方法を選ぶ。

▶ 瞼縁がノッチになっている

瞼板下方の縫合をする前によく見られる。下方の縫合をしっかりしていない場合もなる。縫合がきちんとできているか確認。不安なら再縫合する。

▶ 変なシワと瞼縁のノッチ

横方向の皮膚切開が短いと，周囲組織との辻褄が合わず，皮膚に変なよじれができる。最終的に目立つ創ではないので，遠慮なく広く切ること。

ノッチの成因は，皮膚と瞼板下縁を左右に十分切開しなかったことである。

高齢者で術創を広くすることを遠慮する必要はない。むしろ逆効果になってしまう。

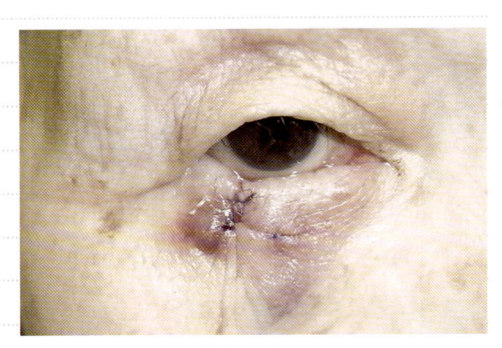

図38　ノッチ
横方向の切開が不足している。

▶ 再発例

外反の原因を見積もり間違えると再発する。右下眼瞼外反に対して水平短縮を行ったが再発した。下眼瞼の組織不足であると考え，次項にある上眼瞼皮膚をフラップ状にして下眼瞼に足す手術を施行した。このような事情がない限り，また切除量が3mm程度など遠慮しすぎない限り，再発はあまりない。

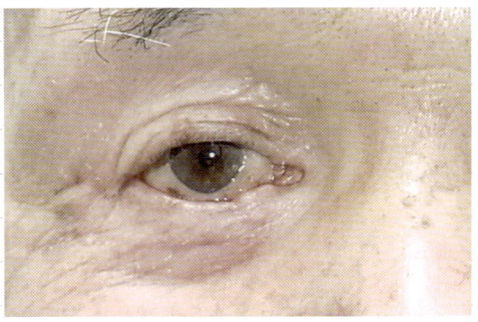

図39　ノッチ
縫合がうまくいかず段差ができている。

水平短縮（ホームベース型）

▶ 横方向の弛緩のみの矯正に

　横方向の弛緩に対し，瞼板短縮のみでよさそうと思われたら行う。内反症，外反症とも有効である。

　古くから行われている術式で，剪刀がスプリングのようなものでなく，もっと大きな剪刀で豪快に行われていたようである。研修医時代から白内障手術でマイクロの器械に接している世代には少し抵抗のある術式であろう。

　利点は瞼板の切除であるので定量的にできること，単純に切除縫合だけなので術時間が早いこと。欠点は縦方向の弛緩に対応していないことである。術後不自然なシワができる可能性があるため，元々シワの多い症例がよい適応である。

● 準 備

- 挟瞼器
- 15番メス
- スプリング剪刀
- 鑷子
- プロリーン®C-1

● 術 式

① 麻酔：挟瞼器を使用するので皮膚，結膜円蓋部に麻酔（横方向から円蓋部の結膜をすくうように；p.75参照）

② 弛緩している場所をマーク：耳側か鼻側かは，下眼瞼皮膚を指で掴み，手前，左右に引っ張ってみて弛緩の多い場所を取る。縫合部での角膜損傷を予防するため中央では行わない。術後縫合部が来る場所を予測し，それが角膜に当たらないことを確認しながら行う。もう一方のマーキングはだいたい3mmで行う。3mm以下では効かない場合が多く，迷ったらここで切ればよく，足りないと思ったらここからさらに多めに切除すればいい。

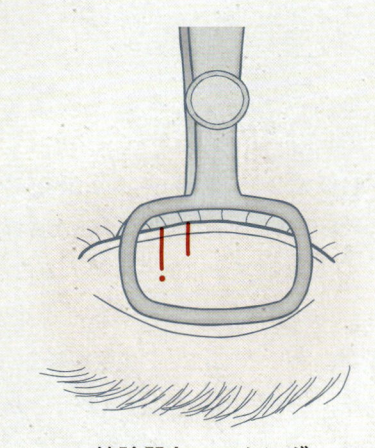

挟瞼器とマークング

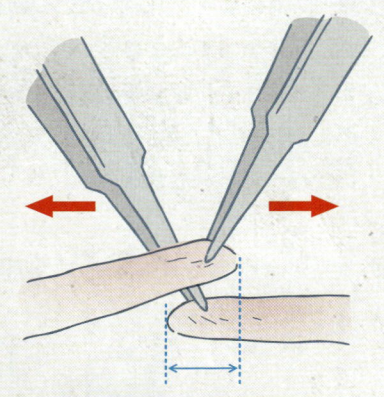

挟瞼器を外し，鑷子で
牽引して切除量を見積もる

③ 挟瞼器で固定：動く角板より安全

④ 皮膚をメスで切開

⑤ スプリング剪刀で瞼板，結膜，眼輪筋を瞼縁に垂直に切開。この時，下眼瞼瞼板の幅が思ったより広い時がある。その時も途中で切開方向を変えずにまっすぐに切開する。スプリング剪刀に負荷をかけすぎる場合がある。その場合，メスか眼科用直剪刀で瞼板ごと切断する。

⑥ バイポーラで止血し挟瞼器を外す。両手を鑷子に変え切除範囲を見積もる。おおよそ3〜5mm程度で済むことが多い。怖かったら3mm。

⑦ 予定切除ラインを②でつけたラインと平行にマークする。

⑧ 挟瞼器をかけ直し，皮膚，瞼板の切開を行う。
瞼板は縫合しやすいように「ハの字」に切開。

（手書き）全幅に渡り平行に切開を入れる。意図的な角度づけは瞼縁不正の原因になる。

⑨ 瞼板を完全に切除できたら縫合時の辻褄を合わせるためにホームベース状に切開を行う。

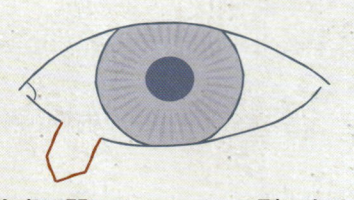

皮膚切開はホームベース型になる

⑩ プロリーン®C-1で2糸瞼板縫合（p.375参照）

⑪ 残りのプロリーン®C-1で皮膚縫合（2〜3糸）：結膜側は縫合の必要は無い。出血がそこから排出され術後の眼瞼腫脹が軽減される。瞼縁の様子は瞼板縫合で決定されるので，ここでは皮膚の辻褄を合わせるだけでよい。

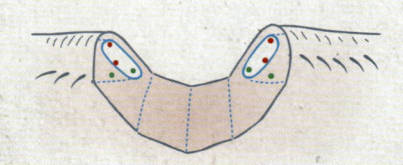

瞼板の縫合
赤の点，青の点でマットレス縫合

⑫ タリビット®眼軟膏＋ガーゼ（半月状に切ったものを当てる）

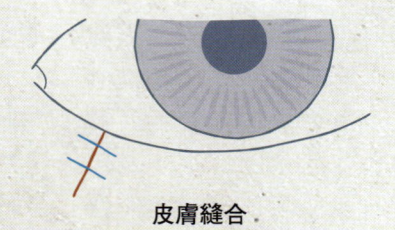

皮膚縫合

● **ポイント**

大胆なようで術野は狭く，傷痕も高齢者では思ったよりも目立たないものである。
動脈出血は必発と考えて臨む。

動脈出血は必発！

▶ **水平短縮の限界 ── 下眼瞼の組織不足 ──**

● **下眼瞼外反症に対する代替え案**

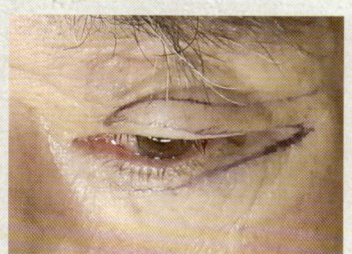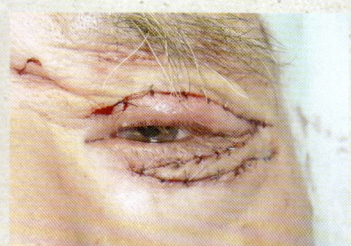

上眼瞼から皮膚を移動させる手術。目尻側で皮膚を切り離さないようにして動かすと血流
がよいためきれいに治る。思ったよりも目頭側までフラップを大きく作るのがコツである。

● **上顎洞癌手術と放射線照射後の外反**

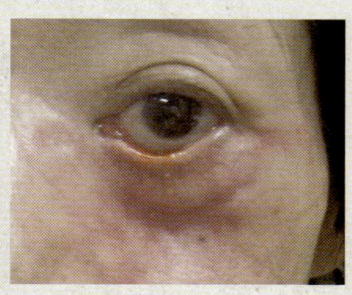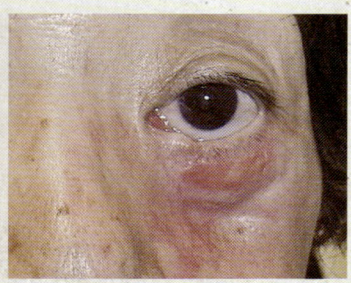

水平短縮では太刀打ちならず，耳の後ろから全層皮膚移植を行っている。三白眼は残っ
ているが，機能的に改善しているためこれ以上は求められなかった。この術式には少し経
験が必要である。

耳の裏からの移植のポイントは，エピネフリン入りのキシロカインは禁忌であること。
横幅は1cm×縦幅は目の幅に合わせることである。
詳細は形成外科の良書を参考にされたい。

わかったはわかったが…

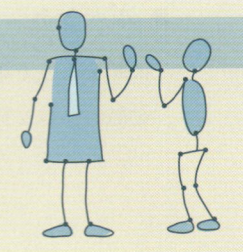

石嶋くん　先生の手術を見ていて，あ，こんな疾患でもこんなに良くなるんだと思うことがたくさんある反面，簡単そうに見えても実際やってみるとできなくて落ち込むんですよね。一体どこが違うんだろうって。

野田先生　というか全然違うけど。

石嶋くん　それ言われると（涙）。以前は内反症手術でも通糸法とかだけやって，でもやっぱり治らなくて，でもたまには治る人がいるし，やる意味はあるだろうなって程度だったんですよ。瞼板短縮術など手術は簡単ではないけれど，みんなが努力して取り組んでいかなければならないところでしょうか。

野田先生　特に開業の先生のお話を聞くと，通糸法だとか簡単な手術でも治っている人は結構いるのは事実のようだね。それならまずは地元でとっつきやすい手術をやってもらって，それで治らない人だとか治りにくい要素のある人だけ高度な手術に取り組んでもらったり専門施設に送ってもらえばいいんじゃないのかな？

石嶋くん　では先生には，「全国一律Jones法やるべき！」とかいう考えはないんですか？

野田先生　ない。60点以上の手術なら，地元でやってもらうのが色々な意味で望ましい。だってJones法とか，正直難しいしね。この本では触れないけれど，その土地によってバリエーションがあって色々な簡単な方法があるらしいよね。

石嶋くん　よかったー。自信持てなかったら通糸法に戻ろう。

野田先生　あんたは別！

VI

睫毛内反

下眼瞼通糸埋没法

軽度の内反症に。

▶ イメージ

　術後の下眼瞼に重瞼線が形成される。上眼瞼では重瞼線は問題になりにくいものの、下眼瞼では重瞼線の違和感を訴えられることがある。よって、できるだけ睫毛ぎりぎりに設定する。

　細い糸を通糸するだけの術式である。天然の内反力には勝てず、数年しかもたない手術であることを認識して行う。

*睫毛ギリギリ，離すと
　見た目の違和感が出る*

▶ 準 備

- テフデッサー（7－0ナイロンの編み糸）
- ループ針（p.409参照）
- 11番メス
- スプリング剪刀
- 鑷子

❶ 術 式

① マーキング位置の決定

　消毒後、マーキング（重瞼線を基準にし、広げたままの鑷子、斜視鉤などで位置を決める。穿刺点は5mm間隔で一組。1〜2組程度。できるだけ睫毛に近い重瞼線を選択する。通糸位置が睫毛列の中に入ってはいけない。最も鼻側の通糸点は涙点の1mm下方で1mm耳側）。

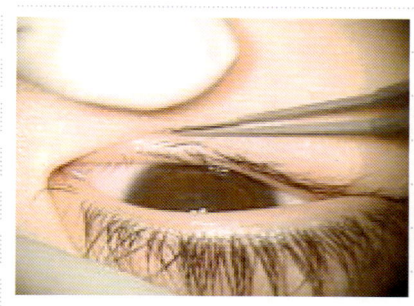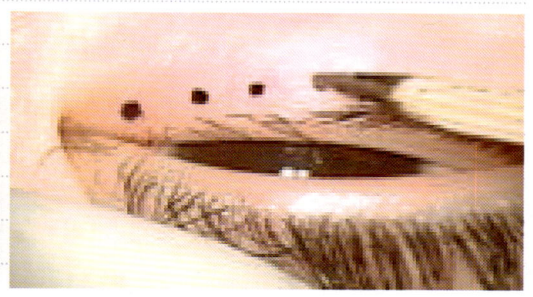

図1 鑷子で内眼角に入るラインに通糸点をマーク

図2 涙点を基準にする

涙点から1mm×1mm離した場所を1点目とする。内反をカバーしなければいけないので内反の範囲の耳側を最終点とする。その間を約数mm離して2点目，3点目とする。4点で内反のある場所をカバーするようにする。

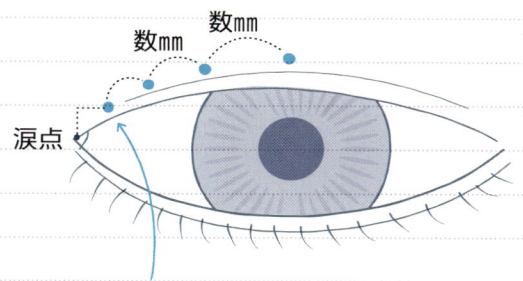

数mm

数mm

涙点

涙点を基準に，約1×1㎜離れた点を1点目とする

② E入りキシロカインの注入

点眼麻酔後，角板（コンタクト）を挿入，E入りキシロカインを穿刺点より注入。各穿刺点からの麻酔は少量でいい。

③ 穿刺点の拡大

麻酔の穿刺点をメスか18G注射針を用いて拡大させる（縫合する1箇所でいい）。

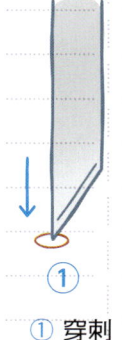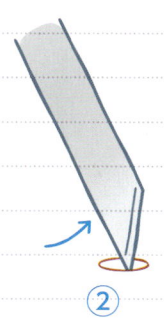

① 穿刺
② 切り上げる

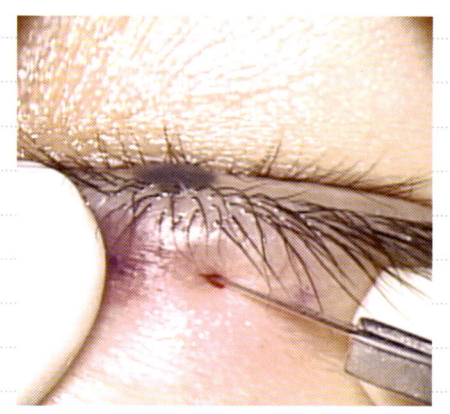

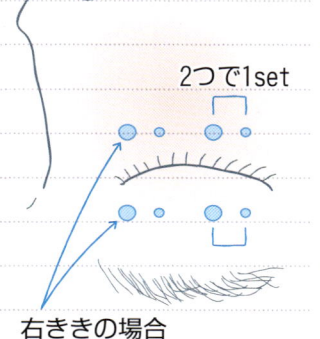

2つで1set

右ききの場合
左を大きくする

図3 メスや注射針による拡大
左に結紮が来るので大きくする。

● 拡大させた方の穴のコツ

　結び目を埋没するために拡大させるので，結び目が埋没しやすいように，皮下組織をつまみ出して切除する。Microなどの細い鑷子を用いる。（琉球大学形成外科　清水雄介先生ご教示）

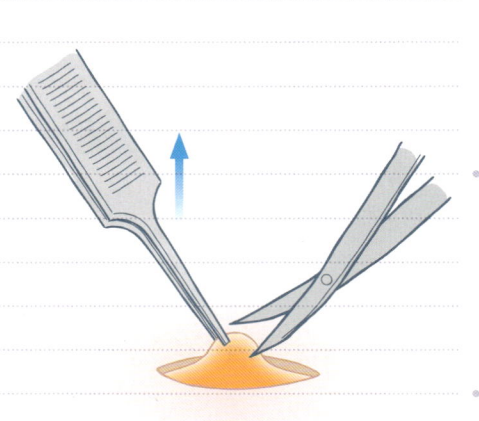

切開した穴から引っ張って
出てきたものを切除するくらいでいい。

図4　拡大させた方のコツ

④ 下眼瞼の通糸

　瞼板の下方の結膜側から小さい穿刺点へ通糸。イメージ的には**図5(a)**のように斜めに通糸されているはずである。

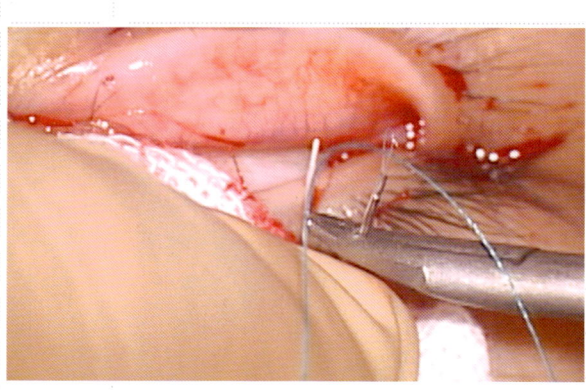

(a) イメージ的には斜めに通糸されている。

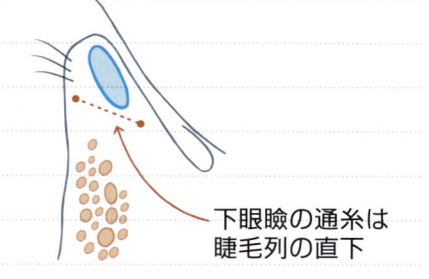

下眼瞼の通糸は
睫毛列の直下

(b) 右の穿刺点から左の穿刺点へ通糸し埋没させる。

図5　結膜側の瞼板下方から通糸

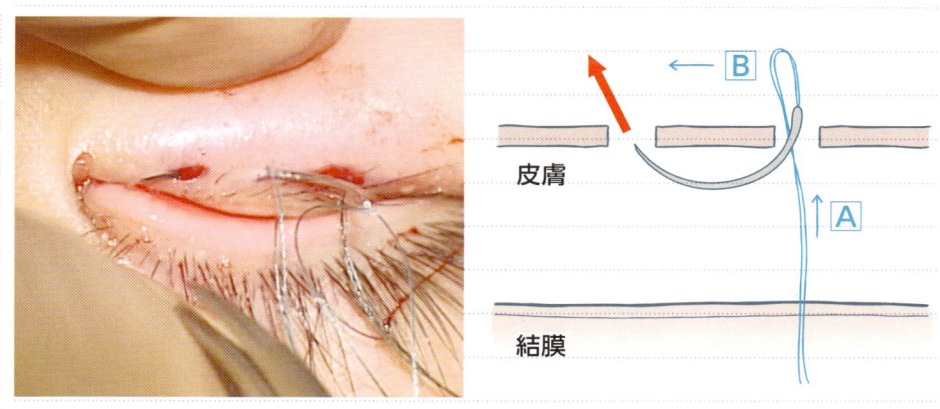

図6　皮膚側の通糸

⑤ 針の付け替え

　次に結膜側に戻り，針を逆の端に付け替える。

　はじめの刺入点より再度刺入し，数mmすくって出す（**図7**）。また，出した穴より皮膚側に通糸する。この時点で糸の両端以外は埋没している（**図8**）。ここまでの運針は A → B → C → D の順である。

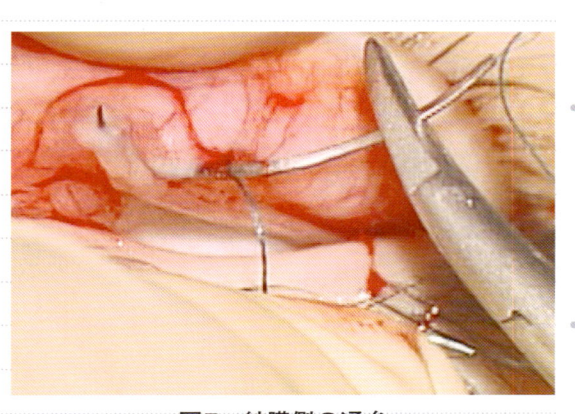

図7　結膜側の通糸

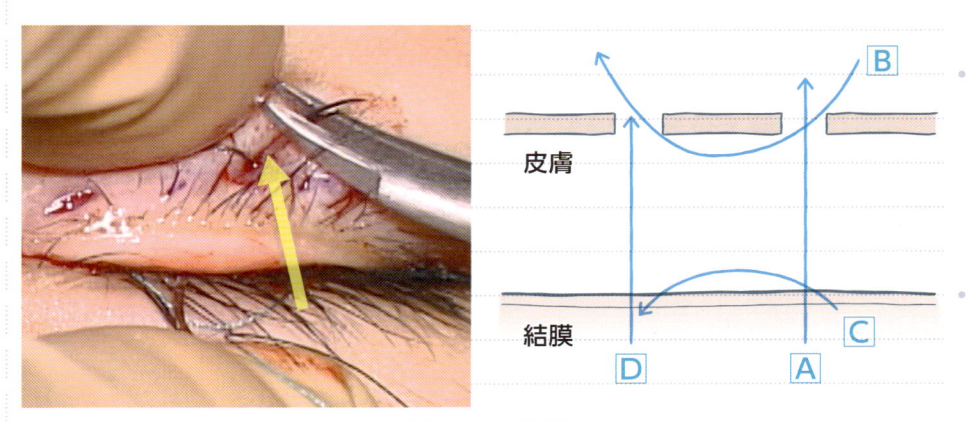

図8　結膜より皮膚側に通糸

⑥ 2針目を通糸後，結紮

2針目を同じように通糸する。

通糸し終わったら左右の糸を持って，右→左→右→左，と糸を引き，たるみを取る（**図8**）。

たるみを取ってから一本づつ結紮する（**図9**）。強さは最大に強く縛ってよく，軽く外反する程度でも構わない。結紮は1−1−1。

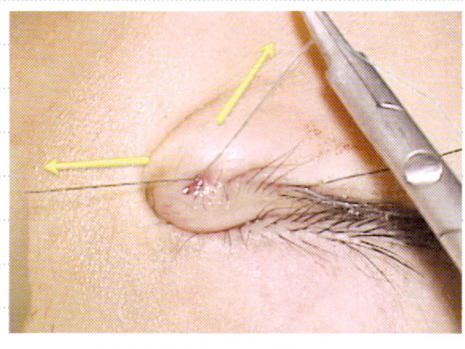

図9　たるみを取る

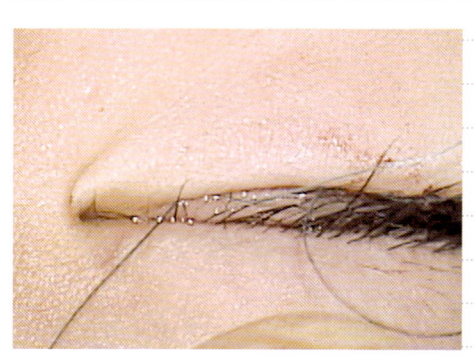

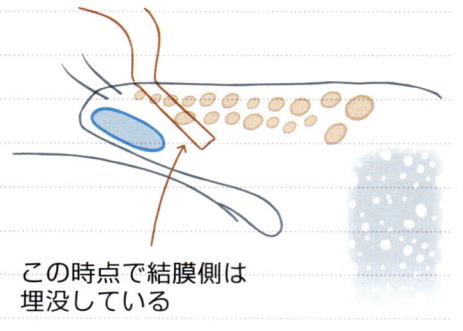

この時点で結膜側は
埋没している

図10　結紮

⑦ 縫合後は糸を回して結び目を埋没

≪埋没させるには≫

皮膚を持ち上げると
それだけでも
埋没しやすくなる。

皮膚

結膜

図11　結紮を埋没させる
①皮膚側の縫合糸を結び目側に牽引
②押し込んで埋没

⑧ 眼軟膏塗布

ガーゼは使用しなくてもいい。

⑨ 抗菌薬点眼

結膜側に通糸した糸が残っているので抗菌薬点眼を処方し，1カ月以内に眼脂が多いときに使用していただく。

❷ 症 例

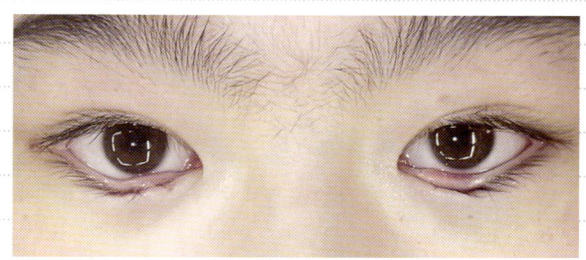

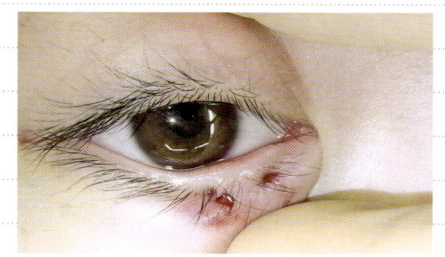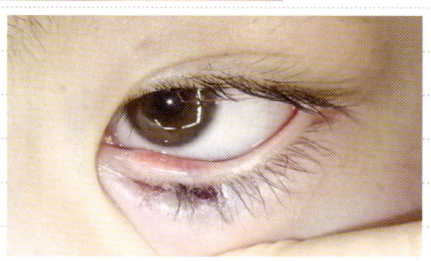

症例1 10歳男児

　切開法は怖いが，全麻にするほどでもない年齢。通糸法なら怖かったら途中で止めますという約束で行った。明らかに外反しているが，この程度でも1週間すればちょうどよくなる。逆に，7−0という細い糸で眼瞼をコントロールしようなどとおこがましいことを考えているのであるから，戻りは承知で行う必要がある。登校までに1週間の余裕がある日程を選ぶとなおよい。

❸ 術中のトラブル

● 同じ穴から
　　通糸できなかった場合

　糸が表皮に通糸されて外に出ている。このままだと埋没できないばかりか，感染源になる。皮膚というのはしっかりしているもので，無理矢理埋没させようとしてもできない。潔く抜いて通糸しなおすか，皮膚を少し切開して糸を引き，張力をかけると埋没できる。この時，糸を切ってしまいやすく，結局通糸しなおしになるのである。

皮膚を貫通している

皮膚

結膜

皮膚

結膜

図12　通糸法で同じ穴から通せなかった
少し皮膚切開し，糸を矢印の方向に引っぱると埋没する。

● 円蓋部深くから通糸してしまった

瞼板下縁をはるかに越えて円蓋部深くに通糸すると，円蓋部の軟らかい組織が陥凹したり瞼板ごと外反したりするだけとなり，睫毛列を立たせる目的を達成できないことがある。睫毛が立っていなければ通糸しなおす。

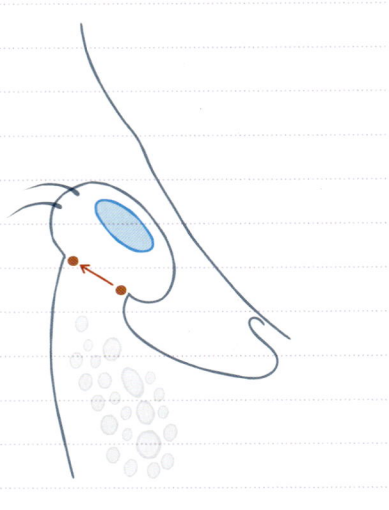

図13　円蓋部からの通糸

● 睫毛乱生が生じた

睫毛列の中に通糸すると部分的に乱生を起こすことがある。一度抜いて通糸部を変えるよりほかはない。

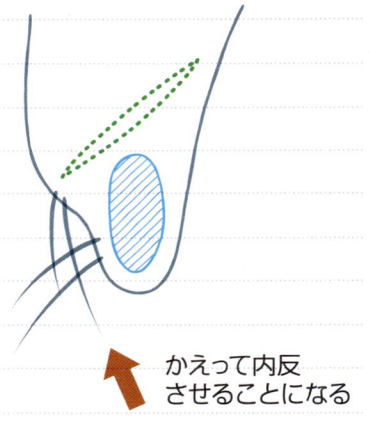

かえって内反
させることになる

**図14　睫毛列の中に通糸点が入ると睫毛
内反が部分的に生じる**

● 通糸時に固いところを通っているような感触があった

瞼板に通糸している可能性を考えやり直し。その糸が局所的に効きすぎて形がゆがんでしまう。再手術などで瘢痕化しているなど，瞼板でないのなら結紮を緩めにすることで効きすぎを予防できる。

ただ，多少ゆがんだとしても所詮，糸の力であるので，すぐになだらかになるので問題ない，という考えもある。

下眼瞼通糸法

石嶋くん　下眼瞼通糸法ですが上眼瞼と比べて気をつけることはありますか？

野田先生　一つは結膜通糸位置，上は円蓋部のどの位置に通すかはそれほど問題ではない。それは1cmの幅がある瞼板をまたぐから。下の瞼板の縦幅は？

石嶋くん　約5mmです。

野田先生　円蓋部で瞼板よりはるかに離れた位置に通糸して引っ張ったらどうなる？

石嶋くん　外反する？

野田先生　眼瞼が瞼板ごと外反するだけで睫毛を矯正する力になりにくい。でも外反しても結構戻るんだよね。戻っちゃうと言ったほうがいいのか…

石嶋くん　強く結紮してしまってあかんべーになって心配した女の子がいましたが，翌週は残存したものの，術3週間後にはむしろすごくいい位置になってました。ホッとしました。若干過矯正を目指すというのはどうですか？

野田先生　それでオッケー。実際，過矯正にしても再発は避けられない。所詮髪の毛より細い糸の力だし。人間の戻ろうとする力にはかなわない。

石嶋くん　他にありますか？

野田先生　結紮の力のかけ方ね。下は再発しやすいことから言っても，ある程度の強さでも大丈夫。ついでに上の話になるけど，上はきっかけを与えるだけで重瞼線はできるから強すぎると印象を大きく損なう事がある。だから結紮は皮膚直下に結び目が行く程度でそれ以上強くしない。

石嶋くん　1−1−1で結紮して2回めの結紮が強くなりやすい印象があります。

野田先生　1回目は強くならないよう注意するからね，ぎゅっと締めたくなる2回めがすべって締まりすぎてしかもロックされると通糸からやり直しでツライよね。糸は横方向に引っ張って，皮下直下のいい位置に来たら糸を皮膚から遠ざける方向に引っ張って，結紮部を浮かせる感じにすると強すぎなくなるのを防止できるよ。

石嶋くん　さっそくやってみます。

393

下眼瞼切開法

それでも 再発するのである。

▶ 適 応

　全麻下で小児の行う睫毛内反手術は，基本的には全例切開法で行う。小児期にしなければならないほど重症であること，せっかく全麻をかけるならきちんと治したいこと，小児では手術創が残りにくいため心配しなくてよいことがその理由である。私達は現在，全例lid splitまで行っているが，初心者で抵抗があれば切開法のみでもよいであろう。

❶ 切開のデザイン

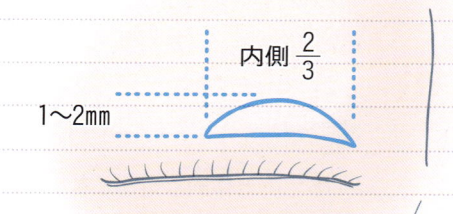

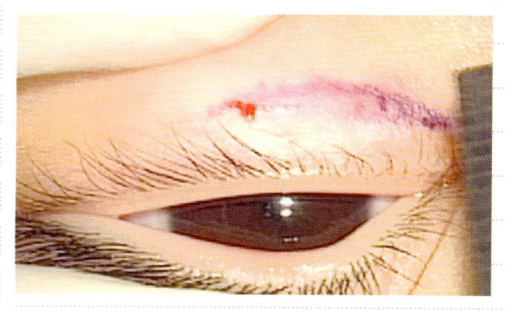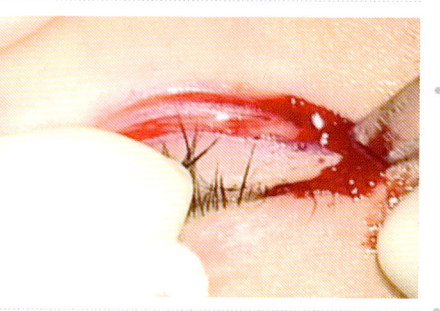

図15　切開デザイン
横方向は涙点から睫毛が接している範囲＋α（内側2/3），縦幅は1〜2mmとする。

　ピオクタニンで切除予定の皮膚を塗りつぶすようにマーキングする。横方向は涙点から睫毛が接している範囲＋αとし，縦幅は1〜2mmとする。下眼瞼の皮膚は切除しすぎると回復の処置が困難であるので，取り過ぎには注意する。全麻下で頬の組織を軽く下に引き，重力がかかった状況をシミュレーションする。

❷ 術 式

① 皮膚切除・切開

- 下眼瞼内側の皮膚を舟形に切開する。まだ切除はせず置いておく。聖隷浜松病院の嘉鳥先生に教えていただいたことであるが，この皮膚を手術の最後までとっておけば，術中に創縁が挫滅したときでもそこを切除すればよいので安全である。

皮膚は最後まで
切除しないでおこう！

- 下方に釣り針鉤を2本かけて，上方を鑷子で把持してテンションをかける。眼輪筋を切開して瞼板を露出する。

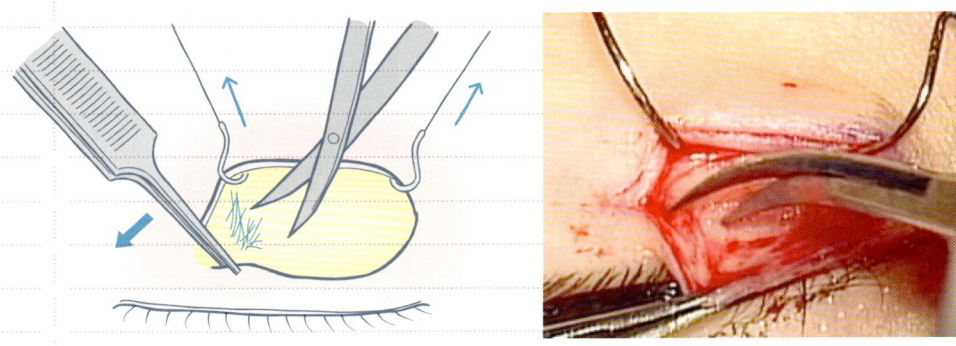

図16　下方に釣り針鉤2本をかけ，上方は鑷子で把持してテンションをかける

- 切除部位の皮下にある余分な脂肪織，眼輪筋を除去。除去量は縦幅2mm程度で切開創の長さ分とする。この後も少しずつ組織を切除し，瞼板の中央付近，特に鼻側の組織はかなり切除する。

眼輪筋は多少，多めに切除しても
問題にならない。

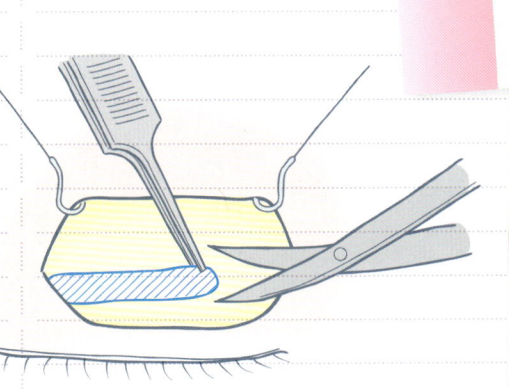
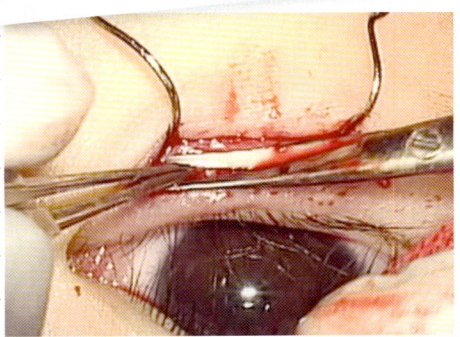

図17　余分な脂肪織，眼輪筋を除去

② バイポーラで止血

③ 瞼縁の皮膚直下を瞼縁まで切開し展開する

　剪刀でどこまで切開が進んだかを確認しながら，グレイライン直下まで切開を進める。この際に，毛根を傷つけないように注意する。

深さは瞼板直上。

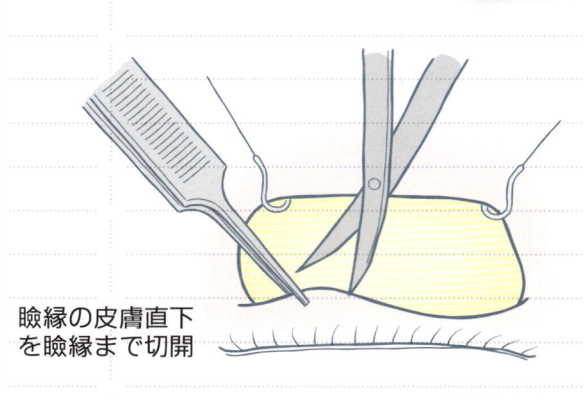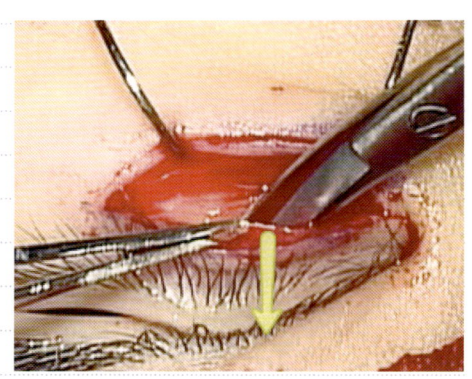

瞼縁の皮膚直下
を瞼縁まで切開

図18　瞼縁皮膚直下を瞼縁まで切開し展開

④ ③で把持している皮膚をそのまま上方に裏返し，展開する

　通糸する部分より上方の瞼縁まで切開するのは毛根組織を分離するため。盲目的操作となるため毛根を傷つけないように気をつける。

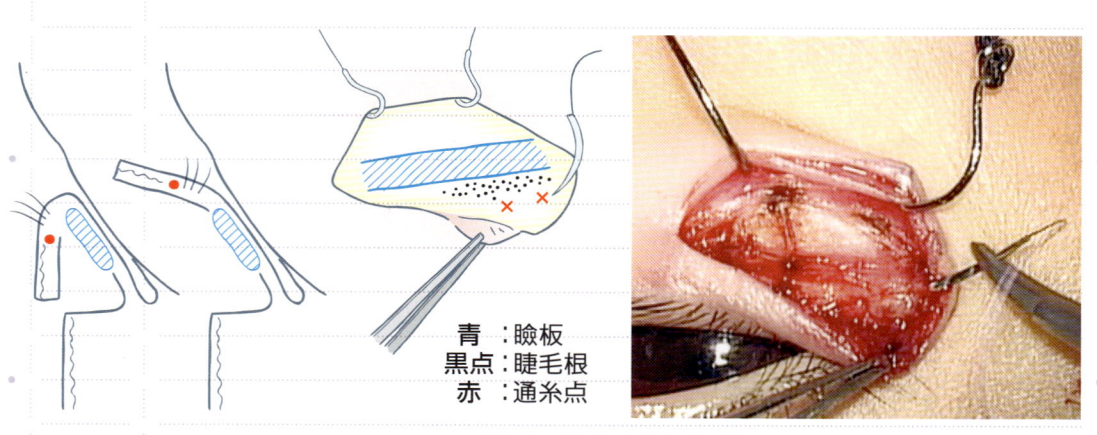

青　：瞼板
黒点：睫毛根
赤　：通糸点

図19　通糸の予定ライン

⑤ 瞼板と切開予定ラインでマットレス縫合

　皮下の縫合は睫毛列下方。睫毛列に入ると睫毛乱生になる。離れすぎるとシワが目立つ（図20の赤点）。

瞼板のできるかぎり下方に通糸する。

さらに皮膚側に通糸する。皮膚側に針を通したままで，

- 針が皮膚に出てないか，
- 睫毛より下方に通糸しているか，
- 逆に離れすぎていないか，

確認する。よければ結紮する。

この程度の幅では4針かけることを目指す。

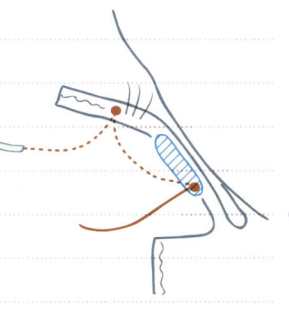

図20　通糸の位置

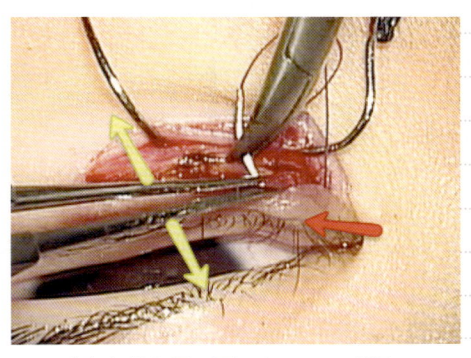
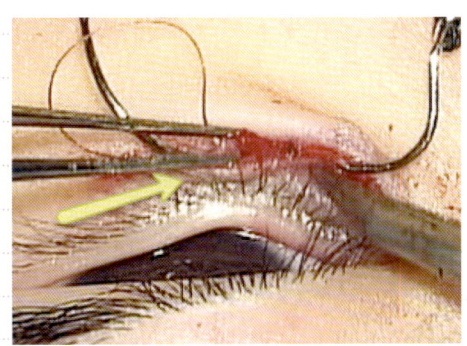

(a) 皮膚を元に戻したりして確認。　　　　(b) 毛根にかかっておりやり直し。

図21　縫合位置の確認

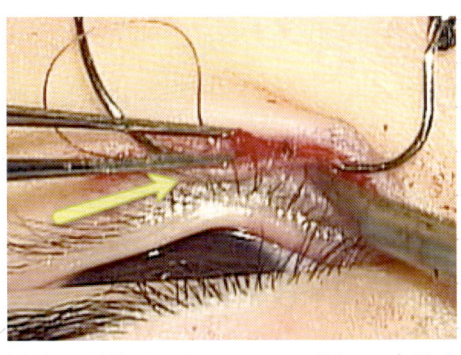
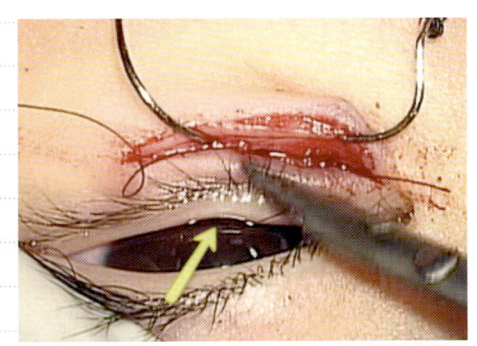

(a) 第一結紮時に（1－1－1の最初の1）睫毛　(b) 瞼縁は牽引され歪んでいるがこの程度は
が立っているのが確認できる。　　　　　　　問題なく回復する。

図22　睫毛にかからないようにギリギリのラインで通糸

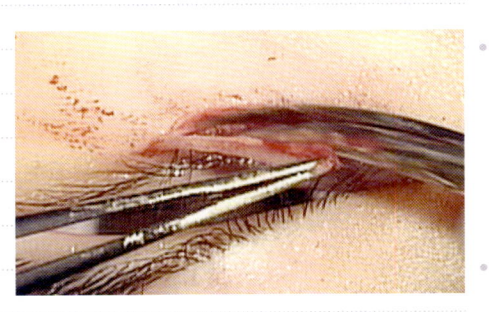

図23　初めに切開を行った皮膚を切除し，
　　　皮膚を8－0バイクリル®で縫合

❸ 下眼瞼切開法 ＋ lid split

　現在，私達の第一選択である。挾瞼器を用いて固定し瞼縁のsplit を最初に入れる。それから皮膚切開を行い，トンネル状に瞼縁までつなげる。瞼縁をより移動することができるため，これにより再発はぐんと減った。

▶ 術 式

① 挾瞼器をかける

　必ず脱血の操作を行う。

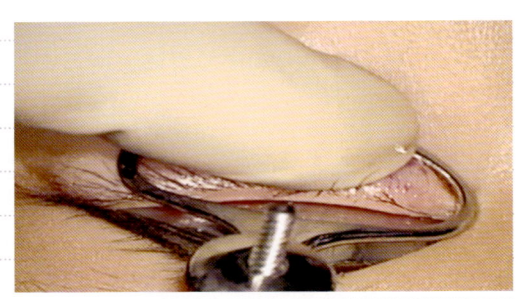

図24　挾瞼器をかける

② グレイラインを切開

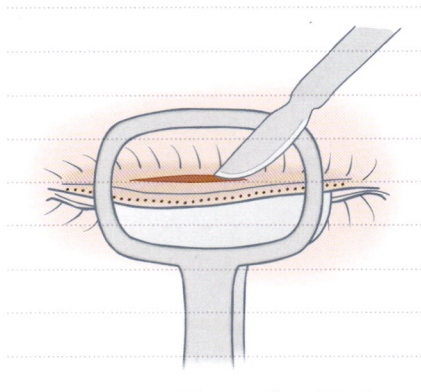
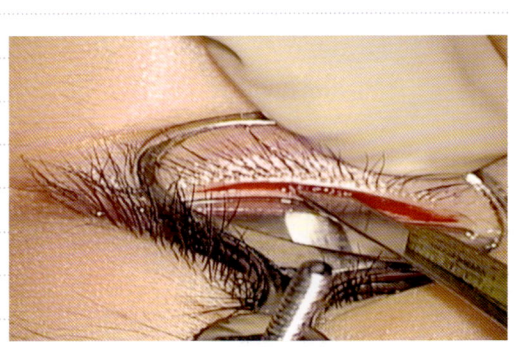

図25　グレイラインで内皮症を起こしている幅を切開

　「lid split」の項目の様にグレイラインで切開する（p.441参照）。切開する幅は内反症を起こしているところで，小児の内反症では多くが角膜耳側を越えない。毛根を損傷しないように注意する。メスでの切開は非常に鋭利であるのでこのまま進むと瞼板を貫通しかねないため，無理にここで奥まで切開する必要はない。この切開の跡は残りにくいので多めに切って問題ない。

③ 皮膚切開

　皮膚切開の位置は，瞼縁から遠すぎると痕に残りやすく，近すぎると効果が出ない。睫毛の先程度にするとちょうどよい。

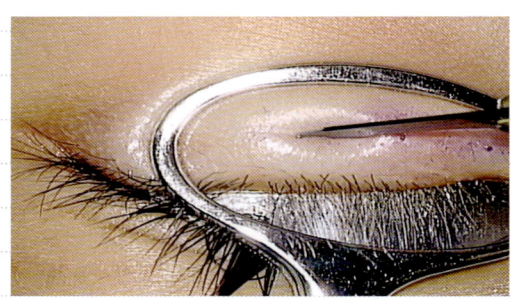

図26　メスで皮膚を切開

④ 切開創から瞼板下端近くまで進める

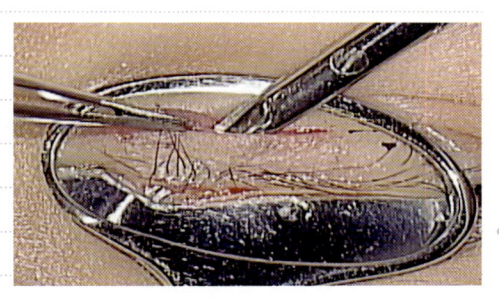

図27　切開をさらに進める

⑤ 眼輪筋を切除

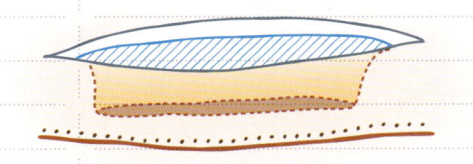

眼輪筋を切除することで
視野が広がる

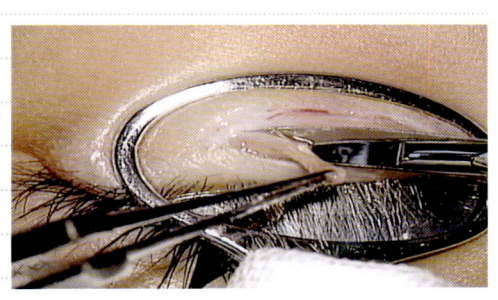

図28　スプリング剪刀で眼輪筋を切除

　切開創から瞼板の間にある眼輪筋を，スプリング剪刀を押し付けるようにして切除する。挟瞼器で制限されており，まず取りすぎることはないので，遠慮なく瞼板に向かって眼輪筋を切除しよう。

⑥ 瞼板に到達し瞼板下縁を露出させる

　瞼板の縦幅は5mmである。皮膚から直下の眼輪筋を切除すれば，大抵すぐに瞼板下縁に到達できる。

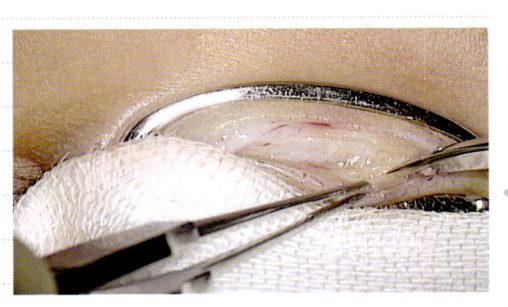

図29　瞼板下縁の露出

⑦ 刃先を瞼縁に向け瞼板と毛根を含む皮下組織とを分離させる

　睫毛根を確実に皮膚側に残すように剪刀を瞼板に押しつけるようにしながら分離する。

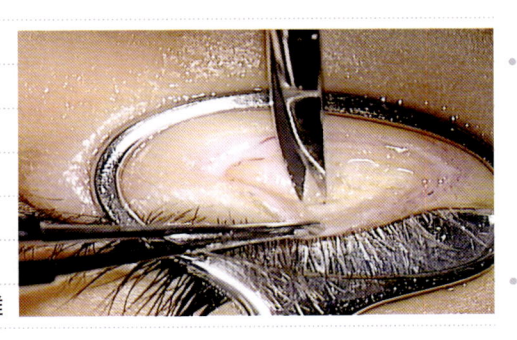

図30　睫毛根と瞼板の分離

⑧ lid splitで切開した創と連続させる

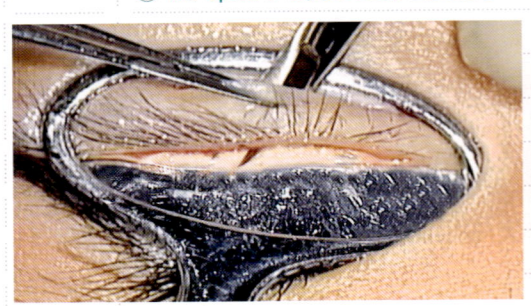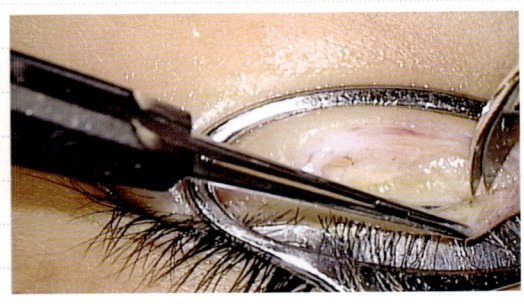

図31 切開創と瞼縁を連続させる

睫毛根を傷つけないように注意する。皮膚切開創から瞼縁までトンネルができる。

⑨ バイポーラで止血

十分に止血操作をしてから挟瞼器を外して釣り針鉤をかける。

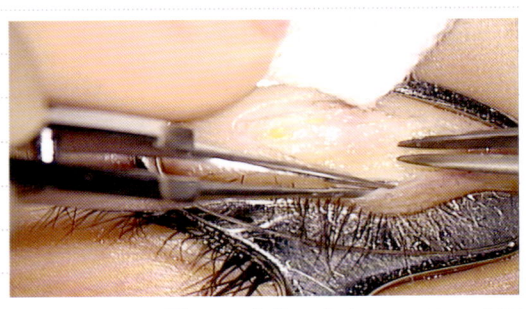

図32 十分に止血

⑩ 6−0バイクリル®で縫合

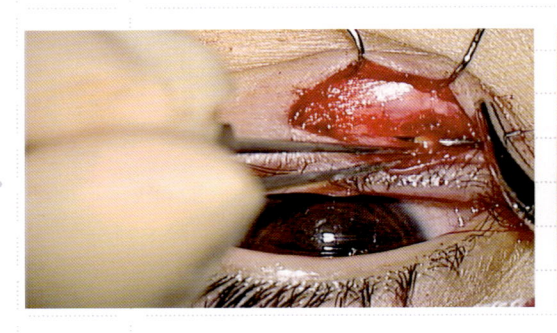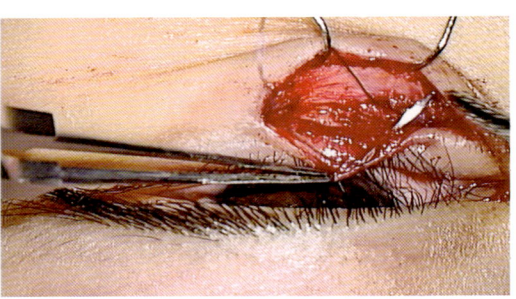

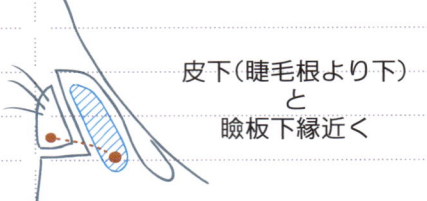

皮下（睫毛根より下）
と
瞼板下縁近く

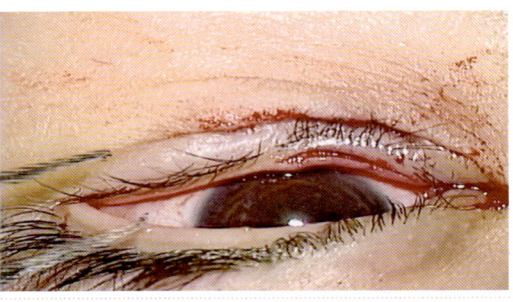

図33 挟瞼器を外して釣り針鉤をかけて縫合

挾瞼器を外すと血流が再開し，一気に術野が赤くなる。

瞼板のできるだけ下縁近くに通糸する。そしてバックハンドで皮下に通糸する。通糸の方向は逆でもよい3〜4針を通糸し，外反具合を確認する。多少瞼縁の形がゆがんでいるのは術後にすぐに戻るので心配ない。びっくりするほど睫毛が下を向き，splitの部から中の肉が見えている程度で問題ない。これは全麻下では眼輪筋が弛緩しているためでもあり，覚醒するとあっという間に戻り始める。

特に皮下のこの通糸が本手術で最も難しい所である。

⑪ 余剰組織の切除

この状態で眼輪筋や重なっている少量の皮膚は切除してよい。

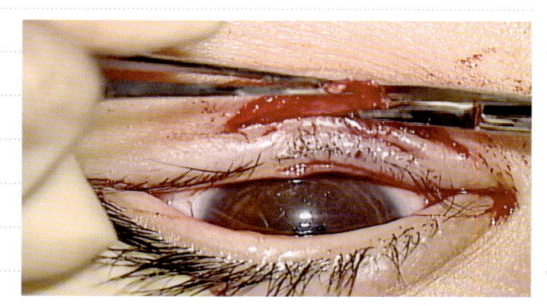

図34　眼輪筋や余剰皮膚の切除

⑫ 皮膚の縫合

小児で全身麻酔が必要となる場合は，抜糸もさせてはくれないので8−0バイクリル®で縫合し端を短く落とす。

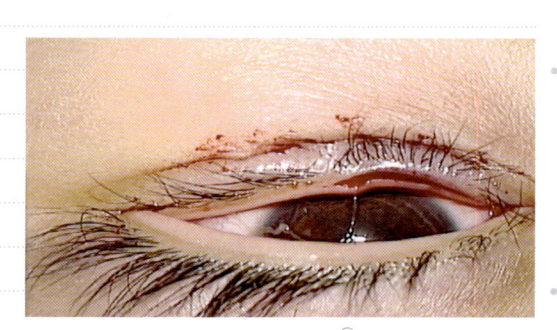

図35　8−0バイクリル®で皮膚縫合

⑬ タリビッド®眼軟膏を皮膚，瞼縁に塗布し終了

術中：「こんなにやっていいのかな？」
術後：「もっとやっときゃよかった！」

❹ 症 例

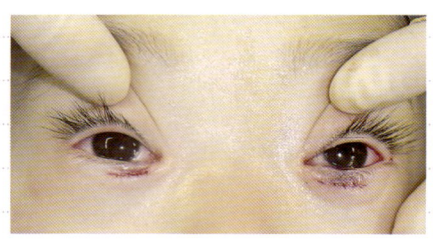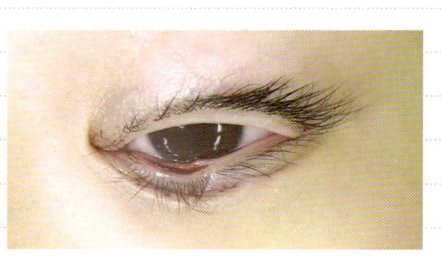

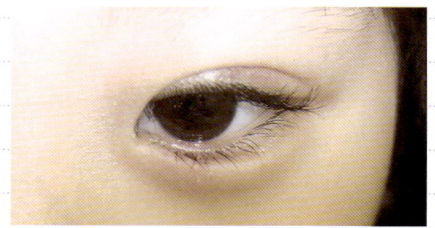

症例2　lid split術直後，1カ月後

　グレイラインに沿った創は全くわからなくなる。睫毛下のシワも浅く目立たなくなる。

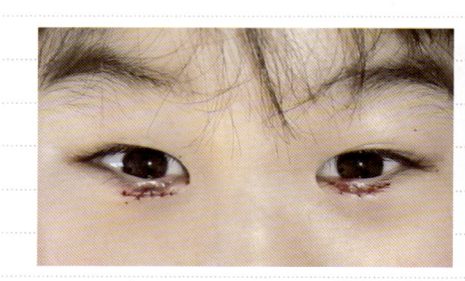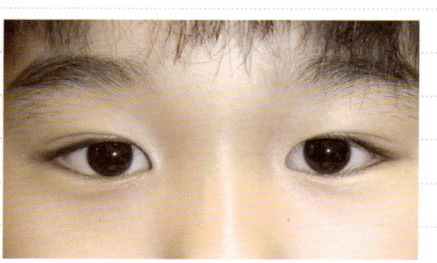

症例3　右切開法，左切開法＋lid splitの症例1年後

　症状は消失した。左が重症であったのでlid splitを追加している。こんなにやったのに左は少し戻り始めている。再発には術前の重症度が関連するようである。

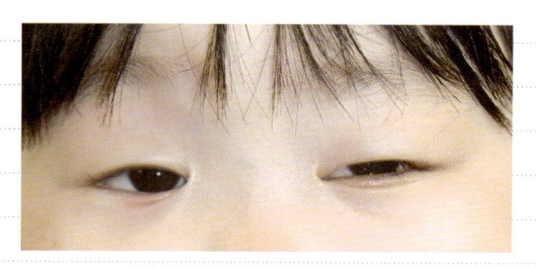

症例4　肥満

　肥満にて内反の再発を繰り返すが肥満を解消することは困難と考え，跡が残るのを覚悟で切開皮膚縁を6－0バイクル®で瞼板に縫着した。バイクル®の縫合は2列となった。予想通りシワが残ったが内反は治った。

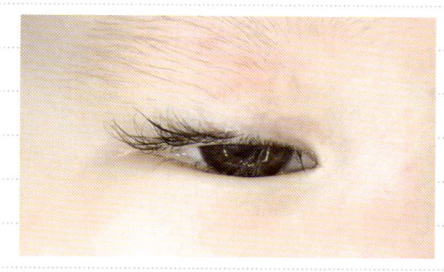
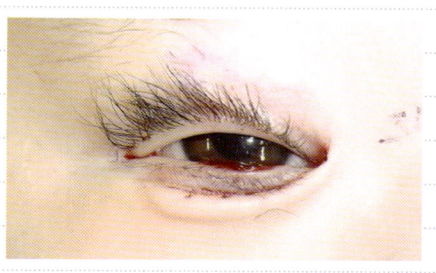
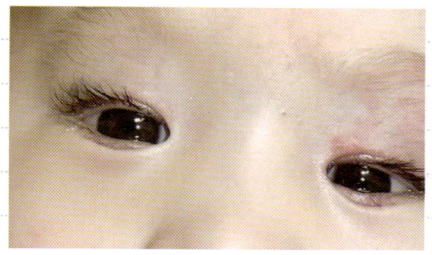

症例5　1歳男児

　先天緑内障の治療を予定しているが，その前に睫毛を治療してほしいと緑内障チームに依頼され，シワがくっきりできようとも再発しないようにした症例。左右対称ならむしろ可愛く感じる。

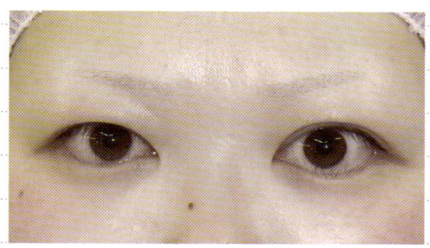
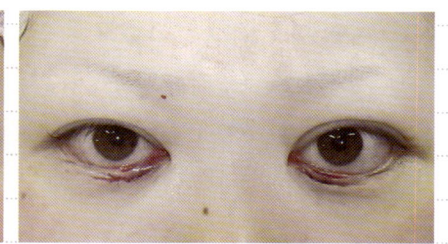
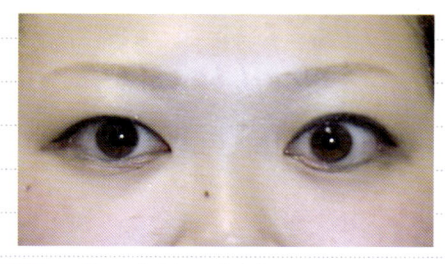

症例6　若い女性の症例

　成人しても治癒しない例であるのでlid splitまでさせていただいた。1カ月後にはかなり目立たなくなるが女性としては気になるレベルであろう。これは受け入れていただくよりない。眉をしっかり描き，上にアイラインを引くように指導した。どうしてもイヤなら繰り返すことを覚悟で埋没法でごまかす。

成人まで治らないのは重症。

❺ 合併症

● 変なシワ

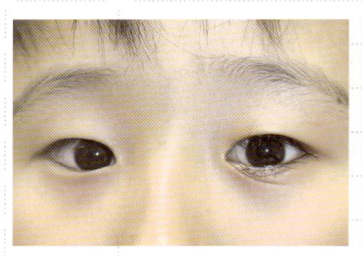 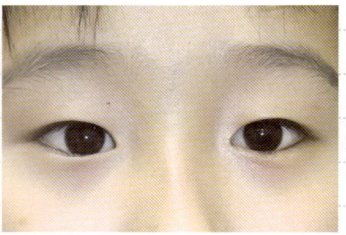 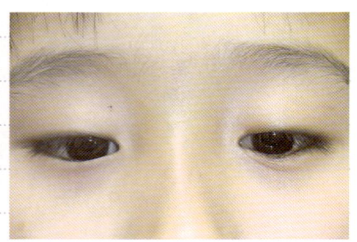

2週間後　　　　　　　　　3カ月後　　　　　　　　　3カ月後下方視

症例7　手術2週間後から出現したシワ

　術直後でない場合は，縫合糸周囲に生じた過度の瘢痕であると考えられる。保護者の不安が強いためリザベン内服，プレドニン眼軟膏を処方した。3カ月程度でかなりよくなり，6カ月ですっかりよくなった。投薬なしでもこれだけ時間が経過すればよくなったと思われる。下方視時に軽度のシワがあるが，これも最終的にはなくなる。

● 術直後からあるシワ

　小児のこの手のシワはあまり気にされないことが多い。半年たてば見事になくなり，そして内反が再発する症例が出てくる。

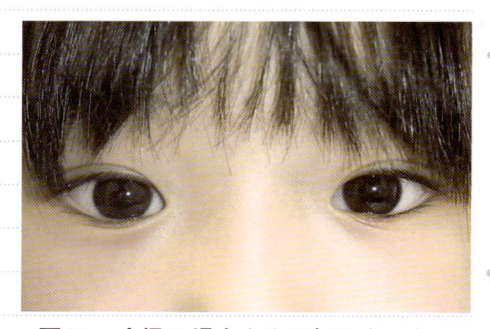

図36　小児の場合あまり気にされない

● 西洋人の赤ちゃんの下眼瞼重瞼線

　西洋人の赤ちゃんには，時に症例5のように下眼瞼にくっきりとした重瞼線がある。東洋人では現れないものである。顔つきによってでき得る線だと理解していただき，できるだけ瞼縁に沿って形成し，治療の結果として受け入れてもらえるようにする。

● 再発の多い症例

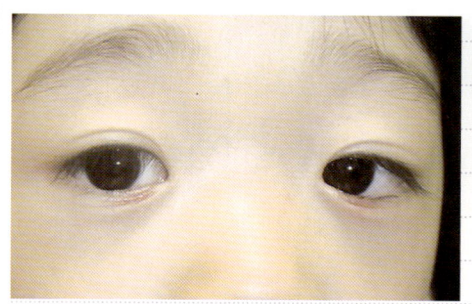

図37　内眼角贅皮

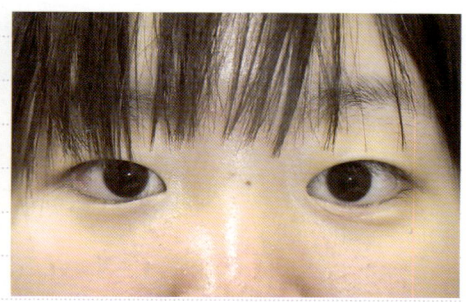

図38　角膜の下に白目がでている

　内眼角贅皮の多い症例，下眼瞼の組織が多く豊かなぷにぷにがある症例，角膜の下に白目が出ている症例は再発しやすい。内眼角贅皮は内眼角形成を同時に行うとよいが，難症例は全般に初心者には難しい。皮下と瞼板との縫合を少し派手にやって組織を多めにとって対応したい。

● 睫毛脱落

　術中操作で毛根部にバイポーラを使いすぎると，睫毛禿となる。「そーら内反は治ったろう？」と言いたくなるが，できるだけ避けたい合併症である。侵襲が強すぎて虚血になっても睫毛は脱落する。つまり，lid splitをしてトンネルを作ったはいいが皮下組織を取りすぎて血流が悪くなった場合である。これが怖くて切開が不十分だとまた再発するのであるが，ある程度の再発は仕方がないと考えて臨みたい。

重瞼線形成術

重瞼線は上から落ちる
皮膚の防波堤。

▶ 適 応

　重瞼線形成術には，埋没法と切開法がある。一般に埋没法は美容目的で行われているが，保険での重瞼線形成術は上眼瞼内反や皮膚弛緩症に対して機能改善目的で行われている。また，眼瞼下垂，皮膚切除などの手技に併せて用いられる。埋没法は若年者にのみ適応となる。

埋没法：若年者で，さすまたやクリップで一箇所を押さえれば簡単に目頭から目尻まで重瞼線が形成できる場合

切開法：高齢者すべて。若年者でも上記にあてはまらない場合や，皮膚が分厚い，内反の症状が強い場合

　二重瞼をノリでくっつけて作る化粧品に付いている「さすまた」を切開位置へ挿入し上下の点をマークする。さすまたが無ければ事務用のクリップを伸ばして，丸い安全な方を皮膚にあてると代用できる。

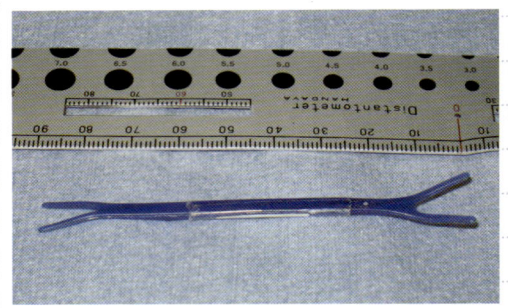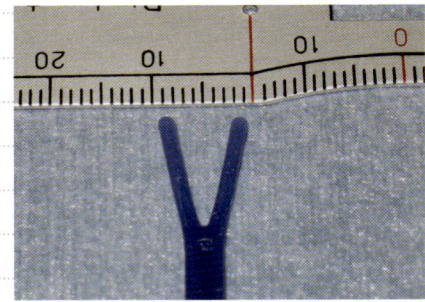

図39　アイプチ®などの化粧品に付属しているもの
先が鈍で皮膚にやさしい。

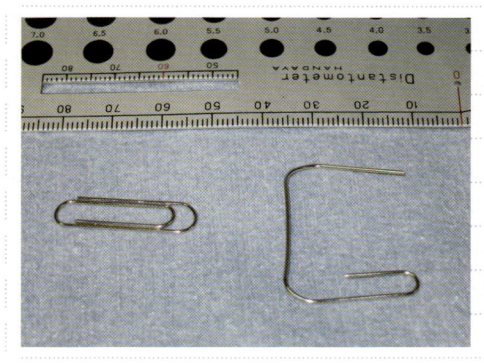

図40　クリップ
クリップを伸ばし，丸い方を皮膚にあてると痛くないし，どこでも入手できる。

　さすまたできれいな重瞼線が形成されるなら，重瞼線形成術や瞼縁皮膚切除のよい適応である。皮膚の分厚い症例で不自然な重瞼線しか形成されない場合には眉毛下皮膚切除の適応となる。

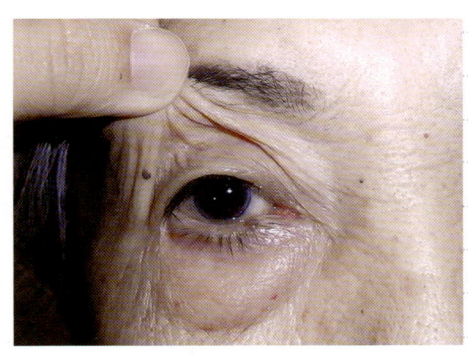
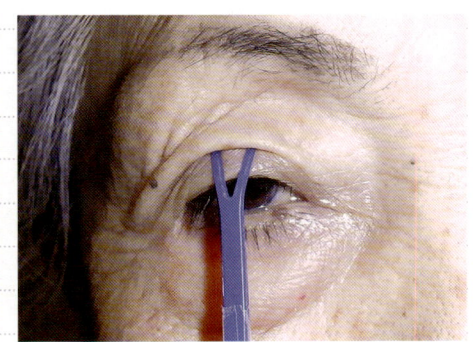

図41　皮膚弛緩症 (1)
さすまたで重瞼線を作ると，目頭から目尻まできれいに重瞼線ができる。皮膚が薄いためきれいな重瞼線ができやすく，特に変なシワはできにくいため初心者向きである。

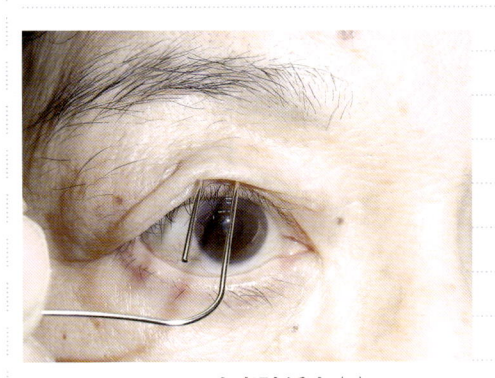

図42　皮膚弛緩症 (2)
クリップで重瞼線を作るがごく一部にしか重瞼線ができない。目頭から目尻までデザインをしっかり作らなければならず，比較的デザインが難しい。

❶ 通糸埋没法

▶ 概 念

　眼瞼内に糸を埋没し，重瞼線を形成して皮膚が睫毛に被さらないようにする。眼瞼前葉に過剰な正常組織があるため内反が生じていると考えられる若い人の場合，埋没法の適応となる。小切開で侵襲が少なく，術後に生じるシワの位置をコントロールしやすい反面，組織を切開剥離するわけではないので，内反矯正効果は切開法より劣る。保険点数は眼瞼内反症手術（縫合法）K217-1 1,660点で算定する。

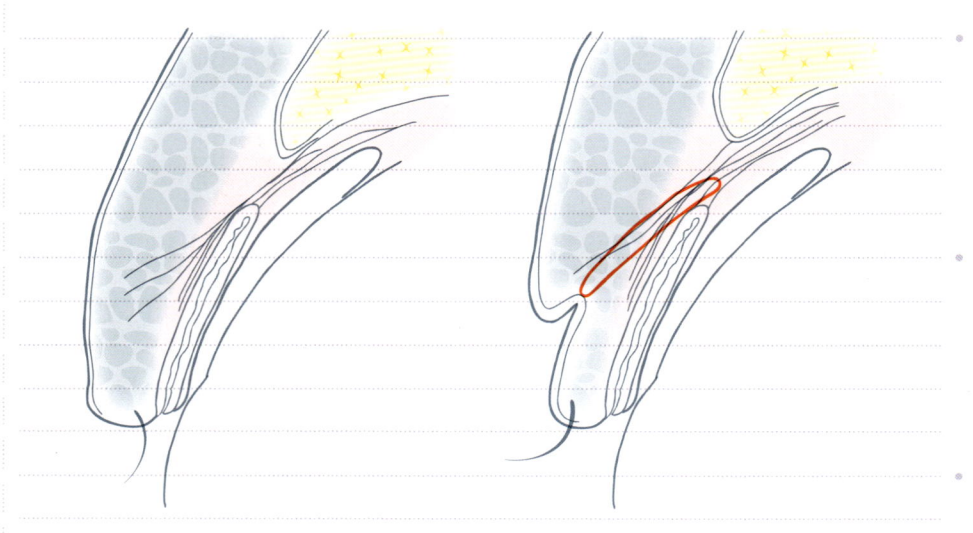

図43　前葉の過剰組織により睫毛が圧排されている
通糸後は，皮膚から円蓋部に通糸され，組織が堰き止められて睫毛への負担が軽減されている。

▶ 準 備

　針糸は，特殊なものを用いる。7−0または6−0の太さで，眼瞼を貫通するほどの長さの針をつけた製品は一般にはない。一部の美容外科では特注で作らせて用いているようである。安価なものでは，針と糸が別々に販売されているものを用いるよりない。どうしても総合病院にある物を使わなければならないなら，

- 腸針0号と6−0ナイロン糸
- 21G注射針と6−0ナイロン糸

で行うことができる。

　これらについては美容外科系の良書を参考にされたい。

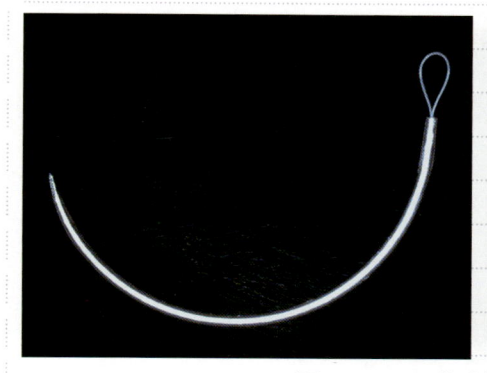
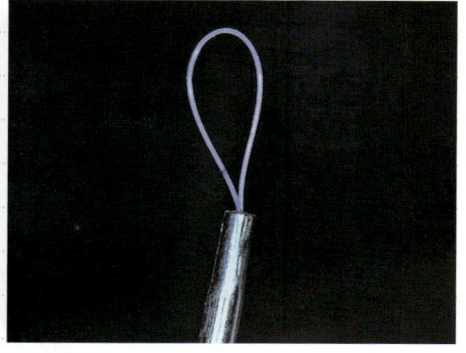

図44　SHS式滅菌済縫合針セット
AH-18mm（ループ糸3mm付）　2本入　1,465円（河野製作所）

美容外科では注射針を眼瞼組織に通しその中にナイロン糸を導く方法や，一般外科で使う腸針が用いられている。腸針は糸を通す部分にバネがついていてゴリ感がある。そこで開発されたのがループ針である。スムーズに通糸でき，デリケートな組織にぴったりである。河野製作所が特許を持っており他社からの発売はないようである。安価に抑えられているため追随できないのであろう。

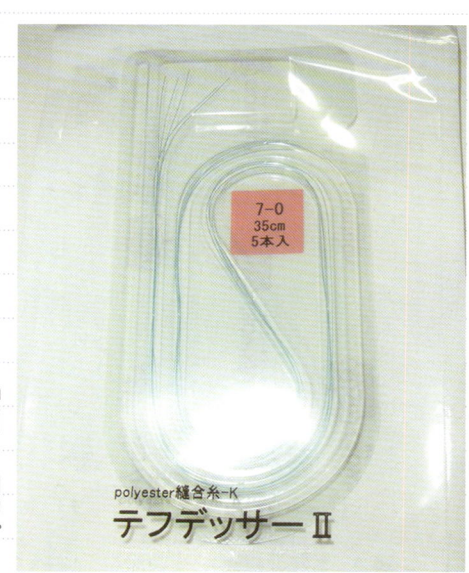

図45　テフデッサーⅡ
7－0　35cm
緑　5本入　400円
（河野製作所）

ナイロンの編糸の表面にテフロン加工を施して滑りをよくしたもの。切り糸の形で販売されており，ループ針と組み合わせて用いる。

▶ デザイン

消毒後，マーキング（重瞼線を基準にし，広げたままの鑷子，斜視鉤などで位置を決める。穿刺点は5mm間隔で一組を1〜2組程度）し，ここが重瞼のラインになる。デザインについては非常に慎重に決定しなければならない。

● 基本事項

- 目頭側で重瞼線が入り込む範囲で睫毛の上縁から4〜5mmの皮膚割線を選択する。
- 正面視で角膜に相当する部分より左右1〜2mm程度ずつ広い範囲に4点を定める
- 目尻，目頭の重瞼線の位置にこだわりがある場合には，4点を広めに取るとコントロールしやすい。または3針とし，6点定めてもよい。
- 化粧品の二重瞼のりを使用してきた患者では，できるだけその線を尊重する。

多くの日本人の顔では，重瞼幅を4〜5mmに設定するのが無難である。閉瞼させて皮膚を軽く伸ばした状態で計測する。そして瞳孔を中心にしてデザインする。ここさえしっかり押さえられていれば，左右はその流れで形成されるもので，むしろそのほうが自然である。

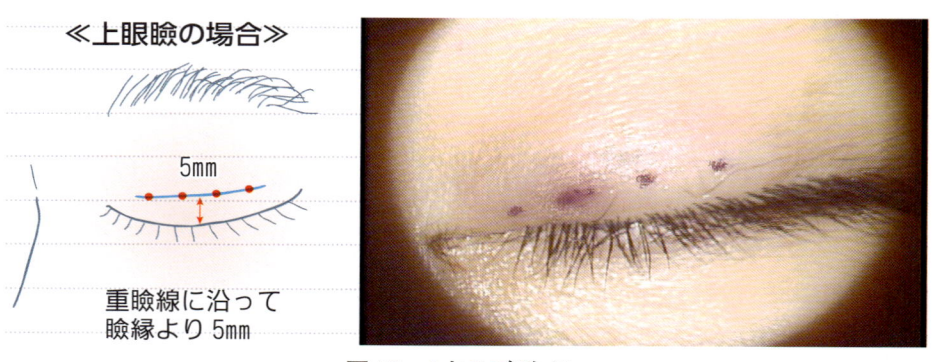

≪上眼瞼の場合≫

5mm

重瞼線に沿って
瞼縁より5mm

図46 4点のデザイン
角膜の幅より若干広めに4点をデザインする。閉瞼時の眼瞼に対しては内眼角寄りとなる。

難しいのは重瞼幅7mm以上を患者が希望した場合である。二重瞼のりを使ってきた患者は，自然にできる線より広い重瞼線を作っていることが大変多い。比較的広い幅で形成した場合，重瞼線から瞼縁までの皮膚に余裕を持たせるようにしないと不自然な結果を招く。東洋人では重瞼線から眉毛にかけての脂肪が豊かであるので，このような配慮が必要になる。以下に示す瞼板に直接通糸しない術式では，自然に仕上げるには1回目の結紮を緩くするしかなく，埋没させる糸が長くなる。仮縫合の段階で本人に見せて相談する必要がある。要望が高いようであれば，美容外科を紹介するべきであろう。

● 平均的な重瞼幅の場合

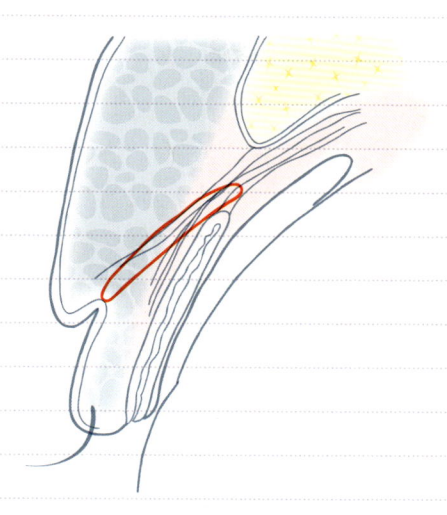

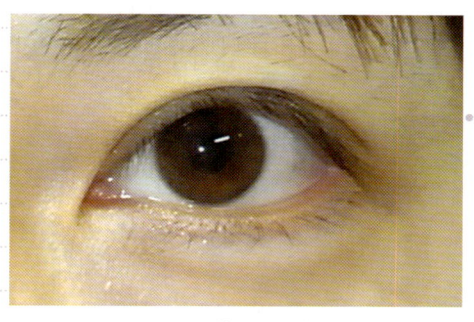

図47　平均的な重瞼幅
重瞼線の幅が4〜5mm程度なら失敗が少ない。きつく締めすぎても1カ月でなじむ。初心者向けである。

● 重瞼幅の広い場合

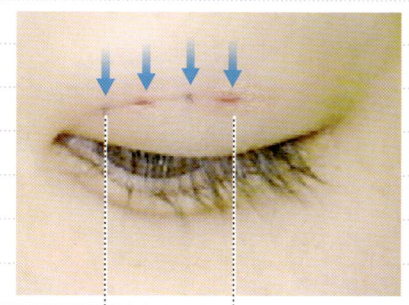

(a) 術前

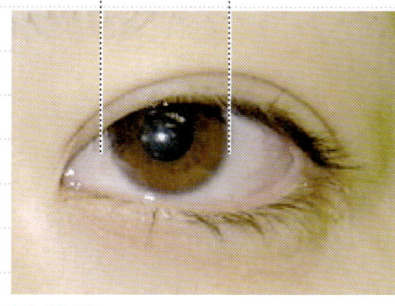

(b) 術前

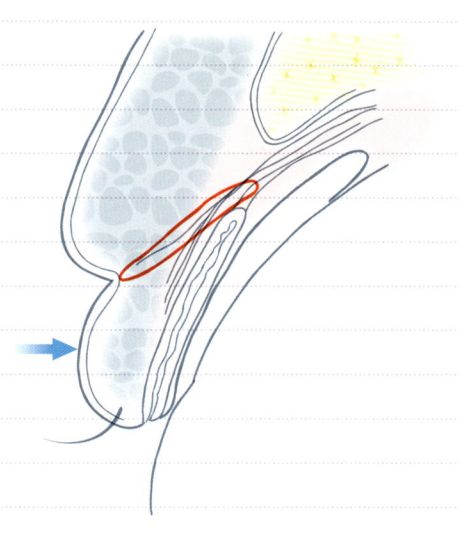

図48　瞼縁から7mmのアイプチ®跡
術前からアイプチ®をしていた症例。瞼縁から7mmと幅広のアイプチ®跡があり，その線を希望された術前術後写真である。初心者はこれほど広く，目頭で平行型になる重瞼線を希望する手術を引き受けるべきではない。

図49　皮膚の余裕と糸
重瞼幅を広く設定して手術する場合，矢印部の皮膚に余裕を持たせる必要がある。円蓋部からかける糸は緩めにしなければならない。

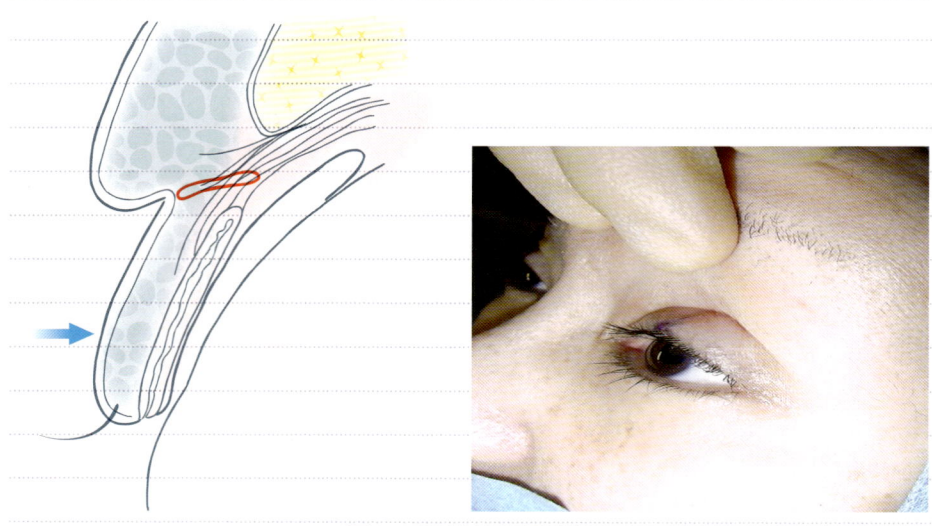

図50　不自然な重瞼幅

7～8mm以上の重瞼幅を設定して，円蓋部からの糸をきつく結紮してしまうと，重瞼線と瞼縁との間の皮膚（矢印部）が伸展して不自然な結果となる。

▶ 術式

① **麻酔**：点眼麻酔後，E入り局麻にて結膜円蓋部に麻酔。さらに皮膚側から穿刺点より注入。各穿刺点からの麻酔は少量でよい。できるだけ麻酔の総量は少なくし，すぐさま冷却を始めて腫脹を抑え，術中に重瞼線の感じを確認してもらえるようにする。

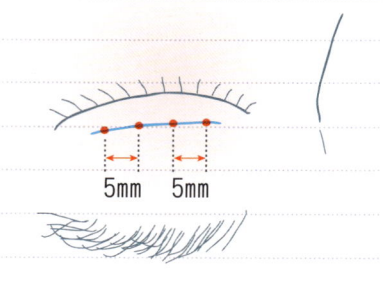

5mm　5mm

図51　穿刺点から麻酔を注入

② **穿刺点の拡大**：注射針による穿刺点を11番メスを用いて拡大させる。

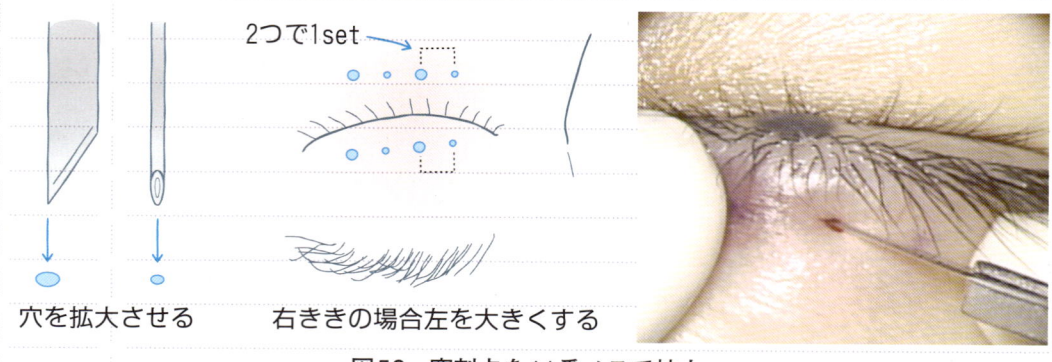

2つで1set

穴を拡大させる　　右ききの場合左を大きくする

図52　穿刺点を11番メスで拡大

③ **糸を埋没させる方の切開創を拡大**：術者が右利きの場合，右の穿刺点から左の穿刺点へ通糸し埋没させるため，特に左側の切開創を深く広く形成する。琉球大学形成外科の清水雄介先生が手術に取り入れられていたことであるが，眼科手術で通常用いるような細い有鉤鑷子を用いて組織を少し出して切除すると，最後の結紮部を埋入させやすい。

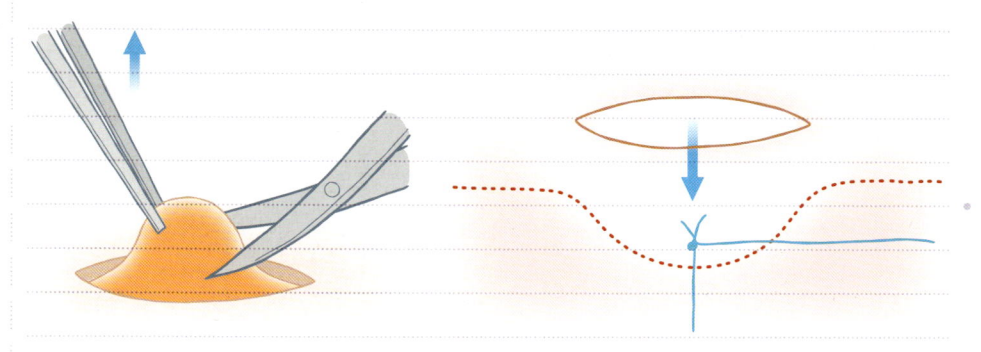

ⓒ 鑷子で眼輪筋を牽引し，切除　　ⓓ 埋没縫合時に眼輪筋がないため，埋没が容易

図53　鑷子で組織を切除しておくと埋没が容易

④ **両端針で結膜より穿刺点へ通糸**：翻転して瞼板より上部の円蓋部から通糸する。

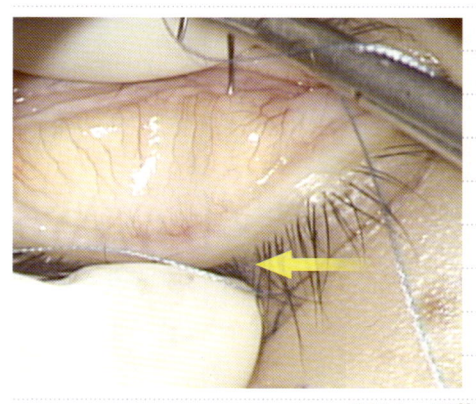 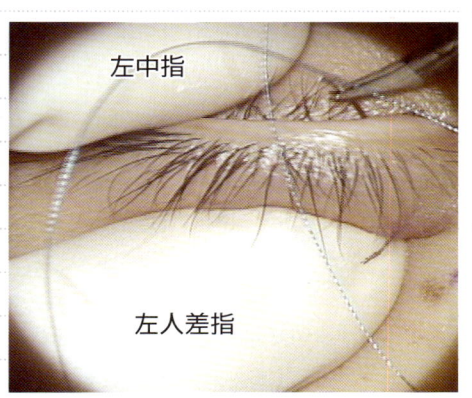

左中指

左人差指

図54　円蓋部より刺入

貫通させた際，左中指で下眼瞼を上方に持ち上げて角膜表面を覆って保護している。わからなければ，助手に途中から角板を入れてもらう。

⑤ 通糸：眼瞼を貫通させる通糸は最初は勇気がいるであろう。しかし十分に大きな針を使うと，意外なほどあっさり貫通できる。運針の段階で少しでもガリガリという抵抗を感じたなら，その通糸は瞼板を貫いている可能性があるので抜き取る。

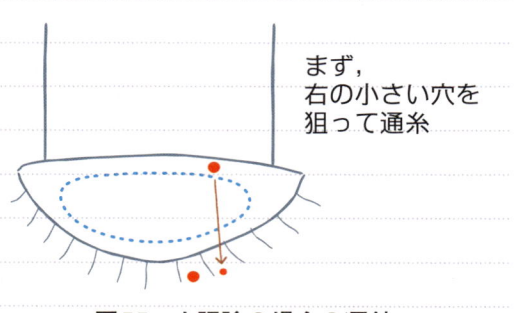

まず，
右の小さい穴を
狙って通糸

図55　上眼瞼の場合の運針

　また，針のお尻で角膜を傷つけないように注意する。上眼瞼を眼表面から浮かせ気味にするか，下眼瞼を引き上げ角膜を保護する。または面倒でも角板や保護用コンタクトを用いる。

● 運　針

　皮膚側から針を引き抜き，同じ点から刺して2点目の切開部まで皮下を運針する。

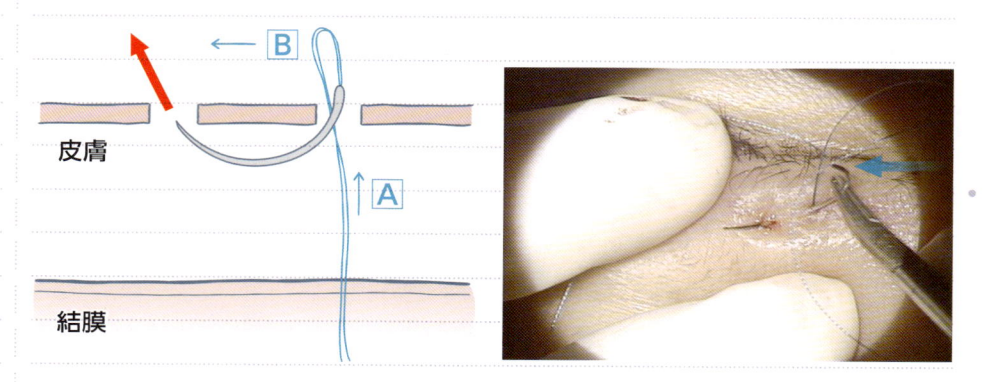

皮膚

結膜

図56　皮下の運針

　切り糸のもう片方の端（結膜からでている）を針に取り付ける。ここではループ針を用いており，ループ（矢印）内に通している。

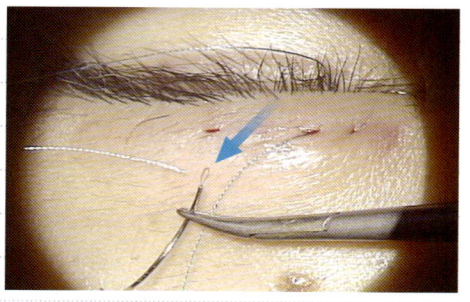

図57　円蓋部からの運針 (1)

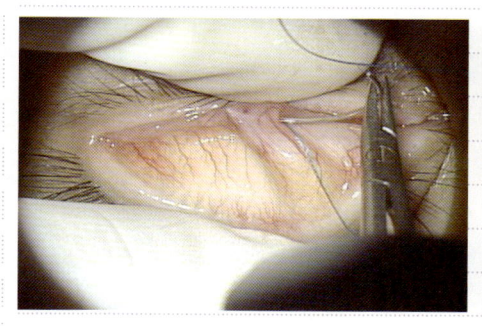
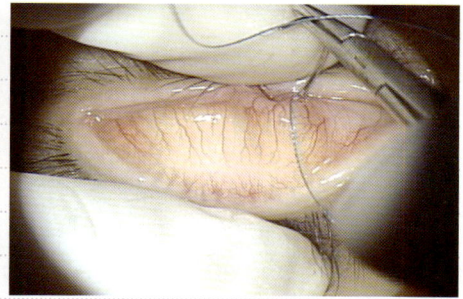

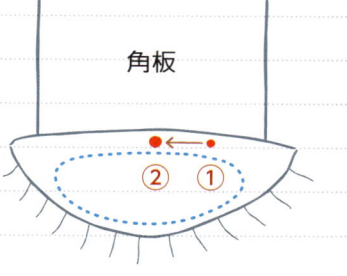

初めの通糸点より
刺入し皮膚の大き
い穴に相当する位
置まで結膜をすく
う。そして組織内
で方向転換する。

角板

② ①

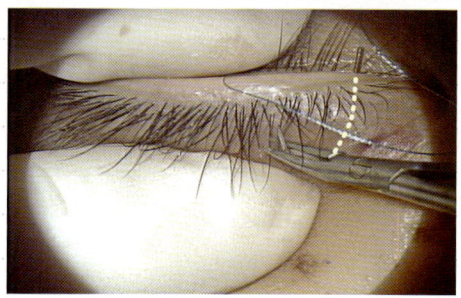

図58　円蓋部からの運針（2）

　円蓋部の結膜を浅くすくう。下眼瞼の時と異なり結膜から針を刺出する必要はない。針を結膜下で方向転換する。そして左側の創から刺出する。

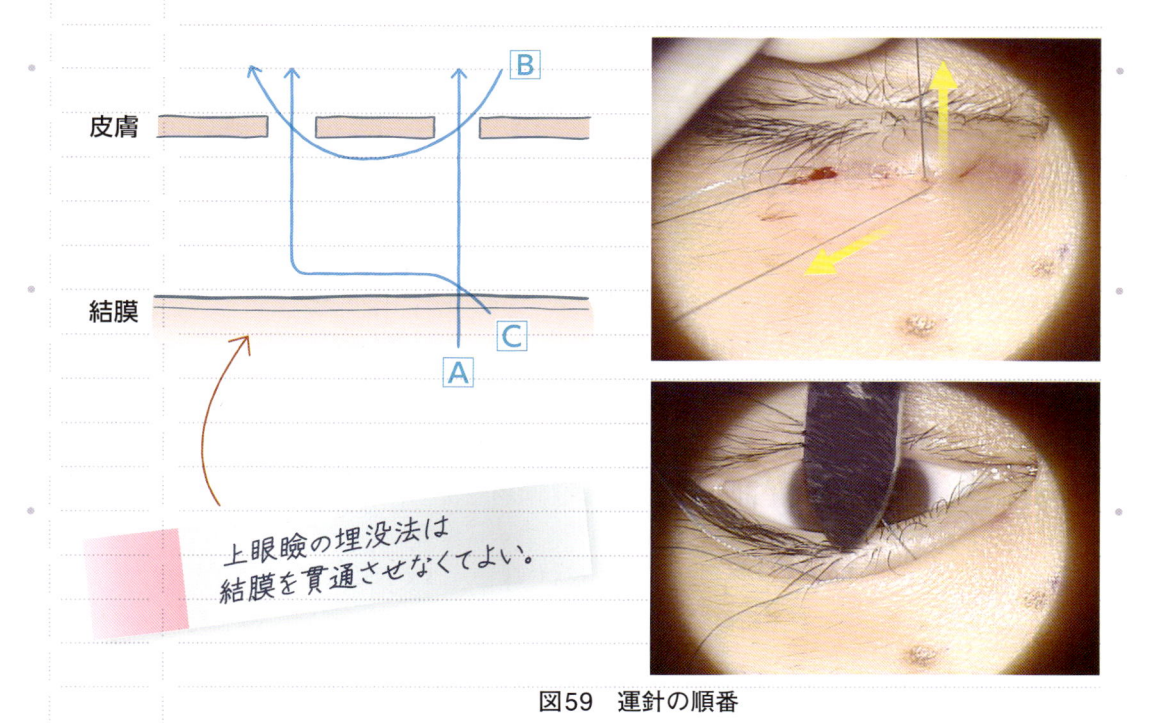

皮膚

結膜

B
C
A

上眼瞼の埋没法は
結膜を貫通させなくてよい。

図59　運針の順番

415

糸を軽くしごきながら引いて緩みを取り，ガーゼでもみもみして引きつれを取る。1回転ずつ3回結紮する。強さの確認は，1回目で行い，2～3回目はそれを緩くもきつくもしないように留意する。糸はゆっくり真横に引き結紮点がきつすぎないようにする。

ここまでの運針はこの**図59**の通り Ａ→Ｂ→Ｃ の順である。

⑥ 結紮：強さは皮下に結紮が隠れる程度。1－1－1。

決して締めすぎないように気をつける。ここで結紮部がすんなり皮下にかくれるようにするために，最初に皮下組織を切除する。

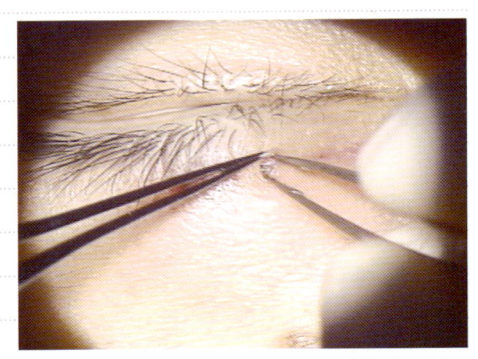

図60　1－1－1で結紮する

⑦ 眼軟膏塗布：ガーゼは使用しなくてもいい。

⑧ 抗菌薬の点眼：結膜側に通糸した糸が残っているので1カ月は抗菌薬点眼を処方する。

▶ 症例

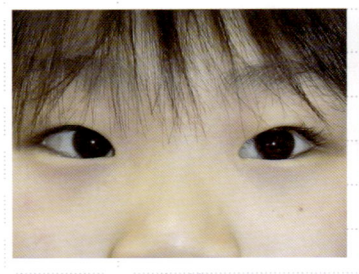
術前

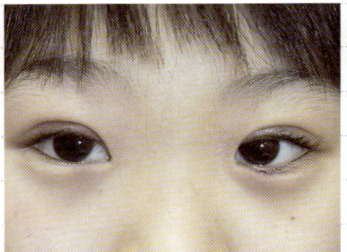
術直後

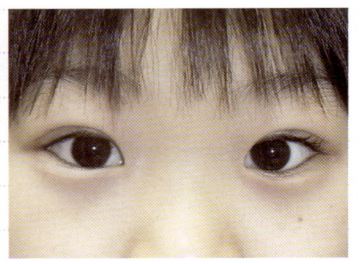
術後1カ月

症例8　両上眼瞼埋没法と左下眼瞼切開法

全麻下で手術。上眼瞼の縫合糸は少し強めに結紮した。重瞼幅は5mmである。術1週間後はまだ腫脹があるため心配されていたが，1カ月後には見慣れたとのことで満足された。目頭側重瞼線が贅皮の内側に入り込めば，まず満足していただける。もしそれでも強すぎるなら，二重瞼の皮膚を引っ張るようにしてマッサージすれば半日で緩くなる。しかしほとんどがイヤでも緩くなるものである。

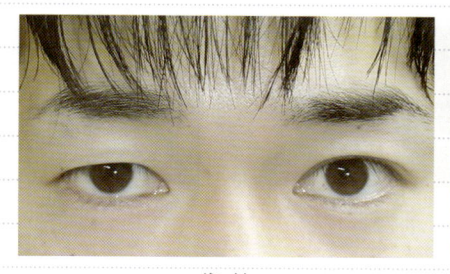
術 前

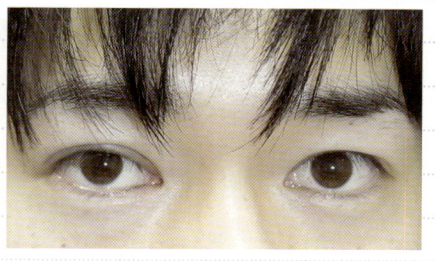
術直後

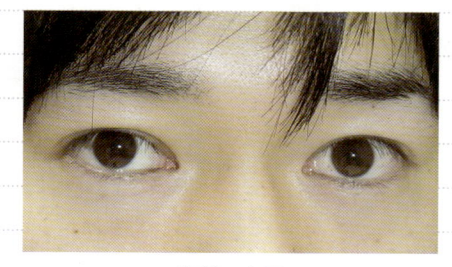
術後1カ月

症例9　右上眼瞼内反

　右のみ一重瞼であり，重量感を訴えて治療を希望された。二重瞼になったときの見かけを左眼にて理解されており，平均的な幅の狭い重瞼であるので大変よい適応である。右埋没法翌日，1週間後である。術翌日でも飲み過ぎたとか泣いたとか言えばごまかせるレベルである。

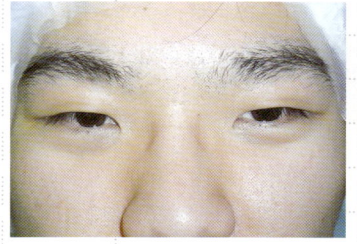
術 前

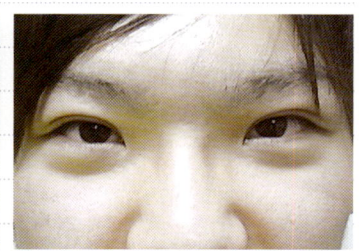
術直後

術後1カ月

症例10　両上眼瞼内反

　明らかな重瞼線が形成された。目頭で重瞼線が入り込んでいると変化を受け入れやすい。

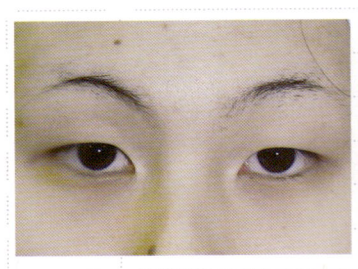 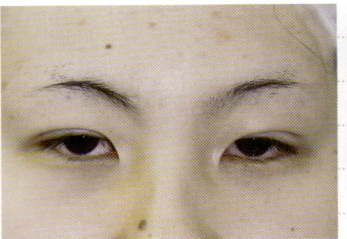 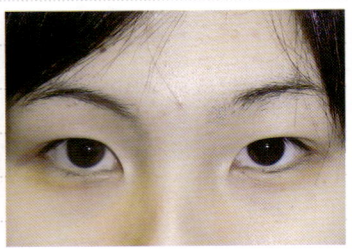

術前　　　　　　　　　術直後　　　　　　　　術後1カ月

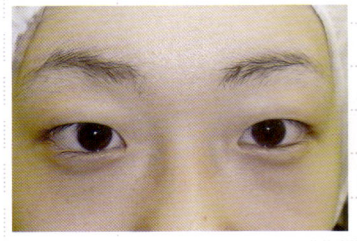 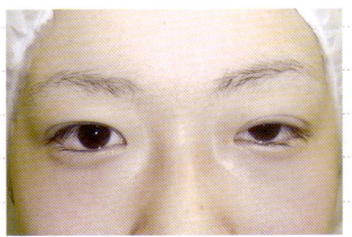

術前　　　　　　　　　　　　術後

症例11　上眼瞼の睫毛が入る

　上眼瞼の睫毛が入るとのことで手術を施行した。術直後は腫れもあって少しわざとらしいが，いずれ自然になる。本例では機能面の改善のみで，見かけはほとんど変わっていない。5mm程度の重瞼線で，目頭で線が入り込めば失敗は少ない。

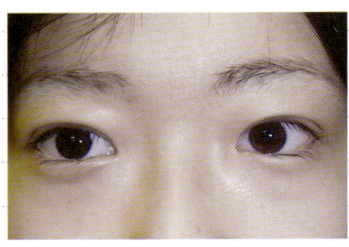

術前　　　　　　　　　術直後　　　　　　　　術後1カ月

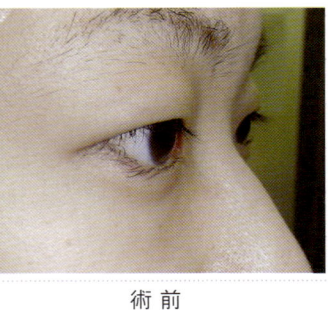

術前　　　　　　　　　　術直後

症例12　上方視時に睫毛が入る

　上方視時に睫毛が入る感じを自覚し手術を希望された。最小限の幅の重瞼線形成にて自然な結果が得られた。術前の本人の涼しげな魅力を保っているように思う。

▶ 美容外科的手技との違い

　眼科と美容外科にはいくつか違いがある。異論はあると思われるが，一般的なものは，以下の通り。

眼科：瞼板に縫着した瞼挙筋の端に通糸する。重瞼線の位置も引き上げるベクトルも上方。瞼板に通糸しないため安全であるが，微妙なコントロールが難しく，8mm以上の重瞼線形成には向かない。保険点数は眼瞼内反症手術（縫合法）K217-1 1,660点で算定する。

美容外科：瞼板に通糸するので，重瞼のラインを自由にコントロールできる。使用する糸は通常ナイロンで行われているようである。

　手術費用の相場は10万円前後のようである。

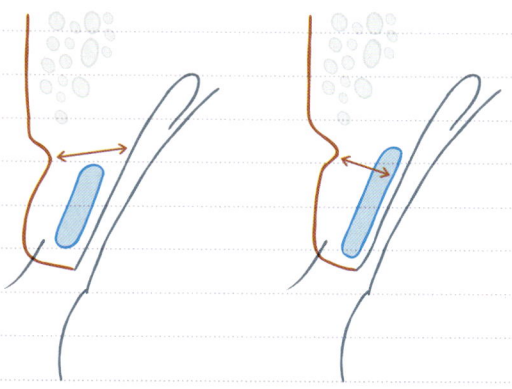

	眼科	美容外科
縫着する場所	腱膜	瞼板
高さ	選べない	ある程度選べる
費用	保険	自費

図61　手技の相違

▶ 合併症

症例13　広すぎる重瞼線設定

　10mmの幅。本人の希望ではあったが間違いなく不自然になるため，術中に鏡を見せて説得の上，糸を外してやり直した。この広さを希望するなら，美容外科の方法が好ましい。

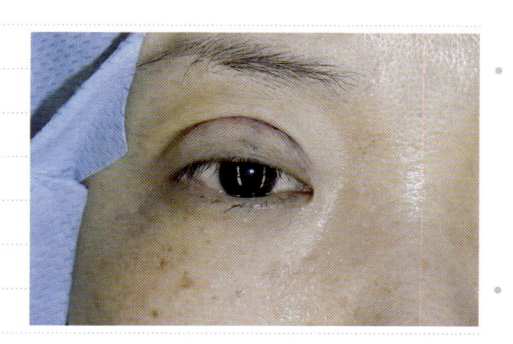

● 糸による角膜障害

経年変化で埋没した糸が切れて出てくることがある。しかも黒かった糸が透明になって見えにくいことこの上ない。その場合は既に重瞼線形成の役割を果たしていないので抜糸してよい。悪さをしているような糸を取ることによって重瞼が消えることはない。縫合部がほどけている場合は鑷子で牽引するだけでスルッと出てくるが，縫合部がそのまま埋まっている場合は牽引しても出にくい。引いて脱出した糸の先端だけをできるだけ深い位置で切ってしまえばよい。

問診上，またスリット所見で明らかに糸が出ているはずであるのに見つからないことはしばしばある。翻転すると糸は引き込まれてしまうからである。

糸が見つからなくても，症状は必ず再発する。辛そうであればソフトコンタクトレンズ（SCL）を装用させて待たせ，術場で顕微鏡を用いて糸が見つかるまで検索し続けるしかない。

● 時限爆弾のようなナイロン糸

重瞼術後の患者が異物感を訴えて眼科に来院することがある。ほとんどが10年以上前の手術で，その美容外科がなくなっているときに眼科を訪れるのである。翻転して確かめると，まだらに色の抜けた黒いナイロン糸が見つかるので引き出す。これで疼痛は消失する。ナイロン糸は加水分解され，2年で強度が半分になる。おそらくちょうど10年で断裂するのであろう。切れた部位は透明になっているため，結膜から顔を出していても非常に見つかりにくい。

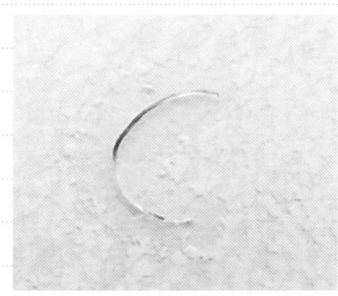

図62　まだらに色の抜けたナイロン糸

● ナイロン糸抜去の手順

① 翻転して横方向のスジを探す。

そのスジは通糸の位置であるので，その左右端から糸が出ていないか探す。

② 円蓋部に局麻をして鑷子でその位置を探る。しかし周囲の瞼板組織がちょうど線維のように見えて，よくわからないのである。

③ 皮膚側にも麻酔をして挟瞼器で挟み観察する。

非常に見やすくなる。

④ 経皮的に切開して到達する。

これで絶対に見つかるが，そもそも皮膚を切りたくないがために埋没法をした方である。できれば避けたい。

❷ 切開法

▶ 適 応

　埋没法で支えられない眼瞼上方の皮膚による内反症。睫毛乱生による角膜障害には不十分。

▶ デザイン

　若年者と高齢者ではデザインが異なる。高齢者では上から皮膚が降りてきて七難を隠してくれるので多少気が楽である。しかし十分な幅がないと効果がない。

高齢者：目尻側の皮膚を多くとる場合は，目尻で上下の眼瞼を合わせてつまみ，できたシワを下の線に選ぶ。これに融合するようにデザインをする。この切開線は微笑むと寄るシワであり，普段は伸ばされることが多い。よく目尻を切り上げて笑いジワと融合させる術式があるが，野田先生のセンスでは笑いジワもシワであり，ときに上眼瞼の膨らみを分断して目立つため好ましくないと考える。鼻側の皮膚は細かいシワが密集していて目立たないので，希望するところまで切開線を広げてよい。

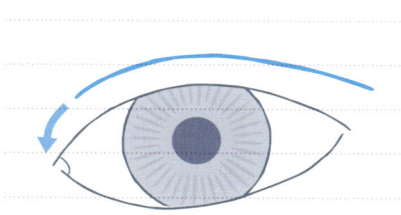

図63　目頭側のデザイン
目頭で入り込むようにする。

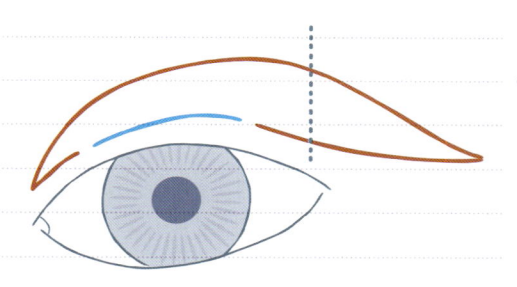

図64　目尻側のデザイン

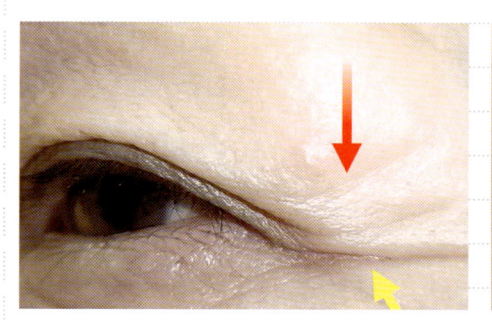
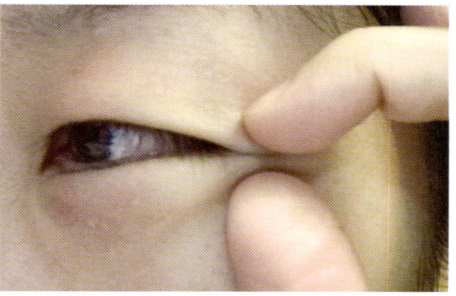

図65　目尻のシワ
笑いジワ（赤矢印）と上下眼瞼をつまんだときにできるシワ（黄矢印）が認められる。後者は許せるが，笑いジワは目立つように思う。

　自然な幅は若年者と高齢者とでは異なる。

高齢者：重瞼線形成の幅は，5mmでは効果は弱い。7〜8mmが最も効果があり仕上がりも自然になりやすい。

目頭は蒙古ヒダと融合する程度で，外に出ないようにする。

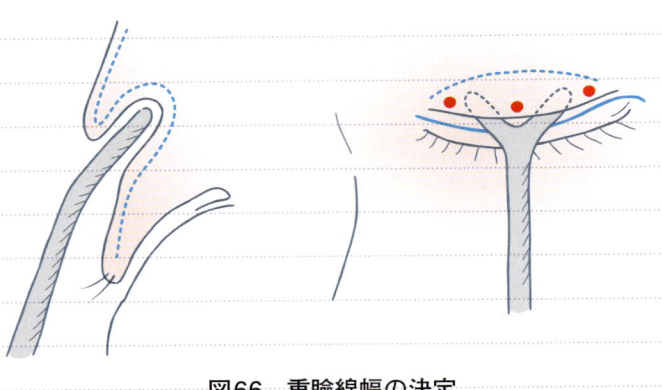

図66　重瞼線幅の決定
さすまたで余剰皮膚を見積もる。閉瞼時に測ると適切な切除量がわかる。

若年者：瞼縁に近い5〜6mm程度の皮膚割線でデザインを作ると無難である。切開線を重瞼線の端から端まで広げると，手術痕が表面に出るので，特に下方視時に目立つ結果となる。よって目尻側では，重瞼線の端よりも数mm短く切開を済ませ，耳側の重瞼線はフォロースルーで形成されるようにした方がよい。切開したラインが，内眼角の蒙古ヒダへ入るような感じが自然である。外側に出るいわゆる平行型のデザインは，経験がないとコントロールが難しい。

▶ 術 式

● 重瞼線作成

Hotz変法：睫毛側の切開線直下の組織と挙筋腱膜に関連する組織を 6−0バイクリル®で5mm程度の間隔で縫合する。皮下に通糸した位置が重瞼になる。合計4〜5糸程度。耳側は重瞼線から瞼縁の間をピンと張るように中縫いしてよい。上から皮膚が降りてくるため不自然さは隠れてしまうからである。鼻側は強く張ると重瞼線の印象が不自然になる。

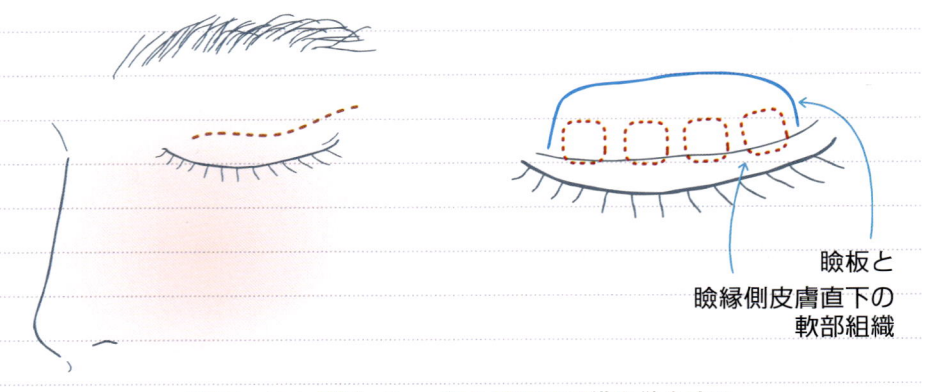

瞼板と
瞼縁側皮膚直下の
軟部組織

図67　Hotz変法：5mm程の間隔で組織を縫合する

● 重瞼線形成の通糸方法

　挙筋側の通糸位置は，いくつか選ぶことができる。

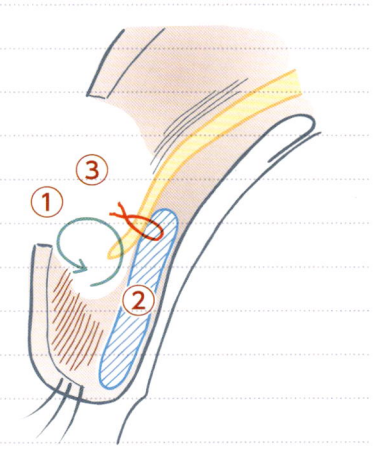

図68　通糸位置は選択できる

① **挙筋腱膜の遠位端**：瞼板から少し浮いたところに重瞼線が形成されるため，自然に形成される。最も頻繁に選択する。

② **瞼板前組織**：何らかの理由で挙筋腱膜の遠位端の余剰がなかった場合には，瞼板と連続した組織に通糸する。こうするとくっきりと重瞼線が形成されて戻りも少ないが，高齢者ではヒダが深すぎて垢がたまってただれることがあるので，術後に注意して経過観察する。

③ **挙筋関連組織**：挙筋腱膜まで及ばない手術をする際に用いる。皮下組織をある程度展開したら，眼輪筋を創の上下で切除し，瞼板を出さずに，当てずっぽうに瞼板近くの深さを鑷子でつかみ，通糸する。つかんだだけではわからないため，把持したまま上方視させて牽引を確かめる。下垂のない重瞼線形成症例では，瞼板が露出することは侵襲が強いと思われるのでこのように行う。

　皮膚側はできるだけ創縁近くに横方向に通糸する。ここで通糸した位置が最終的な重瞼線となるので注意する。

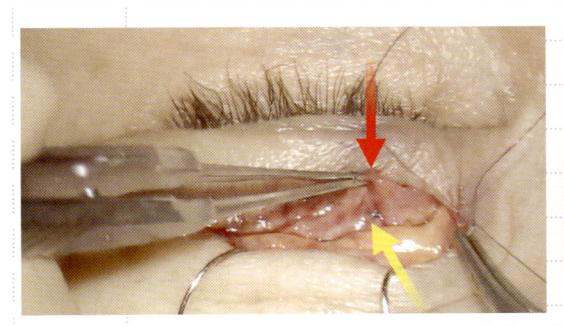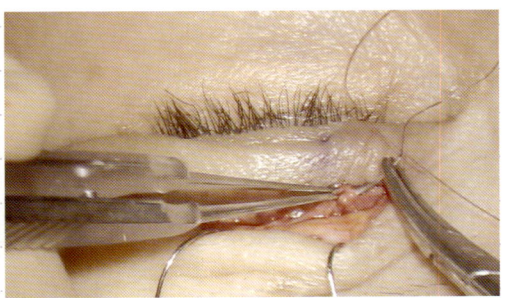

図69　腱膜の遠位端に通糸
腱膜を縫着した（黄矢印）。挙筋腱膜の遠位端に残った腱膜に通糸して（赤矢印）重瞼形成する。より自然な重瞼線が形成される。

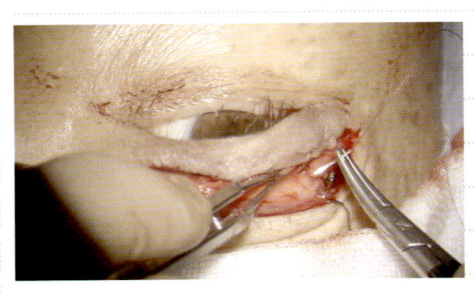
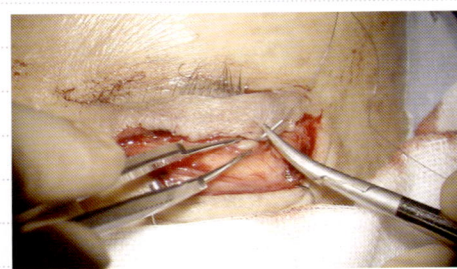
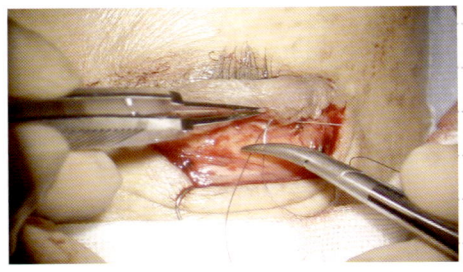
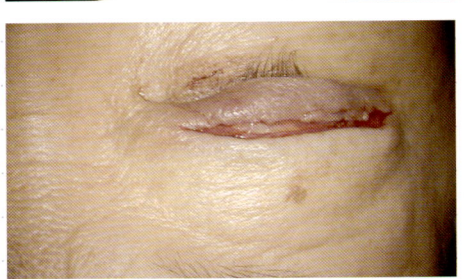
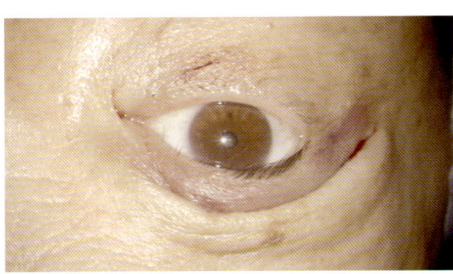

図70　眼窩隔膜を露出するが，瞼板は露出しない

鑷子で腱膜に関連する組織をつかむ。鑷子を立てて，さらに少し深いところをつかむ。そして開瞼を指示し，ぐんと引っ張られたらその中に腱膜に関連する組織が入っていると考え，6－0バイクリル®を通糸する。さらに皮下に通糸して結紮する。このとき，瞼縁から創までの皮膚に縦ジワが生じず少しでもたるむ余裕があれば，仕上がりは不自然になりにくい。

クリップの片付け

研 修 医　石嶋先生，今日は3番診察室を使ってましたね。

石嶋くん　そうだけどなんでわかったの？

研 修 医　伸ばしたクリップがいっぱい置いてありましたよ！

石嶋くん　しまった，今日も片付け忘れた。

研 修 医　でも2番にもおいてありましたよ？

石嶋くん　（野田先生も…）

研 修 医　ちゃんと片付けておきました。

石嶋くん　出来るやつ！！

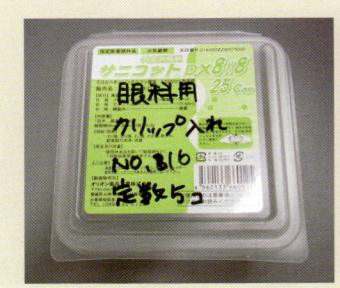
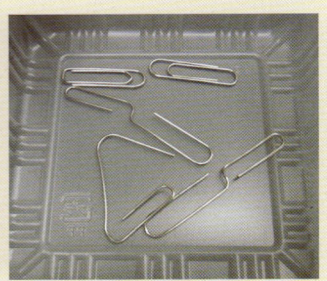

▶ 症例

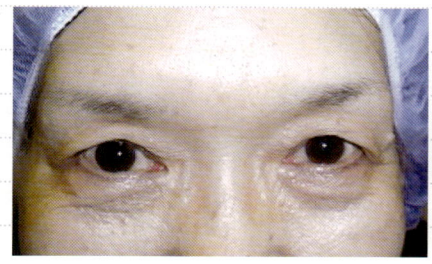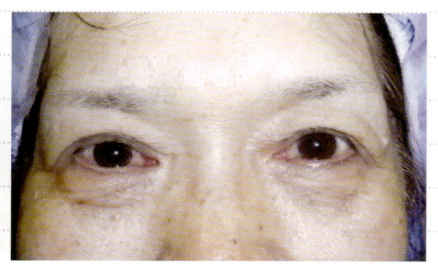

症例14　自然な範囲で重瞼線を形成した症例
顔貌の大きな変化はなく，瞼縁が露出されている。

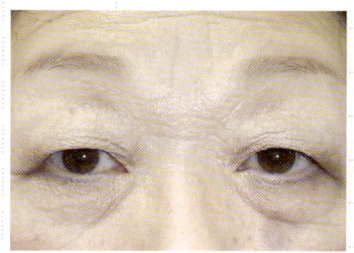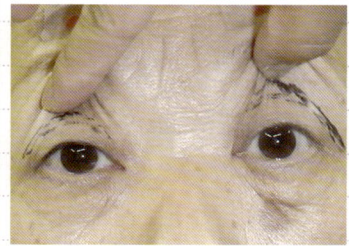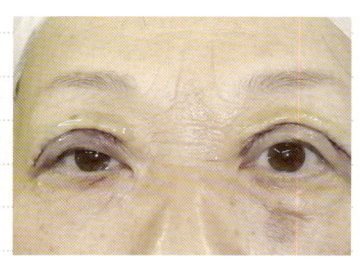

術　前　　　　　　　　　　　　　　　　　　術直後

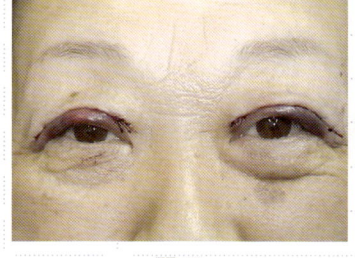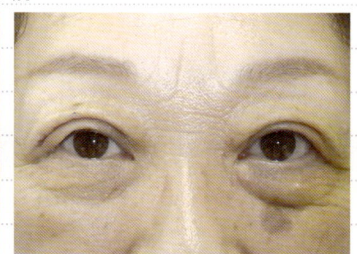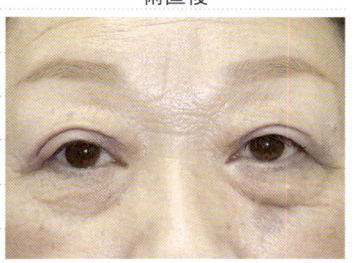

翌　日　　　　　　　術後1カ月　　　　　　術後3カ月

症例15　平行型の明らかな重瞼線を形成した症例
　下垂を伴わない一重瞼であった。両眼の重量感を訴えて来院された。眉毛下皮膚切除を望まず，広めの重瞼形成をしなければ太刀打ちならないと考え，目頭で重瞼線が外側に出るのを承知で重瞼形成と少量の皮膚切除を行った。術後3カ月ですっかり落ち着いている。多少，左右差があるが修正は希望されなかった。生まれて初めてぱっちり二重になったことを楽しんでおられた。

実践編

VI 睫毛内反

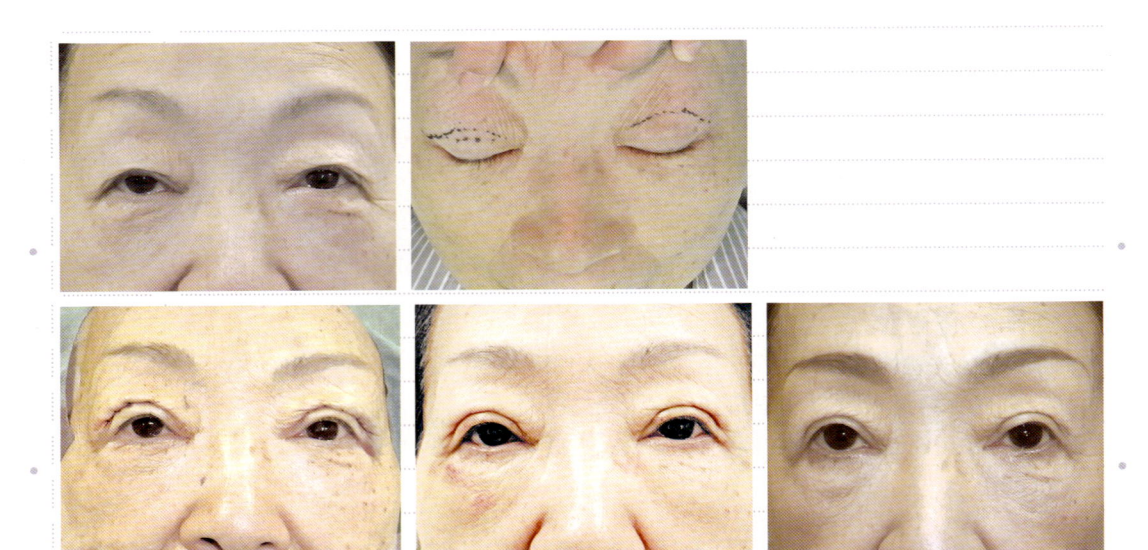

術直後 　　　　　　　　術後1週間 　　　　　　　　術後1カ月

症例16　広い重瞼線形成を行った症例

　閉瞼時に測ると15mm程度の広い重瞼幅であるが，瞼縁側の皮膚に余裕を持たせて縫着すれば自然な重瞼線が形成される。高齢者にはいくらか広めの重瞼線を設定した方が長もちする。

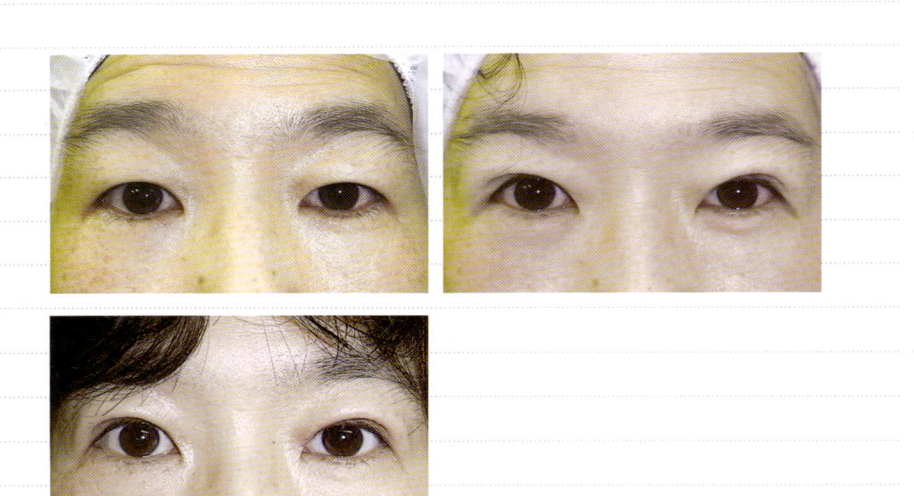

症例17　比較的若年女性に自然な範囲で重瞼線を形成した例

　下垂は明らかでなく，皮膚の重みを訴えた。重瞼線形成術切開法を施行した。少し丸っこい感じになった。老人とは言えない年齢であるので，初回手術で目尻まで切開してコントロールすることはしなかった。細かい箇所で問題があれば，少しずつ切開を追加すればよい。内反症手術切開法の保険請求が（K 217-2　2,160点）低い点は，2回目以降があり得る手術としては，かえってありがたい。

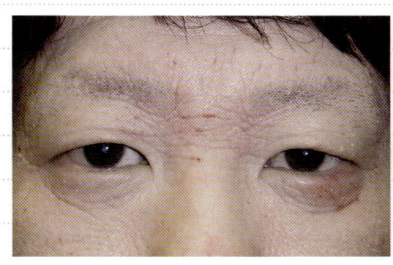 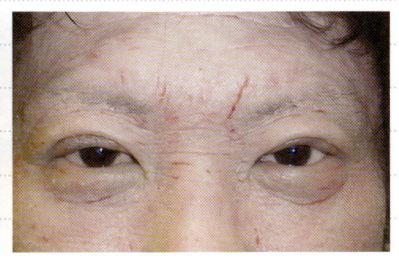

| 術 前 | 術後1週間 |

症例18　アトピー性皮膚炎の上眼瞼内反

　生来一重瞼で上眼瞼の睫毛が入りやすい顔つきであっただけでなく，アトピー性皮膚炎がひどくなると重い内反に悩まされてきた。皮膚の調子のいいときを選んで重瞼線形成を行った。重瞼線の設定に選択の余地はなく，一箇所しかまともにできる位置がなかった。少しわざとらしい重瞼線であるが仕方がない。なおアトピー性皮膚炎は意外に手術には強い。

▶ 合併症

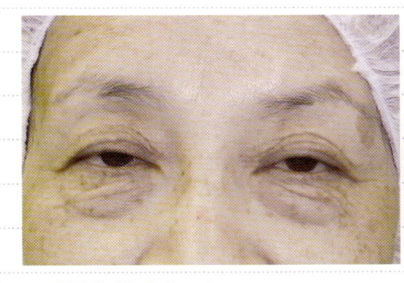 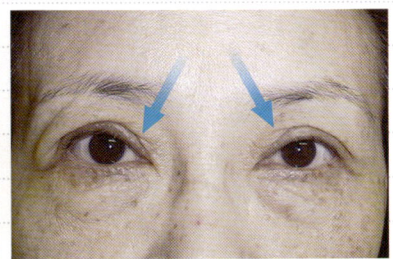

症例19　不自然なシワ

　目頭に生じているシワは，天然にはあまりできないものであり，経過観察してもなかなか軽快しない。また化粧でごまかすこともできない。このシワは女性にとっては大変気になるものである。これを回避するためには，目頭側が内側に入るデザインを選ぶか，目頭側まではあまり切開を入れずに終了し，術後にもう一度小さな切開を入れて修正するかであろう。初心者は，このように長く目頭が並行型になっている重瞼線を希望する症例には手を出さないことである。

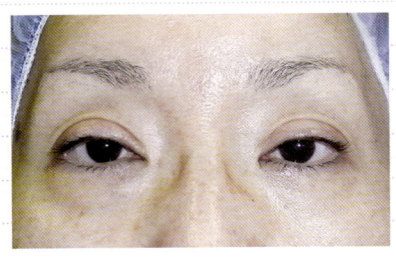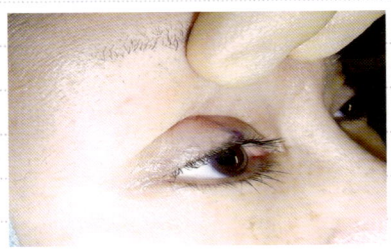

術 前

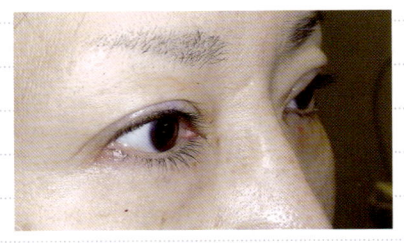

修正術後

症例20　ピンと張った重瞼線

　ピンと張りすぎていて，いかにも何か手術をしたという印象である。しかも下垂が再発したとのことで来院。切開法にて修正手術を行った。修正術直後，幅の広い重瞼線では，皮膚に余裕を持たせて瞼縁側に縫着する必要がある。これはいくらか高度なテクニックである。これが困難であれば，若い人で6mm以上の重瞼線を希望する症例には手を出さないことである。

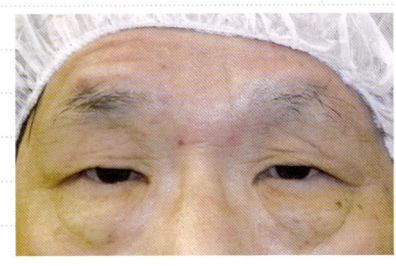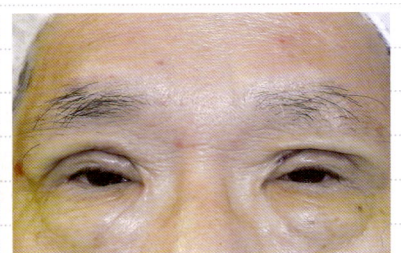

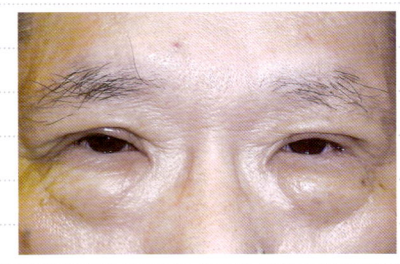

症例21　わざとらしい重瞼線

　上眼瞼の重みを訴えて来院された。通常なら眉毛下皮膚切除の適応であるが，「顔はどうなってもいいから一回で済む方法を」と希望された。皮膚が硬くて狭い重瞼線

を選ぶことができず，似合わないことを知りつつも，その点についてよく説明しながら重瞼線形成術を行った。症状は解消されたが，とてもわざとらしい重瞼線が形成された。本人は二重願望はなく，やはり最後には鏡を見て「ま，いいや」と言って帰られた。本人にとって何が大事だったのかわからないが，言葉通り機能を尊重しつつ一回で終わらせることが大事ならこの選択は正解であろう。「顔のことはどうでもいい」という男性の言葉をどこまで真に受けていいのかはいつも迷うところである。

プチ整形

石嶋くん さっきの女の子，手術したらかわいくなっちゃいましたね。

野田先生 フェロモンでた。やばい。でも治療のついでに気に入った顔になってもらえるのは嬉しいことですね。

石嶋くん オペ室の看護師さんが，私もやってほしいって言ってましたよ。

野田先生 美容と保険との境は難しいところですね。機能的な問題があれば保険でやって差し上げたいけれど，形に対する要望によっては引き受けられませんよね。

石嶋くん こだわりが強すぎる人ですか？

野田先生 違うんです。手術をきっかけに変貌したいと考えている人です。顔にはこだわりを持っていただいて当然で，納得いくまで話し合いをします。しかしその顔の治療として適正な，あまり雰囲気を変化させない重瞼線でなく，派手に広いものを希望する人がいるんですよ。甲状腺の萩原正博先生のお言葉ですが，「病気や怪我を治すのが保険適用，親にもらったものを気に入らないとして直すのが美容」という言い方をして区別しています。ですから一重瞼の人は，いわゆる奥二重を基本とします。中には皮膚が分厚くて，自然な皮膚割線を選ぶとどうしても幅広になってしまう人がいますが，その場合は切開法にしますし慎重に行います。

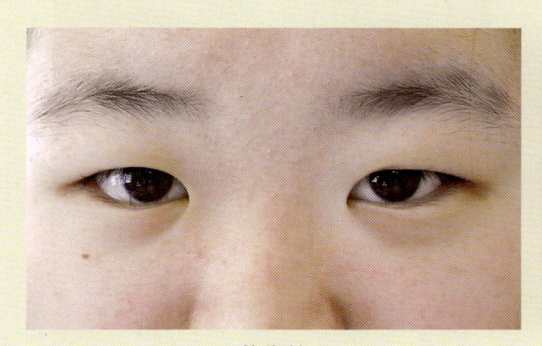

施術前

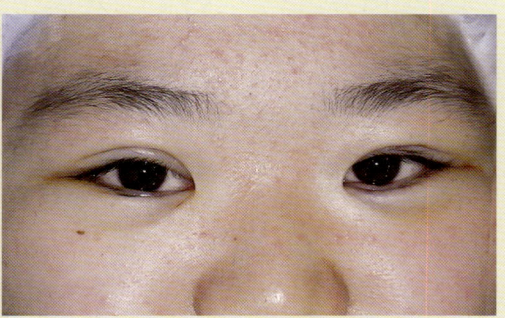

施術後

今日の
コラム

苦いカルテ―重瞼術

　昔経験した，苦いカルテの一つである。右眼の下垂に対して重瞼形成をともなう下垂手術を施行した。左右のバランスを考慮して左眼には同時に重瞼術埋没法を施行した。元々一重瞼の方で，うっすらと何本か重瞼線になりかけの線があったが左右でバラバラであった。左はかなり上の方に線があったが，患者の希望と既存の線を尊重し，10mmを超えるその線で埋没法を施行した。術終了時に少し左右差が心配であったが経過観察した。残念ながら左眼の線は満足に至らず，数日で抜糸をした。しかし線が中途半端に残存してしまった。思い通りにならなかったことで患者側は連日のように不満を寄せるようになった。埋没法による跡であるのでその下に切開法で重瞼を形成すればリカバーできるであろうことなどを懇切丁寧に説明したつもりであるが，最後まで信頼は得られず，切開法を受け入れることはなかった。うまくいっている右眼に関してまで，友人に手術したと言ったのに全然わからないと言われてショックだとか（通常は逆の感想を持つべきであろう），この眼のおかげで日常生活に制限が出たなどの訴えが多くなった。そのうち来院されなくなったのでどうされているのかはわからない。今考えると，まず右の下垂手術を行い，落ち着いてからそれに合わせて左の重瞼術埋没法を行うべきであった。

　既存の線よりも，もう片目とのバランスを取ることを重要視し，術終了時の検討は大変慎重に行うべきだということを教えていただいた一例であった。

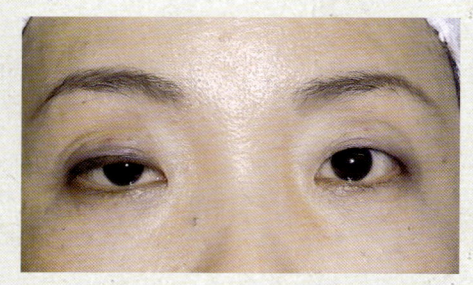
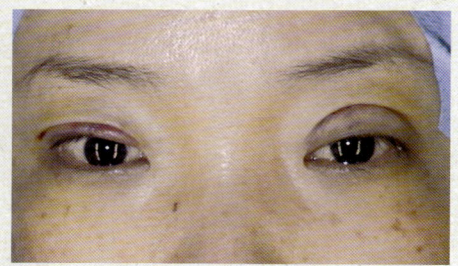
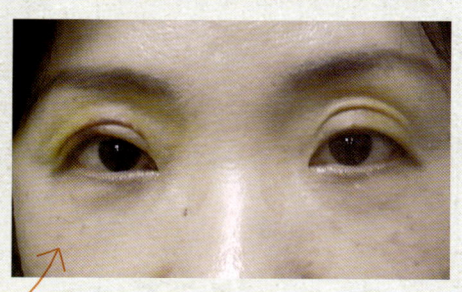

ポイント!!
左右の重瞼線のバランスは重要。
術中座位での確認はしつこくていい。

VII

睫毛乱生，睫毛重生

毛根切除術

治らない気がしない。

❶ 毛根全切除：上皮ごと

▶ 適応

　睫毛乱生，睫毛重生に適した術式である。特に下眼瞼では有用である。

　瞼板ごと内反している眼瞼内反症でも適用されることがある。例えば他の手術が奏功しなかった場合や，手術室で手術ができない環境，術者が普通の内反症手術をする自信がない場合に，次善の策として考えられる。

　上眼瞼内反症にこの術を適用しても，重瞼形成や眉毛下皮膚切除を追々予定しなければ，いずれ皮膚が角膜に接触する。上眼瞼では追加手術を前提として行うべきであろう。

　何段階かで計画を立てるべきであるが，睫毛切除を最初にしてあげると早く楽になるので喜ばれる。

▶ 術式

① 挟瞼器をかける

　一度で全範囲に挟瞼器をかけられない場合は，何度かかけ直して切開を行ってもよい。睫毛列の上方と下方を挟むような位置で切開を入れる。瞼縁側の切開が睫毛ぎりぎりになるのは止むを得ない。顕微鏡で切開断面を観察しながら，睫毛が毛根まですべて切除組織内に入るように切開を加える。術中に毛根の断面が術野に露出するため，全部摘出できているかどうかを確認しながら切除することができる。

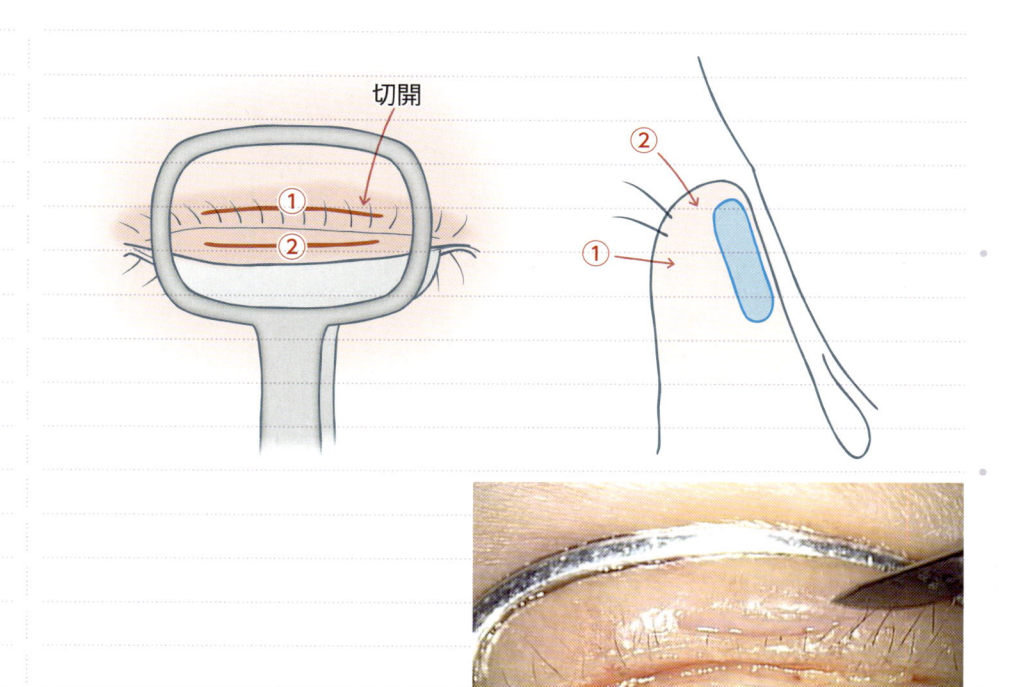

図1　睫毛根切除
睫毛ギリギリ下方とグレイラインに切開を入れる。

② **鑷子で睫毛列を含む組織を把持し，スプリング剪刀を瞼板に押し付けるように切除していく**

　ここでは毛根を100%取り除くことを強く意識して行う。特に下方の組織は取り過ぎて困ることはないため，迷ったら多めに切除してよい。瞼板が露出する程度に眼輪筋も切除する。

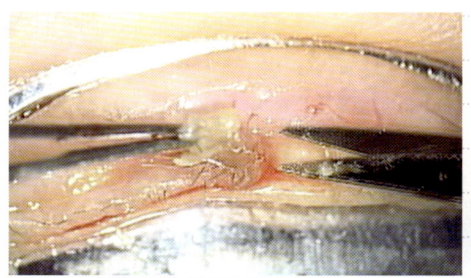 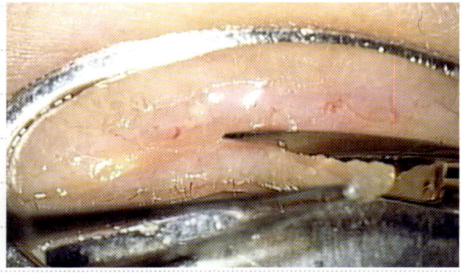

図2　睫毛を含んだ皮膚を鑷子で牽引し睫毛根を確認しながら切開

③ 15番メスの刃を使って，瞼板前の残存組織を削いでいく

休止期の毛根の存在に想いを馳せ，横方向にガリガリ削る。

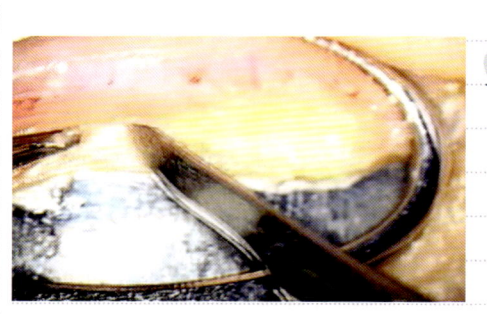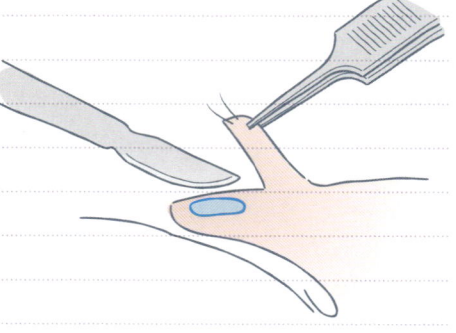

図3　15番メスで削り取る

④ 残存の可能性のある毛根を焼却していくつもりでバイポーラを使う

③で丁寧に毛根を取ったとしてもそれは肉眼で見えるものだけの恐れがあるため，潜んでいる毛根を意識し焼灼する。

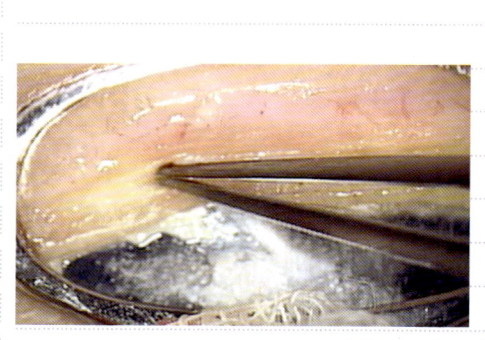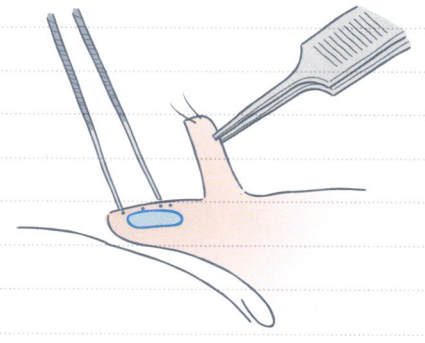

図4　バイポーラで焼灼
残存毛根を焼く。

⑤ 縫合は必要ない

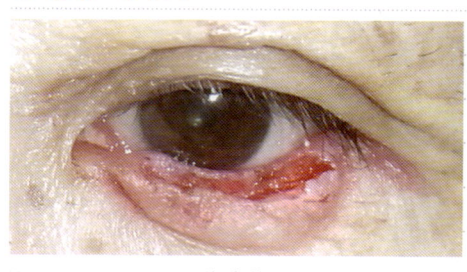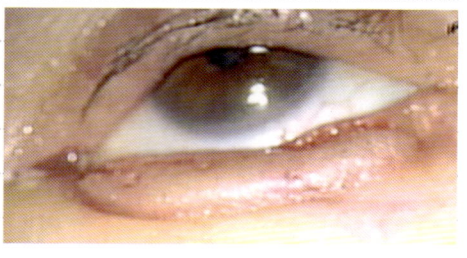

術直後
図5　縫合せず終了したが術野の露出は大したことはない

▶ 術後管理

　瞼縁の創口は組織が自然と寄ってくるほど皮膚に余裕があるため，縫合をしなくても最も自然な形で閉鎖する。よりきれいな上皮化を目指すならばタリビッド®軟膏を塗布し，Wet dressingを行う。もしそれが無理な場合は，一日3〜4回の軟膏塗布によって，常に湿潤の環境を維持する。これを2〜3日，または創の上皮化が確認されるまで行う。

　眼表面に違和感がある場合，ヒアルロン酸点眼を行う。睫毛乱生のために睫毛抜去を繰り返していた患者は，前医からヒアルロン酸や抗菌薬の点眼を処方されていることが多い。すでに習慣になっているため患者が継続を希望する場合も点眼は問題ない。

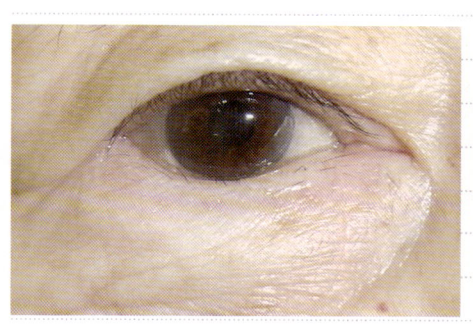

(a) 術 前　　　　　　　　　　　(b) 術終了時

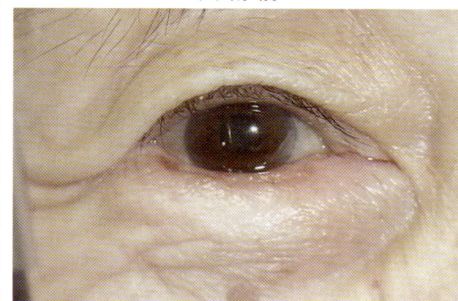

(c) 術後1週間

図6　下眼瞼睫毛根切除
切りっぱなしで終了している。1週後，然るべきところで創は閉じている。

❷ 毛根全切除：毛根のみ

▶ 術 式

● 睫毛下の皮膚で切開する方法

皮膚切開を加えて毛根のみを切除すると，瞼縁皮膚を温存できる。上眼瞼にも適用できる。

① 毛根と瞼板の間を剥離

睫毛下で切開を入れる。そして毛根と瞼板の間を剥離する。

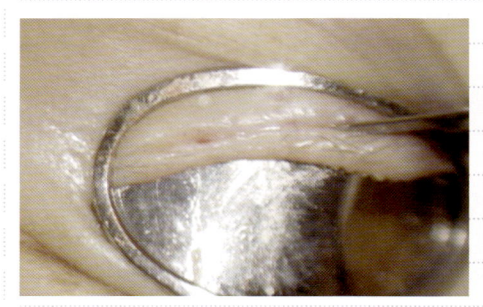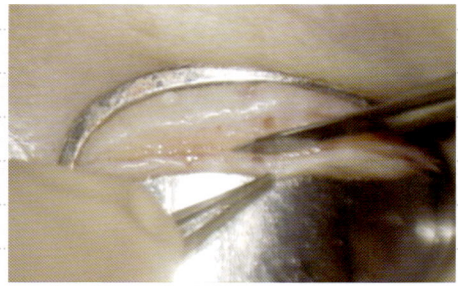

図7　睫毛下で切開

② 毛根の切除

瞼縁側の創から裏返し，露出した毛根を丁寧に切除する。このあたりは細かい線維が密に走行しているため，根気よく少しずつ切除するよりない。展開が困難で，意外と難しい。

毛根を削いでいく際に上皮を一緒に切除してしまうこともある。その際には上皮ごと切除する術式になってしまったというだけのことなので，あまり気にしなくてよいができれば回避する。

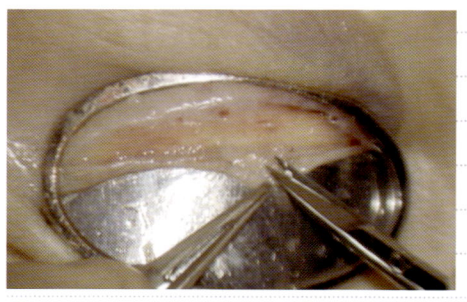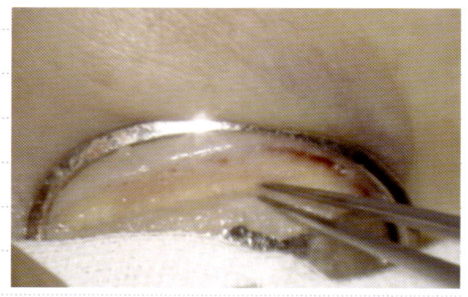

図8　毛根は根気よく切除する

③ 閉創：皮膚を元に戻す

　縫わなくともぴたっと元に戻る。毛根だけ切除すると，睫毛のみ皮膚に刺さった状態で残る。これは今後脱落して異物感を訴えることがあるので，あらかた抜いておく。

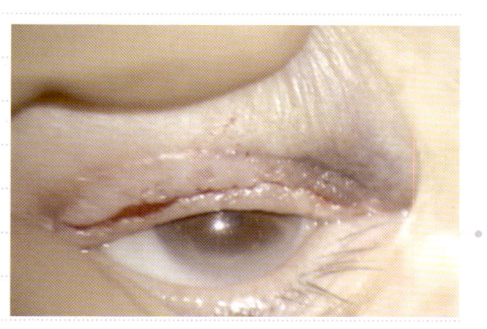

図9　術終了時
縫合は必要ない。

● グレイラインで切開する方法

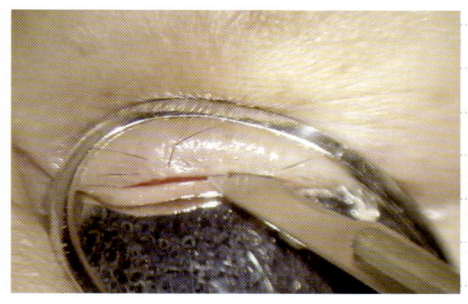
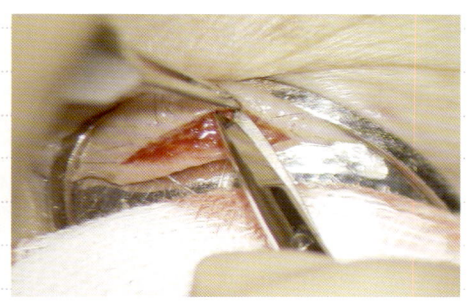

ⓐ グレイラインで切開を入れてもよいが，毛根を切除する操作はかなりやりにくい。

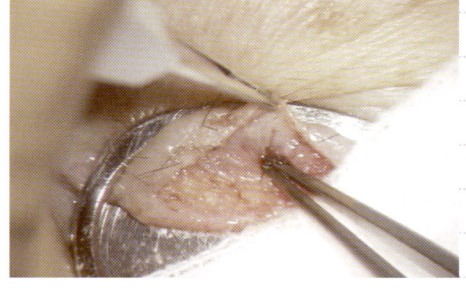
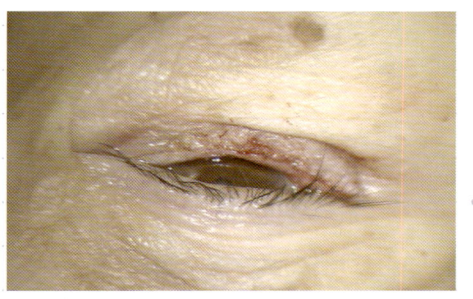

ⓑ それでもここまでは裏返すことができる。何か機能的な利点があればいいのだが，今のところ見つからない。

図10　グレイラインで切開する方法

❸ 睫毛 1 本のみ切除

▶ 術式

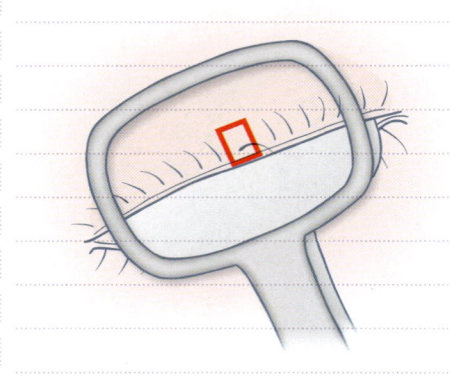

図11　除去する睫毛の切開

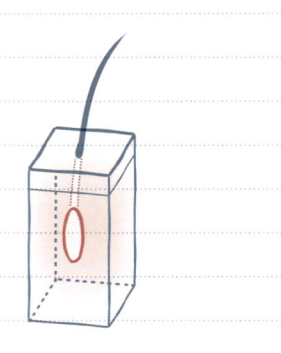

図12　毛根を短く深く切る

① 挟瞼器をかけ，除去したい睫毛根を四角くメスで切開する。

② 毛根は瞼板近くまで存在するため，11番メスを使用し短く深く切り込む。途中で見失ったら，有鉤鑷子で深部の組織を引き出して切除する。または左右1mmずつ創を広げて深部を確認する。

▶ 症例

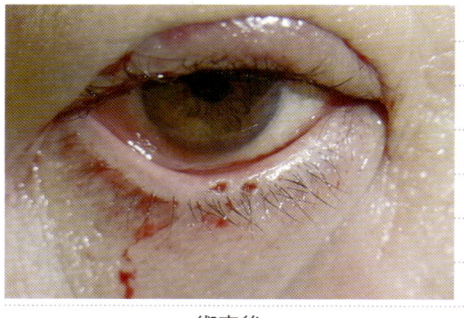

術直後

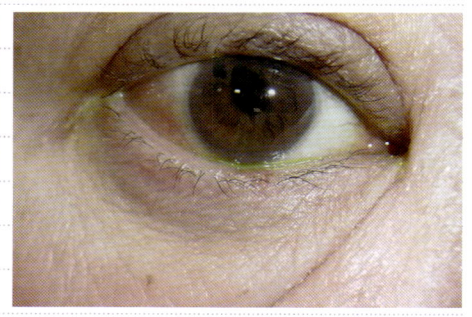

術後1週間

症例1　部分睫毛切除術施行例

毛根破壊術

❶ レーザー毛根破壊術

　睫毛乱生に対するレーザー治療で，初回の成功率が6〜8割で繰り返し施行可能であるといわれている。特殊な装置でなく外来に必ずあるおなじみのレーザーを使ってできる点がすばらしい。

　途中で睫毛が焼け落ちると，毛根なのかレーザーの焦げなのか見分けがつかなくなる。最初の位置決めが重要で，途中から手探りになる。

▶ 術 式

① 点眼麻酔
② レーザー光線が睫毛—睫毛根と一直線になるように下眼瞼を外反させる。患者の顔を調整し（斜め横を向いてもらったり），上方視させる（万が一の角膜損傷をさける）。
③ アルゴンレーザー：100μm，0.2秒，1.0watt，greenで睫毛根を狙い2，3発で睫毛を焼却する。
④ アルゴンレーザー：200μm，1.2wattに上げ2〜3mm奥の睫毛根まで2〜30発程度で破壊する。

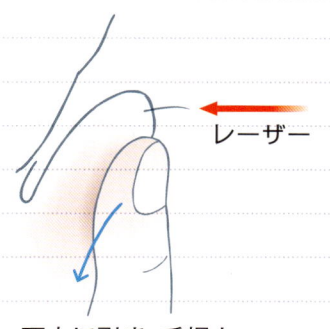

レーザー

下方に引き，毛根とレーザーの向きを揃える

図13　下眼瞼を外反させる

100μm，　　　0.2秒，　　　1.0watt　　n＝3

200μm，　　　0.2秒，　　　1.2watt　　n＝2〜30

図14　レーザーの強さと回数

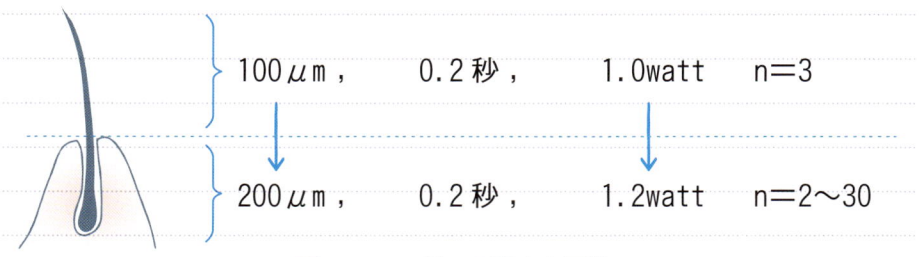

睫毛が焼灼されて脱落すると，もはや毛がどの方向に連なっているかわからないものである。成功率は50％程度と考えるとよい。

❷ 高周波メス毛根破壊術

エルマンの高周波ラジオ波メスには細い針の様な先端がある。これを局麻下で睫毛根に刺し，睫毛根を破壊してしまう。数本のみの睫毛乱生や，術後睫毛乱生が数本生じた程度がよい適応。

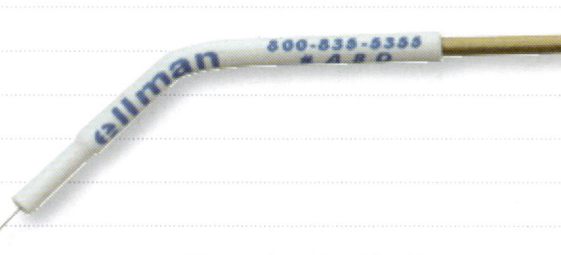

図15　高周波ラジオ波メス

▶ 術 式

① 点眼麻酔，目的の睫毛根の付近に皮下麻酔

② 鑷子で皮膚を把持し，睫毛にそわせて睫毛根に刺し通電する。条件によるが，凝固／切開混合モード，2程度の少ないパワーから試していただきたい。

③ 睫毛根まで焼灼できると針電極先端に毛根ごと睫毛がついてくる。適切な深さまで刺入できていることがわかる。連続使用すると熱くなるので注意。

④ タリビッド®眼軟膏を塗布。眼帯，術後軟膏は不要である。

Lid split

睫毛重生で
睫毛の温存を希望する症例。

▶ 適応

皮膚を徒手的に直しても治らない多列睫毛重生で，睫毛の温存を希望する症例。
高齢者では睫毛の温存を切望する症例は少なく，この術式の需要は少ない。

▶ 術式

① **切開**：挟瞼器をかけ瞼縁をグレイラインにそって15番メスで睫毛と同じ方向に切開する。深さは約2mm程度。

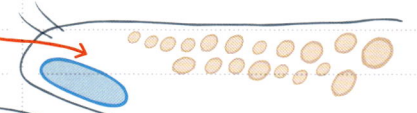

グレイラインに沿って切開

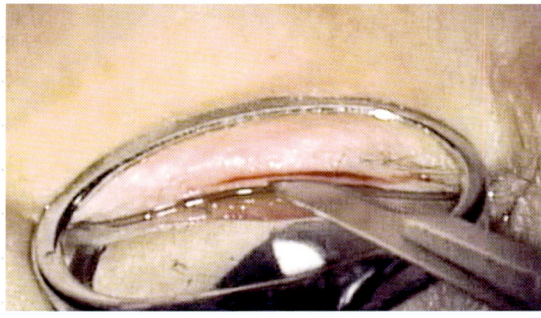

図16　切開の場所

● グレイライン（gray line）

　眼輪筋瞼板部の枝であるリオラン筋が瞼縁より透けて見える線である。通常マイボーム腺開口部と睫毛根の間にある。加齢により変化しないのでよい目印になる。

　通常，皮膚粘膜移行部（muco-cutaneous junction）はグレイラインと一致するが，加齢により結膜側に移動する。瞼縁の断面が丸くなり，睫毛乱生となる。

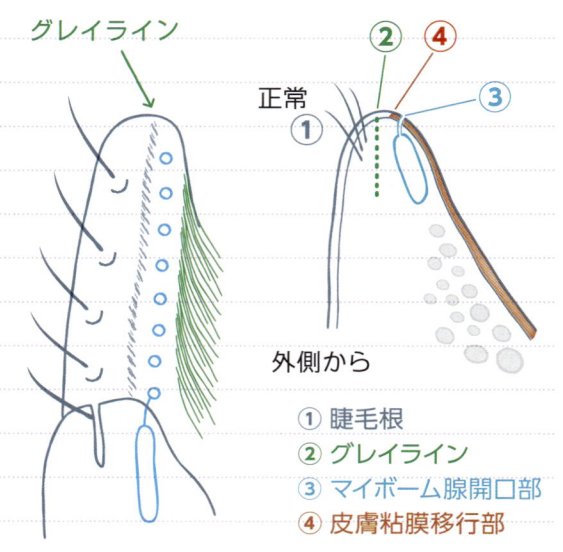

① 睫毛根
② グレイライン
③ マイボーム腺開口部
④ 皮膚粘膜移行部

図17　グレイラインはマイボーム腺と睫毛根の間にある

② **切開の拡大**：剪刀で切開を広げる（**図18**）。

③ **結合織の剥離**：瞼板前面の結合織を剥がす（**図19**）。
　鑷子でテンションを手前に引くと効率よく切開できる。

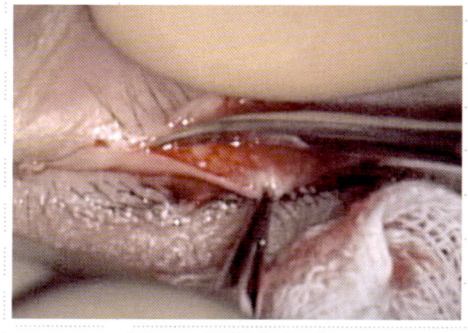

図18　切開を広げる

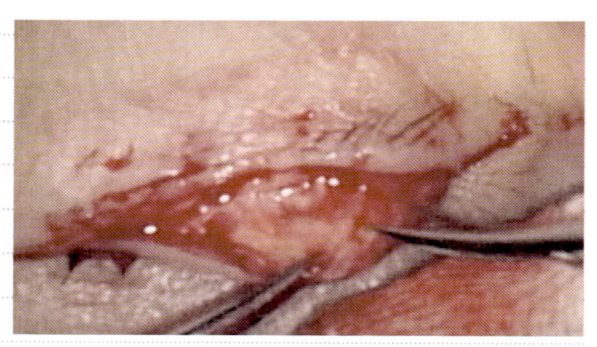

図19　瞼板前面の結合織を剥がす

端に切開を入れる　　端を切開し無理な力がかかるのをさける

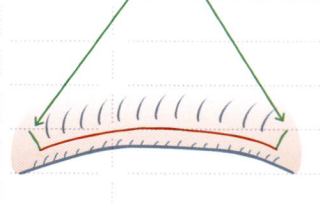

図20　切開ラインの両端の皮膚を切開する

④ **瞼板に縫着**：瞼縁からの距離は2〜3mm，6−0バイクリル®で3〜4針，結紮は1−1−1。

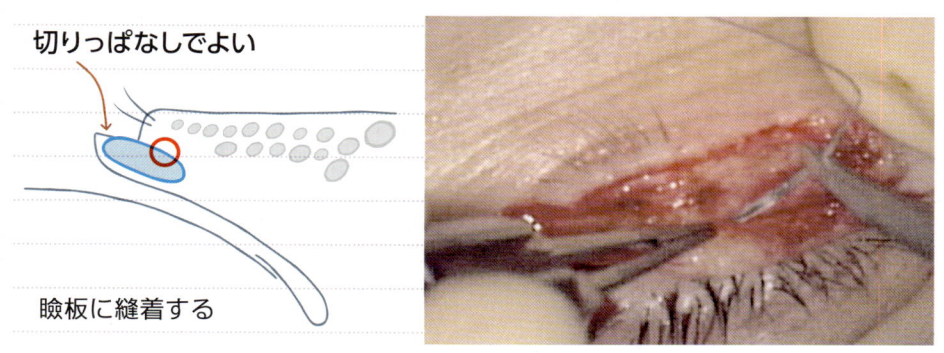

切りっぱなしでよい

瞼板に縫着する

図21　瞼板に縫着する

⑤ **皮膚側に通糸**：黄色の矢印が刺入点で，青色の矢印が刺出点である。

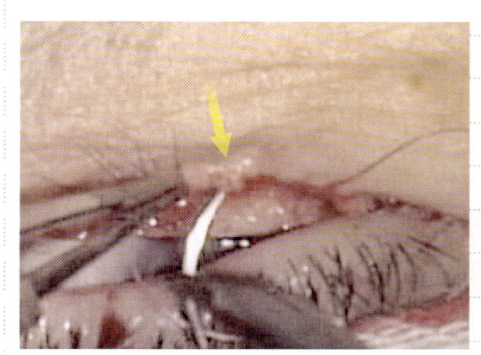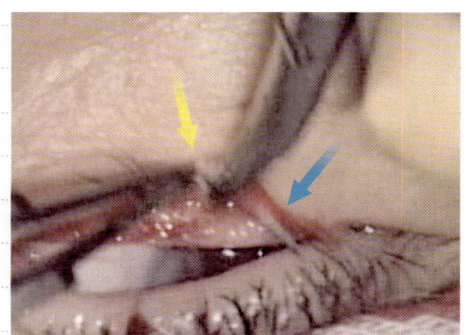

図22　皮膚側に通糸する

⑥ **縫合**：結紮は1－1－1。計3～4針。

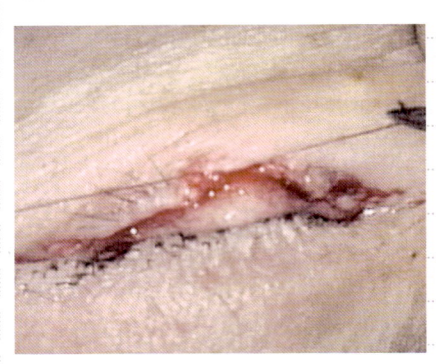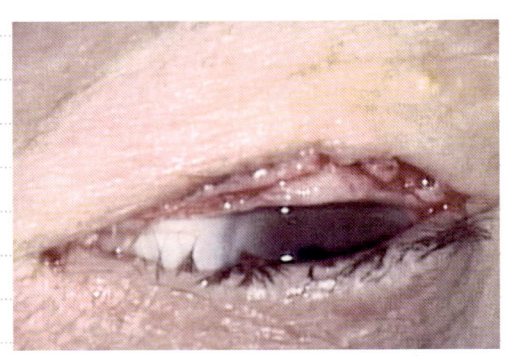

図23　皮膚側に結紮する

⑦ **軟膏塗布**：軟膏は一日4回で，できるだけwetな環境にしておく（可能なら軟膏を塗布し，上にビニール，ガーゼをして固定。ビニールはスーパーのレジにある食品用ビニール袋のような透明でしなやかな材質がいい）。1週間すると上皮化する。それを確認したら軟膏を終了する。

術終了時はずいぶん組織が露出してひどいことしたかなあと心配になるが，翌日にはもっとやっておけばよかったという後悔に変わる。派手にやってやりすぎることはないと考えてよい。

上眼瞼で内反するような症例では瞼縁のこの程度の操作では太刀打ちならない。重瞼術形成とともにこの術式を用いることはできるが，かなり瞼縁組織に侵襲を加える術式であり，初心者には困難であろう。上眼瞼内反には重瞼形成と睫毛根切除術，さらに眉毛下皮膚切除術がよいであろう。

瞼縁近くに編糸を埋没してあるため感染が生じやすいので注意する。

再発と対策

▶ 再 発

　睫毛がまた生えてくる現象は，時々生じる。ただしそこから再発する毛根は，術中の焼灼で弱っていることが多いと考えられ，一度だけ生えてきてその後再発しないで脱落することも多い。したがって，もし再発があったとしても2カ月程度は睫毛抜去で対応し，症状を見て再手術を考える。また，数が絶対的に少ないため，患者も以前ほどの苦痛を訴えないことが多い。

▶ 皮膚の接触

　睫毛内反でなく眼瞼内反の患者に睫毛根切除を行ったとしても，ほとんどの患者が，術後しばらくは睫毛の違和感から開放されて満足感を得る。術後に皮膚が眼表面に接していたとしても，以前に比べればずっとよいということである。ただし数カ月もすると，やはり皮膚が当たる違和感が気になり始めることが多い。

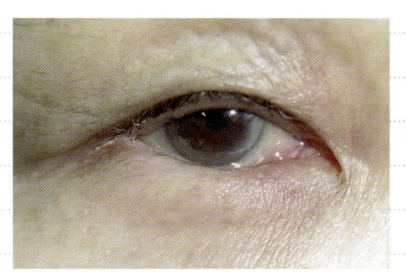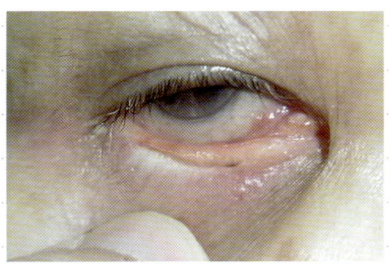

図24　術後の皮膚の接触
内反症に対して睫毛根切除を行った症例。睫毛は当たっていないが，皮膚が当たっている。

　下眼瞼でも瞼板自体が内反している場合は，同様に術後に違和感を訴え続けることがある。
　この手術は眼瞼内反でなく睫毛内反に適応がある。もし手術手技が不足している，高齢で大きな手術を希望していないなどで止むを得ずこれを行う場合は，自覚症状の改善には限度があることを予め伝えておくべきであろう。
　特に上眼瞼は皮膚が角膜に接触しやすいため違和感が高まる。このような症例は厚ぼったい一重瞼の症例に多く，眼瞼組織が瞼縁を乗り越えている様子が認められる。

この解決策として，重瞼形成術や，眉毛下皮膚切除による絶対的組織量の低減が必要になる。根本的に治すのなら手術は複数回を覚悟する。

▶ 症 例

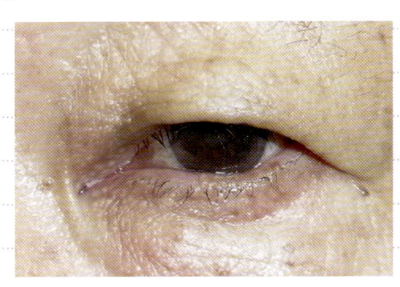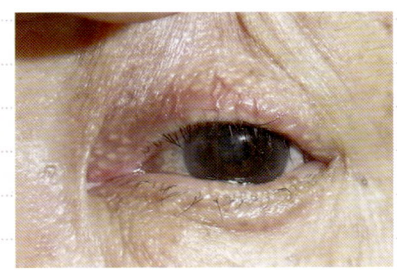

術 前

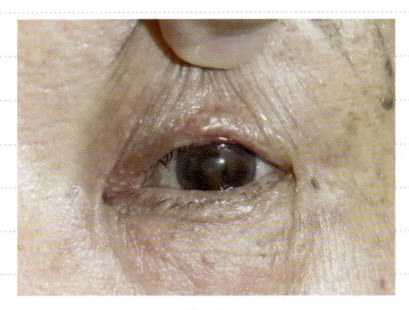

術 後

症例2　上睫毛内反

　一重瞼に生じやすい。問題のある箇所の睫毛根を切除した。皮膚のただれが消失している。追って，眉毛下皮膚切除術，重瞼形成術を予定する。

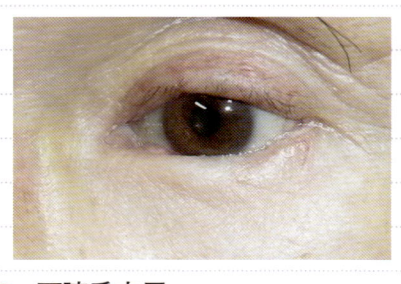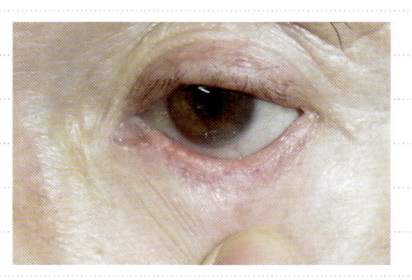

症例3　下睫毛内反

　瞼板の方向が間違っておらず睫毛の方向だけ問題なら，切除が手っ取り早い。

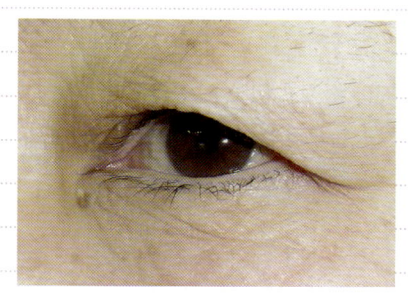

術前

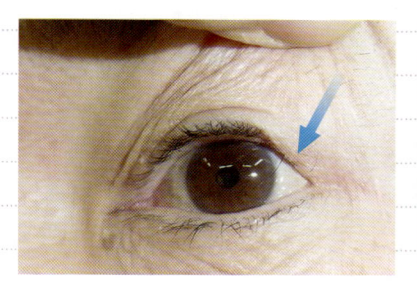

1回目術後

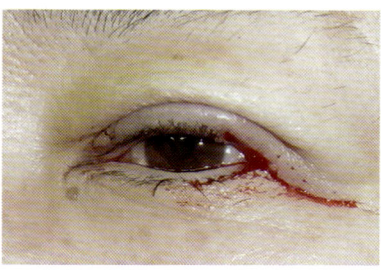

2回目術後

症例4　睫毛根切除と重瞼形成術

　目尻側の多大なる皮膚に押されて内反が生じていた。1回目の手術では内反していない睫毛を温存するlid splitと重瞼形成を行った。しかし温存した外側の睫毛が次々と入ってきて，2年で再発した。今度は毛根切除と同時にくっきりとした重瞼線形成を行った。それから再発はない。重瞼形成は上方皮膚から守る防波堤のイメージと考えていただくとよいであろう。

今日の
コラム

よくある質問

● 睫毛って取っていいんですか？

　取っていいんです。もともと内反し睫毛が見えてない状態，または抜去により睫毛自体がない場合などが多い。したがって整容的にも現時点と変わりないですと説明できる。

● ゴミが入りやすくなる可能性は？

　現時点で異物が常時入っている状態であり，今よりは改善する。少なくとも手術をしない理由にはならない。

**今日の
コラム**

睫毛を抜くのに利用される道具

　睫毛抜去は日常的に行われる手技であり，使用道具として睫毛鑷子を利用する機会は多い。

　今回紹介したいのは，産毛でも抜ける先の尖ったタイプの鑷子である。先端が通常の睫毛鑷子より細く，ピンポイントで抜去するのに適している。前回抜いた睫毛が頭を少し出しているものを，通常の睫毛鑷子では抜けずストレスであった。しかしこの手の鑷子では毛穴から潜って抜去もできるので重宝している。

Point Tweezer（Tweezwerman®）

　インターネットにて3,000円程度で購入できる。

　医療用ではないが他の類似商品と比べ先端の合い具合，力の加えた量が的確に伝わる能力は非常に優秀である。女性の眉毛などの手入れを目的に作られており，眼科用の鑷子よりさらに小さい。

　ただし，量産品であり作りは家庭での使用向きのようである。滅菌を繰り返すとすぐに接合部がゆがんでしまうという欠点がある。

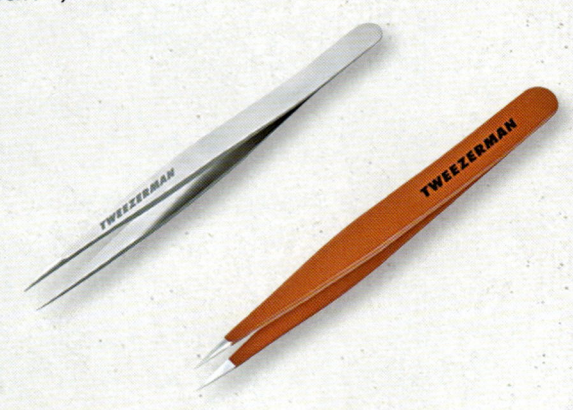

HS-9887　チタニウムジュエル鑷子（はんだや）

　定価30,000円。

　医療用に製品化されているのがジュエル鑷子である。先端の精巧さは確実なものであり，高圧滅菌でもゆがむことはない。大きさも男性の先生の手にフィットする大きさである。

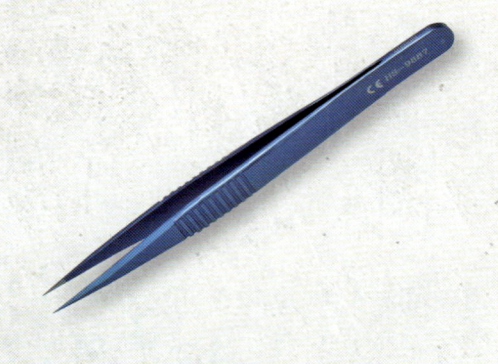

睫毛根切除って...

石嶋くん　睫毛根切除はごっそり取ってしまいますから違和感の原因がまるっきりなくなってしまいますのでいいですよね。

野田先生　本当に下眼瞼ではよい適応の人が多いね。でも，上眼瞼の特に中央部は皮膚が下りてきて，皮膚が直接角膜に触れてまた違和感が再発する可能性を頭に置いとかないと術後言われることがあるよ。

石嶋くん　起こってしまったら重瞼形成でしょうか？

野田先生　明らかに皮膚が睫毛を押している場合は，第一選択が皮膚切除で，ついで重瞼形成や睫毛根切除であるべきでしょうね。皮膚の圧迫が軽度だったら最初から睫毛根切除でいいでしょうね。

石嶋くん　手術適応ですが他の内反症手術して再発した時にこれで済ませるわけにいきますか？

野田先生　何度もやってダメな人は，手術が不十分な場合もあるけど，やっぱり再発しやすい顔というのはあるんだよね。牽引筋腱膜が原因の，瞼板ごと内反している症例ではいくら毛根を切除しても皮膚があたるので本当の満足には至らないけれども，かなり楽になるから，ちょっと逃げだけれども，いいんじゃない？

実践編

VIII
結膜弛緩症

結膜弛緩症

▶ 概 念

　慢性炎症や弾性線維が原因と考えられる，などの報告があるが，明確な原因はわかっていない。下眼瞼牽引筋腱膜の枝から外れた結膜円蓋部の離脱や，結膜そのものの結合織の弛緩により，メニスカスに障害を起こす。または弛緩した結膜が涙点を物理的に塞いでしまうため，流涙，結膜下出血，異物感などを訴える。

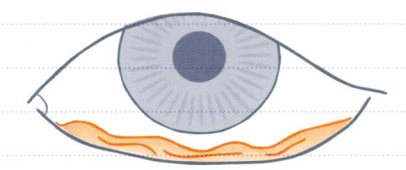

図1　結膜弛緩症のイメージ

▶ 手術の適応

● 症状がある（違和感，反復する結膜下出血，流涙が三大症状）

- 結膜弛緩症による違和感は瞬目によって悪化する（結膜弛緩の増悪）。
- 涙液減少による違和感は瞬目によって改善する（涙液の角膜への拡散作用）。

● 涙道閉塞がない

① 通水試験
② 瞬目前後で涙液メニスカスが減少していれば，機能的な涙液排泄機能は一般的に良好と考える。

● 点眼（ヒアルロン酸ナトリウム，フルオロメトロン）で1カ月経過観察し改善しない

- **緑内障の患者でない**（緑内障手術は結膜を使用する術式のため，結膜を温存しておかなければならない）

症　状	［違和感，結膜下出血，流涙］	**がある**
✕	~~涙道閉塞，緑内障，点眼で反応~~	**がない**

図2　手術適応の条件

コスト：結膜囊形成術（部分形成）K223-1　2,460点

▶ 術式の選択

● 切開縫合法（中川法）

　下方結膜を輪部より1cm程度，100度程度切開し，輪部側の結膜にテンションをかけた状態で強膜と縫合する。円蓋部側の結膜は縫合せずとも癒着する。

　野田先生が好きな術式（p.458参照）。

● 切開法（横井法）

　重症の結膜弛緩症にも対応可能で，結膜の様々な部位の弛緩に対応できる。切開縫合が必要であるが，治療効果も非常に高い。弛緩症は異常な結膜下の組織が原因であるので，その除去を手術デザインの根幹にしている切開法は理論的に正しい手術法。良書があまりにも多いので詳細はそちらへ譲る。

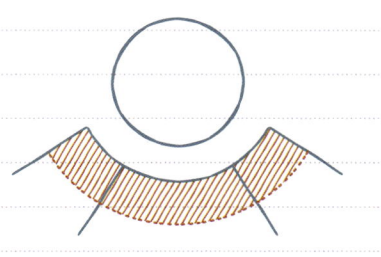

下方結膜を3分割

斜線部を切開し，8−0バイクリル®で縫合

図3　切開法

● 縫着法（大高法）

　弛緩した結膜を，結膜－テノン－強膜と縫合することで瘢痕癒着を起こし，結膜のハリを取り戻す方法。簡便である。強膜穿孔がほぼ唯一の注意点。

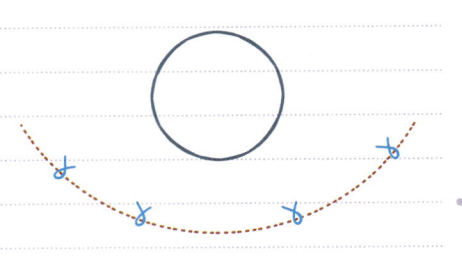

上方視させ円蓋部の位置に
8－0シルクで結膜ー強膜縫合

図4　縫着法

● バイポーラによる結膜凝固術（鹿嶋法）

バイポーラにより，結膜とテノンをつまみ上げ一緒に凝固させることでアンカー効果を出す。非常に簡単で，切開縫合を必要としないうえ，術後の異物感も少ない。長期成績は未知である。今回は最も簡便な点にこだわり，この方法を紹介する（次頁）。

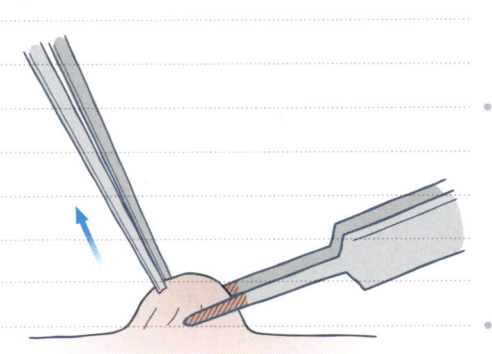

図5　バイポーラによる凝固

❶ バイポーラによる結膜凝固術（鹿嶋法）

▶ 適 応

軽症から中程度の弛緩症まで幅広く対応できる。

禁忌：涙道閉鎖症など症状が他に起因する場合。緑内障の患者。

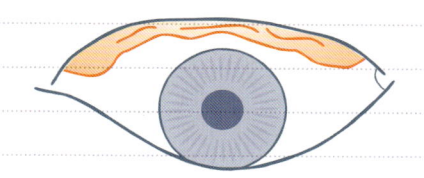 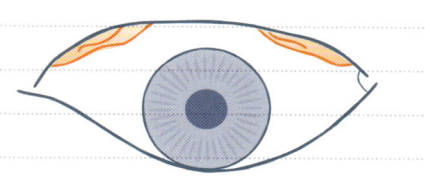

(a) 重 症
結膜が角膜の前に来ている。

(b) 中等症
角膜の前にはいない。

図6　結膜弛緩症の重症度

▶ 術前処置，麻酔

ドレーピングのみで洗眼不要。麻酔は点眼麻酔（ベノキシール®）→ 結膜円蓋部への結膜下麻酔（1%E入キシロカイン®を0.2〜0.4mLほど）。

▶ 術 式

① 上方視させ，眼球結膜の下方半分を目安に眼科用鑷子で結膜をテノンごとつまみ上げ，テノンごと凝固する方法である。結膜だけだと再発しやすい。

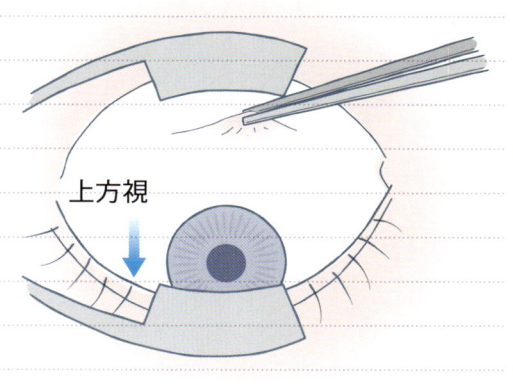

上方視

② 根元をバイポーラで掴み，輪部から約4mmの位置を凝固させる。回数は目安として10〜20発。

図7　上方視させる

③ バイポーラは機器によって設定が変わる。最小に設定し徐々に上げていく。凝固斑ができ結膜の収縮を確認できたらその設定値で行う。

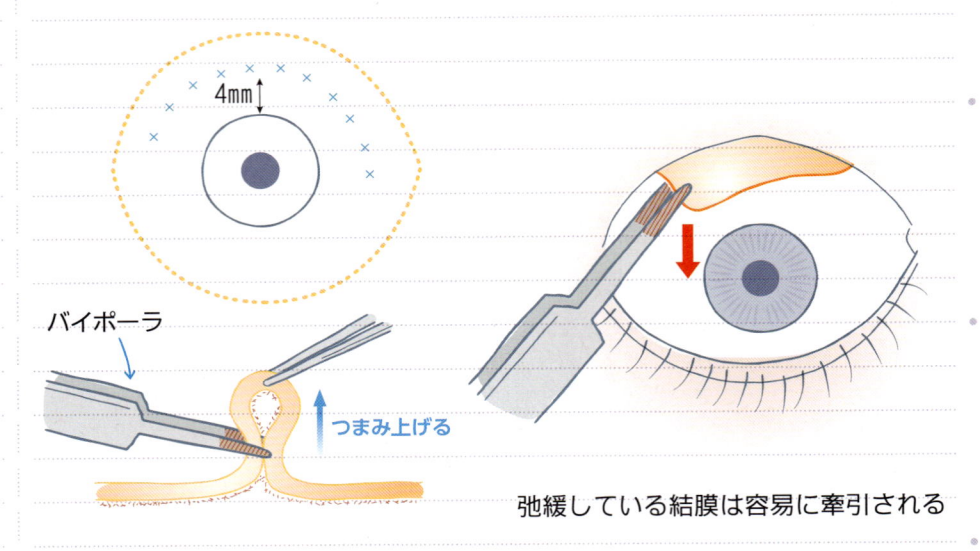

弛緩している結膜は容易に牽引される

図8　結膜をテノンと一緒に牽引し，輪部から4mmの位置を凝固

④ 下方半周を凝固し終わったら，瞬目させ弛緩の減少を確認する。弛緩が残存する場合は追加凝固を行う。

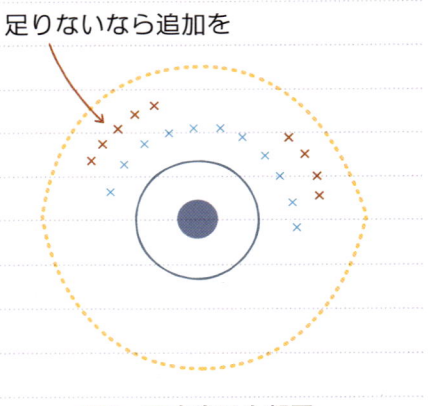

足りないなら追加を

⑤ 凝固終了後，ステロイド眼軟膏を塗布（急性期の浮腫予防）。眼帯などは不要。

図9　下方半周を凝固

▶ 術後管理：点眼

手術当日〜：ベタメタゾン（リンデロン®），
　　　　　　レボフロキサシン（クラビット®）　各6×（1週間）

1週間後〜：フルメトロン®0.1% 4×（1週間で終了）

▶ 合併症対策，回避方法

①術後瘢痕癒着：診察時に癒着を解除する。

②再発：凝固パワー不足で結膜が乖離している，凝固箇所が少ないのが原因。凝固したところが乖離していないか，終了時に確認する。乖離があった場合は周囲の組織を凝固する。かなり改善するが再発したものへは再凝固を行う。

▶ バイポーラはなんでもよい

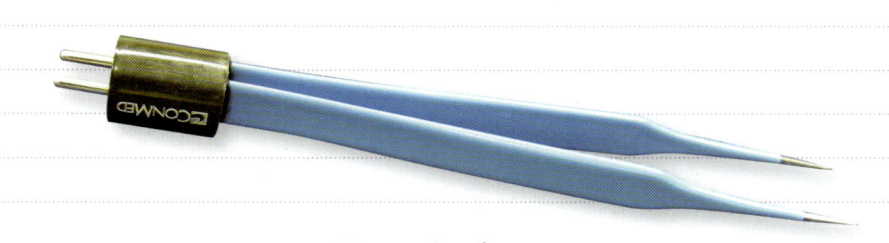

図10　バイポーラ

　バイポーラは各施設にあるものでいい。できれば先端が細くても平行なものがよい。病院に形成，外科，皮膚科などがあれば持っている可能性が高い。設定は最小値から行う。

　結膜が把持できれば，先端の仕様が違っても構わない。

🖉 **参考文献**

1）横井則彦, 木下茂：涙液メニスカスの再建をめざした結膜弛緩症に対する新しい術式とその効果. あたらしい眼科 2000;17：573-576.

2）鹿嶋友敬，三浦文英，秋山英雄，他：バイポーラ凝固鑷子による熱凝固の短縮効果を利用した簡便な結膜弛緩症手術. あたらしい眼科2010;27：229-233.

❷ 切開縫合法（中川法）

　私達は医大前中川眼科の中川喬札幌医科大学名誉教授よりいくつかの術式を教えていただく機会があり，そのたびにバラエティーに富んだ発想の多さに驚かされるが，今回は切開縫合による方法をより容易に初心者でも施行できるように簡略化したものである。

　適応，禁忌などは，バイポーラによる結膜凝固術と同様である。こちらの方が，結膜を傷つけずに行え，かつ重症例にも対応可能である。円蓋部を処理しなくてもよく，直線切開のみなので初心者にも手を出しやすい。下直筋付着部を損傷しないように注意する。

▶ 術 式

① 点眼麻酔のみの状態で上方視させ，マーキングを行う。範囲は下方100〜150度程度で，輪部より1cm程度離した場所である（下直筋付着部を損傷しないように）。

② 結膜下麻酔を行い，スプリング剪刀で結膜切開。

③ 輪部側結膜を元の位置より輪部から離して，8−0バージンシルクにて強膜に縫着。しっかりテンションがかかればよく，切開範囲に応じて5〜10糸程度でよい。

④ ネオメドロール®EE軟膏塗布。

⑤ 点眼はリンデロン®＋クラビット®ト 4×。

結膜弛緩症はどう治す？

石嶋くん　結構いますよね。結膜弛緩症の患者さん。

野田先生　この関係の疾患は涙液，涙道，結膜などがオーバーラップしてて治療法をはっきり決めるのは難しいと思う。点眼などの侵襲の少ない治療から開始して徐々に追加していくことになるかな。実際，重症だなあと思う結膜弛緩症の患者さんでも点眼で満足する方もいるし，一概に所見と訴えが合わない感じがする。

石嶋くん　鹿嶋法で何例かやってみて，術前の辛さを10として術後いくつか聞いたのですが，2〜3程度まで改善してくれました。完全ではないですがここまで改善できたらかなり使い勝手のイイ手技だと思いました。点眼の次でもいい感じです。

野田先生　術場でやったの？

石嶋くん　外来でやりました。軟膏入れるので見づらいのですが，日帰りでできますし，やる方もやられる方も楽です。

実践編

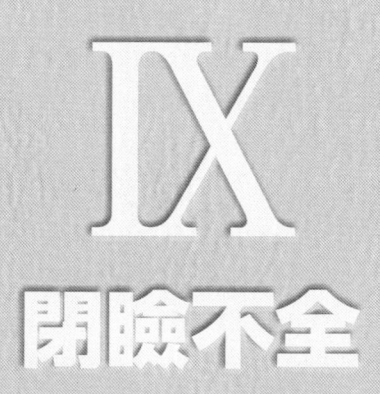

IX
閉瞼不全

瞼々縫合

▶ 概 念

　閉瞼不全や高度角膜障害に対する応急的処置として有用である。単純に通糸するだけでは2週間程度で糸が緩んでしまうが，シリコーンチューブによる枕を置くことによってより長持ちする縫合を置くことができる。

　ただし，点滴チューブは本来は皮膚に縫着する目的で作成されてはいないため，施設の取り決めに反するようなら網膜剥離用のシリコーンスポンジや他科で用いるドレーンを流用すべきであろう。

▶ 準 備

● **麻酔**：上下の皮膚，上下の円蓋部麻酔
● **プロリーン®C-1などのモノフィラメントの非吸収糸**
● **点滴のチューブ**：皮膚の保護に使うので，通糸できれば何でもよい。
　　　　　　　　　これを半割し，幅5mm程度に切っておく。

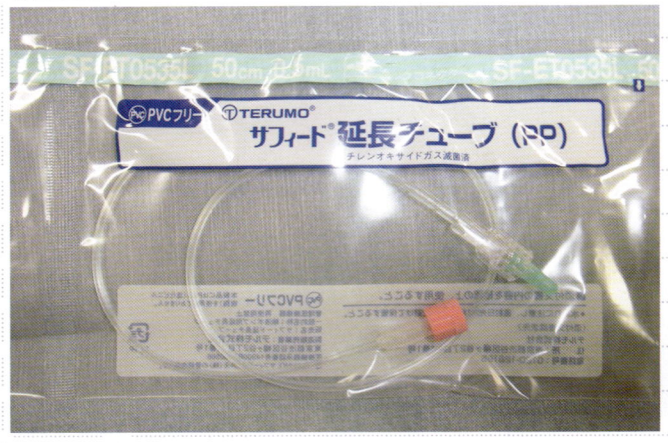
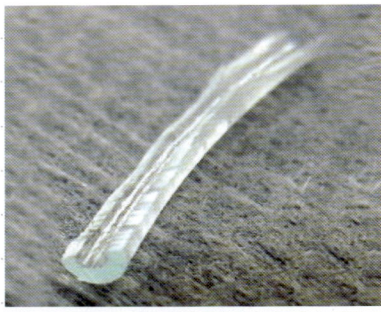
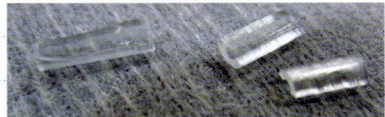

図1　テルモの延長チューブ
細いもので構わない。それを半割し，5mm程度に切断する。

❶ 術 式

① 局所麻酔。瞼縁の皮膚，結膜円蓋部にしっかり。

② プロリーンC-1®を半割したチューブ
   に通糸（内側→外側）。

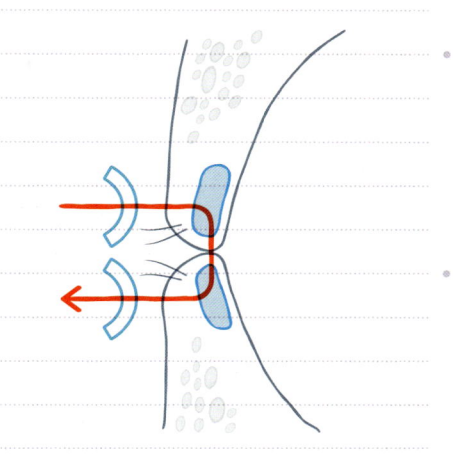

③ 上眼瞼睫毛根より2～3mm上方よ
   り，プロリーンC-1®で皮膚－瞼板－
   マイボーム腺開口部の順に通糸。下
   方の瞼板にも同様に通糸。

図2　皮膚－瞼板－マイボーム腺開口部の
　　　順に通糸

④ 通糸したらチューブに通糸（外側→内側に通糸，再び内側→外側）。

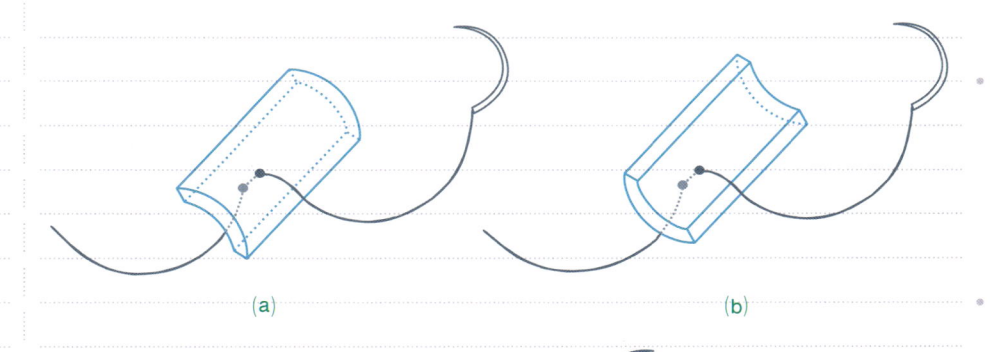

(a)　　　　　　　　　　　　(b)

⑤ 同様に下方の瞼板，上方の瞼板を通
   糸し，初めのチューブへ通糸（外側
   →内側）。

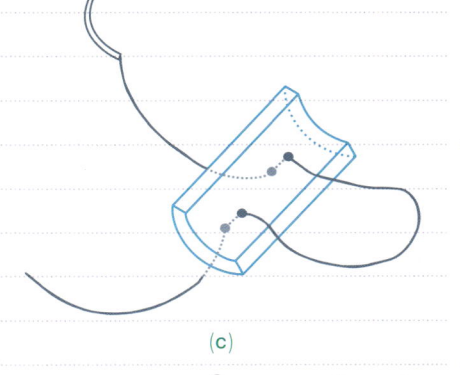

(c)

図3　プロリーン®をチューブに通糸

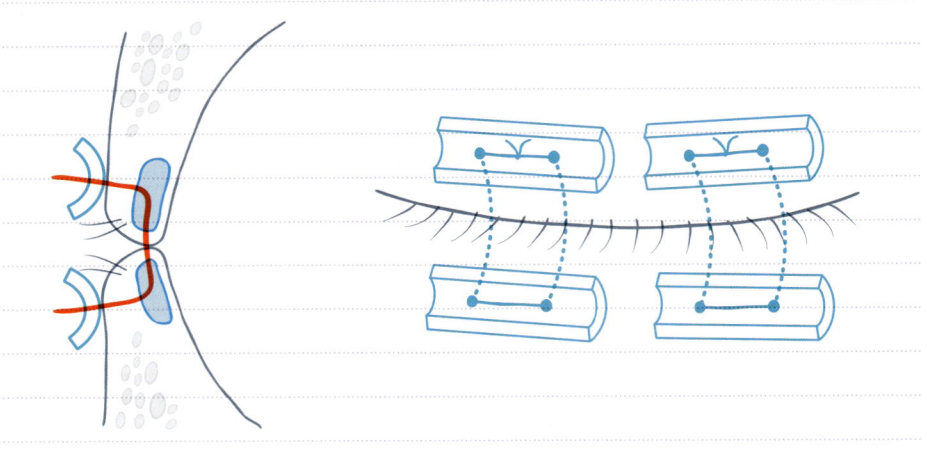

図4　上下瞼板への通糸と縫合

1−1−1で縫合する。

同じ手順で合計2箇所縫合する。

2針の間から角膜を観察することができる。

❷ 症例

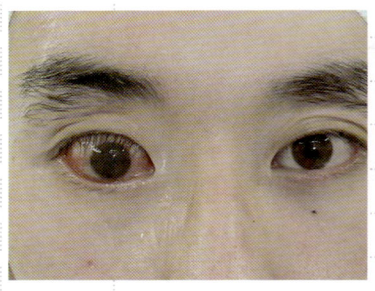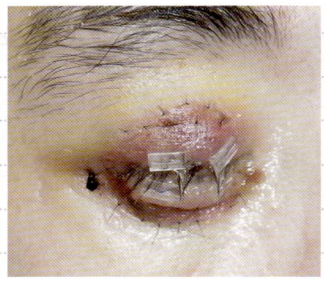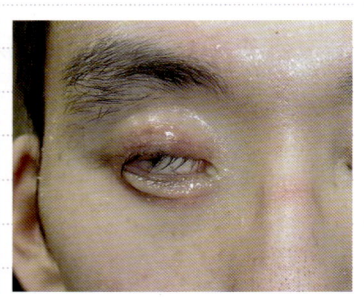

症例1　永久瞼々縫合＋一時的タルゾラフィー例

　頭蓋内出血による動眼神経麻痺に対して皮膚移植とタルゾラフィーを行った。皮膚移植をしているため，張力をもたせるために2週間のタルゾラフィーを行った。この縫合は1カ月程度もつ。この症例では目尻側で永久瞼々縫合を行い，瞼裂横幅を狭くし，閉瞼不全を改善させている。

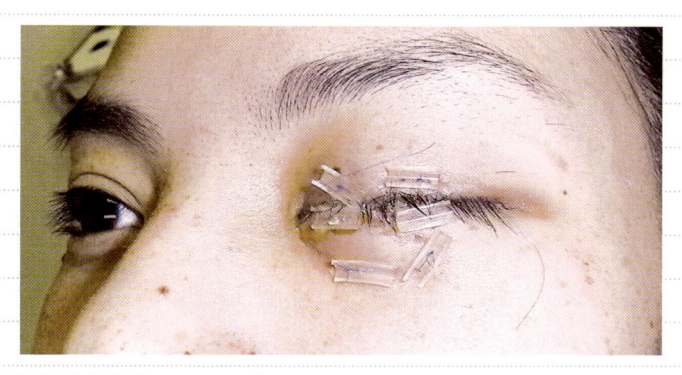

症例2　義眼床形成術後のタルゾラフィー

　約2週間このままにする。下眼瞼円蓋部にも内部のコンフォーマーを固定するキューブが置かれている。

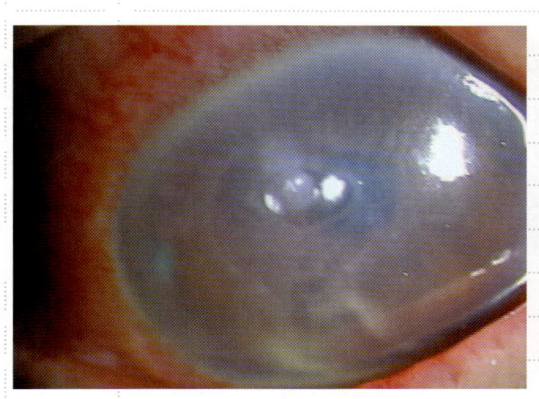 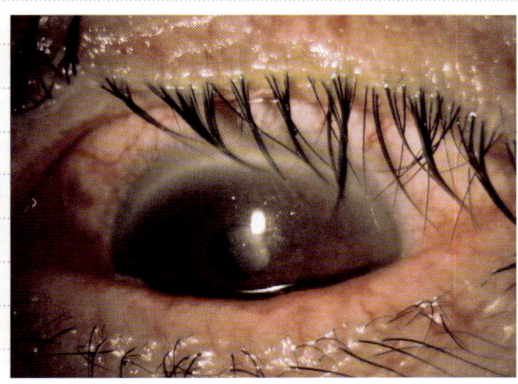

症例3　糖尿病患者の角膜障害に対する瞼々縫合

　糖尿病を長年患っていたが，最近目が見えないことに気が付き紹介となった患者さんである。角膜の菲薄化は強く，点眼と軟膏では改善なく瞼々縫合を行った。この様な眼表面を強力に治療したい場合や手術までなんとか持たせたい場合などにも利用できる。

❸ 術後の管理

● タリビッド®眼軟膏：×2

　念のためタリビッド®眼軟膏を塗布し瞼裂を覆うようにしてもよい。

反省会②

石嶋くん 初めて瞼々縫合した時は痛そうなことする野蛮な手術だと思いました。

野田先生 でも術後痛いとか言わないでしょ？

石嶋くん それが一番驚きました。可動部位で，片眼の動きにつられて開こうと動いてしまうから絶対痛がると思ったのです。僕は痛いと言った患者さんに幸運にもあったこと無いのですが先生はありますか？

野田先生 それまでの角膜障害よりよっぽどいいのでは？しかし角膜の穿孔でも何でもなおす，魔法の縫合だね。

石嶋くん はい，一番驚いたのは角膜びらんが遷延している患者さんに行ったら結構早く治りました。軟膏の回数多めに処方したのに…

野田先生 老人の場合，眼に中に入れてと言ってもできない人も多いと思って対応しないとね。まず「軟膏を目に入れる」考えが一般的には無いんだと言うことを眼科医がわからないとね。

石嶋くん 結構お年寄りのおばあさんがいくら言っても軟膏を怖がって使ってくれず，結局点眼を頻回に使っていました。

野田先生 治ったならいいんだけど，外傷でいまいち閉瞼不全の患者さんはdellen(凹窩)様になって，甘く見てると穿孔もするから気をつけないとね。

石嶋くん 悩んだ挙句，瞼々縫合したら2週間後には改善しててホッとした記憶があります。

野田先生 角膜穿孔させるくらいなら，見た目は悪いけど瞼々縫合の方が全然いいんだよ！

石嶋くん 見た目は悪いですよね〜

野田先生 家族は痛そうに思うから，しっかり説明しないとね。

X

生検，病理

生 検

専門家でも *腫瘍に切り込んで* 生検します。

　生検には常に不安がつきまとう。それは生検により転移を誘発する可能性への不安，慣れない手技で十分に検体が採取できないのではないかという恐れであろう。果たして，どのように腫瘍に切り込めばよいのだろうか。

　悪性腫瘍と良性腫瘍では，治療における扱いが全く異なる。組織が欠損すると機能低下が著しく，また補填も難しいのが眼瞼の特徴である。悪性腫瘍と判断してマージンをとって切除するのと，良性腫瘍と判断して可及的切除でも問題ないとするのとでは，手術の方針が全く異なってくる。よって，腫瘍生検による確定診断は治療方針の決定に大変重要である。生検による転移の可能性が上がるリスクも勘案に入れるべきであろうが，それでは治療が始まらない。もし悪性であった場合には，速やかに治療を開始できるように紹介先を確保した上で，積極的に生検する分には責任を全うしていると考えられる。

❶ 外来処置室でできる生検

▶ 適 応

● 腫瘍が露出しているもの

　小さければ生検を兼ねて全摘する。大きければ中心部に切り込んで生検する。

● 皮下浅くに触知できるもの

　皮下浅くに触れるものは，当日外来処置室でも生検可能。

　創が残ることの心配よりも，受診当日に行いたい高齢者や遠方の方が適応となる。

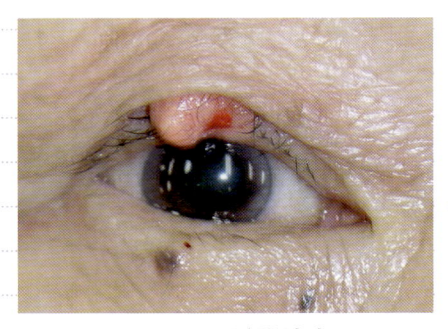

図1　上眼瞼脂腺癌
遠方より眼瞼腫瘤にて紹介された患者。初診時に生検，術前検査を行い手術日程を決定した。二度目に来られたのは，瞼板切除＋再建の手術前日である。

圧迫止血でコントロールできることも条件となる。腫瘍と診断されてやってくる患者さんにとって，早く診断をつけてもらうことは大きな安心につながる。

ただし，皮下に触知するものの間に多くの組織が介在するような場合や，切開創を少し離れた所に置いてアプローチするべき場合は，展開・止血に十分な状況下である手術場で行う。

腫れぼったい一重瞼の患者の涙腺腫瘍には十分な切開と展開が必要になるが，やせた高齢者の涙腺腫瘍ならば腫瘍の直上を切開することで比較的簡単にアプローチできる。

迷ったら当日切りましょう！

▶ 準 備

- 点眼麻酔（4％キシロカイン），局所麻酔（2％キシロカインE入），外用皮膚麻酔薬（エムラクリーム®）

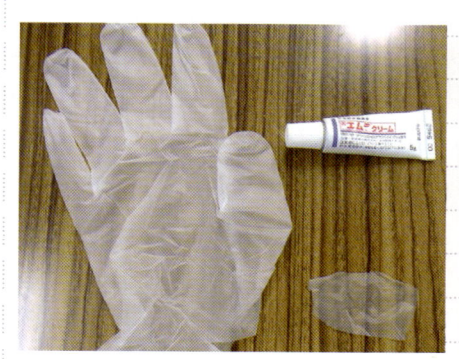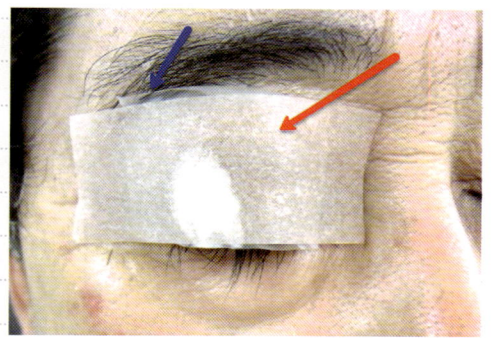

図2　麻酔薬

エムラクリーム®はキシロカインより皮膚の浸透性がよく，麻酔注射の恐怖心がある子供や水疱を針先で切りたいだけの場合など応用が効く。使用法は「厚塗し，ビニールで覆い，30分〜1時間待つ」のであるが，待ち時間は15分でも効果はある。ビニールは使い捨て手袋を切って使用すると，しなやかで落ちにくい。皮膚科のある総合病院では使われていることが多い。目に入らないようによく注意する。

- メス，鑷子，スプリング剪刀，開瞼器，挟瞼器
- ホルマリンを入れた小瓶，ろ紙

ドレープがない場合，清潔なガーゼに穴を開けて使用できる。**図3**は眼窩腫瘍の生検時である。外来ではオペ室ほどの装備はないが，工夫次第で切り抜けることができる。

病理に出すため

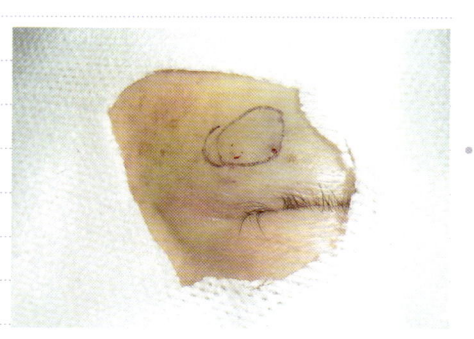

図3　ドレープがない場合の工夫
清潔なガーゼをくりぬいて作ったドレープ

▶ 手 技

● 結 膜

① 点眼麻酔

② 開瞼器で固定

③ 結膜下麻酔（2%キシロカインE入＋30G針＋2.5mLシリンジ）

結膜下注射で病変部を浮かすようにする（図4）

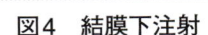

図4　結膜下注射
病変部を浮かせるように行う

④ 病変を傷つけないように周囲の結膜に切開を入れる

⑤ 病変部の深層は断端判定のため組織を多めにつけて切除

⑥ ろ紙に貼り付けホルマリンへ

⑦ 結膜縫合（8–0バージンシルクなどで）

⑧ 圧迫止血（外来では通常バイポーラ等による止血は行えないため）

● 皮 下

展開は有鉤鑷子2本あれば可能である。幅1mm程度の比較的太めの鑷子を2本使い，切開された一番奥の組織をつかみ直すようにして展開する。

狭い術野では，出血吸収と展開を同時にできる綿棒は強力な武器になり得る。滅菌綿棒を外来に常備する。

助手が重要である。必要であればさらにもう一人お願いし3人体制をとる。図6では，腫瘍が比較的深部にあり脂肪を分けて貰う必要があったため応援を呼んだ。

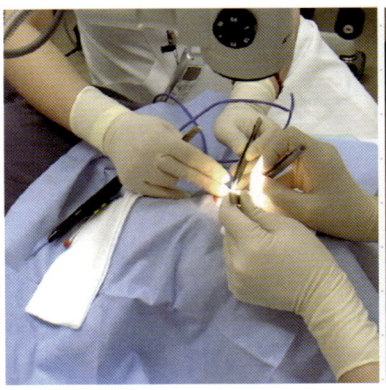
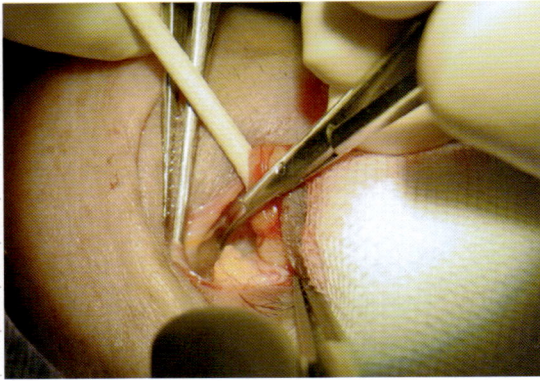

図5　助けとなるもの
助手が重要である。また綿棒など使えそうな器具を総出で術者を助ける。

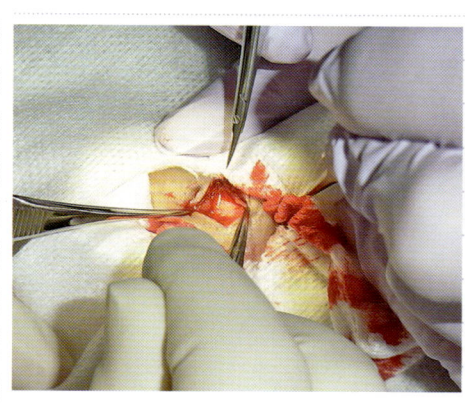
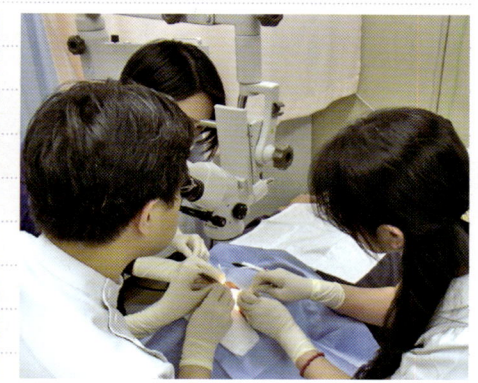

図6　3人体制
術者はガーゼで出血を押さえながら，何とか腫瘍にアプローチする。

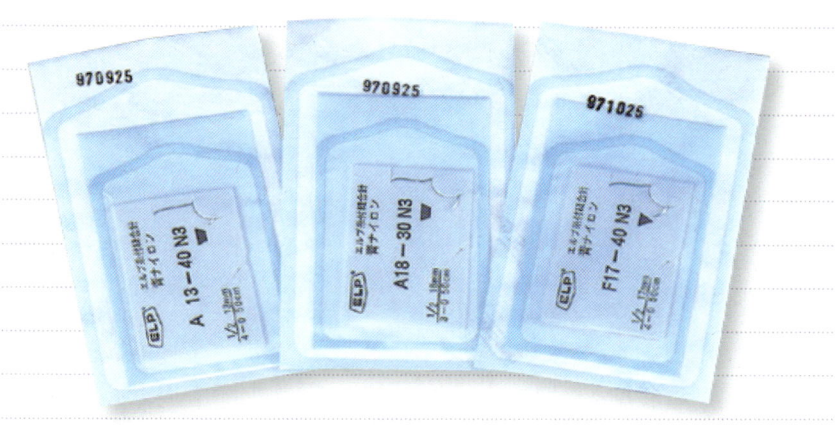

図7　外来常備用ナイロン
多数販売されているが皮膚の縫合は，使いやすいものを1種類程度常備
しておけば十分である。当科は6−0ナイロンを常備している。

❷ 手術室で行う生検

▶ 適 応

● 主に3種類

① 涙腺部

② 涙嚢部

③ 眼窩縁付近

創をきれいにしたい症例，深めに腫瘍が局在する症例，バイポーラを使いたい症例で術場を使用する場合が多い。皮下に触知できるものは生検できると考える。触知できないものは，骨切りの必要があり困難を伴う。その場合は，画像診断から最も確率の高いものに準じて負担の少ない治療から始めていく。

▶ 皮膚切開ラインのポイント

① 涙腺部：重瞼線に沿って切開し，眼窩隔膜まで切ったら腫瘍位置まで創をずらしてアプローチする。

腫瘍触知と切開ラインは離れているが，腫瘍方向の釣り針鉤を強く牽引して，切開ラインを腫瘍の真上までずらす。反対側の釣り針鉤は，緩く創が展開できればいい（牽引しないで，その場に「いらっしゃるだけ」でよい）。

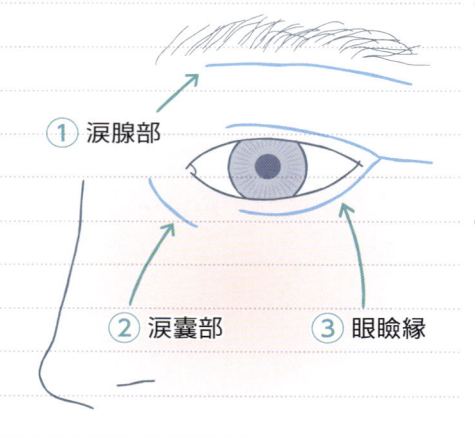

① 涙腺部

② 涙嚢部　③ 眼瞼縁

図8　切開ライン

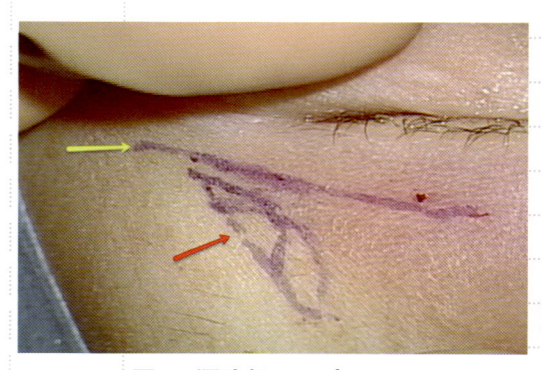

図9　涙腺部のアプローチ
赤矢印が腫瘍触知，黄矢印が切開ライン。

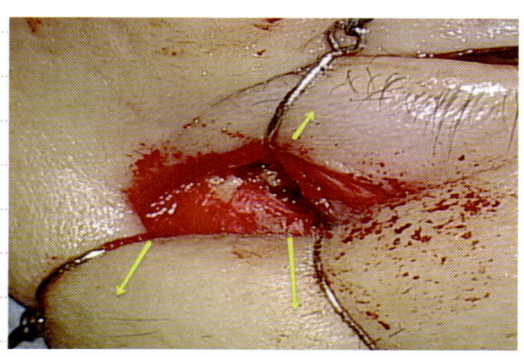

図10　釣り針鉤の牽引
牽引によって腫瘍まで傷口をずらす。

② **涙嚢部・内眼角**：皮膚割線，眼窩縁，眼輪筋に沿わす。

　内眼角寄りの皮膚割線に沿って切開し，鼻下側に牽引をかけて開創をする。DCR
の切開創デザインで問題ないが，ここでは若年女性のため内眼角贅皮に沿って切開し
ている。

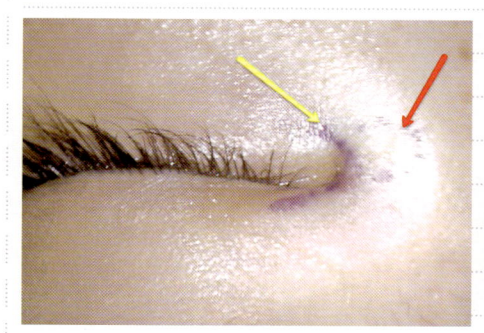

図11　涙嚢部のアプローチ
赤ラインが腫瘤の触知範囲，黄色が切開ライン。

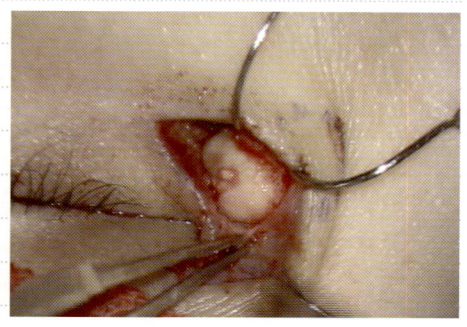

図12　鼻下側に釣り針鉤で牽引
皮下に牽引糸を追加してもよい。

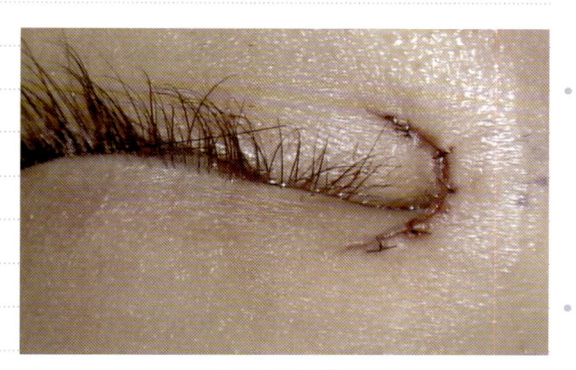

図13　閉創
内眼角に沿って切開したので，傷口が目立たない。

③ **眼瞼縁**：実際のシワに沿わせる。それより外側へ延ばしてもよい。

　眼窩隔膜は，眼窩縁から瞼板
まで広がる緩い結合織である。
ここで皮膚を大きくずらすこと
が可能である。

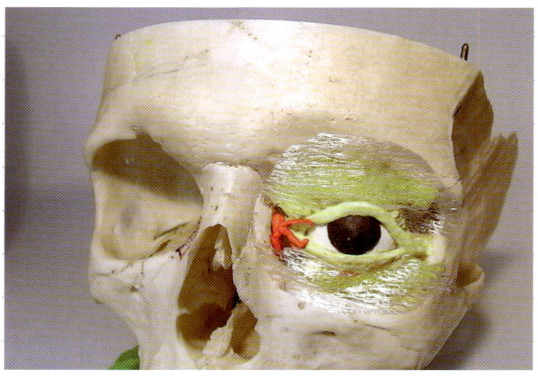

図14　眼窩隔膜
緩い組織なので，切開後に皮膚をずらすことができる。

▶ 最低限の切開幅

実際の切開線とは異なるが, 目安を示す。

非常にシンプルに述べると「腫瘍縦径＋腫瘍横径」である。無論, 位置や展開や剥離で切開量はさらに必要になるが, 最低この位切開を入れると無理なく切除できると考えられる。

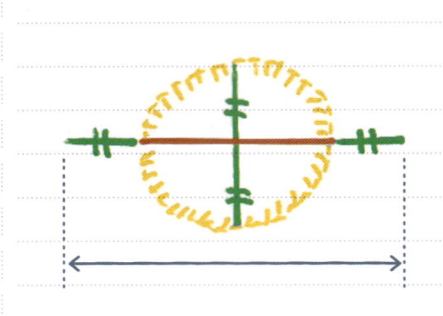

図15 切開幅
切開する長さは, 腫瘍縦径＋腫瘍横径となる。

図16 離れた切開ライン
切開ライン（赤）は腫瘍（黄）と離れているが, 切開の大きさの目安は同じである。

▶ 腫瘍剥離のポイント

腫瘍など傷つけてはいけない組織や, 温存したい組織では「周辺組織を牽引→ストランドを作ってそこを切る」の繰り返しである。

埋まっている時は, どこを切っていいか判別できない。指で腫瘍の方向を確認し, その方向に釣り針鉤を強く牽引する。この展開が弱いと術野が狭く, 次の切開で誤った方向に切り進む可能性が高くなる。したがって周囲組織を腫瘍から離れる方向に牽引し, 腫瘍表面を展開して剥離する。

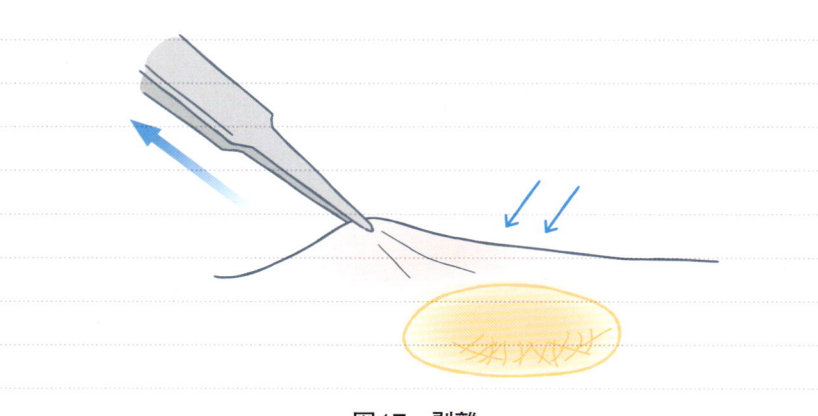

図17 剥離
腫瘍から引き剥がすように牽引して展開する。

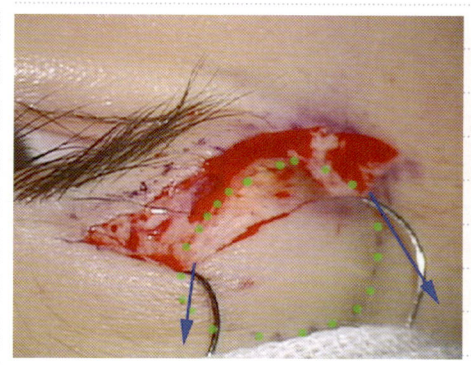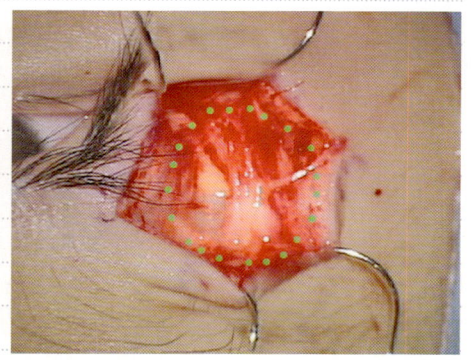

図18　腫瘍表面の剥離
腫瘍の表面を剥離し，腫瘍周囲まで切開を行う。

▶ 皮膚縫合のポイント

　瞼縁の縫合は，出血が逃げやすくするため「皮膚を合わせる程度」のイメージで緩く縫合する。

　それ以外は傷痕が目立ちやすいので「しっかり」縫合する。

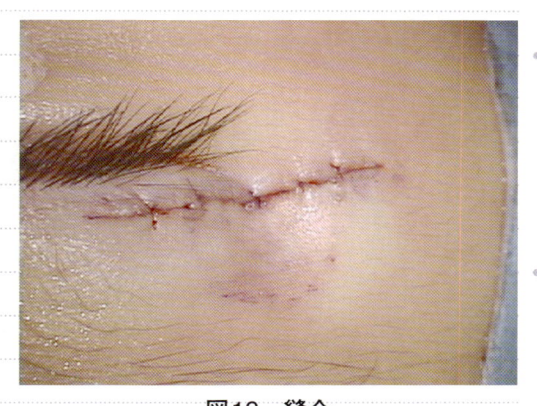

図19　縫合
瞼縁は緩く，その他はしっかりと縫合し，各々場所に合った縫合を行う。

▶ 組織展開時のポイント

● 触 診

　特に眼窩縁の腫瘍は，生検しようと仰臥位にさせるととたんに触知できなくなり焦ることがある。組織を展開する度に触診を繰り返し，無駄なく最短距離で到達するよう努力する。

- 眼窩縁なら

　眼窩縁の骨膜をまず露出する。そこからたどって行くと見つけやすい。

- 眼窩縁から離れているなら

　眼球を押すと脂肪織と共に腫瘍がむにゅむにゅ出てくるので触診して捕まえる。

　術場ではCTやMRIなどの画像が見られる状態にし，位置を再確認しながら，このように進めばあるはずだと信じて進む。

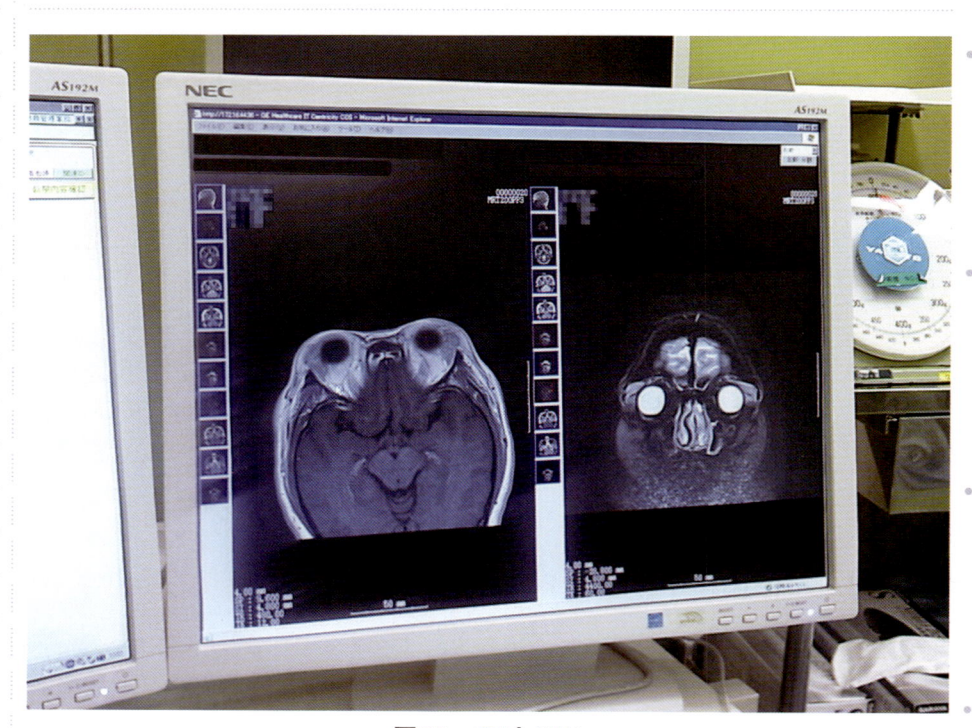

図20　CTとMRI
触診だけでなく，画像も組織確認の手がかりになる。

● 展　開

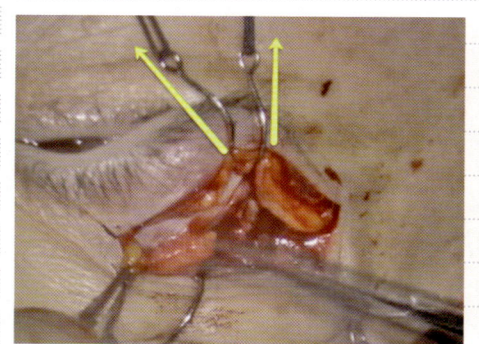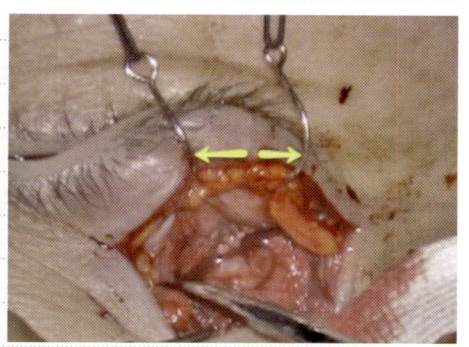

図21　間違った牽引
作用点が近過ぎては展開ができない。

図22　正しい牽引
場所が違うだけで術野が広がる。

　牽引の作用点が近過ぎると，釣り針鉤を引っ張っても展開が十分できない。また切開を追加して創を広げた時にも，釣り針鉤をかけ直さないとこのような問題が起きる。釣り針鉤をかけ直すと，**図22**のように術野を広くできる。

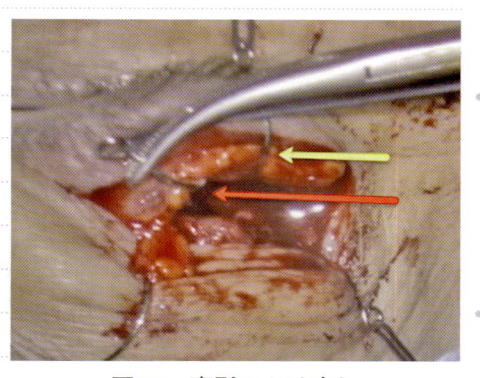

図23　牽引のかけ直し
黄色の矢印が釣り針鉤の元の位置，赤色の矢印がかけ直した深さである。

● 釣り針鉤のかけ直し

　展開が進むにつれ，術野は深くなっていく。そのため釣り針鉤を深くかけ直す必要がある。皮膚，皮下，脂肪，筋肉などの順に釣り針鉤をかけかえていく。

● やりがちな切開

　出血や組織で刃先が見えないのに，切開を進めてしまいがちであるが，危険を伴う。「刃先が見える」ことと「切開した組織から出血した時の止血がしやすい」は同義である。

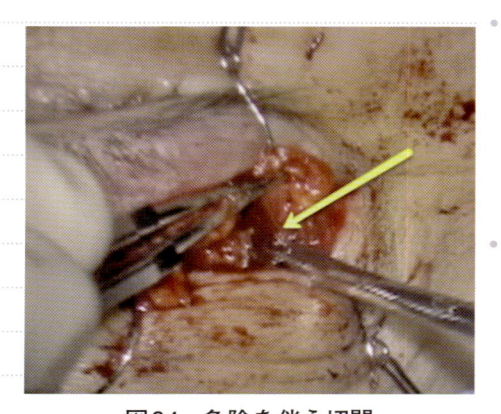

図24　危険を伴う切開
何を展開しているのか理解せずに切開を行うと，出血点がわからず危険である。

❸ 生検材料の処理

▶ ホルマリン標本提出のポイント

● 病理は万能ではない。手術情報は詳細に記載する

① 術式，自分の名前，日時

「○年○月○日，左，結膜腫瘍摘出術，石嶋」

② イラストを必ず書き，どこから，何箇所，術中所見を記入する

「左耳側より約2mm離して摘出，強膜との癒着なし，腫瘍に向かう血管蛇行あり」

「上方結膜より同様病変」など

● ろ紙の上方向に切れ込みを入れ，貼った後に方向が分からなくならないようにする

● 病変は自分なりに方向がわかるようにする

ピオクタニンで上下左右が分かるようにマークする。ただしピオクタニンはホルマリンの中では消えてしまう。どうしてもマークをしたかったら，マーキュロクロム液（赤チン）を使うとよい。ネット販売で入手できる。

または鑷子で把持した部位を直角に切るなど，病変切除時に切開の形を変えて方向を確実にする。これはホルマリン瓶の中でろ紙から剥がれてしまっても安心な方法である。特にピオクタニンや通糸によるマーキングがしにくい場所で有効。

● 病変切除時に切開の形を変えておくと，わかりやすい

図25は結膜腫瘍を例にとったが，結膜切開時に「角」をつけ方向を見失わないようにする。ピオクタニンでのマーキングは固定中に脱色され一時的と考える。したがってピオクタニンでマーキングした後「切開の形を変える」「縫合糸をかける」「方向のはっきりしたろ紙にはる」など方向を病理医が判別できるように工夫をする。

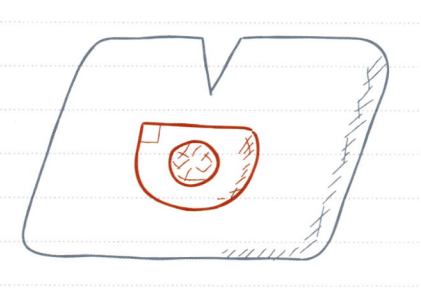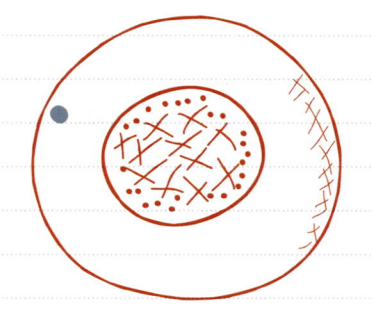

(a) 結膜上鼻側に90度の角をつける。またろ紙にも切れ込みを入れ方向が分かりやすいようにした。

(b) 一時的にピオクタニン，マジックなどで点を打ち，ホルマリン処理まで方向を見失わないようにした。

図25　生検材料の個別化

▶ リンパ腫疑いの材料の提出

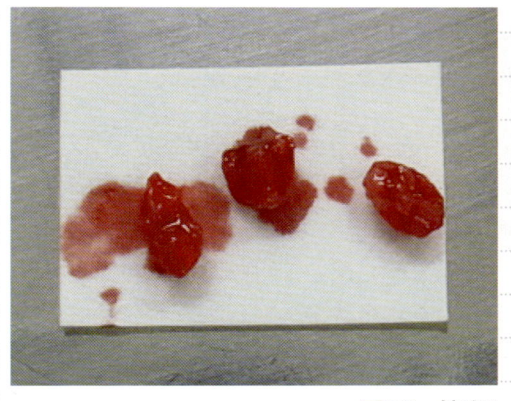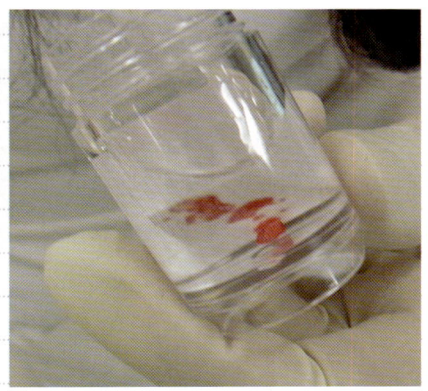

図26　摘出した腫瘍

生検目的で摘出した，それぞれ直径2mm程の腫瘍。ろ紙に貼り，ホルマリンに入れた。リンパ腫のような方向性が重要でない腫瘍ではろ紙に貼付ける必要はないが，扱いやすいので何となくつけている。

2分の1：病理組織診へ：ホルマリンに入れる

4分の1：フローサイトメトリー（生のままシャーレへ）（検体量不足でB-cell，T-cellしかわからないことも多い。48時間以内が望ましいとされる）

4分の1：遺伝子再構成「免疫グロブリンH鎖JH再構成」

眼周囲のリンパ腫はほとんどがB-cell系である。

リンパ球のB細胞性の遺伝子異常を検査する項目。遺伝子再構成には様々な項目があるが，眼科領域のリンパ腫はB細胞性が多く，検体が少ないのでこれに絞る。生のままシャーレへ入れて提出する。

生検体はろ紙に貼ると水分を取られるため使わない。

入れ物は各施設の検査室に聞いておく。生食で濡らしたガーゼを要求される事，入れないで欲しいと言われる事など，各施設の検査室により変わる。

フローサイトメトリーの実際については，リンパ腫に非常に詳しい神戸海星病院の安積淳先生の文献を参考にされたい。

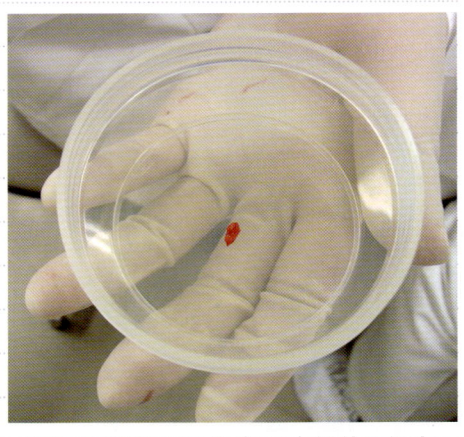

図27　米粒大の生（なま）検体用標本
病理組織診用の検体は最低この程度は欲しい。

▶ 病理部への依頼 （図28）

病理部に依頼する際には，十分な臨床情報を提供する必要がある。病理組織からは様々なことがわかるが，決して万能なわけではない。臨床情報や画像診断と組織診断とを統合させ，最終的な治療方針の判断を下すのは眼科の主治医である。

組織診断申し込み用紙

患者名前・ID　いしじま かん、　12345678

提出医氏名, 連絡先　野田実香　PHS：54321

提出臓器　左）眼球結膜　2個　← 個数を明記

臨床診断　左）結膜扁平上皮癌　疑い

治療経過, 所見

平成12年より左違和感自覚し近医受診。慢性結膜炎の診断で抗生剤点眼, ステロイド点眼開始。
5ヶ月経過するが, 次第に増大してきたため紹介初診。　← 経過

初診時, 左眼結膜に境界明瞭の赤色調の腫瘤認める。
腫瘍は角膜輪部に接しない。
拡張を伴う血管が腫瘍に向かっている。　← 腫瘍の臨床所見

術中, 強膜や涙丘と癒着はなく,
セーフティーマージンは1mm程度とって全摘出した。　← 腫瘍の手術所見

腫瘍は弾性硬の灰白色で,
易出血性であり眼輪筋を巻き込むように発育していた。　← 手術所見

問題点, 希望事項

「stagingの評価依頼」
腫瘍の病理組織型, 悪性像

図28　病理組織診断申し込み用紙の記載法
病理部にもわかりやすいよう, 詳細な情報を書き込む。

❹ 生検と共に必要な検査

▶ 血液検査

下記より臨床像が近いものを選んでオーダーする。

- 一般採血（WBC，RBC，血液像）
- 生化学検査（肝臓，腎臓機能，CRP，LDH）
- 免疫系（IgG4，IgG,M,D,A，C3，C4）
- 可溶性インターロイキン2レセプター（sIL-2R）
- 抗SSA/Ro抗体，抗SSB/La抗体，c-ANCA（PR3-ANCA）
- SCC抗原（扁平上皮癌），HVA（悪性黒色腫）

腫瘍マーカーは，小さい腫瘍ではあまり上がらないため取らないことが多い。

IgG4は135mg/dL以上を高IgG4血症とする（IgG4関連疾患包括診断基準2011；厚生労働省 岡崎班・梅原班）。

sIL-2Rは悪性リンパ腫のマーカーとして有用であるが，T細胞の活性と共に上昇するため，感染症，膠原病などでも異常高値となる。

▶ 画像検査

CT：第一選択である。

MRI：おおよその当たりがついていて精査する場合に撮像。

いずれも可能な限り最初から造影する。

眼窩では「水平断」に加えて「冠状断，矢状断」も オーダーする。これらは悪性の場合に骨破壊，腫瘍の進展，転移だけでなく，手術時のアプローチの判断にも使用できる。眼窩のスライスは可能な限り細かい方がよい。

転移の可能性は通常，悪性の判断後に行う。PET-CTを基本とするが，ない場合は造影CTで頚部から骨盤まで撮像する。悪性リンパ腫ならば，ガリウムシンチも有用である。「悪性ではない」という病理診断がついた例ではPET-CTに保険が適用されない。特にIgG4関連疾患の場合，病理診断がついてしまうと検査ができないため順序に注意が必要である。

▶ 腫瘍画像オーダー

CT：造影，水平断，冠状断，矢状断，骨条件，軟部条件，頭部含め眼窩

MRI：造影，水平断，冠状断，矢状断，頭部含め眼窩

病理医は病理診断だけ…？

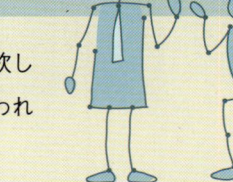

石嶋くん 病理の先生と話してた時に「病理医は病理診断だけして欲しい，臨床の情報とか無しで診断して欲しい，と今だに言われる」と聞いて驚きました。

野田先生 組織学的診断は確かに本質をつくものだけど，万能ではないし，何より病理の先生には私達臨床医が持っているすべてを渡すのが礼儀だとも思う。クイズじゃないんだから。

石嶋くん 眼科領域で言えば放射線，抗菌薬，ステロイド局所投与はしたのか，切開排膿など手術操作をしていないか，強く悪性を疑っているのか，とか色々ありますよね。

野田先生 放射線後でかなり修飾された組織とか何も言わずに渡すのは失礼ですね。組織の修復を見てるとわかるけど，同一な手術でも放射線後か，そうでないかで修復も変わるのは臨床医としては知っているけど，手術時に切開しても放射線治療したかは分からないし，そもそも治療計画も変わってくる。臨床医は患者や他の医療機関から過去の情報を聞くけど，病理医の先生も知らなくていいなんてことはないですよね。そもそも十分に情報提供を行うのは主治医の義務だと考えます。

石嶋くん この間，若い女の子で明らかに乳頭腫っぽいのに見た目が扁平上皮癌の症例がきて，病理部が頑張って免疫染色して証拠集めてくれた事がありました。

野田先生 他の分野だと乳腺癌で良悪性の判別のつきにくい症例みたいだけど，病理専門医のDr6人でカンファしてたわよ。

石嶋くん 病理医6人って羨ましいですね。遊びに行き放題です。

野田先生 一人でも行くくせに。

石嶋くん なぜそれを？

野田先生 この間の飲み会で自分でしゃべってたよ。研修医時代楽しかったって。

石嶋くん ……その先生今でも病理勉強会でお世話になっています。

野田先生 この世界も狭いから気をつけてね。

石嶋くん あれ，貸してもらったプレパがない……

野田先生 今すぐ探せ！

病 理

Q. 生検をするならどの位の量を取ればいいか

A. できるだけ多くとしか言えない。

　悪性リンパ腫を疑ったら，取ったものは永久標本，生検体でフローサイトメトリーと遺伝子再構成に回す。それぞれの量はおよそ小豆1個分は欲しいが少ない時はフローサイトであればCD3，20のみにする。遺伝子再構成は擬陽性が高いがPCRにするなどの工夫をする。

　小さな標本しか採取できなくても，顕微鏡で見れば多くの情報が得られるものである。

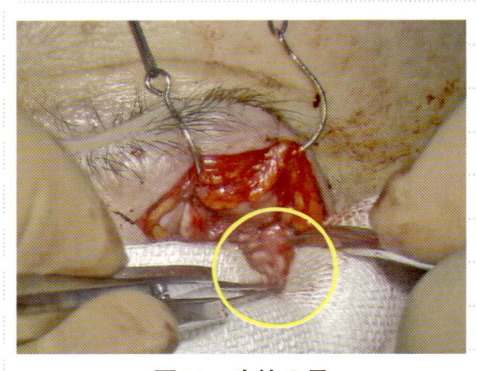

図29　生検の量

この量でHE標本にしたものが図30である。胚中心も認める。

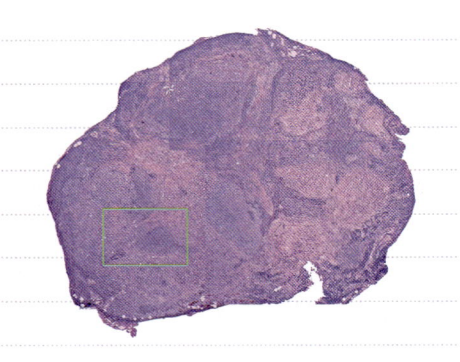

図30　HE標本40倍

ろ胞形成が十分わかる。

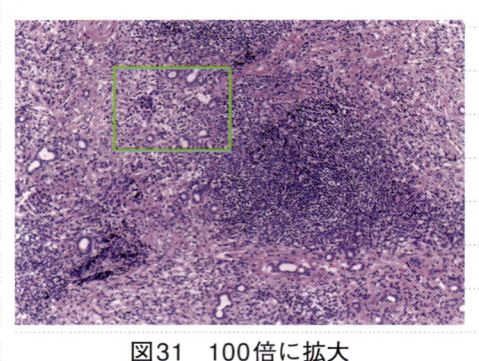

図31　100倍に拡大

図30の囲みの部分を100倍に拡大。N／C比の高い裸核状の類円形細胞が増殖している。この写真では血管の増生も見られる。

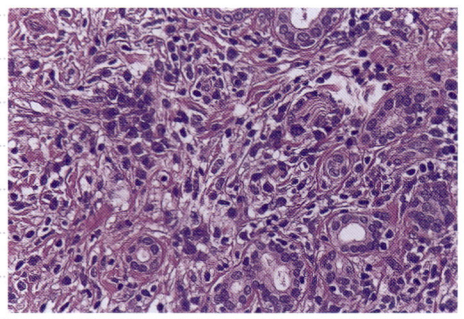

図32　400倍の涙腺

図31の囲みの部分を400倍に拡大。涙腺の構造，リンパ球の様子がよくわかる。

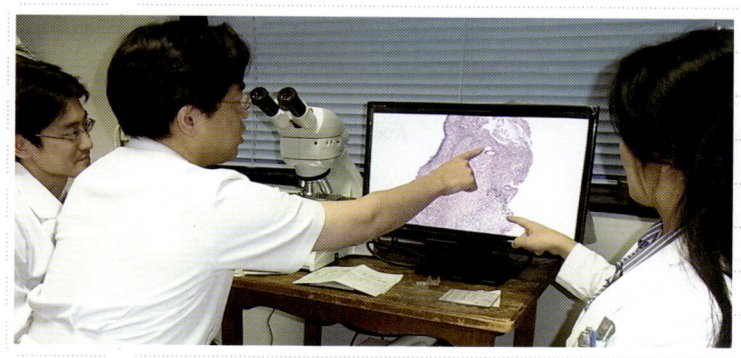

図33 顕微鏡画像がモニターに写されるタイプ
デジタル写真も撮れる。私達はライカ社の入門機（DM500）を使用しているが，比較的安価な割に大変勉強しやすく便利である。

Q. 悪性と良性の大きな違いとは

A. 高悪性度のものは一部の細胞を見れば悪性とわかるが，低悪性度や良性のものは周囲との関係性を見なければ悪性とは判断できない。よって，より多くの量の標本を必要とするのである。

良性腫瘍：同じ細胞が異常増殖

低悪性腫瘍：秩序が保たれていない

高悪性腫瘍：細胞が見るからに変

浸　潤：間違った場所にいる

▶ 正常組織

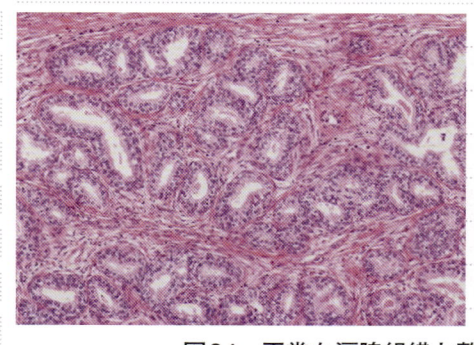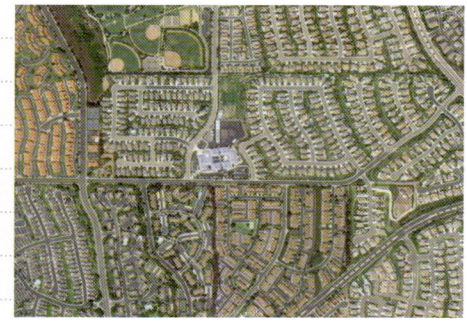

図34 正常な涙腺組織と整然と配置された高級住宅地

　正常な涙腺細胞では，細胞の配置に秩序が保たれている。例えるならば地図のようなものである。一つの細胞を取り上げて電話で道順を説明できるかどうか考えてみればよい。「中央の大きな血管の二つ目の上方への分岐した先の腺組織の2時方向にある」などと言えるならば，それは整然と配置されて機能している組織であろう。

▶ 低悪性度の腫瘍

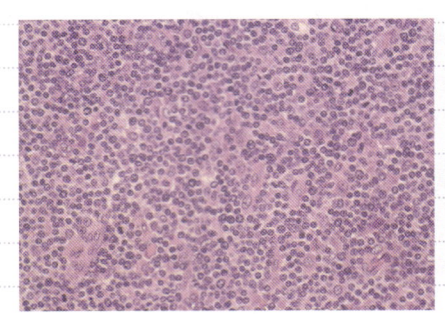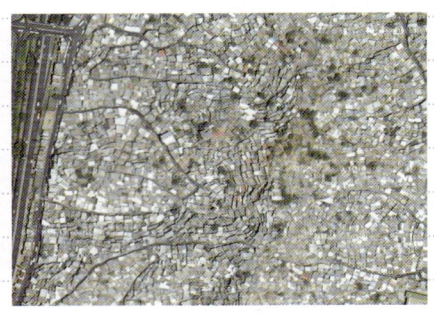

図35　リンパ腫と雑然と入りくんだ住宅街

　低悪性度の腫瘍では，いくらかの量の標本を見て細胞の配列から悪性度を計り知るのである。リンパ腫の標本では，同じような細胞が無秩序に並んでおり，とても電話で居場所を伝えられる状態ではなく新陳代謝が悪そうである。これは整備されていない街の家の配列に似ている。機能的に老廃物を排出するような配列ではないと類推できるであろう。

▶ 高悪性度の腫瘍

　高悪性度の腫瘍では，周囲との関連を考えなくとも，腫瘍細胞のみ見れば異常であることがわかる。吸引細胞診では，これほど悪性のものでなければ診断はできない。やはり，ある程度の量で腫瘍を採取するに越したことはない。

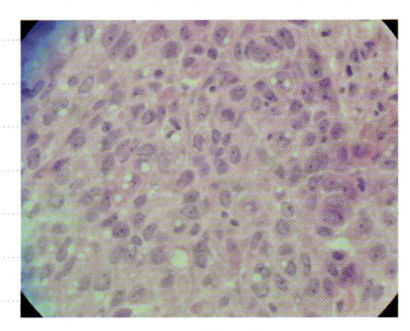

図36　異常な細胞群

▶ 浸潤

　浸潤とは，本来あるべきではない場所に異常細胞が入り込むことである。例えれば，デモ隊のようである。本来は車が通るべき道を興奮した民衆が占拠している。自治体の側も対抗策を講じ，ここで衝突（炎症）が生じる。写真の脂腺癌では上皮内にとどまってはいるが，本来の場所を越えた腫瘍の配置をしている。脂腺癌の場合，上皮内に沿って広く浸潤することがあり，これをpagetoid spreadと呼ぶ。

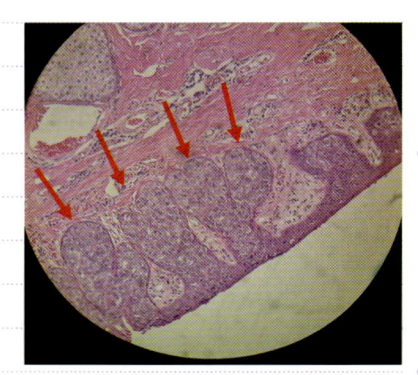

図37　脂腺癌の上皮内浸潤

Q. 病理標本を何かに例えてみると

見た目からその病理標本を想像すると面白い。母斑は表皮でなくその下の層に細胞が増殖する良性腫瘍である。表皮は薄い。イメージでいうとぱっつんぱっつんぴちぴちな関取を連想する。

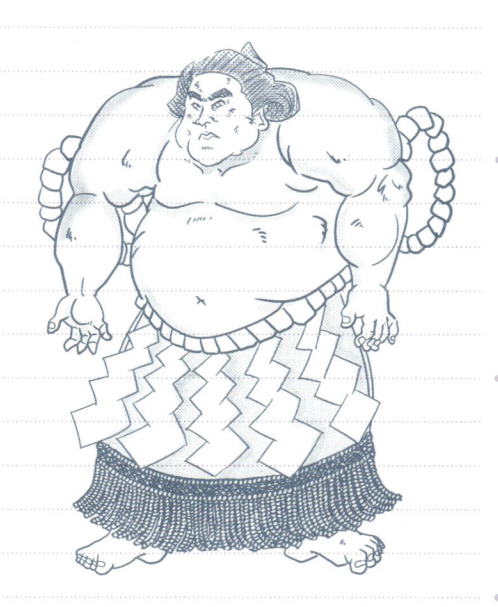

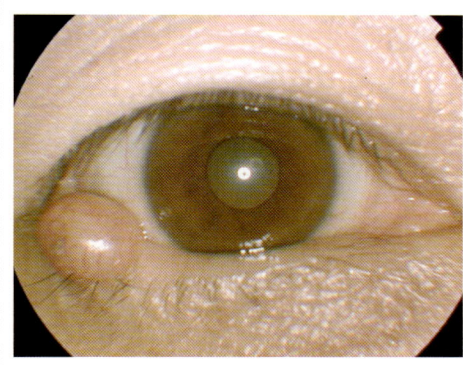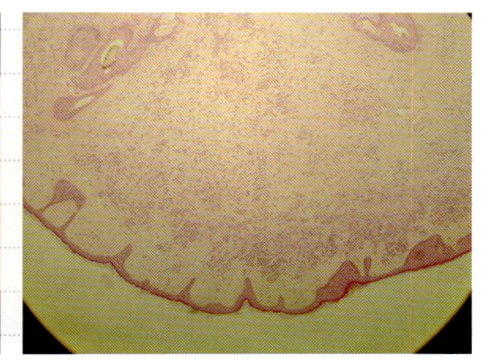

図38　母斑

脂漏性角化症は，表皮の層が増殖する。イメージでいうとシ・ワ・シ・ワ・ガサガサな老人を連想する（これらの例えは九州大学の吉川洋先生のご講演で聞き，爆笑したものである）。

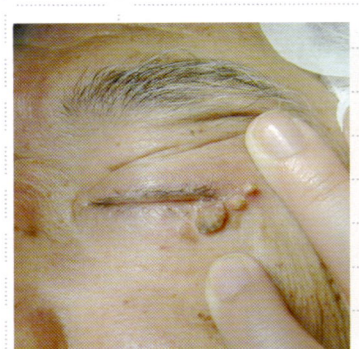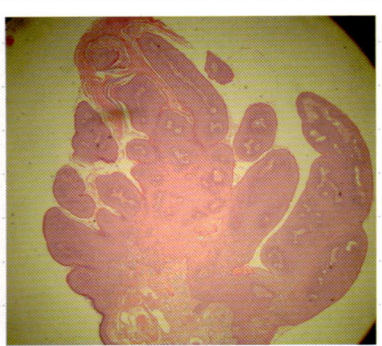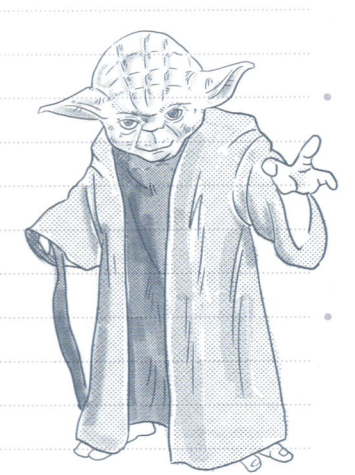

図39　脂漏性角化症

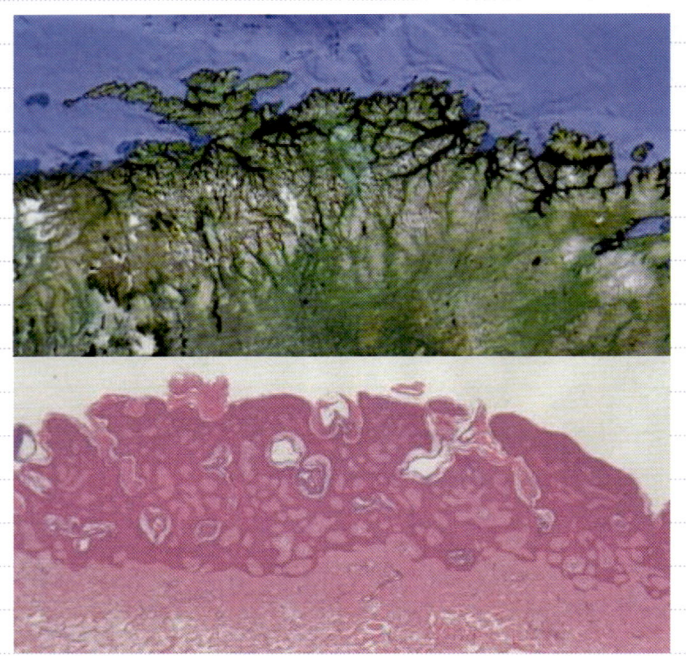

図40　病理標本を何かに例えると
脂漏性角化症とフィヨルド，成因は異なるが何か似ている。
このように標本を何かに例えると病理も面白い。

実践編

XI
眼瞼腫瘍

瞼縁腫瘤

必ず病理に提出!!

▶ 概 要

　眼瞼は視診も触診も容易なので，MRIなどに頼るよりも早期に簡単に再発を確認することができる。また，マージンをとって切除するとなると，再建にテクニックを要する。これが他の部位の腫瘍と異なるところである。

　ここで紹介する腫瘍については，もし悪性であったとして，専門家が行っても一般眼科医が行っても，腫瘍が手術が原因で転移したり悪性化したりするリスクは同じ程度であると考えられる。思わぬ結果であったときに紹介できる施設を念頭におきながら，できる限り一般眼科のもとで最初の治療をしてあげていただきたい。

　したがって瞼縁の腫瘤は，最初に診察した眼科医に切除してほしい。

　涙点が近いということが心配と思われるが，涙点はしっかりした構造をしており，その近くに多少の創ができても影響されにくい。母斑細胞は取り残しても大きな問題にはならず，患者さんは8割方切除してもらえれば整容的に満足するため，心配なら取り残してよい。再発するといってもかなり先のことであり，その際は再度相談して切除する。

　なお，保険点数が結膜腫瘍摘出術K225-2では6,890点と，手術の難易度とかけ離れたものになってしまう。私達は麦粒腫や霰粒腫で400～500点とするか，皮膚，皮下腫瘍摘出術（露出部）K005-1で1,660点程度として計上するようにしている。

❶ 術 式

① 点眼麻酔後に円蓋部麻酔，皮下麻酔

② マーキング

③ 挟瞼器をかける

④ メスで切開

⑤ 皮下組織をスプリング剪刀で切除

（ろ紙に押し付けホルマリンの瓶に入れる）

⑥ タリビッド眼軟膏＋ビニール＋ガーゼで湿潤療法を行う

（「術後管理」p.121参照）（「ラップ療法」検索）

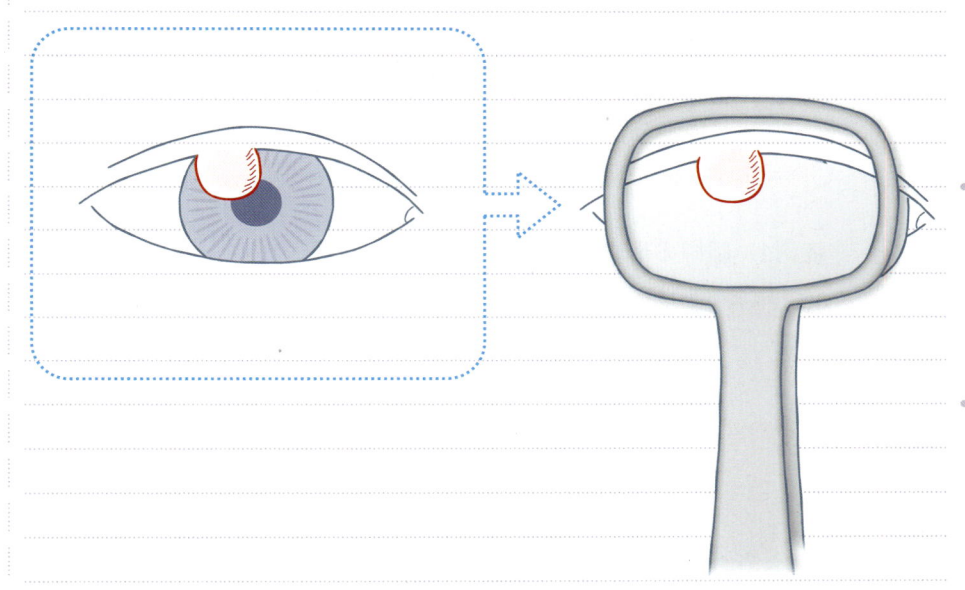

図1　挟瞼器
眼瞼上の処置では，保護のため挟瞼器を使用する。

❷ 症 例

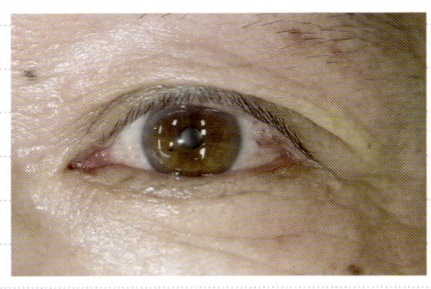

術前正面視

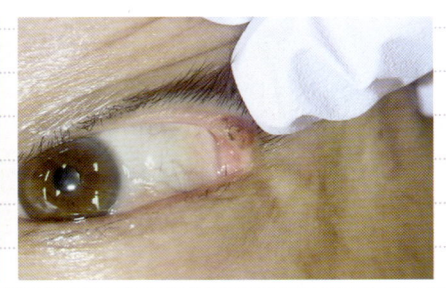

母 斑

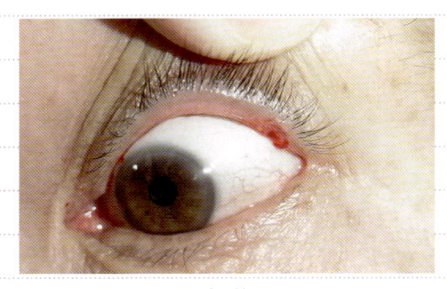

術 後

症例1　瞼縁の母斑

　一見して良性の母斑とわかる。睫毛を巻き込んでいないため，初心者向きである。周囲と同じく平坦になるように削ぎ切りすればよい。

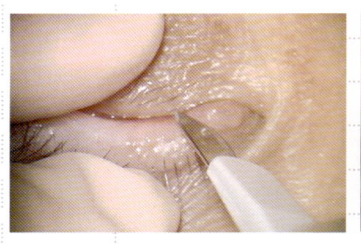
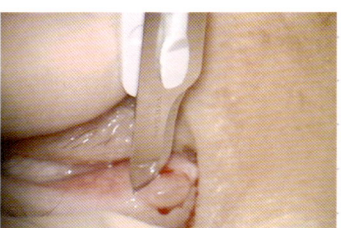
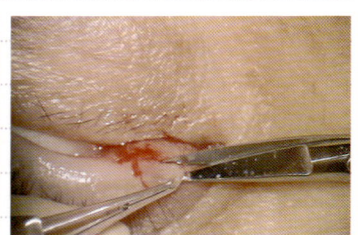
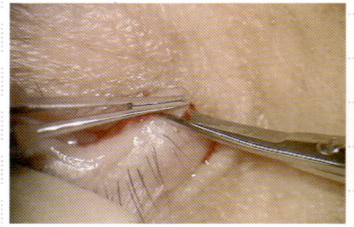
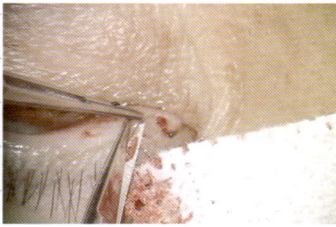

症例2　涙点付近の母斑

　眼表面から十分に浮かせて引き離して行う。これができないなら挟瞼器をかける。辺縁にメスで切開を入れ，剪刀で切除する。このとき，腫瘤本体を引っ張らないようにして，掘れすぎないように注意する。あらかた切除したあとで様子を見ながら周囲をトリミングしていく。陥凹してしまうと成す術もないため，少し残す程度でよい。

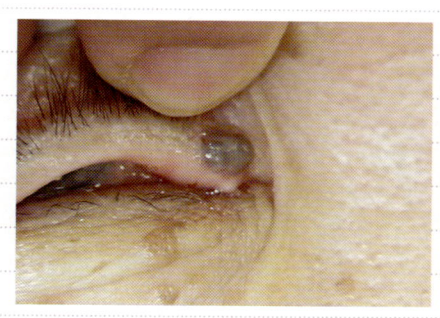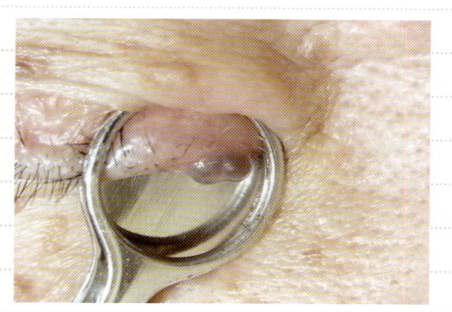

術 前

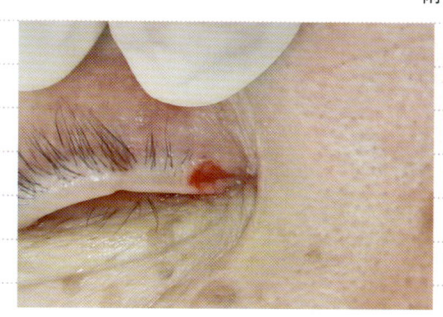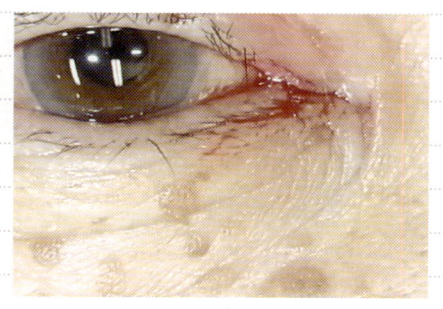

術 後

症例3　涙点に接している母斑

　涙点に接していても何も心配ない。最低限に削ぎ切りすればよい。

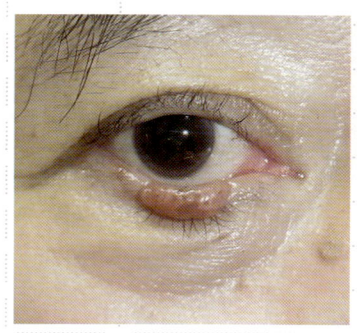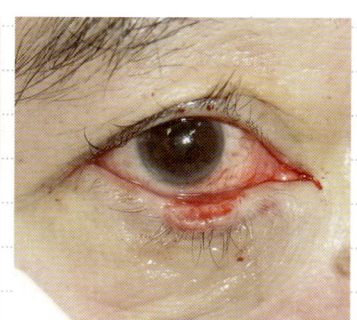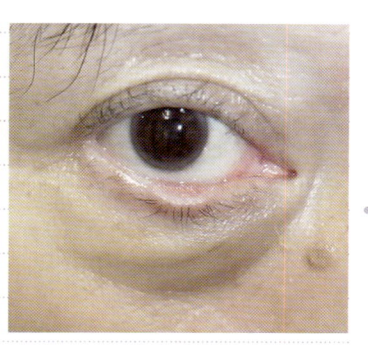

術 前　　　　　　　　術直後　　　　　　　　術後10日

症例4　下眼瞼の母斑

　症例は多忙な男性で，初診日に処置室での切除を希望された。幅が広く，睫毛を巻き込んでいる母斑。完全に切除しなくとも，8割方切除できれば患者さんは機能面では満足する。もし希望があれば二次的に切除を追加すればよい。

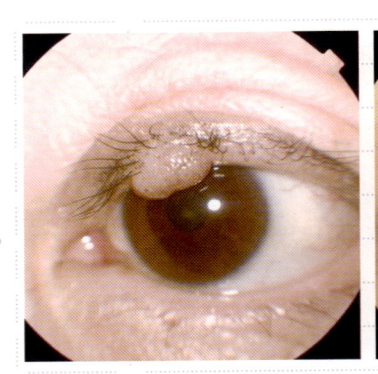 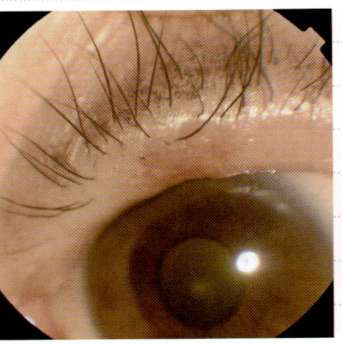 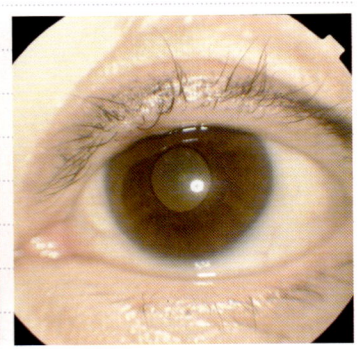

術前	術後1週間	術後30日

症例5　**母斑**が毛根にからんでいる

　睫毛がからんでいる母斑を切除する際に，内反が生じやすい。左右のグレイラインの高さより，腫瘍を切り過ぎないようにする。内反が心配ならば，術後にWet dressingを3日間行うとよい。ほとんどの場合，毛根は腫瘍より深くに存在するので，睫毛と腫瘍を一緒に切ってしまっても睫毛根は残る。しばらく経過観察して，もし正常な方向へ戻らなければ睫毛根焼灼などを追加する。

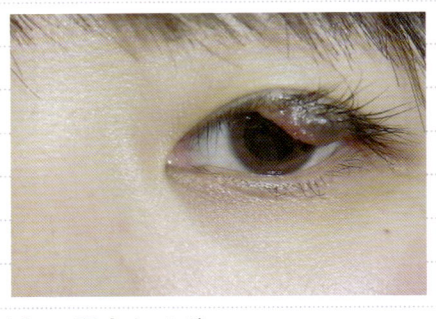 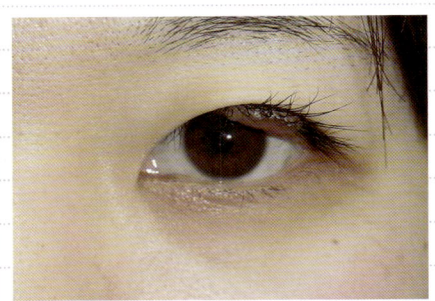

症例6　**邪魔な**イボ

　若年女性であるが，整容面というよりは機能的にすごく邪魔だとのことで，手術を希望された。目立つ位置で大きくやり過ぎると睫毛禿などが気になるので，まずは出っ張っているところを最小限に安全に切除した。この程度の切除でも大変喜ばれた。

　いずれ少しずつ切除を追加したいとのことである。ここからが術後内反症による角膜障害などの合併症を覚悟する必要がある難易度となるので，ここまででも十分である。

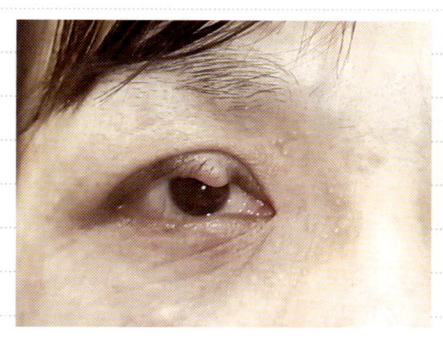
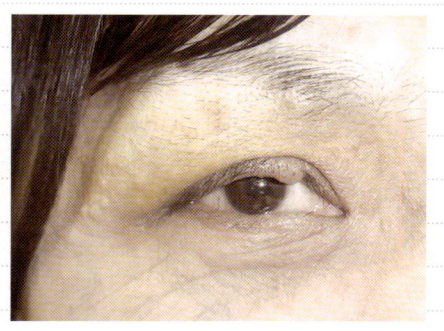

症例7　レックリングハウゼン病に伴う瞼縁腫瘤

　睫毛が倒れ込んで来ており，派手に切除すれば内反になるし，睫毛は温存したいので，ごくわずかの切除とした。患者さんは切除後にはよく見えるようになったと喜ばれた。瞳孔領のかかるのはわずかでも大変邪魔だったのであろう。

　他の部位にも腫瘤があるが，瞳孔領にかかる腫瘤のみ切除を希望された。

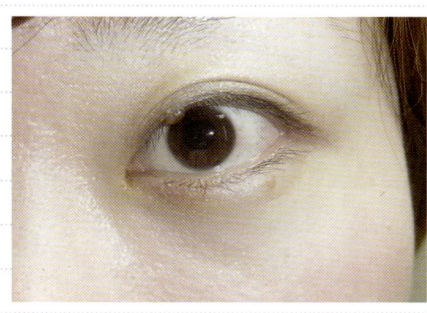
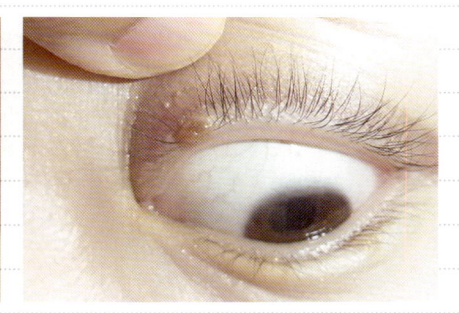
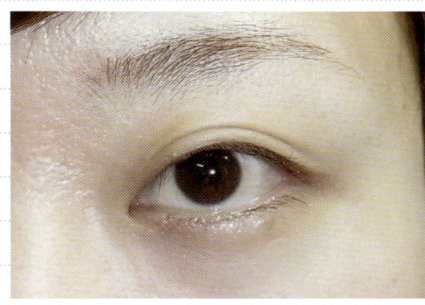
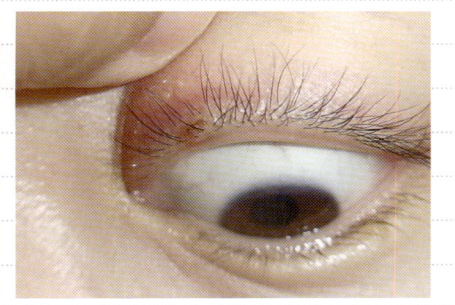

症例8　角膜にかかる腫瘤

　強膜にかかるなら目立たないのであろうが，角膜にかかると目立つ。これはメイクでカバーするのも難しい。

❸ 合併症

　瞼縁の組織は，必要以上に切除すると内反の原因となる。これは難治性で，睫毛根切除より他に治療方法がないこともある。初心者は，取り過ぎより取らなさ過ぎの方が安全であろう。

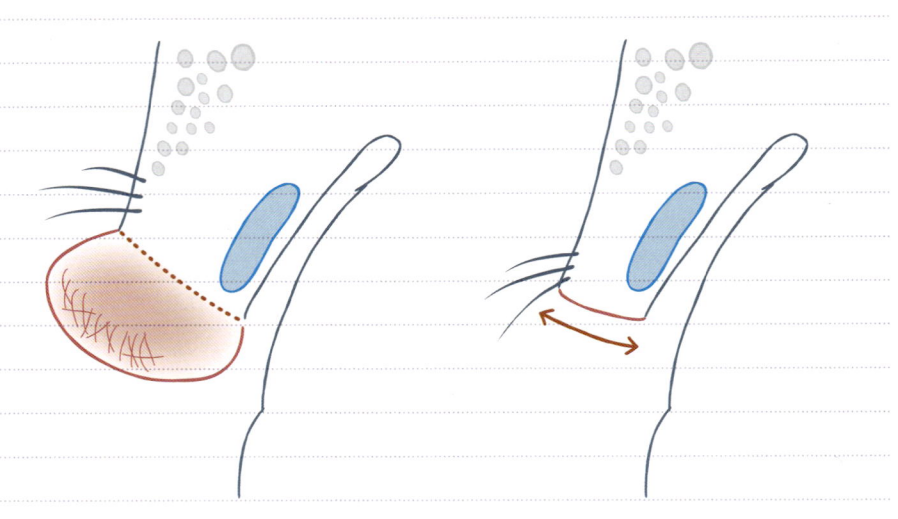

(a) 瞼縁の腫瘤を単純に切除した。　　　　(b) 切断部が収縮し内反を生じる。

図2　母斑切除後の内反

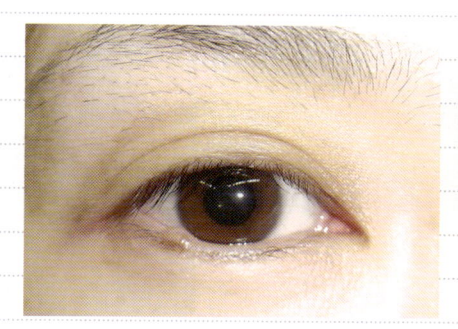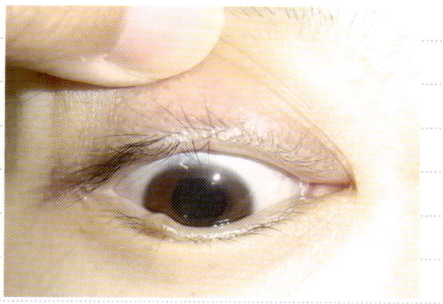

母斑切除後の睫毛内反

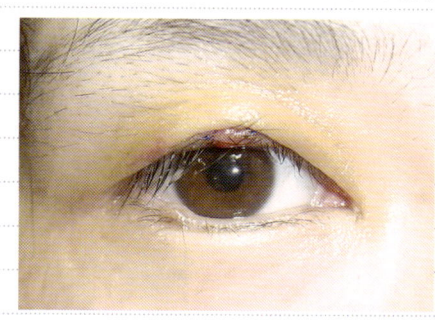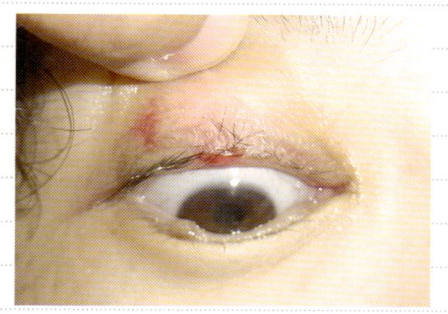

組織補填の術後

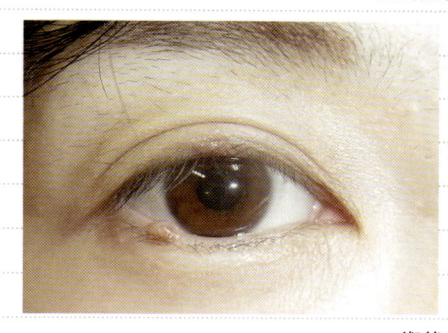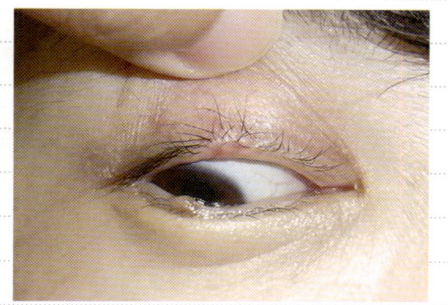

術後90日

症例9　術後に生じた内反

　瞼縁の母斑切除後，過剰切除にて内反が生じていた。若い女性であったため睫毛根切除は避けたかった。組織欠損部に眼瞼皮下組織をせり出すように出し，睫毛を過矯正気味に外反させて縫着した。Wet dressingをして表面が拘縮しないようにさせて組織を補填した。かなり治療に苦慮した症例である。取り過ぎの修正は大変困難なため，十分注意していただきたい。

皮膚腫瘤，皮下腫瘤

❶ 皮膚腫瘤

　初めはあまりデザインが難しい症例には手を出さずに，単純切除で済む症例を手がけるようにしたい。変にデザインしたり縫合したりするよりも，open treatmentの方が結果がよいことも多い。

▶ 症 例

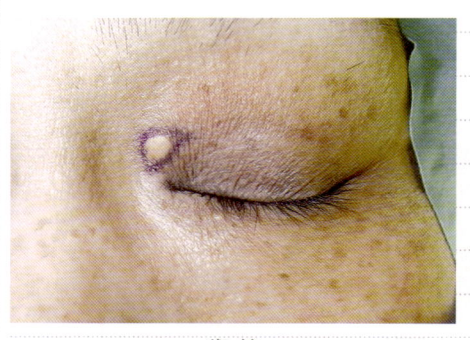 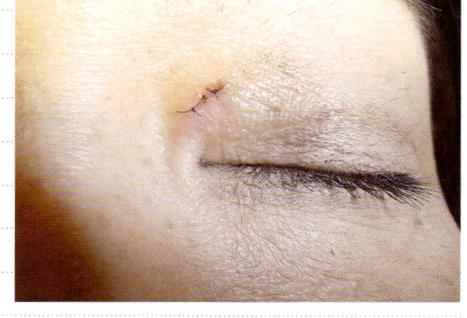

術 前	術 後

症例10　黄色腫

　上下方向の皮膚割線まで幅があるため，切除のデザインは比較的難しい。局所的代謝異常が原因であるので再発しやすく，なかなか厄介な腫瘍である。最近では炭酸ガスレーザーによる治療が行われている。

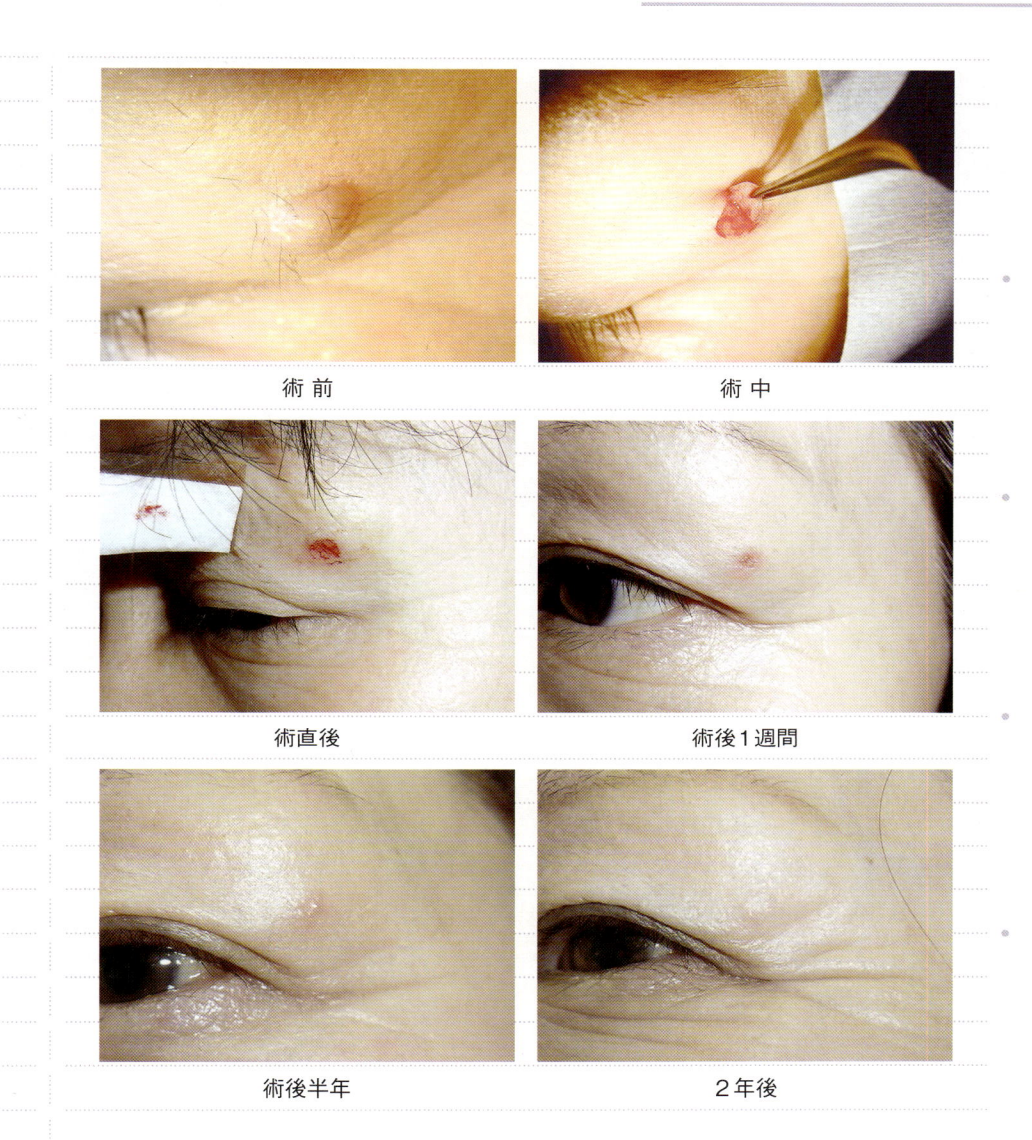

術 前 ／ 術 中

術直後 ／ 術後1週間

術後半年 ／ 2年後

症例11　皮膚母斑

　中年女性。単純切除し，1日3回軟膏塗布を指示した。1週間後にはかなり落ち着き，半年後には隆起も赤みも認められず満足していただいた。この腫瘍は，周囲の皮膚を舟型にデザインして切除するなどのテクニックが必要となるが，単純切除でもこのレベルの結果は得られるのである。

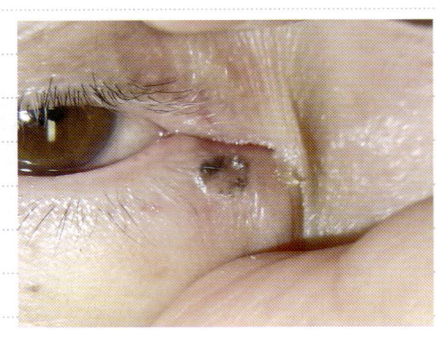

術 前　　　　　　　　　　　術直後

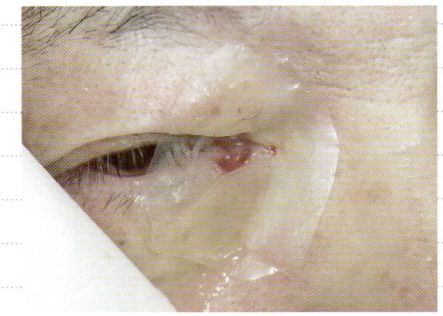

Wet dressing　　　　　　　　　術後20日

症例12　基底細胞癌

　生検でも良かったが，小さかったため全摘とした。術後は圧迫止血し，軟膏を塗布して透明なフィルムを貼付。3日間wet dressingを保っていただいたところ，ひきつれなく上皮化した。さらに3mmのマージンをつけて切除したが，標本内にはもはや腫瘍細胞は認められなかった。患者にとっては早期に決着がつき，意向通りに処置室で済んだことで喜ばれた。

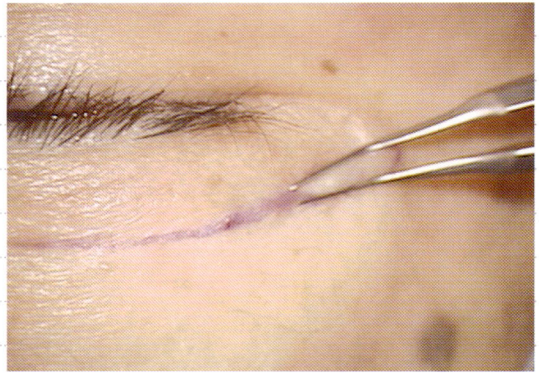

図3　ガスキン鑷子
腫瘍切除のデザインが難しければ，ガスキン鑷子でつまんだ跡をデザインとすれば簡単で間違いがない。

❷ 皮下腫瘤

▶ 診 察

● 問 診

発症時期：短期間での増大は悪性腫瘍，幼少期より出現し長期的な増大ならば良性という説もある。しかし，良性のケラトアカントーマは急速に増大するし，増殖傾向の強くない基底細胞癌などもあるため参考程度である。

過去の治療：抗菌薬やステロイドで無効など。

　辺縁が明瞭で全摘出を目指せるならば，はじめから全摘出を目指す。

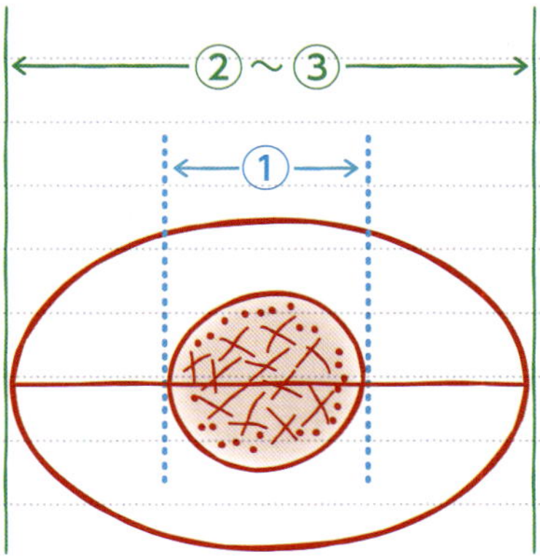

① 腫瘍の大きさ
②〜③ 腫瘍の2〜3倍

図4　切開デザイン

● 触 診

腫瘤の大きさ：おおよその径を計測する。

位置：どこからアプローチすればよいか

可動性：可動性の有無。ない場合，何と癒着しているか。

圧痛（自発痛）：炎症はあるか。

▶ 準 備

- 点眼麻酔（4％キシロカイン）
- 局所麻酔（2％キシロカインE入り）
- 挟瞼器，角板
- 15番メス（先が丸い）
- 11番メス（先が鋭い）
- 鑷子
- 剪刀

▶ 術 式

● 5mm以下の腫瘍で，再建を必要としない場合

① 点眼麻酔後，切開予定部と皮膚側，結膜側へ麻酔

② **マーキング**

皮膚割線に沿って切開。通常，腫瘍の2〜3倍の長さがあれば，縫合時に楽である。

③ 挟瞼器をかけ皮膚切開（皮膚側は横切開）

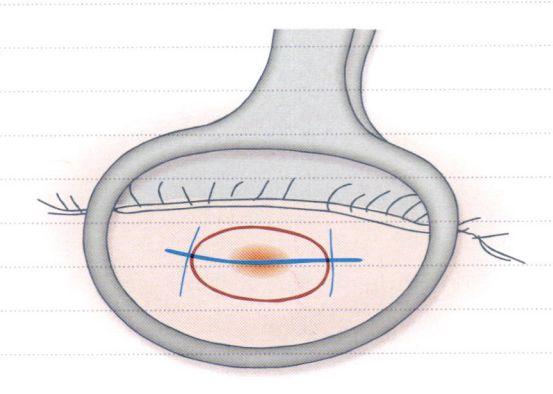

図5　挟瞼器
挟瞼器はマイボーム腺開口部を潰さないように瞼縁側は外す。

④ 摘出

⑤ 必要であれば，縫合はナイロンで最小限に行う

⑥ 抗菌薬軟膏を塗布しガーゼを当てる

⑦ **止血**：バイポーラで止血。バイポーラがない場合は机に頬杖つく要領でガーゼの
上から手の母指球（親指の付けの肉球）で圧迫してもらう。

通常出血：15分

動脈出血：30分（眼瞼領域の動脈出血でも，経験上30分ですべて止血できる）

▶ 症例

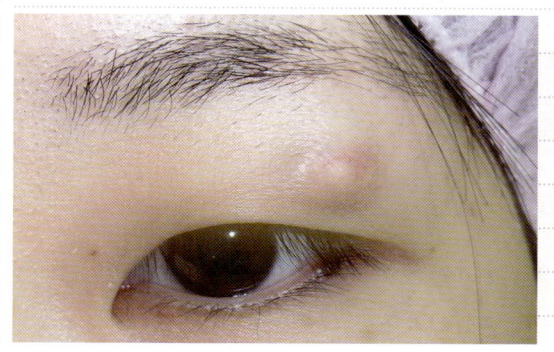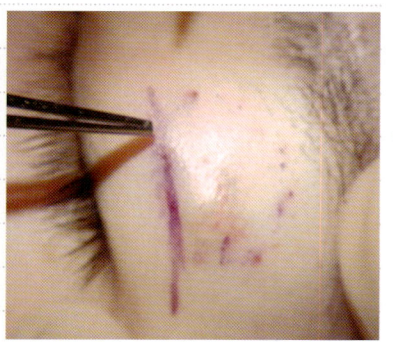

皮下腫瘤を触知した範囲をマーキングし，切開線を重瞼線に沿って決定

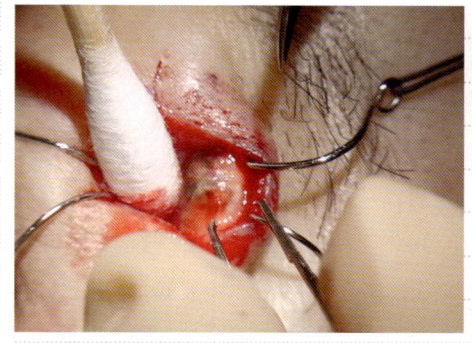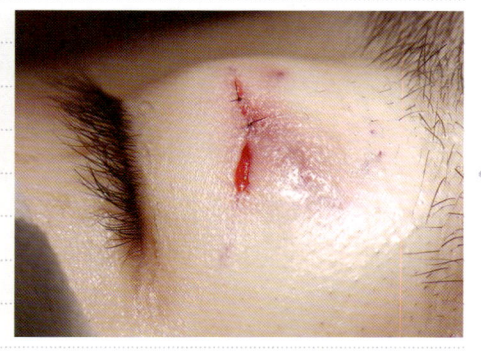

釣り針鉤で展開して，被膜に包まれた腫瘍を
確認

皮膚縫合し終了

症例13　瞼縁から少し離れた皮下腫瘤

　瞼縁より少し離れたところに皮下腫瘤があり，可動性良好。このような症例では，瞼縁の重瞼線より切開して切開創を目立たなくできるが，今回は重瞼線より腫瘍側に切開した。充実性の囊胞であったが，展開を上方に強く引くことで腫瘍直上でなくても術野は良好であった。皮膚は7–0ナイロンで縫合。

あとがき

　前著の訳本を2年かけて終了させたところで，オリジナルの内容を書いてみたくなりました。そこへこのプロジェクトが舞い込んできました。それは「まず机の上で手術を教え，見学なしで手術をやらせ，何がわからなかったのかをフィードバックしてもらい，その教材で次の人に教えてみてわかるかどうかを検証する」というとんでもない案を，金原出版のご担当者に快く受け入れていただいて実現したものです。もちろんダイヤ（ルビーくらいか……？）の原石，石嶋先生との出会いが上梓につながっています。

　真理の追求よりも手技普及を望む本書は，批判を恐れずに踏み込んだ部分がいくつもあり，そのため用語が正しく用いられていない箇所が多々あるかもしれません。例えば瞼裂の縦方向は「瞼裂高」，横方向は「瞼裂幅」と呼ぶべきですが，一般眼科医にとっては瞼裂の縦方向こそが「瞼裂幅」となります。本書をその議論の場にはしたくないため，あえて一般眼科医になじみのある用語を使いました。

　さらに細かい間違いは否めません。が，それは木を見て森を見ず。こうあるべきだという議論は置いておいて，まずは眼形成手術を身近に感じ，手技を実践してもらいたいのです。現実では，整容面よりも機能面を重視しQOLの向上を望む高齢患者が多くいます。そのニーズに答えるため，及第点であれば60点ぎりぎりの手術でさえ周囲の患者さんに福音をもたらすはずです。そのための必要にして十分な手技は本書で説明できたと自負しています。

　折しも自分自身が甲状腺眼症を患い，眼瞼後退のあとで眼瞼下垂を発症しました。私の両眼の下垂手術をしてくれたのは，北海道でゼロから眼形成を教えた北大の山本哲平先生と本書の石嶋漢先生です。希望通りに作ってもらった重

瞼線を愛でながら，教育の素晴らしさを実感しています。この本は北海道大学病院の先生方，特に貴重なビデオを撮らせてくれた研修医のみなさまと一緒に作った本だと考えています。

　このプロジェクトをはじめた頃4歳だった息子も今では11歳。制作期間に7年を費やしました。日本では女医が子育てをしながら仕事をするには様々なハードルがあると考えられていますが，特に本プロジェクトの教育分野において，望みは叶うものだなあと感慨深く思います。その間サポートしてくれた家族へ感謝します。また，本書を執筆するきっかけを与えていただいた　所　敬先生に御礼を申し上げます。

　本書の収益の一部が，経済的に困窮する子供達の教育を助ける団体に寄付され有意義に活用されることへも感謝いたします。

野田実香

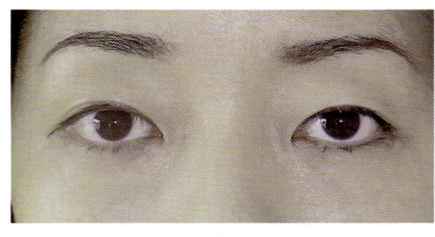 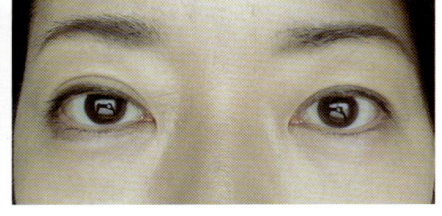

Before　　　　　　　　　　　　　　After

著者の眼瞼手術

索引

せ, そ

た, ち, つ

専修医 石嶋くんの
眼瞼手術チャレンジノート　　　定価（本体 28,000 円＋税）

2017年 4 月15日	第 1 版 第 1 刷発行
2018年 6 月30日	第 2 刷発行
2020年 6 月30日	第 3 刷発行

著　者　**野田実香**（のだみか）
　　　　石嶋　漢（いしじまかん）

発行者　福村 直樹

発行所　**金原出版株式会社**

〒113-0034　東京都文京区湯島2−31−14
電話　編集　03(3811)7162
　　　営業　03(3811)7184
FAX　　　　03(3813)0288
振替口座　　00120-4-151494
http://www.kanehara-shuppan.co.jp/

©2017
検印省略
Printed in Japan

ISBN 978-4-307-35167-6

印刷・製本／教文堂
デザイン・イラスト／近藤久博(近藤企画)
表紙イラスト／水内一臣